大展好書　好書大展

品嘗好書　冠群可期

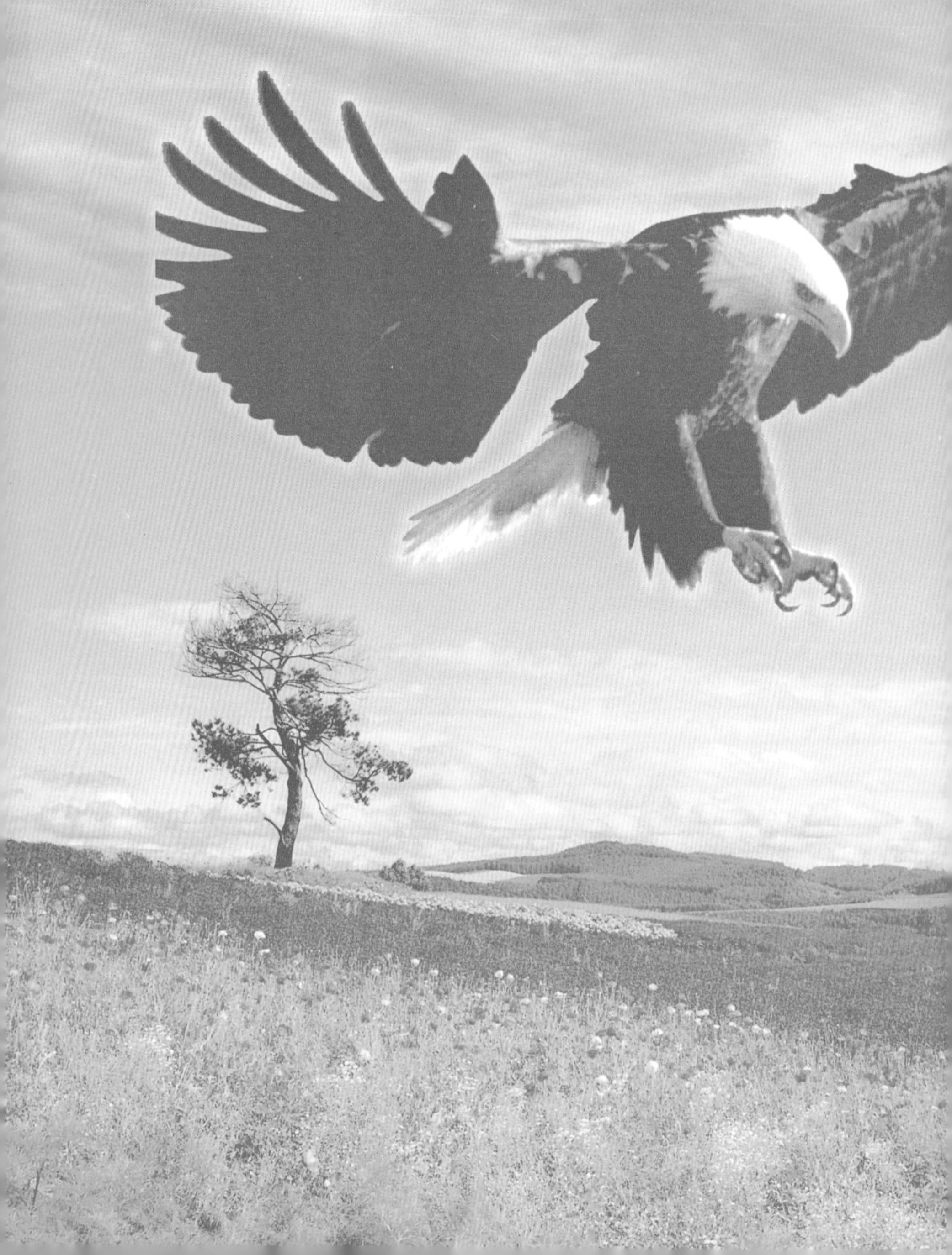

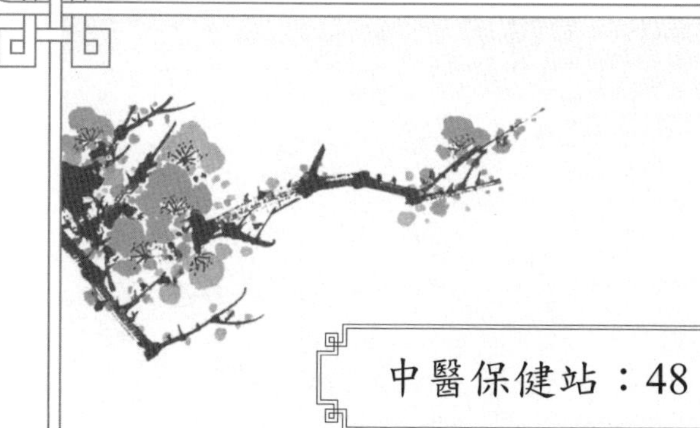

中醫保健站：48

張文瑞老中醫四十年臨床辨證精選

顧問　呂景山

著者　張文瑞

編委　張紹祖　楊玉柱

　　　梁占榮

整理　梁致堂　續維橋

　　　劉文清　武宗理

大展出版社有限公司

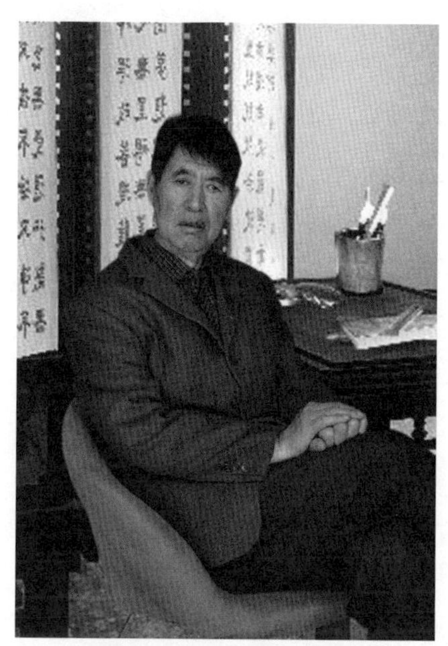

張文瑞老中醫近照

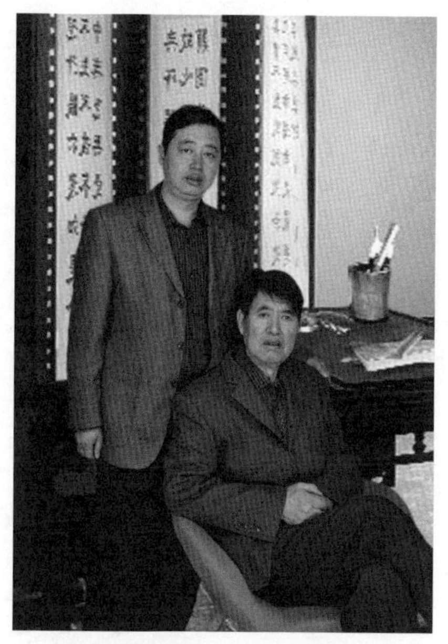

張文瑞與長子張紹祖合影

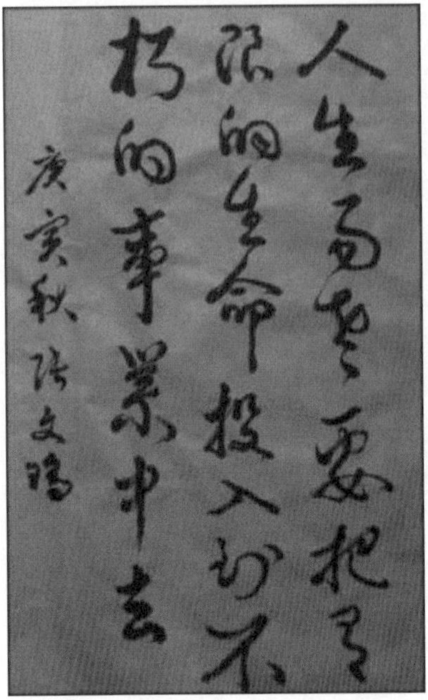

人生易老要把有限的
生命投入到不朽的事業中去

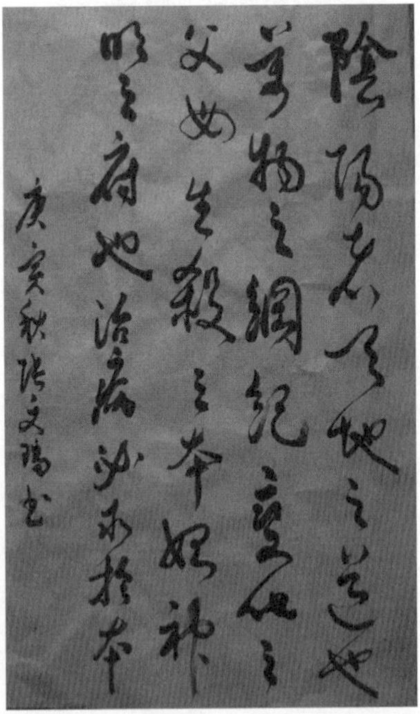

陰陽者天地之道也
萬物之綱紀變化之父母
生殺之本始神明之府也
治病必求於本

全國著名中醫專家
呂景山先生題序

中國醫藥學歷史悠久，源遠流長，它是廣大勞動人民長期同疾病作鬥爭的智慧結晶，它是有著獨特而完善的理論體系和豐富實踐經驗的一門科學，所以說振興中醫，使之進步，更好地造福於人類，乃是我們神聖的歷史責任。

張文瑞老先生正是這樣一位懷著強烈責任感的老中醫，幾十年如一日，工作在農村山區，默默地貢獻著自己，也正是如此，才能收集下如此珍貴的第一手資料。

張老先生多次登門拜訪，余看後甚為歎之。手稿所載病歷之病情，脈象，舌診分析詳細，而後又加隨訪，按語，確實是對疾病由始到終的實錄。其中對一些疾病的用藥也有獨到之處，特別是在胃腸病，肝膽病的治療上，組方嚴密，療效確切。再加上山區人口活動範圍固定，便於隨訪，因此，此稿對中醫學愛好者有很好的參考價值。

今邀余為寫序，幸然應之，願此書稿能早日問世。

自　序

本人 1943 年出生於山西省繁峙縣東山鄉蘇家口村，幼年喪父，是母親和哥哥養育我成人，生活的艱辛磨礪了吃苦奮發的性格。初中畢業後有機會進入忻州地區衛校。一年後趕上了「文化大革命」，雖然影響很大，但自己處世不驚，心裏常懷「不為良相，便為良醫」的信念，除參加必要的政治活動外，仍不忘學習專業知識，總以為學不好醫術，走出校門當良醫便為空談。因此在學習中將中西課程同步進行，取得了優秀成績。又想到自己出生農村，深知家鄉經濟落後，缺醫少藥，農民有病治不起，拿命抗病的現象較為普遍，便著重於中醫基礎、偏方、驗方、針灸的學習，做到少花錢治大病。實習期間，得益於忻州地區醫院中醫大夫梁致堂、李仰懷、續維橋等幾位出類拔萃名醫的身教言傳，被澤頗深。更有梁致堂老師集多年治療經驗的《偏方驗方》一書初稿完成，自己幫助校對整理出版，經校方領導決定，全校學生每人一冊作為留念，為今後面向農村醫療衛生工作起到輔助作用。從中自己也受到了良好的啟發，思悟。

畢業後分配到本縣偏僻的山區公社醫院——柏家莊衛

生院工作。在山區行醫 18 年，將中西醫療知識應用於臨床實踐，有很多群眾病情非常嚴重，如急性闌尾炎、腸梗阻、重症肝炎等症，本院不具備手術條件，由於當時交通不便，再加上費用大了群眾治不起等困難，自己就地處治，達到了少花錢治大病的效果，深受當地農民群眾的歡迎與愛戴。

人常說：「學到用時方恨少」，一點不假，工作期間，自己仍感到力不從心，平生所學淺薄，又自修了古代中醫經典名著，如《傷寒論》，《金匱要略》、《溫病條辨》、《溫熱經緯論》、《內經輯要》等重要著作，達到了背誦程度。又參加了健康報中醫刊授學習，完成了大學所有課程，取得了畢業證書，並訂閱有關醫學雜誌——《中醫雜誌》、《新中醫》、《山西中醫》、《浙江中醫》、《中級醫刊》等，博覽群書，廣集醫案驗方，應用於臨床。疑難雜症得到良好的治療效果。

崔 XX 是本鄉一位農民，60 多歲，腹痛 2 日，腹脹如鼓，腸形明顯，按西醫診斷確定阻塞性腸梗阻，當時交通不便，病人經濟困乏，就在本鄉衛生院應用中草藥數味，服 2 付藥後梗阻解除，沒花多少錢，就辦了大事。還有一例病例，XX（女）是慢性結核性腹膜炎，小腹發硬，壓迫腸管，數次梗阻，曾到省城醫院治療病根不除，後經我應用中西結合，服用中草藥 40 餘付治癒，健如常人。

近年來治癒一例骨瘤病人。徐 XX，50 多歲，肩部起一骨瘤，石硬，曾到大同，北京診治，不能確診，北京建議切除肩臂手術，患者不願手術治療。內服外用中藥 80 多付，瘤體消除，骨質由黑轉白，健如常人。諸如此類比比皆是。

由於自己醫術大大提高，其時附近鄉鎮病人常來我院診療，自己在當地也有一定聲譽。1988 年被縣衛生局選拔為鄉鎮衛生院院長，同年晉升為主治中醫師。

吾從醫四十載，研究經典，博覽群書，從中得到了啟悟。《靈樞經》謂「治病好比拔刺，解結，通閉，洗污。疾病雖久猶可治癒，治不好是不得其方法也。」唐代孫思邈提出「疾非耳目之所察，必先診侯以審之。」余綜合歷代各家重要脈訣，如內經脈法，張仲景、王叔和脈訣，瀕湖脈訣，醫宗金鑒等脈訣相互參閱，與四診結合，在臨床治療中起到顯著的效果。特別是一些慢性病、疑難雜症，以臟腑辨證法，太過不及生剋乘侮的關係處方用藥能夠起到良好的效果。例如：脾胃病右關脈常弦是木邪犯土之候，法當助其弱者，抑其強者，即培土抑木，培土用參、朮、蓍、白扁豆、山藥、玉竹、大棗等味選用，抑肝用白芍、甘草、柴胡、龍膽草、香附、枳殼等選用，但疾病的發生是錯綜複雜的，治療時多為標本交結，五臟功能紊亂，難解難分陰陽失去平衡，或扶正或驅邪，分清主次治療。還有一臟一腑有病，波及數臟數腑，都要顧及。在治療中或先治其標或先治其本，或標本同治，要視具體情況定方中之藥物及用量，方能取得良效。

幾十年的磨煉，理論到實踐，再理論，再實踐，在診療中取得了良好的效果。受到廣大患者的好評，同時也得到了社會醫學界同仁的肯定，本人治療膽結石成果，於1989年在《山西衛生報》曾登載，1993年被山西科學技術出版社載入《山西衛生報》一書，2006年8月獲南京聚杰醫藥科技中心，授於優秀特色診療專家稱號。

余在臨床診療中，患者來診，服用中草藥，必作病歷登記，內容包括患者當時之症狀，脈象，舌診，並盡可能結合現代醫療診斷方法。服用一診之方藥後，下次就診其症狀脈象，舌象等有何變化，又用何法何藥，一併詳細紀實。所以，本書對每一病例的治療從始至終是真實的記載，並無誇張之談，對於研究中醫，臨床很有可取之處，對於每一病例處方用藥，都以中醫辨證論治為指導，對於個別病例加入自己的經驗藥亦能增加療效。例如對於慢性腸胃病在辨證論的基礎上常選用仙人掌、蒲公英、白花舌蛇草、白蘞、赤石脂等藥物，都能提高療效。

為了弘揚中醫事業，本人將幾十年積累之經驗，對一些常見病、重病、難病、奇病在臨床中取得良好效果的處方和經驗予以收集整理，載入本書。其中的一病數例或數十例看似雷同，但每一例的症狀脈象用藥各不相同，都可細細品味，對於廣大醫務工作者及醫學愛好者都有參考價值。

自懷仁慈之心，不畏淺陋，此書謬誤之處難免，敬請同道指正。作為滄海之一滴，以充中醫學浩瀚之海洋，或有益於後人。

本書出版之前蒙受全國著名中醫專家呂景山先生作序，在此表示衷心地感謝。

作者電話：13037025958　15635031658
郵箱 FsLzr2006@126.com
通信地址：山西省忻州市繁峙縣向陽北路海龍商場南巷
張文瑞門診部
郵　　編：034300

作　者

目錄

第二章　頭部病案

第三章　心腎方面病案

第四章　腹中疾案

第五章　肝膽疾病

第六章　生殖泌尿系病案

第七章　運動系統疾病

第八章　耳目之疾

第九章　皮膚性病

第十章　外科外傷病

第十一章　婦科病

第十二章　婦人乳內疾患案

第十三章　兒科病案

第十四章　疑難雜症

第十五章　用藥心得感言

第十六章　醫學感言

第一章
肺部疾患兼濕溫案

1. 陰虛感冒不癒案

王 XX，男，28 歲，1994 年 1 月 11 日 就診

1993 年 6 月感冒至今不癒，現症身熱，消瘦，西醫診斷無甚病症。今診脈弦數搏指，舌質深紅，舌中後苔黃膩，辨證為肝膽邪火內鬱，濕熱留連，臟陰已傷。

【治療】清肝膽利濕熱，滋臟陰降邪火。

【處方】柴胡 8 克，龍膽草 10 克，梔子 10 克，黃芩 10 克，黃柏 10 克，生地 10 克，沙參 10 克，地骨皮 10 克，鱉甲 12 克，丹皮 10 克，麥冬 10 克，板藍根 10 克，女貞子 10 克，白薇 10 克。

1 月 14 日，服上方 3 付後自覺舒服，熱退，藥既見效，仍服上方 3 付。

1 月 17 日，服上方後病十去其七，脈搏指大減，舌質紅亦減，仍服上方 3 付。

【效果】服完上藥後其症即癒。

【按】感冒半年不癒，辨證論之為久病陰傷，肝膽不利，濕熱不去，故以龍膽瀉肝湯加減，其方中有鱉甲搜邪，使病邪由內外達，又加入滋陰之品，使虛火平息，故病人一診服 3 付即大有好轉，繼服 6 付即癒。

2. 感冒案

李 XX，女，42 歲，1992 年 12 月 28 日

感冒 20 餘日，治療多日仍不癒，現咳嗽，痰不多且有心胃憋脹感，云平時腰酸困，身弱體倦。今診右關脈弱，左寸關脈散弱，舌淡紅，舌中有剝苔。以脈論之：右關脈弱為脾胃之氣弱，故上腹憋脹。左寸關散弱為心肝不足兼有風邪留連，故咳嗽。至於舌中有剝苔亦為脾胃氣陰不足之象。平時腰酸困為腎元不足。治病有急則治其標，緩則治其本，標本同治之法。今姑處以調脾胃之氣，疏風邪之鬱消息之。

【處方】太子參 10 克，枳實 10 克，白朮 10 克，黃耆 10 克，防風 10 克，杏仁 10 克，陳皮 10 克，半夏 10 克，黃芩 10 克，雞內金 10 克，萊服子 8 克（炒），枸杞 10 克。3 付水煎服。

1993 年 1 月 5 日，服上方 3 付後感冒咳嗽癒，但仍胃口憋脹，腰酸困，脈舌如前。今處以補脾益腎、理中消脹之劑。

【處方】紅參 10 克，白朮 10 克，枳實 10 克，黃耆 10 克，陳皮 10 克，半夏 10 克，蒼朮 10 克，雞內金 10 克，川朴 10 克，麥芽 10 克，桑寄生 10 克，巴戟天 10 克，玉竹 10 克，黃精 10 克。3 付水煎服。

【效果】藥後腹憋消，腰痛困減輕。

【按】本案多臟虛弱，先以玉屏風散加入驅邪扶正之劑，使咳嗽感冒癒，但仍有上腹憋脹、腰困，緊接以調理脾腎之劑而收功，標本相得邪氣則伏。

3. 濕溫案

張 XX，男，23 歲，1985 年 8 月 14 日

濕溫病 10 餘日，每到午後發燒，申時更甚，體溫達 39 度，且頭痛，胸悶、全身難受，西醫治療效乏，今診脈弦細濡，舌淡白稍膩，此濕鬱化熱，氣機不暢，法應利濕邪佐以清熱治之。

【處方】杏仁 10 克，滑石粉 10 克，白蔻仁 3 克，陳皮 10 克，桔梗 10 克，黃芩 10 克，薏苡仁 10 克，川朴 8 克，半夏 10 克。2 付水煎服。

【效果】藥後燒退，餘症亦消除，2 付即癒。

【方解】杏仁、桔梗、川朴理氣宣肺，轉化氣機。薏苡仁、滑石粉淡滲利濕，濕邪一去，邪熱即孤，熱邪易去。陳皮、白蔻仁、半夏暢行中焦且能燥利濕邪。黃芩清上焦之熱，故諸藥合用，氣機得宣，濕邪分解，熱邪祛去。

4. 濕溫鬱肺咳嗽案

李 XX，男，27 歲，1994 年 5 月 12 日

咳嗽白痰十餘日，且有肢倦自汗。診脈兩寸關弱，尺脈滑數，舌暗紅，苔白膩。尺脈滑數為下焦濕熱上沖於肺，肺被擾動故咳嗽。兩寸關脈散弱，為肺被風熱侵襲，失和，故咳嗽。下焦濕熱上薰，上有風熱，兩熱相搏，故久而不癒。肢倦自汗，為濕熱鬱阻經脈不和。治則當以疏風熱利濕熱暢肺氣。

【處方】杏仁 10 克，黃芩 10 克，連翹 10 克，桔梗

10 克，桑葉 10 克，銀花 10 克，桑白皮 10 克，滑石粉 10 克，通草 3 克，薏苡仁 10 克，陳皮 7 克，半夏 10 克。2 付水煎服。

5 月 14 日，藥後有好轉，自云咳嗽不暢。診脈右脈弦數，左寸關脈散，苔膩減，此濕邪減半，鬱熱仍蘊。

【處方】杏仁 10 克，桔梗 10 克，連翹 10 克，黃芩 10 克，花粉 10 克，麥冬 10 克，魚腥草 10 克，桑白皮 10 克，陳皮 10 克，梔子 10 克，甘草 10 克。3 付水煎服。

【效果】服上方 3 付後其病遂癒。

【按】本案初診方以三仁湯加減清熱利濕，濕去熱孤，病有轉機，但咳嗽不暢，繼而增入滋肺陰之麥冬、花粉，減去利濕之滑石、薏苡仁、通草，又稍增損其他藥味而獲功。

5. 風溫案

楊 XX，女，48 歲，1994 年 6 月 8 日

風熱感冒一直不去，現症有頭昏，耳聾鼻憋，咳痰，身時搐動，時已三月。其間中西治療反覆不癒。今診脈六脈弦數，舌暗紅苔白老。辨證論之為：濕熱留連不去，上蒙諸竅。何以身搐動，為痰火鬱阻經脈，經氣不利，經曰：「諸熱瞀瘛，皆屬於火」。

【治療】疏風熱，清痰火，利諸竅。

【處方】川黃連 5 克，黃芩 10 克，生地 10 克，甘草 5 克，竹葉 10 克，浙貝母 10 克，板藍根 10 克，大青葉 10 克，鬱金 10 克，僵蠶 10 克，天竹黃 10 克，銀花 10 克，蒼耳子 10 克，石菖蒲 10 克，冰片 0.05 克（沖服）。

6 月 15 日，藥上方 5 付後諸症好轉，今既見效，仍服上方 5 付，其症即癒。

【按】本症風熱感冒三月，多方治療不癒，又引起上述諸症，用藥處方抓住熱邪、痰火流竄，清竅不利，用藥各投其要害。讀者細參閱自會心領神悟。

6. 高燒案

王 XX，女，49 歲，1996 年 7 月 24 日

每到夜間高燒達 40 度，且燒時出汗多，口內燒，查肝上葉大一指，時已一月有餘，其間曾輸液 7 日，用抗生素藥物先鋒黴素，氨苄青黴素均無效。今診脈沉，小弱，舌深紅苔白膩。脈沉小弱為正氣已衰，夜間高燒為邪入厥陰，故治此當以：滋陰益氣搜厥陰之邪熱。

【處方】青蒿 10 克，鱉甲 15 克，知母 12 克，生地 20 克，丹皮 12 克，白薇 15 克，黨參 10 克，石膏 30 克，羚羊角 2 克（銼面沖服）。

【效果】藥上方 3 付後其症即癒。

【按】是方以青蒿鱉甲湯合白虎加人參湯去甘草，粳米，加白薇，羚羊角而成。青蒿鱉甲湯引厥陰之邪外出，白虎加人參湯扶正退熱，羚羊角清解肝熱，白薇是退陰分邪熱之良藥諸藥合用，故效如桴鼓。

7. 邪氣內陷案

李 XX，男，62 歲，1984 年 3 月 26 日

病起初倦怠，四肢無力。服氯黴素四日，病情好轉，後引起全身發疹，高燒，面目浮腫，又服偏方：川

軍，葫蘆把，地榆，黃耆。熱退腫消，又引起不欲飲食，昏睡耳聾，面腹部起白屑，可能與疹後脫皮有關。診脈：左脈虛弦，右脈小弦不甚數，舌乾絳無苔，以辨證論之為熱邪傷陰，邪氣內陷。

【治療】滋陰精，清鬱熱，透邪氣。

【處方】元參 12 克，竹葉 10 克，麥冬 10 克，丹皮 10 克，銀花 12 克，連翹 10 克，沙參 10 克，白芍 10 克，玉竹 10 克，白糖參 10 克，冰糖為引。2 付水煎服。

3 月 28 日，藥後其症有好轉，舌已轉潤，昏睡減，上方加炙草 10 克，鬱金 10 克，菖蒲 10 克，龜板 12 克，羚羊角 2 克（銼粉沖服）。2 付水煎服。

3 月 30 日，上方服 1 付病人即想食，2 付服完後，更有好轉。今診，脈弦稍緊，舌絳減，轉濕潤，四肢又出疹，疹毒內陷，始從內達外，是邪外透之佳象，繼以補中氣，清熱邪，解毒疹之法治之。

【處方】黨參 10 克，白朮 10 克，炙草 5 克，山藥 10 克，丹皮 10 克，大青葉 10 克，羚羊角 2 克（銼粉沖服），菖蒲 10 克，元參 10 克，銀花 10 克，連翹 10 克，陳皮 6 克，蟬蛻 8 克，僵蠶 10 克。2 付水煎服。

【效果】藥後其諸症俱消，未有復發。

【按】患者舌絳無苔，又有昏睡，年歲已高，病有危象，用藥不力，即可惡化，首方以益氣陰、透邪之劑，病有起色，舌轉潤，昏睡減。病家醫者有了信心，繼而增透邪之劑，使疹毒透出，病者神情暢和，步入坦途而癒，實屬不易。可見中國醫藥不愧為世界之瑰寶。

8. 夜半高燒腹中難受案

王 XX，男，4 歲，1997 年 1 月 28 日

每到夜半高燒達 39.5 度，白天溫度降低，今下午查體溫 36.9 度，時已二月，輸液用抗菌素效乏。近日又覺腹難受，其母訴說患病後索飲糖水。診脈左脈弦數，右脈小弦，舌深紅苔少。析之：夜半高燒為邪入厥陰肝經，腹中難受、舌紅少苔為脾胃陰弱，土不足木邪犯之，索飲糖水為中土不足引甘以自救。

【治療】滋脾陰，泄厥陰，和肝胃。

【處方】玉竹 5 克，知母 5 克，石膏 10 克，台黨參 5 克，銀柴胡 7 克，鱉 甲 7 克，生地 10 克，百合 7 克，麥芽 5 克，川貝母 5 克，地骨皮 5 克。3 付水煎服。

【效果】服上方一付後熱未發生，腹中亦不難受，又服上方 2 付後其病遂癒。

【方解】玉竹養胃陰，知母、石膏滋胃陰且清邪熱。生地、百合滋陰氣。麥冬，台黨參和肝胃，益陽明。川貝母解鬱調氣機，諸藥合用，各盡其職，故一戰而捷。

9. 身熱疲乏案

張 XX，男，26 歲，1996 年 8 月 13 日

身熱疲乏無力兩月，近日又覺少氣，腰酸困不耐久立。診脈兩尺弱，舌淡紅，苔薄白。以辨證論之為：腎氣不足，內有邪熱，法應滋腎精，祛熱毒。

【處方】鱉甲 12 克，銀柴胡 10 克，秦艽 10 克，地骨皮 10 克，知母 10 克，元參 10 克，肉蓯蓉 12 克，黃

柏 10 克，女貞子 10 克，旱蓮草 12 克，桑椹子 10 克，生地 10 克。5 付水煎服。

8 月 19 日，藥後，其諸症大有好轉，診尺脈弱減，舌淡紅，仍有少氣。藥既見效，仍服上方加沙參 10 克。5 付水煎服。

【效果】藥上方後少氣亦消，諸症遂癒。

【按】本案腎元不足，邪熱入內，從辨證自可查知，葉天士曰：「先安未常受邪之地。」此益受邪之臟，即投入補腎之品，兼入青蒿鱉甲湯搜邪，從厥陰引出，故二診即癒。

10. 咳嗽氣短案（一）

王 X X，男，37 歲，1984 年 9 月 10 日 日

咳嗽氣短 2 月，咳痰為白沫，且咳而不暢，診脈沉弦滑，舌淡紅，苔白潤。以此析之：脈沉為病邪入裏，弦滑為痰飲蘊肺，舌象為內有水濕，故此辨證為風邪入內，內有痰飲。

【治則】疏風肅肺，祛痰利氣。

【處方】麻黃 8 克，杏仁 10 克，桂枝 7 克，細辛 3 克，半夏 10 克，五味子 10 克，乾薑 3 克，甘草 5 克，川朴 10 克，陳皮 10 克，茯苓 10 克，冬花 10 克，紫苑 10 克。2 付水煎服。

9 月 12 日，藥上方 2 付後其症大減，診脈右寸脈弱，舌淡苔白，右寸弱為肺氣已虛，仍服上方加黨參 10 克，以調補脾肺之氣。

【效果】藥上方 2 付後咳嗽氣短之疾遂癒。

【方解】麻黃、杏仁宣肺通邪，使風氣從內達外。桂枝不但能解表邪，且有降逆止咳之功。乾薑、細辛、五味子為仲景治咳嗽氣短、司肺開合之要藥。半夏、陳皮、茯苓、甘草為二陳湯，是治濕痰之方祖。川朴行氣燥脾，調理氣機。紫苑、冬花潤肺止咳。諸藥合用，各盡其職而效彰。

11. 咳嗽氣短案（二）

崔XX，男27歲，1984年6月5日

咳嗽氣短10餘日，痰為黃白相兼，且有畏寒之感，動則氣短。診脈左脈緊大，右脈緊弦較小，舌質淡邊有齒印，舌中後有深紅點，舌苔黃白相兼，白多黃少。以辨證析之為：脾氣不足，復受風寒外襲，邪不得瀉，蘊肺化熱，肺氣不宣有成肺癰之勢。

【治療】當以疏風散熱，健脾化濕，清利濕熱，宣肺祛邪治之。

【處方】桔梗10克，杏仁10克，麻黃8克，黃芩10克，連翹10克，銀花12克，陳皮10克，魚腥草12克，白朮10克，半夏10克，甘草8克，茯苓10克，桑白皮10克，當歸10克，2付水煎服。

6月7日，藥上方2付後氣短咳嗽俱減輕，脈弦大亦減，舌鬱紅苔少黃，藥既見效，仍處上方，去麻黃。2付水煎服。

6月9日，藥後有好轉，咳痰大減，氣亦不短。今處方以：杏仁10克，黃芩10克，陳皮10克，半夏10克，銀花10克，連翹10克，冬瓜子10克，桃仁10

克，茯苓 10 克，黃耆 12 克，沙參 10 克，麥冬 10 克，白朮 10 克。2 付水煎服。

【效果】服上方 2 付後其病情穩定，又服上方 4 付後其病即癒。

【按】本案患者脈緊大，咳嗽黃白痰，緊為寒邪外閉，脈大為病進，痰黃已有化熱，故用麻黃、杏仁、桔梗宣外散閉，黃芩、連翹、銀花等味清熱祛邪，兼投入理肺化濕之品，2 劑見效，繼而改服祛邪調理之品而病癒。

12. 咳嗽氣短案（三）

程 X X，男，27 歲，1996 年 6 月 10 日

前半個月咳嗽氣短，治療半月無效。咳痰不多，口乾欲飲，聽診兩肺呼吸音弱。診脈右脈弦大，左脈小弦，舌質紅，苔少薄白。患者為煤礦工人，井下陰寒，邪氣外閉，肺有鬱火，火不外泄，蘊於肺臟，故右脈弦大。

【治療】當以解外邪，清肺熱，少佐益肺陰之藥。

【處方】麻黃 10 克，杏仁 10 克，石膏 30 克，甘草 5 克，川貝母 10 克，沙參 10 克，黃芩 10 克，麥冬 10 克，連翹 10 克，銀花 12 克。2 付水煎服。

6 月 13 日，藥後氣短大減，但咳嗽增，痰為白痰，不利，右脈弦大減，藥既見效，仍服上方 2 付。

6 月 16 日，服上方後其症又有好轉，但仍咳白痰，舌深紅，上方加桑白皮 10 克，魚腥草 12 克，去麻黃、石膏。2 付水煎服。

【效果】服上方 2 付後其症大減，聽診兩肺呼吸音仍弱，但較前增強。又在此方基礎上加減服藥 8 付，其症遂癒。

【按】本案肺衛寒閉內有火熱，已有傷陰之勢，故以麻杏石甘湯以解毒清肺，兼入滋陰清痰火之劑而獲效。3診寒邪去，故去麻黃、石膏，增入清火之桑白皮、魚腥草，後又有加減而獲功。

13. 咳嗽氣短案（四）

周XX，女，31歲，1985年1月2日

咳嗽氣短五年，時有反覆發作，喉中有喘息音，天變時喘咳加重，經常口服西藥不斷，效亦欠佳。聽診心肺無明顯變化，下午體溫正常，診脈右關弱，餘脈緩和，舌質嫩紅，苔薄白。以脈論之：右關獨弱為脾土不足，氣短咳嗽五年為肺腎不足，舌嫩紅為氣陰亦損。姑以肺脾腎俱調之，以觀動靜。

【處方】巴戟天8克，補骨脂8克，麥冬10克，黨參10克，黃耆10克，五味子12克，白果10克，冬花10克，杏仁8克，蘇子10克，甘草4克，陳皮8克，當歸10克，桃仁8克，蛤蚧（半對，去頭足，搗麵沖服）。5付水煎服。

1月8日，藥上方5付後咳嗽氣喘減輕，病人未來就診，其夫來訴病情，又處上方6付加熟地10克，枸杞10克，川貝母6克。

【效果】服上方6付後其病即大有好轉，幾年來一直未有以前之喘咳。

【按】此案診脈，右關脾脈獨弱，肺腎脈平，但據其咳嗽氣短多年，斷為肺腎亦虛，除服用補脾之參耆甘草外，又加益肺腎之巴戟天、補骨脂、麥冬、蛤蚧等藥，初診即見效，繼而又服上方加味，效顯，此有捨脈從症之意。

14. 咳嗽氣短案（五）

侯XX，男，17歲，1993年4月23日

咳嗽氣短一月，輸液三日效果不大，又覺胸憋，咳嗽白痰。今診脈緩滑弦，舌質嫩紅，有紅點，苔薄白，舌質不緊。脈緩為風邪鬱內，弦為木火上刑，滑為痰火內蘊，舌質有紅點為邪火入內，質不緊為臟氣受損。故此辨證為風邪內鬱，痰火蘊肺，肺陰受損。

【治療】疏風邪，祛痰火，理肺陰。

【處方】全瓜蔞 10 克，鬱金 8 克，半夏 8 克，川貝母 10 克，魚腥草 10 克，杏仁 10 克，桔梗 7 克，公英 10 克，柴胡 8 克，川黃連 5 克，連翹 10 克，桑葉 10 克，前胡 10 克，陳皮 7 克。2 付水煎服。

4 月 25 日，服上方 2 付後有好轉，舌質轉為老紅，質仍有紅點，云胸內痰多，法應加入膽南星 7 克，黃芩 10 克，桑白皮 10 克，天竹黃 10 克，冬花 10 克，紫苑 10 克，去川黃連、半夏。3 付水煎服。

4 月 28 日，服上方後胸內痰少，舌紅減，云有些頭昏，上方去柴胡，加地龍 10 克，3 付水煎服。

【效果】藥後其症遂癒。

【按】在臨證中，舌質有紅點是火毒入內，方中加用川黃連、連翹以清心火。二診中，去川黃連、半夏，尤恐陰分受損，再加入祛痰火之膽南星、黃芩、桑白皮、天竹

黃、冬花、紫苑效顯。三診中因有頭昏去柴胡，柴胡有升浮之作用，恐升散太過，用藥不可過量恰到好處為妥。又加地龍，方書俱贊地龍治喘，驗之臨床確有理想之效。

15. 咳嗽案（一）

姚ＸＸ，女，31歲，1995年4月6日

半聲咳嗽9個月，一直未中斷治療。現病逐漸加重，痰稍黃白，飲食欠佳，兼有噁心，前額痛。診脈：右脈弱小難以尋按，左脈緩弦，舌淡紅，苔黃白相兼，發燥。右脈弱為脾胃氣衰，左脈緩弦為風痰上鬱，噁心不欲食為中土不足，痰火內鬱。綜觀諸症為：肺脾氣弱，痰火鬱肺，兼有風邪留連。

【治療】補中土，清痰火，解肺鬱，疏風邪。

【處方】紅參8克，白朮9克，茯苓10克，甘草克5，川貝母10克，杏仁10克，半夏8克，竹茹10克，紫苑10克，冬花10克，百部10克，黃芩10克，桑葉10克，沙參10克。7付水煎服。

4月13日，服完上藥後諸症好轉，右脈弱減，舌苔稍黃白。藥既見效，仍服上方7付。

【效果】服上方後病遂痊癒。

【按】脾為生痰之源，肺為貯痰之器，本案以四君子湯固本，增入清痰火之劑而獲功。

16. 咳嗽案（二）

王ＸＸ，男，4歲，1997年1月28日

咳嗽一冬天，其間多次輸液不見好轉，有逐日加重之勢。聽診：右肺葉有哮鳴音，診脈虛弦緩滑，舌嫩紅少苔。脈弦為肝火刑金，緩滑為風痰上鬱，舌象為邪火傷津之象。

【治療】當以滋肺陰，降痰火。

【處方】川貝母 5 克，百合 7 克，紫苑 7 克，冬花 7 克，青黛 3 克，杏仁 5 克，黃芩 5 克，魚腥草 7 克，桑白皮 5 克，地骨皮 5 克，甘草 2 克。3 付水煎服。

【效果】藥後其母告曰病已痊癒。

【方解】川貝母清鬱熱潤肺止咳，紫苑、冬花潤肺化痰。青黛清肝火。杏仁宣肺祛邪。黃芩、魚腥草清肺解熱。桑白皮瀉肝火。地骨皮祛虛火。百合滋肺陰。甘草調和諸藥。諸藥合用，故一戰而捷。

17. 氣短案

張 X X，男，24 歲，1993 年 2 月 17 日

氣短多年，每到夏季加重，平時亦氣短，咳嗽咳痰，但痰不甚多，多方治療效乏。診脈左脈浮弦，右寸關大弱舌嫩紅，苔薄白。右寸關大弱為肺脾氣虛不斂，左脈浮弦為厥陰不足，風陽上擾。

夏季加重為君火司令又加其人亢陽上浮，陰分不足，不能斂攝亢陽，肺氣肅降失靈故氣短。辨證為：肺脾氣弱，陰火亢盛，肅降失調。

【治療】益肺脾，制亢陽，調肺氣。

【處方】紅參 10 克，五味子 10 克，麥冬 10 克，陳皮 8 克，杏仁 10 克，沙參 10 克，黃耆 12 克，玉竹 10 克，馬兜鈴 10 克，甘草 8 克，川貝母 10 克，阿膠 8 克

（烊化服）。3 付水煎服。

2 月 22 日，服上方 1 付後，其人來告曰：噁心欲吐。因思：用阿膠一味，取補肺阿膠湯之意，但阿膠有黏膩之性，故其欲吐，又囑其後二付去阿膠，服第二付即不嘔，服完第三付後氣短減，仍咳痰，脈右寸關弱大減，脈轉弦數。上方去阿膠加桑葉 10 克，桑白皮 10 克，魚腥草 10 克。2 付水煎服。

2 月 24 日，服上方 2 付後氣短減痰亦少，舌質腐，苔薄黃，質有紅點，脈如前，上方去黃耆、玉竹，加黃芩 10 克、天竹黃 10 克，前胡 10 克，地龍 10 克，清熱化痰，行瘀平喘。3 付水煎服。

【效果】藥後氣短咳痰大減，又在此方基礎上加減數味，服藥 9 付其症痊癒，後隨訪 2 年，病情穩定。

【按】此案初診用阿膠有噁心感，不適用。雖有肺虛，有補肺阿膠湯方，但有痰火，故服藥後有噁心。其後三診加入黃芩、前胡、天竹黃、地龍，其效顯著。可見臨床一方中有一二味不適之藥，即會影響療效。

18. 氣短痰臭案

郭 X X，男，53 歲，山區農民，1987 年 8 月 27 日

前十年患腸梗阻切除腸一尺多，後好轉，一直勉強參加勞動，但近月餘覺氣短咳嗽，痰黃白發臭，自覺有臟腥氣。

當時因條件不便，未能拍胸片。現診脈兩關弱，右寸脈亦弱，舌淡紅，苔白膩些。痰黃白有臟腥氣為邪熱蘊肺，肺有腐處，右寸關脈弱為土金已虛，虛中夾實。故此

辨證為：土金不足，痰火內腐，姑投以益脾肺清痰火解毒熱排臭痰之劑，以觀動靜。

【處方】紅參 8 克，白朮 10 克，茯苓 10 克，甘草 8 克，黃耆 12 克，桔梗 10 克，薏苡仁 10 克，桃仁 10 克，當歸 10 克，川貝母 10 克，杏仁 10 克，黃芩 12 克。3 付水煎服。

8 月 30 日，上方服 1 付後有好轉，又接連服 2 付，諸症又有好轉。今診右脈弱，舌淡苔白。聽診左肺呼吸音弱。上方去貝母之潤，加乾薑 3 克，細辛 3 克，五味子 10 克，以調理肺臟之開合功能。1 付水煎服。

9 月 3 日，服上方 1 付後其症有好轉，但三日未服藥，其病又有回頭之勢。今診肺脾脈仍弱，舌仍淡，苔白膩，仍以扶正祛邪法治之。

【處方】紅參 10 克，白朮 10 克，茯苓 10 克，甘草 8 克，半夏 10 克，陳皮 8 克，桔梗 10 克，當歸 10 克，黃耆 10 克，巴戟天 5 克，乾薑 3 克，細辛 3 克，附子 2 克，薏苡仁 12 克，杏仁 10 克。3 付水煎服。

9 月 7 日，上方連服 3 付後其症有好轉，舌膩減，痰腥臭亦消，脈轉虛細數，上方加冬花 10 克，紫苑 10 克，3 付水煎服。

【效果】服上方 3 付後其症又有好轉，又接連服此方 15 付，其症遂癒。

【按】本案手術切腸，已損傷中土，又加咳嗽黃白痰有臭味，肺臟將化膿，以桔梗湯合千金葦莖湯加入補脾肺之劑，標本同治而獲效，其後根據辨證稍有調整而獲功。

19. 咳嗽盜汗案

李XX，女，15歲，1994年7月10日

咳嗽盜汗 20 餘日，咳痰不暢，色白，且有上腹疼痛，口唇乾燥。診脈細數，舌質深紅，苔薄黃。脈細數為陰分不足，盜汗咳嗽痰又不暢，為肺陰已虛痰火蘊肺，上腹疼痛為胃陰不足，邪火犯中。故治之當以滋肺陰清痰火，益胃陰和胃絡。

【處方】沙參 10 克，麥冬 10 克，玉竹 10 克，冬花 10 克，紫菀 10 克，連翹 10 克，梔子 7 克，黃芩 8 克，甘草 5 克，杏仁 7 克，桑葉 8 克。4 付水煎服。

7 月 15 日，服上方 4 付後諸症有好轉，舌苔黃已消，脈亦轉慢。上方去連翹、梔子，加桑白皮、魚腥草。2 付水煎服。

【效果】服上方 2 付後盜汗咳嗽十去其八，上腹疼亦消，脈轉緩和，又服上方 2 付後其症遂癒。

【方解】沙參、麥冬、玉竹滋肺胃之陰。冬花、紫菀潤肺祛痰。杏仁、桑葉宣肺解表。連翹、梔子清心火止盜汗。黃芩清肺火。甘草調和諸藥。諸藥合用，各盡其能，故其疾則癒。

20. 咳嗽半月又接高燒案

宋XX，男，14歲，1985年4月28日

咳嗽半月，輸液用抗生素不效，近二日又接高燒，體溫達 39.1 度，痰稀白，肺部聽診未發現異常，診脈左脈小弦數，右寸關弱數，舌瘦質絳少苔。詢之又有口苦口

臭。以辨證論之為肺胃陰弱，肝火犯肺，故咳嗽。舌絳高燒為濕熱之邪將入營分。此肺陰已傷，溫邪留連。

【治療】滋肺陰，宣肺邪，解熱毒。

【處方】桑葉 10 克，川貝母 8 克，麥冬 10 克，石膏 20 克，甘草 4 克，銀花 12 克，連翹 8 克，杏仁 7 克，桑白皮 8 克，黃芩 10 克。2 付水煎服。

5 月 1 日，服上方 2 付後體溫降為 37.3 度。脈左脈弦數，舌質深紅，苔轉為薄黃，此邪有外出之機。其母又云患兒肌膚粗糙，不知何故。

自思：《金匱要略》中大黃䗪蟲丸症有肌膚甲錯之句，此內有瘀熱不得暢宣之故。左脈弦數為肝經鬱熱，上方加板藍根 10 克，柴胡 8 克，桃仁 7 克，魚腥草 10 克，3 付水煎服。

5 月 5 日，服上方後體溫降為 36.5 度，精神好轉，咳嗽減少痰亦減，脈之左脈弦數減，舌苔仍較薄黃。藥既見效，仍處上方 3 付。

【效果】服上方 3 付後，體溫降為正常，唯咳嗽咳痰，又根據辨證前後方中略有變動，加人參、黃耆、百部、半夏等味，服 27 付後其症遂癒。後到縣級醫院拍胸片，發現肺門陰影增大，結核病灶已鈣化。

【按】此例病人地處山區，交通不便，不能及早到上級醫院拍胸片確診，後治癒，到縣醫院拍片發現結核病灶已鈣化，初診用桑杏湯加入清肺化痰之劑而見效，後又加用扶正祛邪之人參、黃耆、百部等味而收功。百部有抗結核菌之功。驗之多例確有效果。

21. 咳嗽頭昏案

左XX，男，61歲，1995年1月12日

咳嗽氣短半月，伴有頭昏欲撲，臥床不起，飲食亦衰，用西藥治療數日效乏。今診脈弦數，舌深紅，苔薄白。肺為嬌臟，無邪則不咳。今咳喘，脈弦為肝火逆犯，上沖腦腑，故頭昏。

【治療】清瀉肝火，宣洩肺金。

【處方】柴胡 10 克，黃芩 10 克，大青葉 12 克，桑葉 10 克，梔子 10 克，川貝母 10 克，銀花 10 克，連翹 10 克，川黃連 5 克，百合 10 克，僵蠶 10 克，鉤藤 10 克，沙參 10 克。2 付水煎服。

1 月 15 日，服上方 2 付後其症減輕，脈弦數減，舌仍鬱紅，藥既見效，仍遵上方，減柴胡量為 5 克，處 2 付水煎服。

【效果】服上方 2 付後諸症大好，又服上方 2 付後其病遂癒。

【按】本例肝火犯肺，上沖腦竅，用龍膽瀉肝湯加減，瀉其邪火，方中沙參、百合滋臟陰，鉤藤、僵蠶、川黃連平肝息火，故而顯效。

22. 喘咳案（一）

曹XX，女，70歲，1996年1月17日

經常喘咳，反覆發作，患此已十餘年，每喘咳劇，則需氣霧劑噴射咽喉以緩解。現症咳喘，咳白痰且不利。診脈右脈弦大，左脈小弦，舌深紅，苔白膩灰些，此肝腎

不足，邪火內鬱上沖，痰火蘊肺，開闔失調。

【治療】當以標本同治，清痰火，調開闔，益肝腎。

【處方】川貝母 10 克，鬱金 10 克，茯苓 10 克，冬花 12 克，半夏 10 克，五味子 10 克，白前 10 克，細辛 3 克，乾薑 3 克，杏仁 10 克，熟地 10 克，山萸肉 10 克，柏子仁 10 克，黃芩 10 克，魚腥草 10 克，白果 10 克，蘇子 10 克。5 付水煎服。

【效果】服上方 5 付後其症遂癒。於本年十二月份病又有萌發之勢，又照原方服 3 付後又癒。

【按】本案腎脈不顯虛象，但咳喘多年，定有腎虛，故用熟地、山萸肉，也是捨脈從症之例，其次加入仲師之薑細味調理肺之開合，又有定喘湯之藥味，故效顯。

23. 喘咳案（二）

韓 X X，男，38 歲，1985 年 11 月 28 日

感冒數日，四肢骨節酸痛，氣短咳嗽白痰數日，在村衛生院用抗生素不效。聽診左肺有哮鳴音，診脈沉細數，舌質暗紅，舌後苔薄白。析之：四肢骨節酸痛為風寒外襲。咳喘為風寒鬱肺，肺之清肅失施。脈細數，舌深紅為風寒入內，已有化熱之象。故辨證為：風寒襲肺，已而化熱，肺氣失宣，氣機失調。

【治療】疏風寒，清肺熱，宣肺氣。

【處方】麻黃 10 克，桂枝 8 克，杏仁 10 克，石膏 15 克，黃芩 12 克，桃仁 5 克，銀花 12 克，連翹 10 克，甘草 3 克，桑白皮 10 克，桔梗 7 克。2 付水煎服。

11 月 30 日，服上方後覺好轉，身痛大減，咳喘亦減

輕，惟脈細數，右關甚，且有心悸感，此為脾胃氣弱心陽不足，上方加紅參 8 克，黃耆 10 克，附子 5 克。1 付水煎服。

12 月 1 日，服上方後心悸脈數減，氣短亦大減，舌上有浮白苔，舌質紅，此心陽脾胃得助，但肺仍有鬱熱。法應清肺熱，益中土，壯心陽。

【處方】麻黃 7 克，白果 10 克，冬花 10 克，桔梗 8 克，蘇子 10 克，杏仁 10 克，黃芩 10 克，當歸 10 克，甘草 5 克，黨參 10 克，黃耆 10 克，銀花 12 克，附子 3 克。2 付水煎服。

【效果】服上方後其症大減，又服上方 2 付其病遂癒。

【按】在臨症中，氣短較咳嗽重，本案咳嗽氣短，病情較重，故用西藥效乏。用麻杏石甘湯解毒清熱，又加入清肺之劑，初診見效，出現心悸，右脈細數，加入附、參、耆壯心陽益脾土，故其症遂平。三診以定喘湯為主，其症遂癒。

24. 喘咳兼耳衄案

康 XX，女，54 歲，1995 年 4 月 21 日

平時有喘咳之疾，近二日下地窖取山藥引起右耳內出血且有頭痛，有竄遊感。診脈弦滑數，舌淡苔薄白。因地窖內陰濕，下去感濕與寒，鬱阻腦絡，平時喘咳肺腎之氣不足，外邪易侵。

脈弦滑數，為外有寒邪鬱閉，內有痰火蘊肺。故治此當以祛寒濕，清痰熱，佐以益氣通陽和腦絡。

【處方】羌活 7 克，柴胡 8 克，桂枝 7 克，麻黃 7

克，白朮 7 克，天麻 10 克，川芎 5 克，當歸 8 克，天竹黃 10 克，白朮 10 克，陳皮 8 克，黃芩 10 克，杏仁 10 克，茯苓 10 克。2 付水煎服。

4 月 23 日，服上方 2 付後耳內流血消，惟前額痛，仍處上方 1 付加白芷 5 克。

【效果】服上方 1 付後耳衄頭痛消，喘咳之疾稍有好轉，但因種種原因未繼續治療，仍喘咳。

【按】此案外邪鬱閉，經脈不暢，引起耳內出血，故用羌活、柴胡、桂枝、麻黃，又有鬱熱用天竹黃、黃芩等藥俱為驅邪調理之劑，服用二劑諸症減輕，前額痛加用白芷，以跟蹤逐邪，新症即癒。

25. 肺氣腫案（一）

左 XX，男，66 歲，1992 年 1 月 29 日

患氣管炎已成肺氣腫多年，常喘咳，最為難受的是頭昏身熱，上腹悶熱，兩脅亦熱。診脈弦數緊，舌質深紅，苔白老，綜觀脈證為痰氣上逆，阻竭不暢，鬱久化熱，肺氣不調。

【治療】清化痰濕，暢絡調氣。

【處方】枳實 10 克，半夏 10 克，陳皮 10 克，茯苓 10 克，白朮 10 克，神麴 10 克，麥芽 10 克，川貝母 10 克，天麻 8 克，遠志 10 克，炒萊服子 10 克，鬱金 10 克，蘇梗 10 克，天竹黃 10 克，前胡 10 克，當歸 10 克。2 付水煎服。

1 月 31 日，藥後諸症俱減輕，脈弦緊減，較前緩和，仍服上方 3 付。

2 月 2 日，藥上方 3 付後諸症有好轉，惟仍喘咳，但亦較前減輕。診脈仍弦，舌嫩紅，今處以理肺祛痰之劑，以截諸病之萌根。

【處方】川貝母 10 克，遠志 10 克，陳皮 10 克，沙參 10 克，麥冬 10 克，膽南星 10 克，天竹黃 10 克，鬱金 10 克，全瓜蔞 10 克，冬花 10 克，紫苑 10 克，黃芩 10 克，魚腥草 10 克，當歸 10 克。3 付水煎服。

【效果】服上方後喘咳亦減，以前之心胃懋悶、頭昏諸症亦消。以後雖有喘咳之症，但不似以往身熱之痛苦狀。

【按】本案抓住兩脅熱，脈弦緊，頭昏，斷定為肝熱，痰火。用祛痰之枳實、半夏、陳皮、茯苓、天竹黃、前胡、貝母等藥，治頭昏之天麻而獲效。三診時以祛痰火，其症減輕。

26. 肺氣腫案（二）

劉 XX，男，78 歲，1993 年 9 月 12 日

肺氣腫多年，以往每喘咳甚即輸液，雖能緩解，但幾日後又復發。故尋求中醫治療。其症經常喉癢，喘咳白痰，有頭昏耳鳴現象。診脈右脈弦大，左脈散大弱，舌質嫩紅少苔。方書謂：「喘則關乎腎，咳則關乎肺。」患者年老體衰，喘咳多年，元氣大衰。

以脈論之：左脈散大弱為腎精不攝，龍火上沖，頭昏耳鳴是為當然。舌象嫩紅少苔亦為腎元不足之象。右脈弦大為龍火挾沖脈之氣直奔肺位。元氣不固，肺已失司。風邪首襲於咽喉，風痰相搏，著於喉關，故為癢咳。綜觀諸症為：腎元虧虛失於攝納，痰壅肺金，肅降失職。

【治療】滋腎元攝逆氣，補肺氣，祛痰火。

【處方】熟地 10 克，百合 10 克，山萸肉 12 克，枸杞 10 克，山藥 10 克，沙參 10 克，川貝母 10 克，杏仁 10 克，冬花 12 克，紫苑 10 克，天竹黃 10 克，竹瀝 10 克，馬兜鈴 10 克，地龍 10 克。2 付水煎服。

9 月 14 日，服上方後稍見效，仍服上方 2 付。

9 月 16 日，服上方後又有好轉，左脈散減，但兩手脈仍弦大，舌絳少苔。藥既見效，仍遵上方，加懷牛膝 10 克，代赭石 12 克，以降逆火。2 付水煎服。

9 月 29 日，藥上方後喘咳又減，脈弦大減，繼續服上方 4 付。

【效果】服後自覺好轉，後停藥。但以後咳喘大發作減少，不像以前頻繁發生，總得輸液。到氣候變化咳喘發生時，服些西藥片即可。

【按】本案以補腎之熟地、山萸肉、枸杞等藥，潤肺之沙參、貝母、冬花，止咳化痰之杏仁、竹瀝、馬兜鈴，又加入地龍治咳喘，初診即見效。三診時又加入懷牛膝、代赭石其效更卓，致使病情緩和。

27. 肺癰案

丁 X X，女，19 歲，1993 年 9 月 12 日

咳嗽黑黃臭痰 3 月餘，云從感冒咳嗽引起，起初病輕不重視，後痰盛發臭，服食中西藥效乏，故來診治。診脈左脈散大數，右脈滑數，舌質不甚紅，苔白膩少黃。

脈滑數舌黃白膩，咳臭痰，此肺癰之症。為痰火腐濁之邪，壅結肺臟。左脈散大數，是肝腎已損。

【治療】清肺火，祛痰濁。

【處方】桔梗 10 克，防己 10 克，桑白皮 10 克，川貝母 10 克，瓜蔞 10 克，甘草 8 克，當歸 10 克，薏苡仁 10 克，杏仁 10 克，黃耆 12 克，百合 10 克，黃芩 10 克，魚腥草 10 克，連翹 10 克，銀花 15 克。5 付水煎服。

9 月 17 日，服上方 5 付後臭痰減少，自覺較前精神，診脈左脈弱。藥既見效，仍處上方，加山萸肉 10 克，5 付水煎服。

【效果】藥上方後其病十去其七，又在此方基礎上略有變動，服 10 餘付肺癰之疾即除，未再發生。

【按】此案以桔梗湯加黃芩、銀花、連翹、魚腥草而成用之，臨床其效確切。

28. 肺膿腫案

李 X X，男，60 歲，1980 年 5 月 10 日

患者咳嗽膿血胸痛月餘，間斷服藥效果不大，近日加重，每日咳唾膿血有多半罐頭缸，且氣短加重。聽診右肺呼吸音弱甚，診脈六脈沉弱，舌淡，面色皖白無華。

以辨證論之：此乃肺有蘊熱化膿，為肺癰之症，繼而損及氣血。治療當以益氣血、清熱結，逐膿痰。

【處方】桔梗 12 克，杏仁 10 克，防己 10 克，浙貝母 10 克，瓜蔞 16 克，甘草 10 克，當歸 10 克，黃耆 15 克，百合 10 克，山藥 10 克，白芨 10 克，乾薑 2 克。6 付水煎服。

5 月 18 日，服上方 6 付後其症已有好轉。聽診右肺呼吸音增強些，精神較前好轉。診脈較前有力，舌淡苔薄

白。藥既見效，仍遵上方，加黨參 10 克，茯苓 10 克，蒲公英 12 克，5 付水煎服。

5 月 24 日，藥上方後諸症俱有好轉。胸疼大減，右肺呼吸音亦增，咳嗽膿痰亦減少脈仍弱，舌淡苔薄白。今以益土金，清熱祛痰治之。

【處方】 黨參 10 克，黃耆 15 克，茯苓 10 克，甘草 10 克，白芨 10 克，桔梗 10 克，百合 10 克，薏苡仁 12 克，山藥 12 克，陳皮 10 克，蒲公英 12 克，黃芩 12 克，葦根 10 克，乾薑 2 克，大棗 5 枚。5 付水煎服。

【效果】 服上方 5 付後其症遂癒，後未有後遺之肺疾。

【按】 此例患者之方以桔梗湯為主方，且始終有白芨、乾薑。因白芨有增生肺實質之效，又有斂肺作用，不致毒邪擴散。乾薑有溫肺辛散作用，此患者肺氣已虛，又有寒象，用之有祛瘀生新作用，又協同他藥效果更卓。

《金匱要略》有肺痿吐涎沫，肺中冷，用甘草乾薑湯方。記得以往治療一例肺痿患者 ，咳唾涎沫，服甘草乾薑湯又加黃耆、桂枝而癒。經曰：謹守病機各司其屬。藥症相投效如桴鼓。

29. 慢性肺感染案

朱 X X，男，21 歲，1994 年 7 月 21 日

咳嗽黃白痰 2 年，且有胸痛氣短口乾，其間服用大量中西藥效乏，遷延至今。拍胸片定為右肺感染，診脈緩滑數，舌淡紅，苔黃白膩。憑脈據症，此乃濕熱蘊肺，肺竅不宣，痰熱蘊結，將成肺癰。金匱曰：「口中辟辟燥咳即胸中隱隱痛，脈滑數，咳唾膿血為肺癰。」此黃白痰未

成痰血，時久即可變為膿血。

【治療】清肺熱，祛痰火，理氣血，解熱毒。

【處方】桔梗 10 克，黃芩 10 克，川貝母 10 克，瓜蔞 10 克，鬱金 10 克，桃仁 10 克，魚腥草 12 克，百合 10 克，桑白皮 10 克，冬瓜子 10 克，銀花 12 克，連翹 12 克，薏苡仁 12 克，杏仁 10 克，當歸 10 克。7 付水煎服。

7 月 28 日，服上藥後諸症有好轉，脈變弦緩，舌苔轉為白膩，上方加茯苓 10 克，7 付水煎服。

8 月 6 日，服上藥後其症大減，仍咳黃白痰，有氣短感，自汗，身弱，診右脈散弱，口乾渴，舌深紅，質有紅點。右脈散弱氣短為脾肺不足，舌質鬱紅有紅點為毒火內蘊，陰分受損。黃痰為肺內仍有痰火蓄留。

【處方】沙參 10 克，麥冬 10 克，桑葉 10 克，瓜蔞 12 克，生黃耆 12 克，蒲公英 15 克，魚腥草 15 克，連翹 10 克，百合 10 克，川貝母 10 克，黃芩 10 克，杏仁 10 克，鬱金 10 克，冬瓜子 10 克，桔梗 6 克，甘草 5 克。7 付水煎服。

8 月 15 日，藥後其症大減，藥既見效，仍處上方 10 付，服完後其病即癒。二年後見其人病無有反覆。

【按】此例初診以桔梗湯加減而獲效，繼之又加入生耆、沙參、麥冬益其肺，標本同治而收功。

30. 肺結核案（一）

劉 XX，女，22 歲，1994 年 6 月 18 日

咳嗽胸痛，痰中帶血，午後低熱，拍 X 光片定為肺結核，時年餘。診脈弦大，舌淡紅，此陰分不足，龍火上逆，肺絡損傷，血則外溢。

【治療】滋肺陰，平逆火，和血絡，祛癆蟲。

【處方】百合 10 克，生地 10 克，熟地 10 克，元參 8 克，川貝母 10 克，麥冬 10 克，炙草 7 克，白芍 10 克，當歸 10 克，三七參 6 克（搗麵沖服），桑葉 8 克，地骨皮 10 克，魚腥草 10 克，百部 10 克，白芨 10 克，山藥 10 克。4 付水煎服。

6 月 22 日：服上方後諸症有好轉，仍低熱，下午體溫 37 度。脈弦數，舌苔稍膩，上方減去膩脾藥熟地。

【處方】百合 10 克，麥冬 10 克，甘草 5 克，白芍 10 克，夏枯草 10 克，鱉甲 10 克，川貝母 10 克，三七參 6 克（搗麵沖服），白芨 10 克，薏苡仁 10 克，半夏 8 克，百部 10 克，山藥 10 克，白朮 10 克，黃芩 10 克，茯苓 10 克。5 付水煎服。

6 月 28 日，服上方後病十去其七，在此方基礎上加減又連續服藥 30 餘劑，病遂痊癒。拍 X 光片結核病灶已鈣化。

31. 肺結核案（二）

張 X X，男，24 歲，1994 年 6 月 16 日

咳嗽白痰年餘，胃口常感難受，手足燒，疲乏無力，到省級醫院診斷為右上肺結核，胃竇炎。

今診脈弦數，舌鬱紅少苔。脈弦責之肝木，咳嗽責之肺金，姑以清金制木之藥侯正。

【處方】川貝母 10 克，鱉甲 10 克，地骨皮 10 克，

銀柴胡 10 克，白芍 10 克，玉竹 10 克，甘草 5 克，百合 10 克，三七參 6 克（搗麵沖服），生地 10 克，百部 10 克，梔子 10 克，麥冬 10 克。4 付水煎服。

6 月 20 日，服上藥後熱減退，餘症亦有好轉，聽診右肺呼吸音弱，診脈弦數，舌轉淡。再投以滋陰清熱，潤肺止咳，調和肝脾之劑。

【處方】川貝母 10 克，百部 10 克，百合 10 克，白芍 10 克，甘草 5 克，三七參 6 克（搗麵沖服），杏仁 10 克，麥冬 10 克，沙參 10 克，太子參 10 克，桑葉 7 克，山藥 10 克，白朮 10 克，蓮子肉 10 克，夏枯草 10 克。5 付水煎服。

7 月 14 日，服上方後其病大有起色，右肺呼吸音弱減，咳嗽亦有好轉，脈弦數，舌質紅，上方加紫苑 10 克，冬花 10 克，白芨 10 克，茯苓 10 克。7 付水煎服。

【效果】藥後其病遂癒。二年來一直平穩，未有復發。

32. 肺結核案（三）

張 X X，女，32 歲，1993 年 3 月 7 日

患肺結核二年，經治療好些轉些，但現仍心悸難受，左脅內痛，飲食欠佳，自覺內熱口乾口苦，診脈左脈弦數，右脈弱弦，舌質深紅，有紅點，舌苔少黃白相兼，發燥。左脈弦，脅痛為肝陰不足，邪火內灼，又加口苦內熱，更為彰然。右脈弱弦，飲食欠佳，苔黃白為脾陰不足，木邪加凌。有論曰：「虛癆症從上損：一損肺二損心，三損脾，過脾則難治，從下損則一損腎，二損肝三損脾，過脾則難治。」此人消瘦少食，將過脾也。自覺心悸

為邪火內擾，心君不安，故此症辨證為：肝陰不足，木火刑金，脾陰亦弱，木邪橫犯。

【治則】補肝陰，潤肺燥，健中土，抑肝木。

【處方】炒柏子仁 10 克，川貝母 10 克，當歸 10 克，白芍 12 克，熟地 10 克，百合 10 克，生地 10 克，元參 8 克，甘草 5 克，麥冬 10 克，山藥 10 克，白朮 10 克，地骨皮 10 克，蓮子 10 克，佛手參 10 克，太子參 10 克，功勞葉 10 克。

3 月 10 日，服上方 3 付後諸症好轉，自覺舒適，藥既見效，可仍服上方 6 付。

3 月 16 日，藥上方付後其症有好轉，脈弦減，內熱十去其七，舌質深紅，有紅點，苔少燥。

【處方】桑葉 10 克，百部 10 克，百合 10 克，川貝母 10 克，沙參 10 克，蓮子肉 10 克，鬱金 8 克，白芨 10 克，三七參 4 克（搗麵沖服），當歸 10 克，白芍 10 克，甘草 5 克，麥冬 10 克，熟地 10 克，炒棗仁 12 克，黃芩 10 克，魚腥草 10 克。3 付水煎服。

【效果】服上方後病情穩定，身體暢和，飲食有增。又服此方 15 付，其症又有好轉，後隨訪兩年，病已痊癒。

33. 肺結核高燒案

黃 X X，女，14 歲。1996 年 8 月 11 日

去年在北京做過開胸手術，之後引起腹水，治療腹水消，又檢查有肺結核，服抗癆藥不斷，現症經常高燒，體溫每達 39 攝氏度，且有前額昏，飲食欠佳，月經已兩月未來，前次月經量多。診脈右脈細數弦些，左脈弦數，舌質深紅中有剝苔，以辨證析之：此為肺肝陰弱，氣陰兼虛，癆邪搏結。

【治療】當以滋陰益氣，祛癆退熱。

【處方】沙參 10 克，麥冬 10 克，玉竹 10 克，百合 10 克，川貝母 10 克，銀柴胡 10 克，秦艽 5 克，鱉甲 12 克，白芍 10 克，地骨皮 10 克，白薇 10 克，元參 7 克，太子參 7 克，百部 10 克，魚腥草 10 克，黃芩 7 克。5 付水煎服。

8 月 18 日，服上方 5 付後諸症有好轉，燒未有發生，自覺精神轉佳，藥既見效，仍服上方 5 付。

【效果】服上方 5 付後其病穩定，高燒未有發生，身體亦較前強健，在此方基礎上略有變動，又服藥 20 付，其症遂癒。到北京復查肺結核亦癒。

34. 肺結核兼便秘案

李 X X，男，73 歲，1996 年 10 月 16 日

咳嗽十餘年，拍片定為肺結核。去年秋天覺皮膚搔癢，服藥好轉後，覺大便秘結，每 5—7 日大便一次，便時極難。近日服他醫中藥未見效。

現症：面目晄白浮腫，腳踝亦腫，食慾減退，已有 7 日未大便，自覺腹憋悶，診脈弦緊大，舌白膩苔燥，以辨證論之為脾腎不足，肺氣虛衰，升降失常，寒濕阻逆。

【治療】溫脾腎，益肺氣，暢腑滯。

【處方】以濕脾湯加味，紅參 10 克，附子 5 克，乾薑 4 克，甘草 8 克，當歸 10 克，川朴 10 克，半夏 10 克，何首烏 10 克，川軍（酒浸 10 克），杏仁 10 克，枳

實 10 克，瓜蔞 10 克，沉香 5 克（後下）。2 付水煎服。

10 月 19 日，藥後大便已通，先燥後稀，腹中已暢快，踝腫大減，脈轉為浮弦，舌膩減，藥既見效，仍遵上方，去川軍，2 付水煎服。

【效果】服上方後諸症又有好轉，又在上方基礎上略有變動，服兩付後飲食增，浮腫消，便秘亦好轉。病人認為年久結核病難以治癒，經濟又不達，自己調理不再服藥。

35. 肺結核咳血案（一）

王 X X，女，20 歲，1985 年 6 月 2 日

肺結核咳血已二年，其間服用西藥抗癆效乏。近日咳血加重，每咳則痰血相兼，且飲食衰少，下午發熱，體溫為 37.5 攝氏度。其家人要求中西結合治療。今診脈右寸關弦數，左脈滑數，舌質燥紅，舌苔黃白兼老。

綜觀辨證為：肺陰不足，木火刑金，濕熱蘊肺。

【治療】當以滋肺陰，清肝火，祛癆邪。

【處方】百合 10 克，百部 10 克，夏枯草 10 克，甘草 5 克，川貝母 10 克，麥冬 10 克，白芍 10 克，當歸 10 克，黃芩 10 克，魚腥草 10 克，生地 10 克，桑葉 10 克，藕節 10 克，炒梔子 10 克，丹皮 10 克，三七參 6 克（搗麵沖服），5 付水煎服。

6 月 9 日，藥後咳血消，脈數減，舌紅亦減，飲食增加。藥既見效，繼服上方 3 付。

6 月 12 日，服上方 3 付後其病穩定，舌轉白，上方去梔子、藕節，加茯苓 8 克，3 付水煎服。

【效果】藥後其症大有好轉，又在此方基礎上加減，服 30 餘劑其症痊癒。曾到縣級醫院拍片，結核病灶基本鈣化。至今其病未有發生。

36. 肺結核咳血案（二）

韓 X X，女，45 歲，1984 年 11 月 12 日

咳嗽一年，診斷為肺結核，其間治療不斷，但終不癒，病有逐日加重之勢，昨日突發咳血約 200ml，左胸引痛，觀其形消瘦，身體虛弱，面色㿠白，聲音嘶啞。午後潮熱，體溫 38 攝氏度，咳嗽黃白痰，痰中帶血，病者恐懼。診脈弦數有力，舌質紅，苔黃白相兼且燥。肺癆日久，聲音嘶啞為重症，肺傷及腎，故聲啞。形瘦身弱，午後潮熱為陰分大傷，元氣衰竭。黃白痰為癆熱傷肺，濁邪蘊肺。咳血胸疼是邪入血分，破傷血絡。脈象舌象俱為火盛陰傷之侯。綜觀諸症為：癆傷肺陰，痰火蘊肺，肺質受損。治療當以滋陰清痰，寧絡。

【處方】沙參 10 克，麥冬 10 克，天冬 10 克，玉竹 10 克，生地 10 克，川貝母 10 克，元參 10 克，白芍 10 克，甘草 5 克，百合 10 克，黃芩 10 克，青黛 10 克，白芨 10 克，鬱金 10 克，三七參 5 克（搗麵沖服），魚腥草 10 克，桑葉 10 克。2 付水煎服。

11 月 14 日，藥後咳血未有發生，仍聲啞咳痰胸疼，脈數，藥既見效，仍服上方，加百部 10 克。2 付水煎服。

【效果】藥後其諸症俱有好轉，又在此方基礎上加減服藥 30 餘劑，其病痊癒。後以此方做成丸藥，服藥兩月餘，以鞏固療效。隨訪十年餘，其疾終未發生。

【說明】此患者在服中藥基礎上兼服用西藥抗癆藥年餘，病情穩定，中西藥結合較單純服用西藥效佳。患者以前用西藥治療年餘病未控制，且日漸加重。中藥可調其陰陽氣血，西藥直接殺滅癆蟲，二者結合效卓。

【肺結核按語】肺結核古稱肺癆，為癆蟲感染肺部而成，西醫稱為肺結核。近代治療用多種抗癆藥直接殺滅結核菌，但影響其他臟器，故治療病程長，有時幾年才能治癒。應用中醫辨證能夠調理五臟，陰陽氣血。據脈論證何臟虛，何臟實，再結合抗癆之中藥有一定的療效，但殺菌力不強。中西藥結合各取其長，同時應用可大大縮短療程，有時數月即可治癒，但必須辨證準確，用藥得力。

病人症狀各有不同，脈舌亦各有變化，隨著治療，脈舌症亦會有明顯變化，根據變化該用該去之藥必有增損，才會得到好的療效。例 1 劉X之肺結核，滋肺陰，平虛火，以百合固金湯加減而治癒。例 2 張 X X 之肺結核出現骨蒸、癆熱，以清骨散加入滋陰降火潤肺之劑，結合調理肝脾之劑治癒。例 3 張 X X 之肺結核，以補肺陰，潤肺健脾之劑收功。讀者俱可細細體會，每一例患者之辨證用藥，及加減變化，各有其特色，絕不是固定之方藥，要隨機應變，當出現某一病狀，脈舌有何變化 ，用藥也得增損，這才能體現中醫辨證論治之特色。

37. 咳血案（一）

康 X X，男，39 歲，1985 年 12 月 20 日

平時咳嗽黃痰，前半年曾咳血多次，但都未做明確診斷，只服消炎止血類西藥，時好時壞，近日又咳血較前

多，自感恐懼，遂來就診。診脈右寸關弱，左脈小弦，舌嫩紅，苔黃白薄潤。析之：舌嫩紅，苔薄黃為肺陰不足，內有邪火。故治療當以滋肺陰，祛痰火，斂肺絡。

【處方】百合 12 克，百部 12 克，元參 10 克，川貝母 10 克，甘草 5 克，冬花 10 克，紫苑 10 克，沙參 10 克，白芨 10 克，麥冬 10 克，白芍 10 克，黃芩 10 克。3 付水煎服。

12 月 24 日，藥後咳血消，自覺較前暢快，藥既見效，仍服上方 3 付。

【效果】藥後其症遂癒。咳血未有復發。其病本應多服幾付，但因經濟較差，只好調養，後其病亦癒。

38. 咳血案（二）

張 X X，女，23 歲，1993 年 11 月 11 日

咳嗽胸憋一月，其間服用西藥效乏。近日又咳血少量，且有氣短，無痰，診脈右脈散弱數，左脈弦，舌質暗紅。右脈散弱數為肺脾不足，邪火鬱肺，左脈弦數為木火刑金，咳血為火迫肺絡，肺絡受損。胸憋氣短，為火鬱肺金，肺肅失司。綜觀諸症為：肺脾不足，火鬱於肺，制節失使，肺絡損傷。

【治療】益脾肺，清鬱火，寧肺絡。

【處方】百合 12 克，川貝母 10 克，麥冬 10 克，白芍 10 克，當歸克 8，黃芩 10 克，瓜蔞 10 克，三七參 10 克（沖服），阿膠 10 克（搗沖服），馬斗鈴 10 克，白芨 10 克。2 付水煎服。

11 月 4 日，藥後咳血消，胸憋大減，右脈弱減，藥既見效，仍服上方2付。

【效果】藥後其病即癒。

39. 咳血案（三）

宮XX，男，70歲，1993年8月6日

前數日自覺呼氣有腥味，後即咳血，時已數日，痰白，伴有小便不禁。診六脈弦數，舌淡紅，有裂紋，咳血脈弦數，此肺陰不足，木火刑金，舌有裂紋亦為內熱之舌，小便有不禁之勢為腎元亦累。

【治療】滋肺陰，平肝火，清內熱，固腎元。

【處方】百合固金湯加味。百合10克，生地10克，熟地12克，元參10克，川貝母10克，甘草6克，麥冬10克，白芍12克，當歸5克，白芨10克，魚腥草10克，蒲公英10克，山萸肉10克。2付水煎服。

8月9日，藥後未見咳血，小便不禁之勢消。脈仍弦數，舌如前，痰發黃，仍處上方，去熟地，加黃芩10克，藕節10克，2付水煎服。

8月11日，藥後平妥，仍未咳血，黃痰轉白，右脈弦數，左脈小弦舌前有裂紋，此肝火未平也。服滋膩之藥恐日久傷脾，故上方加白朮10克，減輕膩脾之勢，但肝火仍有上行之勢。方中又加桑葉7克，夏枯草10克，以疏瀉之。山萸肉雖有補元之用，但有斂火之弊。今小便不禁之勢已消，故去之。3付水煎服。

【效果】藥後病遂痊癒，至今未有發生。

【咳血按語】現代治療咳血，首先作出明確診斷，屬於西醫之肺結核，或支氣管擴張，或肺癆等等，我早年在

山區工作，交通不便，病人經濟方面也不太好，來診者不能拍 X 光片，只好按照中醫之四診作出診斷，應用中草藥治療，效果也挺好，大多能夠治癒。例 1 之康 X X，肺陰不足，內有鬱火出現咳血，以百合固金湯加減而化，二次診治服 6 付中藥而癒，是藥病相投之故。例 3 張 X X 咳嗽又加胸憋，以百合固金湯補肺阿膠湯互相化裁加入寬胸止血之劑，二診服藥 4 付即癒。

此例是老年咳血，肺陰不足，木火刑金，又兼腎元不足，亦以百合固金湯加入清火滋腎之劑，僅三診服藥 9 付而癒。可見治病貴在辨證準確，用藥精當。

40. 鼻衄案

王 X X，男，60 歲，1987 年 11 月 28 日

平時有鼻衄之疾，前三日又衄血，時止時流，服用止血西藥，鼻塞紗布，仍不能止。今診脈弦浮洪大，舌質暗紅。脈浮弦洪大為陰不斂陽，虛陽上亢，灼傷鼻絡。

【治療】滋陰潛陽，清瀉肝火。

【處方】代赭石 15 克，懷牛膝克 15，元參 15 克，茜草 10 克，梔子 10 克（炒焦），黃芩 10 克，生地 15 克，白芍 15 克，丹參 10 克，連翹 10 克，紅參 10 克。1 付水煎服。

11 月 19 日，服上方 1 付後脈洪弦減，衄血亦止，舌轉潤，藥既見效，仍處上方，2 付水煎服。

11 月 21 日，上方連服 2 付後衄血已止，但脈仍弦大，舌潤，精神亦佳。今處以降逆火，固元氣，清鬱火之劑。以絕後患。

【處方】龍骨 12 克，牡蠣 12 克，代赭石 12 克，元參 10 克，白芍 10 克，甘草 7 克，生地 12 克，紅參 8 克，丹皮 10 克，梔子 10 克，熟地 12 克，茯苓 10 克。

【效果】上方連服 5 付後其症遂癒。脈轉為緩和，後此疾未有發生。

【按】本方加紅參因其脈洪大，年老體弱，出血又多，元氣不支，且人參為益元之佳品，有獨參湯之意，參入鎮逆滋潤劑中，不畏燥熱。

41. 鼻出血案

裴 X X，男，7 歲，1996 年 11 月 1 日

近日鼻斷續出血，輸液服止血藥效乏，其母云：3 歲時患過貧血，平時腹內發燒，頭昏，診脈左脈弦數，右脈小弦，舌質暗紅，舌少白，脈弦為肝，數為火，平時腹燒是火鬱中土，頭昏亦為肝邪上逆，故此辨證為：肝陰不足，龍火上沖，鼻絡受損。

【治療】當以滋肝陰，降逆火，和絡脈。

【處方】廣角 10 克，生地 12 克，白芍 10 克，丹皮 7 克，梔子 7 克（炒焦），藕節 10 克，羚羊角 2 克（銼麵沖服），龜板 12 克（先煎），紫草 10 克。3 付水煎服。

【效果】藥後其症遂癒，未再復發。

【按】本例以犀角地黃湯加入平肝息風之龜板、羚羊角。清熱解毒之紫草，止血之炒梔子、藕節僅一診而癒。此方在臨床治療陰不斂陽，肝火亢旺之血症中療效頗佳。

42. 急性鼻竇炎案

梁 X X，男，37 歲，1985 年 10 月 6 日

鼻流濁涕 5 日，觸鼻旁顴骨處有壓痛，頭悶頭痛。今診脈弦緊，舌質深紅，苔白濕潤，此風邪入侵，已而化熱，兼有濕熱蘊結，清竅不利，故有此症。

【治療】蒼耳子 10 克，防風 7 克，白芷 10 克，川芎 5 克，黃芩 10 克，銀花 15 克，連翹 10 克，滑石粉 10 克，桔梗 10 克，甘草 5 克，浙貝母 10 克，桑葉 10 克。2 付水煎服。

【效果】藥後鼻流濁涕大減，頭痛亦消，後調養數日病遂痊癒。

【方解】蒼耳子入鼻竅，解外邪。防風，白芷，川芎疏風暢絡，黃芩，銀花，連翹清熱解毒瀉濁。滑石粉利濕邪從小便排出。甘草，桔梗，解毒排濁，引諸藥入病所。浙貝母解鬱結，暢肺竅。桑葉清燥，時值秋季恐有燥邪加凌，故加之，以順應時令。諸藥配合各盡其職，只服 2 服即癒，可見藥症相投，效如桴鼓。

43. 鼻竇炎案

劉 X X，女，30 歲，1993 年 2 月 10 日

自覺頭昏 5 日，在其他診所輸液 3 日效乏，拍上額竇片為鼻竇炎。脈之左脈弦數些，右脈弱弦，舌質暗，有紅點，苔薄白。以辨證論之為脾氣不足，風邪入侵上竅，已有熱毒滯留。

【治療】半夏 10 克，天麻 10 克，白朮 10 克，黨參

10 克，黃耆 10 克，防風 5 克，菊花 10 克，桑葉 8 克，連翹 10 克，銀花 12 克，紫花地丁 10 克，白芷 7 克，川芎 5 克。2 付水煎服。

2 月 14 日，藥後頭昏減輕，藥既見效仍服上方 2 付。

【效果】藥後其症若失，又在上方基礎上略有變動，服 3 付後其病遂癒。

【按】脾氣不足，風邪乾之，入內可以化熱。本案用半夏天麻白朮湯加入疏風清火利竅之劑，標本同治，僅三診服藥 7 付而癒。

44. 咽喉疾案

李 X X，女，37 歲，1994 年 12 月 23 日

病咽喉不適，似有物阻，查舌後有濾泡，喉外稍隆，時已三月，因諸事不順，家境困難引起，平時有心悸疲乏無力，不耐驚嚇。診脈：左關尺弱，右脈稍弱，舌質暗紅，苔白老，此乃肝腎精氣不足，不能如常循貫，復加痰火氣鬱，至喉阻滯，濾泡壅腫形成。

【治療】應標本同治，以滋肝腎之精血，疏痰火之鬱結，消息之。

【處方】川貝母 10 克，夏枯草 10 克，僵蠶 10 克，金果欖 10 克，射干 10 克，山慈姑 8 克，柏子仁 10 克，遠志 10 克，枸杞 12 克，公英 10 克，花粉 10 克，山豆根 10 克，黃耆 10 克。7 付水煎服。

12 月 30 日，藥後病有好轉，自云咽右側乾，舌後仍有濾泡存在，喉外仍隆些，餘症如前，脈右寸弱，繼服上方，加黃精 10 克，7 付水煎服。

1 月 7 日，藥後諸症好轉，六脈弱些，喉外仍隆些，繼服上方，加海藻 10 克，昆布 10 克，7 付水煎服。

【效果】藥後病遂好轉，喉外隆亦不顯。二年後病未復發。

【按】此虛實挾雜之症，應用標本同治之法，方中川貝母、夏枯草清肝解鬱，僵蠶、射干、金果欖、山豆根、公英，花粉解毒散結，又加入扶正之柏子仁、遠志、枸杞、黃耆。

初診即能見良效，後二診又加入黃精，喉外隆加入消散之海藻、昆布。在臨床中喉外隆不多見，應用昆布海藻取其咸寒，軟堅散結，助它藥之通利。

45. 頷下疼案

孫 X X，23 歲，1996 年 10 月 3 日

頷下左側環狀軟骨，按之有響聲，且引頸項耳前疼，時 20 餘日。輸液 3 日效乏。診脈左脈弦數，右脈弱，舌淡紅，舌質鬆，少苔。以脈弦數為火鬱肝膽之經，右脈弱，舌少苔為脾陰不足，故治療當以滋胃陰，清瀉肝膽鬱火。

【處方】沙參 10 克，石斛 10 克，麥冬 10 克，夏枯草 12 克，桑葉 10 克，僵蠶 10 克，鉤藤 10 克，山豆根 10 克，板藍根 10 克，浙貝母 10 克，連翹 10 克，銀花 10 克，甘草 7 克，3 付水煎服。

【效果】藥後其症即癒，環狀軟骨按之亦不響。

【按】頷下環狀軟骨按之有響聲，且痛引頷、項、耳前，臨床少見，方中以滋胃陰，清瀉肝膽鬱火，解毒散結

之銀花、連翹，僅服三劑，其病即癒。療效確切，是藥病相投之結果。

46. 咽喉憋脹案

張XX，女，42歲，1994年12月16日

平時心情不暢，胃口憋脹，近日服冷莜面引起咽喉憋脹，如物堵塞，咽飯不通利，時已十餘日，今診左關脈弦，右關弱，舌質淡，苔薄白。左關脈弦為肝鬱氣滯，右關脈弱為中土不足，又服冷莜面，阻逆氣機，脾土不足，肝又鬱滯，疏瀉功能減弱，氣血鬱結於咽喉，故有阻塞之感。

【治療】益中土，解肝鬱，化食滯，理氣機。

【處方】黨參10克，黃耆10克，半夏10克，川朴10克，枳實10克，紫蘇10克，茯苓10克，附子10克，神麴10克，雞內金10克，甘草5克，砂仁5克，3付水煎服。

12月20日，藥後咽憋消，上腹憋亦大減，惟覺上腹少氣，吸氣短些，面稍浮腫，舌淡冷，苔薄白，右脈緩散，左尺弱，此中土不足，腎元亦虧，故有少氣感。法應補中土，納腎元治之。

【處方】黃耆10克，黨參10克，陳皮5克，甘草5克，當歸10克，山藥10克，半夏10克，白果10克，熟地12克，山萸肉10克，巴戟天10克，五味子10克。2付水煎服。

【效果】藥後少氣消，其症遂癒。

【按】此案病情複雜，虛實相兼，治療標本同治，一診後其症大減，覺上腹少氣，面浮腫，脾腎脈出現虛象，又以調養之劑服 2 付即癒。臟氣內充，邪不可干，自身可以調結，陰陽達到平衡，何邪能存？

47. 咽物不適兼咳嗽案

李ＸＸ，女，30 歲，1985 年 10 月 12 日

咽物覺不適，且常有逆氣上沖，噯氣，時已月餘。常咳嗽兼兩側少腹痛。

診脈弦，舌質紅，苔薄白，以辨證論之為肝鬱不暢，痰氣鬱結，沖氣上逆。

【治療】當以疏肝降逆，清痰解鬱。

【處方】當歸 10 克，白芍 10 克，生地 10 克，甘草 5 克，川楝子 10 克，沙參 10 克，川貝母 10 克，旋覆花 8 克，紅參 7 克，香附 10 克，梔子 10 克，麥冬 10 克，2 付水煎服。

10 月 14 日，藥後其症如前，右脈弦。仍處上方，加地龍 10 克，丹皮 10 克，2 付水煎服。

10 月 18 日，藥後咽食有好轉，少腹痛亦大減，惟覺咳嗽如前，仍處上方 2 付。水煎服。

【效果】藥後咽食已通暢，咳嗽亦減輕。又在上方基礎上加紫苑 10 克，冬花 10 克，服 4 付後咳嗽亦大好，後調養而癒。

【按】本案初服 2 付效乏，又在上方加入地龍、丹皮，以助氣機流通，藥後其症大減，後又加入冬花、紫苑以治久咳，其效亦佳。

48. 喉啞案

劉XX，男，10歲，1987年9月1日

聲啞兩月，多次治療不效，時好時甚。今診頷下淋巴結腫，稍硬，喉內有細小如高粱米大小顆粒。診脈弦緩緊，舌淡苔薄白，邊有齒印。問及病因，曰：初覺感冒咽喉痛啞，服食梨，桔罐頭，病遂成此，久治不癒。

脈弦緊為寒，緩為風，舌淡邊有齒印為內有寒濕上蘊，氣化不開。其病初為熱，又服罐頭，寒外閉內熱不泄，蘊結絡阻，寒熱交閉。

【治療】當以疏風寒之鬱閉，清熱結之閉阻。

【處方】桂枝8克，桔梗10克，川貝母10克，甘草5克，射干10克，銀花10克，連翹10克，半夏10克，山豆根10克，白朮6克，4付水煎服。

9月6日，藥後有好轉，今診脈右脈弦緊，左脈小緊，舌質淡紅，苔薄白，此乃風邪鬱閉，痰火鬱阻之故，法應散風邪，祛痰火，開鬱閉。

【處方】桂枝10克，半夏10克，桔梗10克，射干10克，山豆根10克，川貝母10克，防風8克，麻黃7克，杏仁10克，陳皮10克，2付水煎服。

【效果】藥後其症大好，脈轉為滑數，舌淡紅，苔薄白，上方去麻黃，加當歸10克，白朮10克，又服2付其症遂癒。

【按】此例寒熱相兼，外有寒邪鬱閉，內有熱邪蘊滯，取法於《傷寒論》，治咽喉痛之桔梗湯、半夏散及湯加入相應之藥而成，故服4劑即見大好。

49. 胸內發燒案

王XX，男，71 歲，1994 年 4 月 29 日

胸內上腹發燒，時 4 個月，近時兩臂內側亦燒，原因不詳，口亦不甚渴。燒劇時，心煩意亂，夜難入眠，多方治療效乏。今來就診。診脈左脈弦大，右脈弱小弦，舌質淡，舌後部及兩側苔薄黃。左脈弦大為陰精不足，龍火上逆，右脈弱弦為中土不足，木邪有犯，苔薄黃為挾有濕熱。辨證為：陰精不足，龍火上沖，中土欠健，內有濕熱。

【治療】滋陰精，降龍火，調中土，清濕熱。

【處方】生地 12 克，熟地 10 克，白芍 12 克，山萸肉 10 克，枸杞 10 克，元參 10 克，天冬 10 克，麥冬 10 克，黃精 10 克，白朮 8 克，龍骨 15 克，牡蠣 15 克，磁石 15 克，黃柏 10 克，石斛 10 克，鱉甲 12 克。3 付水煎服。

5 月 8 日，上方連服 3 付後，胸腹內燒減輕，右臂仍燒，有口乾欲飲，舌苔膩，左脈弦大減，右脈增大些。脈弦大減、口乾欲飲為邪外出陽明，舌膩為濕氣內蘊。藥既見效，仍書上方，加茯苓 12 克，神麴 10 克，以利濕和中。3 付水煎服。

【效果】服完藥後其人來告曰：病已癒，調養幾日看如何。半年後又見其人，知其病已痊癒。

【按】大千世界無奇不有，病狀亦然。此例胸內及兩臂內側發燒臨床不多見，本例抓住脈弦大，右脈弱弦，診斷為龍火上逆，陰不斂陽，又有中土不足，故各以其法治之則癒。

50. 胸內疼痛案

鄭XX，女，38歲，1996年9月2日

左胸內一股疼痛，時已一週，且有少咳，噁心不飲食。診脈弦，舌深紅，苔薄黃，此肝火上逆，胸絡不暢，法應清熱瀉肝，解鬱通絡。

【處方】龍膽草12克，梔子10克，黃芩10克，鬱金10克，川貝母10克，銀花12克，連翹10克，瓜蔞10克，桔梗10克，川軍8克。2付水煎服。

10月15日，服上方後其症遂癒，但近日又因生氣覺胃口難受欲嘔，診脈弦，舌質鬱紅，苔黃膩，此為肝火上鬱，痰火內蘊。

【治療】疏瀉肝膽，清利濕熱，調和肝胃。

【處方】龍膽草10克，柴胡10克，白芍10克，枳殼10克，竹茹10克，川貝母10克，川黃連5克，鬱金10克，梔子10克，銀花10克，蒲公英10克，丹參10克，當歸8克。2付水煎服。

【效果】藥後其症遂癒。

【按】左胸一股痛，又有咳嗽脈弦是肝經濕熱上逆犯肺，以龍膽瀉肝加減增入清利痰火之劑而獲全功。

51. 胸內難受案

侯XX，男，23歲，1993年3月23日

左胸內難受半月，且有頭昏，四肢倦，又云因井下作業逐覺此症。服西藥輸液數次不效。診兩關脈緩滑弱，舌嫩紅，苔少白，濕潤。脈緩為濕，滑為痰熱，弱為中土

不足，舌象亦為濕熱之象。中氣虛弱濕熱內蘊，氣機鬱阻，故有胸難受，頭昏之症。

【治療】清利濕熱，健脾燥濕，疏通氣機。

【處方】白蔻仁 6 克，杏仁 10 克，川朴 10 克，半夏 10 克，通草 5 克，滑石粉 10 克，蒼朮 10 克，薏苡仁 10 克，防風 5 克，鬱金 10 克，紅參 10 克，川黃連 6 克，菖蒲 10 克。5 付水煎服。

4 月 5 日，藥上方後胸內難受大減，惟頭昏，脈少緩，舌嫩紅，此濕邪得祛，熱仍內郁上蒙腦絡。

【處方】滑石粉 10 克，黃柏 10 克，川黃連 5 克，羌活 7 克，鬱金 7 克，白蔻仁 5 克，黃芩 10 克，川芎 5 克，紅參 7 克，白蒺藜 10 克，白芷 7 克，防風 5 克。5 付水煎服。

【效果】服上方 5 付後悉知其病痊癒。

【按】此患者井下作業，濕熱傷脾，胸陽不振，故以三仁湯利濕通陽，紅參健脾振陽，川黃連、防風燥濕，鬱金、菖蒲祛濕解鬱，一診即中，二診繼以清熱燥濕、利濕健脾之劑收功。

52. 胸懋案

劉 X X，男，42 歲，1993 年 10 月 20 日

胸懋悶兩年，多方治療不效，近日又增面浮腫，且平時有腰酸困感。化驗尿常規正常。

診脈左脈顯澀弱，右脈小弦，舌質嫩紅，苔白膩。胸懋右脈弦為木鬱作祟，氣不流行，肺之治節失司。經曰：「諸氣膹鬱皆屬於肺，此有關於肺也。」

舌嫩紅。苔白膩且有腰酸感為濕熱結下焦，氣不暢流，故而面浮腫。綜觀諸症為：肝鬱不暢肺失肅降，濕熱下注。

【治療】疏肝理氣，解鬱暢肺，清利濕熱。

【處方】柴胡 10 克，鬱金 10 克，香附 10 克，枳殼 10 克，防己 10 克，浙貝母 10 克，赤芍 10 克，豬苓 10 克，木通 10 克，桔梗 10 克，全瓜蔞 10 克，黃柏 10 克，白茅根 15 克。

10 月 14 日，藥後諸症有好轉，舌膩減，脈如前。藥既見效，仍服上方 3 付。後胸憋消，諸症亦癒。

【按】本例肝鬱氣滯，胸脅不暢，又有濕熱內蘊，以柴胡疏肝散加減，加入暢利濕熱之豬苓、木通、黃柏、白茅根，使濕熱去，氣機暢而獲癒。至於方中有桔梗、瓜蔞、浙貝母，以其暢胸理肺，此幾味藥實為寬胸之要藥。

第二章
頭部病案

1. 下肢痿軟頭昏案

王XX，女，67歲，1985年4月24日

下肢痿軟月餘，上肢亦酸困，且又頭昏耳鳴，視物不清，自覺時發冷。診脈弦滑，舌質淡，苔濕潤。年老之軀陽氣當弱，脈弦滑為痰濕鬱內，舌象亦為陽氣虛弱，水氣不布之象。下肢痿軟，責之下元不足，又有頭昏耳鳴更可驗證。故此病為虛中挾實之症。辨證為：脾腎不足，水濕滯留，大氣不暢，經脈鬱阻。

【治療】益脾腎，化痰濕，暢氣機。

【處方】蒼朮 10 克，白朮 10 克，茯苓 10 克，甘草 5 克，黃柏 7 克，懷牛膝 10 克，補骨脂 10 克，巴戟天 10 克，枸杞 10 克，熟地 10 克，澤瀉 6 克，桂枝 10 克，黃耆 10 克，紅參 7 克，2 付水煎服。

【效果】藥後其症遂癒。

【按】此患者下肢痿軟有成痿症之漸，方書謂：五痿皆因肺熱生。但此例無熱象，年歲已高，虛象叢出，兼挾外邪，於補脾腎之中加入桂枝一味攘外，故服藥 2 付即癒。

2. 美尼氏綜合徵案

甄ＸＸ，男，50 歲，1984 年 11 月 30 日

患美尼氏綜合徵半年，經常發生，發則頭昏耳鳴嘔吐，臥床不起。昨日又發生頭沉，劇吐及瀉泄。

診脈右寸弱，左脈虛弦，舌質暗紅，苔淡白。右寸弱為肺氣不足，左脈虛弦為肝經不足復受風邪入侵，舌暗紅為氣血不暢，綜觀諸症為：肺氣不足，風邪入內，肝血虛弱，兩風相煽。

【治療】益氣血，疏風邪，和脈絡。

【處方】黨參 10 克，黃耆 10 克，當歸 10 克，川芎 5 克，白芷 10 克，羌活 7 克，熟地 10 克，枸杞 10 克，山萸肉 10 克，天麻 10 克，防風 10 克，蒼朮 10 克，白朮 5 克，3 付水煎服。

12 月 5 日，藥後諸症好轉，左脈浮大，右脈浮弱，舌質轉淡，苔薄白，上方加草決明 10 克，巴戟天 10 克，以清肝火，益腎陽。3 付水煎服。

【效果】藥後其病遂癒。

【方解】參、耆益肺脾之氣，歸、芎、地滋陰血。枸杞、山萸肉益肝腎之精，經云：「諸風掉眩皆屬於肝，肝氣不足，風邪外襲，風火內擾，故頭昏耳鳴。」

羌、芷、防驅除外風，天麻亦為祛風之聖藥。蒼、白朮健脾燥濕，脾健復能生金，金盛即可制木息風。諸藥合用，標本同治故癒之速也。

3. 頭痛項強案

崔ＸＸ，女，32 歲，1986 年 8 月 29 日

頭痛項強已五日，且有自汗，四肢無力，兩手振顫。查血壓 90/80mmHg，當時地處山區，交通不便，未能到大醫院診治。姑隨勢處理。診脈左關脈弱，右脈緩散弱，舌淡苔白濕。以辨證論之為肝脾氣弱，陽氣不足，復受風邪外襲，氣不暢和，邪惡在太陽，項強自汗。

【治療】益陽氣，疏風邪，通太陽。

【處方】紅參 7 克，白朮 10 克，茯苓 10 克，黃耆 15 克，陳皮 10 克，熟附子 6 克，桂枝 6 克，甘草 7 克，葛根 12 克，2 付水煎服。

【效果】藥後其症即癒。後調養數日恢復如平時。

【方解】參、朮、苓健脾益氣利濕，耆益肝脾之氣，附子益腎陽，桂枝、葛根疏理太陽之邪，甘草調和諸藥，並緩肝急，故此方效卓。

4. 頭搖案

帥ＸＸ，女，36 歲，1995 年 4 月 16 日

病頭不自主搖，自云受風火更甚，時三年，近日覺兩季肋下痛，頭皮竄，兩顳憋，脈右脈緩散，左脈弱，舌深紅，苔白燥。

頭搖筋病也，責之於肝。季肋下痛，顳憋，頭皮竄為膽經不利。右脈緩散為脾氣不足，有風邪也，左脈弱為肝腎之精氣不足。舌深紅苔白燥為風火內鬱。據辨證論之：此乃肝脾不足，筋失其榮，復有風火流竄經絡。

【治療】滋肝脾，疏風邪，和經脈，安神志。

【處方】山萸肉 10 克，枸杞 10 克，白朮 10 克，黨參 10 克，茯神 10 克，鉤藤 10 克，僵蠶 10 克，蟬蛻 8 克，全蠍 7 克，黑芝麻 10 克，黃耆 10 克，玉竹 10 克，琥珀 3 克（另搗沖服），蜈蚣 3 條。3 付水煎服。

4 月 23 日，藥後頭搖減，惟晚上少搖，肋下痛消，腹中不適，腰痛些。診脈左脈弱，舌淡苔白燥，此肝腎不足之象顯露矣，法應滋腎益肝養筋。

【處方】山萸肉 12 克，枸杞 10 克，白芍 10 克，甘草 5 克，川斷 10 克，桑寄生 10 克，魚膘 8 克，黑芝麻 10 克，石決明 10 克，龍骨 10 克，牡蠣 10 克，黨參 8 克，白朮 8 克，3 付水煎服。

4 月 28 日，藥後有好轉，云頭憋甚則搖，上方加天麻 10 克，川芎 6 克，3 付水煎服。

【效果】藥後未再服藥，後隨訪病十去其七。自行調養，囑其保精氣，免激動，避勞累。少辣物。

【按】頭不自主搖，臨床常見，治療難度頗大。今本例辨證為肝脾不足，筋失其養，兼有風火流竄，方中之藥各盡其職，故一診即效。風火已息，再以滋養肝腎之劑調補以期鞏固，但病人經濟不濟，自覺無甚痛苦，以待自癒。

5. 搐動案

王 X X，女，10 歲，1995 年 1 月 10 日

左胸抽搐悸動，仰臥床上搐動明顯，時時動臥不安，胸亦痛，時 7 日，問因何引起此疾，曰：上體育課跑

步引起。診脈左脈弦緊，右脈緩弦，舌淡紅少苔，左脈弦緊為肝風盛，右脈緩弦為脾虛風木犯之。舌紅少苔為陰分不足，奔跑引起為氣血逆亂，平衡失調。經曰：諸暴強直皆屬於風，此病當責之風木無疑。當以疏風平肝柔肝，和中之法治之。

【處方】柴胡 10 克，白芍 10 克，鉤藤 10 克，蟬蛻 7 克，甘草 7 克，當歸 10 克，生地 12 克，僵蠶 10 克，牡蠣 12 克，女貞子 10 克，葛根 10 克，白蒺藜 10 克，黨參 10 克，全蠍 5 克，蜈蚣 3 條，1 付水煎服。

藥後病遂痊癒。孩子畏服藥，遂停藥。時過三月，病又有萌動，診脈左脈弦，右弱，舌淡，此土氣不足，肝木偏亢，處以健脾抑肝安神，鎮逆之劑。

【處方】山藥 10 克，紅參 5 克，黃耆 10 克，甘草 5 克，茯神 10 克，茯苓 10 克，遠志 10 克，朱砂 3 克（另沖），當歸 10 克，鉤藤 10 克，龍骨 15 克，牡蠣 15 克，全蠍 5 克，3 付水煎服。隨訪數年其病未有發生。

【按】胸抽搐悸動，臨床罕見，此案初診用平肝息風之劑為主，少佐扶中之黨參，服 1 付而獲效，後遂停藥。

病癒不能鞏固，因服藥少，病遂發生，繼以補中安神，鎮靜理肝之劑治癒。此方藥讀者可於臨床細細品味，自會有得。

6. 面神經麻痺後遺徵案

程 XX，男，48 歲，1996 年 9 月 2 日

面右側神經麻痺半月，口眼歪斜，經治療好轉，但今又引起兩眼角涼，如冷風吹，後項右側筋脈強直不利，脈之右脈弦緊緩，左脈亦稍弦緊緩，且有弱象，舌質淡苔少，此乃肝腎不足，故眼不耐風冷。脈象亦為風寒之邪搏結。項不利是風邪竄入太陽經絡。

【治療】滋補肝腎，搜風活絡。

【處方】山萸肉 10 克，枸杞 10 克，益智仁 5 克，防風 2 克，桂枝 10 克，葛根 10 克，天麻 7 克，僵蠶 10 克，白附子 5 克，羌活 7 克，何首烏 10 克，菊花 7 克，3 付水煎服。

【效果】藥後諸症十去其七，後調養而癒。

【按】口眼歪斜治癒又有萌發之勢，據辨證論之是正氣虛，風邪又入於內，故及時扶正，驅邪而癒。經曰：不治已病治未成年病，含有此中之理。

7. 頸項強直後抽，面部搐動案

楊XX，女，21歲，1984年4月11日

以往患頭疼頭重，今日覺面部肌肉搐動，頭後痙，外觀面神遲鈍，兩眼直視，時苦笑，查詢無外傷史。今診脈弦細遲，手足厥冷，舌嫩紅濕潤，以辨證辨之為素體陽虛痰濕鬱滯腦絡，復感於風邪，故有此症。經曰：「諸暴強直皆屬於風。」姑處以扶陽疏風溫經散寒之劑，以觀成效。

【處方】附子 5 克，細辛 3 克，吳萸肉 5 克，甘草 3 克，天麻 10 克，川芎 5 克，地龍 10 克，桂枝 10 克，葛根 12 克，當歸 10 克，防風 7 克。1 付水煎服。

4 月 12 日，藥後諸症有好轉，脈仍弦，緊減，舌苔轉為白黃稍厚且燥，此陽氣得溫，內有痰熱鬱阻。仍處上方，減其附子、細辛、山萸肉之量，加菖蒲 10 克，遠志 10 克，鬱金 10 克，1 付水煎服。

4 月 13 日，藥後其症若失，藥既中病，仍處上方 2 付。

【效果】藥後其症已癒，又在此方基礎上稍作加減服 3 付後，頭痛之疾亦除，隨訪數年未有發生。

【按】方中疏風扶陽溫經散寒之劑溶於一爐，各盡其職，服一劑已有熱化，故減其附子、山萸肉之量，恐火熱內擾神明，又加入菖蒲祛痰濕，通竅之藥安其神明。其疾亦除。

8. 四肢抽搐案

張 X X，女，30 歲，1984 年 3 月 8 日

以往有四肢抽搐之疾，發作數分鐘後即止。昨日又發作，一日間斷性抽搐 ，但神志清，自云受風寒引起。診脈沉小散弱，舌淡紅少苔，以辨證論之為氣血不足，風邪入侵，迫及肝經。風氣通於肝，故此疾與肝風甚密。患者又云受風寒引起此疾，脈又散弱乃氣虛，風寒之邪直入經脈。舌淡紅少苔氣陰亦弱。故治之當以益氣陰，祛風邪，暢筋脈。

【處方】黃耆 10 克，人參 10 克，生地 12 克，玉竹 10 克，當歸 12 克，白芍 12 克，甘草 5 克，地龍 10 克，鉤藤 10 克，桑寄生 10 克，桂枝 10 克，防風 7 克，桑白皮 10 克，3 付水煎服。

3 月 11 日，藥後抽搐未有發生。脈散弱減。藥既見效，仍處上方 3 付。

【效果】藥後自覺精神大好，抽搐之疾未有發生，又接連服上方 5 付後其症即癒。隨訪數年其疾未有發生。

【按】此例氣血不足，引起抽搐，亦為內風，又受外風侵襲，故兩風引動，抽搐較前加重，診其脈散弱，又有抽搐，為虛風。方中為補氣，滋液平肝疏風之劑，用桑白皮是為預清肝熱，恐風邪化熱，地龍有搜邪解痙之作用。

初診服藥 3 付即使邪伏，脈亦有轉佳之機，方書謂效不更方，病情穩定，辨證無須加減。二診服藥後也平妥，繼而又服 5 付，其病遂癒。數年未發生，是陰陽氣血臟腑得以平衡。

9. 語言失常抽搐案

李 X X，女，53 歲，1985 年 6 月 29 日

語言失常一日，逐發展成昏迷抽搐二日，不省人事，經搶救神志稍清，但仍時抽搐。追及病史（家人代訴），前 20 日起病，倦怠少言，感情淡漠，云因憂思悲傷患之。今診：兩脈弦數有力，細察脾脈弦中有弱象，舌邊尖赤，舌胖苔黃老。此病以辨證觀之為傷陰耗氣，心陰已損，肝風內動，時值夏日，君火當令，兩熱相搏，陰火外邪合而為邪，逆亂厥陰，斯症形成。故治療當以清心火祛痰熱，滋陰液平厥陰，以引邪外出。

【處方】太子參 12 克，天竹黃 10 克，黃芩 10 克，川黃連 5 克，生地 10 克，元參 10 克，鬱金 10 克，鉤藤 10 克，梔子 10 克，板藍根 10 克，連翹 10 克，菖蒲 10 克，桑葉 10 克，川貝母 10 克，羚羊角 2 克（銼粉沖服），膽南星 10 克。1 付水煎服。

6 月 30 日，藥後其症有好轉，藥既見效，可繼服上方 1 付。

7 月 1 日，服上方 1 付後其症有好轉，抽搐未發生，家人觀察像是頭疼腹憋。診脈右關沉有力，左脈弦，舌質紅，苔黃，此邪漫陽明，腑氣不通之故，先通腑後觀動靜。

【處方】芒硝 12 克（沖服）。川軍 12 克，甘草 5 克，後兩味水煎服。1 付。

7 月 3 日，藥後大便燥屎數枚，神志清，但言語少，睡眠可以，時頭疼，診脈弦大，右關重按似弱，舌紅減，黃苔消，轉為淡白，中有芒刺，此熱退津復之象，但仍有邪火內藏，時可復燃，仍以養正熄風和血絡，掃餘邪。

【處方】生地 12 克，天麻 7 克，地龍 10 克，當歸 10 克，丹參 10 克，紅參 8 克，三七參 4 克（搗沖服），川芎 5 克，牡蠣 10 克，桑葉 10 克，鉤藤 10 克，半夏 10 克，茯苓 10 克，1 付水煎服。

7 月 4 日，藥後頭痛減，自云心乏，仍處上方 1 付。

7 月 5 日，藥後諸症大好，脈大減，飲食尚可，精神轉佳，神志如常人，再未抽搐。病已步入坦途，觀舌質紅苔少，此胃陰不足，上方去天麻，半夏，加玉竹 10 克，2 付水煎服。

【效果】藥上方 2 付後其症平妥，稍事加減又服上方 10 付，病遂痊癒出院，後遂訪病人數年，其疾未有發生。

【按】病人是住鄉衛生院治療之例，病人神志昏迷抽搐，眼睛上反，已成危險之症。經中西藥搶救，轉危為安，實屬不易，用西藥治療不能安定，故又用中藥，服 1

劑後即有起色，第三日經家人觀察，似有頭痛、腹懲之徵，又有脈弦，舌苔黃，用調胃承氣湯釜底抽薪，便下燥屎，後神志清醒，轉危為安，又用養正祛邪之劑收功。

10. 舌強語言不利案

劉XX，女，54歲，2005年5月5日

時有舌僵，急躁時語言障礙，小便控制欠佳，已三年，診脈左脈弱滑，右脈弦滑數，舌嫩紅苔少，中後苔薄黃，此乃肝腎陰分不足，痰火上亢，擾侵心君。治則當以滋肝腎，益心君，清痰火，暢舌絡。

【處方】生地 12 克，白芍 15 克，女貞子 10 克，旱蓮草 10 克，天竹黃 10 克，僵蠶 10 克，肉蓯蓉 10 克，山萸肉 10 克，石斛 10 克，麥冬 10 克，石菖蒲 10 克，遠志 8 克，肉桂 2 克，3 付水煎服。

5 月 9 日，藥後小便能控制，脈弦數減，舌深紅，苔白老，邊有齒印，上方加巴戟天 10 克，桃仁 10 克，3 付水煎服。

5 月 12 日，藥後諸症有好轉，左脈弱，餘脈弦數減，上方加熟地 12 克，3 付水煎服。

5 月 18 日，藥後有好轉，云有口麻，眼馬虎，兩脈等大緩弦，舌淡，苔薄白，邊有齒印。

【處方】熟地 12 克，山萸肉 10 克，石斛 10 克，石菖蒲 10 克，遠志 8 克，肉蓯蓉 10 克，附子 2 克，肉桂 2 克，巴戟天 10 克，天麻 10 克，枸杞 10 克，菊花 7 克，天竹黃 10 克，3 付水煎服。

5 月 21 日，藥後口麻減，舌深紅，上方加桃仁 10

克，3 付水煎服。

【效果】藥後其病逐漸好轉，追訪一年，其病平穩。

【按】語言不利，時有阻滯，《諸病源候論》謂：「臟腑虛損，經絡受邪，亦會語言蹇吃。」故方中投以生地、白芍、女貞子、旱蓮草、肉蓯蓉、山萸肉補肝腎，菖蒲、遠志、僵蠶、天竹黃利心絡，清痰熱。麥冬、石斛滋陰息虛火，肉桂引火歸元。諸藥合用，臟腑之氣得以充調，陰陽和平。其後出現諸辨證雖有變動，治療亦不離此綱。

11. 風痰上蒙頭昏案

崔 XX，女，42 歲，1993 年 6 月 4 日

云頭昏頭痛月餘，問之曰：頭昏是全頭昏。外觀患者體肥，且有四肢倦，腰酸困，昨日又接兩耳內不適。

診脈左關尺弱，右脈散弱，舌前赤，中後苔白膩些，依辨證論之為肝腎不足，胃氣亦弱，濕熱風痰上蒙，清竅不利。

【治療】當以清濕熱，開上竅，扶正氣，祛風痰。

【處方】半夏 10 克，天南星 10 克，白附子 5 克，川黃連 5 克，黃芩 10 克，黃柏 8 克，菊花 10 克，僵蠶 10 克，紅參 8 克，黃耆 10 克，枸杞 10 克，生地 10 克，白芷 7 克，防風 5 克，甘草 5 克，川芎 7 克，5 付水煎服。

6 月 16 日，藥後其症大有好轉，故未及時來診。近日左耳內悶，診脈不似初診之脈，六脈緩，舌白膩，此痰濕蘊滯不去也，上方去生地、菊花，加蒼朮 10 克，菖蒲 10 克，7 付水煎服。

【效果】藥後其病遂癒。後隨訪數年其病未有發生。

12. 風濕鬱閉頭昏案

裴ＸＸ，男，31 歲，1993 年 4 月 30 日

平時身無它疾，近半月患頭昏，且有頭汗自出，輸液四日，服他醫中藥四付，病無起色。今診六脈弦滑，兩關顯弱，舌質黴紅，苔白濕膩。脈弦濡兩關顯弱。頭昏為中土不足，濕鬱不化，清竅不宣。舌膩更為彰然。頭自汗為風邪外鬱，絡脈不和。辨證為：中土不足，濕鬱不化。風濕外閉，清竅不利。

【治療】當以健脾益氣，祛風燥濕。

【處方】蒼朮 10 克，白朮 10 克，半夏 10 克，陳皮 8 克，茯苓 10 克，紅參 5 克，薏苡仁 10 克，黃耆 10 克，蠶沙 10 克，防風 5 克，羌活 8 克，天麻 10 克，5 付水煎服。

5 月 10 日，藥後效果顯著，但頭目仍不清利，診脈小弦濡，舌淡苔白膩些，藥既見效，仍書上方，去川黃連之苦燥，加白蔻仁（3 克）之辛香。3 付水煎服。藥後其病遂癒。

13 .痰濕上蒙頭昏案

李ＸＸ，男，55 歲，1993 年 5 月 10 日

頭昏月餘，伴有耳鳴，噁心，昏且發重，自云頭重不欲抬。診脈弦，有散象，舌淡苔白膩。此病西醫診斷為美尼氏綜合徵。脈舌症析之為；胃氣不足，痰濕上蒙腦竅。

【治療】益胃氣，祛痰濕。

【處方】半夏天麻白朮湯加味，半夏 10 克，天麻 10 克，白朮 10 克，紅參 8 克，黃耆 10 克，陳皮 8 克，黃柏 8 克，茯苓 10 克，澤瀉 10 克，防風 7 克，蒼朮 10 克，神麴 8 克，羌活 8 克，蠶沙 10 克，生薑 5 克，5 付水煎服。

5 月 17 日，藥後前額痛些，頭昏及噁心耳鳴俱除。

【診脈】左脈稍弦，右脈仍散弦，舌淡白，上方加天南星 7 克，白芷 8 克，去蠶沙，5 付水煎服。

5 月 23 日，藥後其症又有好轉，前額痛消，左脈仍弦些，舌淡白濕潤，以補脾益氣祛濕疏風之劑治之。

【處方】白附子 5 克，天南星 8 克，川芎 5 克，白芷 8 克，甘草 5 克，白朮 10 克，紅參 10 克，黃耆 10 克，茯苓 10 克，蒼朮 10 克，白蒺藜 10 克，羌活 5 克，5 付水煎服。

【效果】藥後其病遂癒。隨訪二年一直很好。

14. 痰濕上蘊頭昏案

劉 X X，男，61 歲，1996 年 7 月 17 日

前一月瀉泄，瀉病已癒。今覺頭昏，並頭胸有麻木之感。脈之脾脈弱，餘脈弦滑，舌淡苔白膩。脾脈弱為中土不足，脈弦滑為痰濕上蒙，鬱阻腦絡，故有此症。

【治療】健脾燥濕化痰，理氣通陽疏絡。

【處方】半夏 10 克，天南星 10 克，天麻 10 克，白朮 10 克，黨參 10 克，黃耆 10 克，陳皮 10 克，桂枝 10 克，川芎 8 克，茯苓 10 克，澤瀉 10 克，蒼朮 10 克，羌活 7 克，2 付水煎服。

【效果】藥後其症即癒。

【按】此方遵半夏天麻白朮湯加減而成，方中半夏，天南星祛痰，朮、參、耆健脾益氣，天麻祛風治頭昏，蒼朮，羌活燥濕疏風，苓、澤利水祛痰。桂、芎通絡，使氣血暢和，合而用之效卓。

15. 痰熱上蒙頭昏案

韓XX，女，48歲，1993年5月24日

近三年來頭昏經常發生，今又頭昏十餘日，且有耳鳴，口苦口乾。診脈右脈緩散，左脈小弦，舌淡苔白老。右脈有散象為中土不足，脈緩為頭昏為風邪上犯，腦絡不和，左脈小弦為肝膽火鬱，口苦口乾，耳鳴，舌苔白老俱為痰火蘊結上焦，治療當以清痰熄風，扶中土。

【處方】膽南星10克，桑葉10克，黃芩10克，川黃連5克，川芎5克，紅參8克，黃耆10克，梔子10克，菊花10克，僵蠶10克，羌活5克，石膏15克。3付水煎服。

6月5日，藥後其症大減，今診脈右脈緩散減，舌中後苔膩些，上方加白蔻仁3克，3付水煎服。

【效果】藥後頭昏之疾遂癒。

16. 痰火上擾頭昏案

張XX，男，26歲，1995年4月29日

病頭昏噁心時三年，兼有心胃難受，耳鳴，多方治療效乏。今特來求治。診脈緩滑，舌深紅，苔白老，查血壓90/20mmHg，脈緩滑為風痰上鬱腦竅，舌深紅苔白老

為內有鬱熱，不得流通，經曰：「諸風掉眩屬於肝。」此疾與肝，痰，風，火甚密。血壓又低，脈壓差懸殊大，姑處以清痰火，疏腦絡，散肝風之劑。

【處方】地龍 10 克，川芎 6 克，天麻 10 克，膽南星 10 克，菖蒲 10 克，枳實 5 克，僵蠶 10 克，當歸 10 克，藁本 5 克，蔓菁子 5 克，山萸肉 10 克，澤瀉 10 克，吳萸肉 3 克，半夏 10 克，炒棗仁 10 克，3 付水煎服。

5 月 5 日，藥後其症大減，血壓為 100/50mmHg，脈左脈滑弦，舌如前，藥既見效，仍服上方 3 付。

【效果】藥後其疾遂癒。

17. 肝陽上亢頭昏案

劉 XX，女，64 歲，1993 年 3 月 23 日

頭昏 40 餘日，問曰：「此因何引起？」曰：入夜初覺眼花，耳鳴，後逐頭昏。治療幾次效乏，故來就診。且近日又覺口乾苦，夜夢多，今查血壓 170/80mmHg，診脈六脈弦，舌質鬱紅少苔。辨證相參為肝腎陰弱，肝陽上亢。

【治療】滋陰疏風，平肝潛陽。

【處方】鉤藤 10 克，桑葉 10 克，菊花 10 克，生地 10 克，白芍 10 克，龜板 12 克，石決明 10 克，僵蠶 10 克，牡蠣 12 克，夏枯草 12 克，草決明 10 克。3 付水煎服。

3 月 27 日，藥後頭昏已有減輕，覺左腿臂少麻，脈亦不似先前之弦，舌嫩紅，藥已見效，上方加熄風通風通絡之天麻 10 克，地龍 10 克，4 付水煎服。

【效果】藥後諸症俱消，查血壓亦平。

18. 陽氣不達頭昏案

程XX，男，57歲，1994年6月28日

頭昏半年餘，服他醫中藥（羚羊鉤藤湯加牡蠣，石決明）引起右側胸痛，現仍頭昏，查血壓150/100mmHg，診脈左脈小緩弦，右脈弦緊，舌嫩苔白膩，此痰濕內鬱，不宜甘寒重鎮之劑，應用羚羊鉤藤湯致寒濕阻逆清陽，胸陽不達，故右側胸痛，法應辛溫淡滲疏理之劑。

【處方】半夏10克，天麻10克，茯苓10克，蒼朮10克，白朮10克，澤瀉10克，白蔻仁10克，薏苡仁10克，川朴10克，薤白8克，杏仁10克，川芎5克，7付水煎服。

7月15日，藥後胸痛消除，頭昏十去其七，脈較緩和，舌苔仍膩，藥既見效，仍服上方7付，去薤白。藥後病遂痊癒。

19. 氣血虛弱頭昏案

劉XX，女，36歲，1994年9月5日

頭昏十餘年，且有左耳不聰。頭昏為陣發性，發則天眩地轉，昏不能動，但意識清楚，無噁心嘔吐。又曰每月月經先期5日，其間多方治療效不顯。診脈六脈虛，細弱，舌淡紅少苔，此乃氣血虛弱，不能上榮腦竅。肝腎亦弱，精血虧少，不能上榮元腑。日久上竅經脈不暢，故有此疾。至於月經提前亦為虛不能固攝之故。

【治療】滋肝腎，益氣血，暢腦絡，通耳竅。

【處方】熟地 10 克，山藥 10 克，山萸肉 12 克，黃耆 12 克，紅參 8 克，升麻 5 克，葛根 10 克，炙草 10 克，蔓菁子 8 克，黃精 12 克，枸杞 12 克，柏子仁 10 克，肉蓯蓉 10 克，巴戟天 10 克，當歸 10 克，菖蒲 10 克。5 付水煎服。

9 月 11 日，服上方後頭昏未有發生，左耳聾亦減輕，診脈肝腎脈虛弱，舌如前，藥既見效，仍處上方 5 付。

【效果】藥後其頭昏未有發生，耳亦轉聰。後一直平穩。

【方解】熟地、山萸肉、枸杞、肉蓯蓉、巴戟補肝腎益精血，使精血充足，上榮腦腑。紅參、黃耆、炙草、黃精，山藥補中益氣，中土得助，佐以升麻、葛根升發，使氣血上充於腦竅。柏子仁養血益肝，蔓菁子清利頭目，當歸和血，菖蒲通竅，氣血之路暢通，精血之源充足，故其疾遂癒。

20. 腎精不足頭昏案

張 X X，女，44 歲，1994 年 5 月 30 日

頭昏八個月，前額昏甚，且時有眼前發黑，診脈六脈虛弱，兩尺尤顯，舌淡苔薄白。析之：兩尺弱為腎精不足，腦髓虧乏。舌淡苔白，前額昏甚，時有眼前發黑，為風痰上湧，腦絡不暢。

【治療】當以滋腎精，益氣血，祛風痰，疏腦絡。

【處方】鹿茸片 5 克，當歸 10 克，熟地 10 克，山萸肉 10 克，黨參 10 克，黃耆 10 克，白芷 5 克，僵蠶 10

克，川芎 6 克，天麻 10 克，茯苓 6 克。5 付水煎服。

6 月 7 日，藥後頭昏大減，眼前未出現發黑現象。今診脈仍弱，藥既見效，仍處上方，加巴戟天 10 克，以加強補腎精之力。5 付水煎服。

【效果】藥後其病遂癒。隨訪二年其病未有發生。

【按】鹿茸片乃血肉有情之品，壯陽補腎精之力雄。醫學三字經陳修園曰：「上虛甚鹿茸餐」，指得就是腎精不足引起的頭昏。故服用鹿茸治療。天麻，川芎為芎麻湯，能治風痰頭昏，又佐諸藥各盡其功，自然見效迅速。

21. 精血不足頭昏案

李 X X，女，45 歲，1995 年 4 月 4 日

近幾年來經常頭昏，眼馬虎，時輕時重。且有腰酸加困，不耐久立，近日加重。查血壓 140/90mmHg。

診脈左脈弱散，右脈遲散，舌質暗紅，有紅點，苔白膩，舌邊有齒印。

辨證：肝腎不足，風痰上鬱，虛實挾雜之症。

【治療】滋肝腎，益精血，和腦絡，化痰濕。

【處方】山萸肉 10 克，枸杞 10 克，熟地 10 克，山藥 10 克，茯苓 10 克，巴戟天 10 克，菊花 10 克，草決明 10 克，白朮 10 克，肉蓯蓉 10 克，半夏 10 克，蔓菁子 7 克，鹿銜草 10 克，懷牛膝 10 克，5 付水煎服。

4 月 10 日，藥後諸症大好，藥既見效，仍服上方 5 付。

【效果】此疾共服藥付，其疾未再發生，血壓亦降為正常。

22. 肝腎不足頭昏案

梁XX，男，65歲，1994年12月17日

經常午後頭痛頭昏，且有胃口不適，兩三日大便一次，但便不乾。又有耳鳴腰酸困。

診脈左關尺弱，右脈小弦緊，舌質深紅，舌白潤，午後頭昏痛為陰分不足，耳鳴腰困為腎氣亦弱，大便兩三日一次為胃氣欠足，脈左關尺弱顯為肝腎虛虧。胃口不佳。右脈小弦，土氣不足，木當犯之。

辨證：肝腎不足，腦絡不和，肝胃不諧，升降欠佳。

【治療】滋肝腎，和腦絡，益中土，和肝胃。

【處方】山萸肉15克，枸杞12克，何首烏12克，當歸10克，砂仁4克，杜仲10克，黃耆15克，茯苓10克，女貞子10克，桑寄生10克，山藥10克，天麻7克，熟地12克，黃柏5克，鹿銜草10克，7付水煎服。

【效果】藥後未知其效，時隔二年又見患者才知，病已痊癒。後其狀亦佳。

23. 肝腎虛火頭昏案

胡XX，女，19歲，1995年4月27日

患者為紡織廠工人，平時走動勞累，又加機聲隆隆，引起頭昏之疾，且頭昏甚，伴有耳鳴。曰去年九月份患之，在當地治療不效，遂來就診。

診脈左脈弱，右脈緩弦滑，舌嫩紅少苔。左脈弱為肝虛，右脈緩弦為虛風內攻，滑為熱，舌嫩紅少苔為陰分不足，後頭昏甚責之太陽經脈。

【治療】滋肝陰，清肝火，疏風邪，理太陽治之。

【處方】山萸肉 12 克，枸杞 10 克，菊花 10 克，熟地 12 克，鉤藤 10 克，桑葉 10 克，女貞子 10 克，白芍 10 克，甘草 10 克，僵蠶 10 克，葛根 12 克，草決明 12 克，巴戟天 5 克，2 付水煎服。

4 月 23 日，云服藥一煎後，腹中翻動，頭昏甚，服二煎及第二付即無此現象。此藥中病，藥病相爭。

診脈：左脈弱減，右脈弦亦大減，舌嫩亦減，藥既中病，繼進上診方藥 2 付，以觀效果。

4 月 26 日，藥後頭昏已癒，自覺病十去其七，今診脈左脈弱些，處以調養肝腎之劑，以資鞏固療效。

【處方】枸杞 10 克，山萸肉 10 克，菊花 10 克，熟地 12 克，桑葉 10 克，白芍 10 克，女貞子 10 克，黑芝麻 10 克，僵蠶 10 克，旱蓮草 10 克，桑椹子 10 克，草決明 10 克，2 付水煎服。

服此 2 付後即停藥，後得知其病痊癒，仍於車間工作，頭亦不昏。經曰：謹守病機，各司其屬。

方書又謂：醫者意也。是告誡醫人綜合病情，合理辨證論治，不可妄為。故此案僅服 6 服，半年之疾竟獲癒。

24. 肝虛頭昏案

段 X X，女，44 歲，1995 年 3 月 14 日

常有突發性頭昏，發時昏不知人，尤以夜間三時左右為多，且伴有頭痛，不耐疲勞，腰酸困耳鳴，白帶多之疾時數年，多次治療效乏。今診左脈散弱，右脈緩散，舌

淡紅，中有裂紋，少苔，辨證為肝腎不足，風邪入侵腦絡。內風引動外風，兩風相合，故頭昏痛。尤以丑時多發，丑時主肝。經曰：諸風掉眩皆屬於肝。但肝腎同源，腎不足致肝虛，肝不足盜母氣，故本病根源於肝腎。

【治療】補肝腎，益氣血，疏外風，暢腦絡。

【處方】熟地 12 克，山藥 10 克，山萸肉 15 克，枸杞 12 克，鹿銜草 10 克，鹿茸片 5 克，黃耆 12 克，阿膠 10 克，蔓菁子 10 克，僵蠶 10 克，女貞子 10 克，芥穗 10克，當歸 10 克（搗沖服），川芎 6 克，旱蓮草 10 克，防風 8 克，7 付水煎服。

4 月 2 日，藥後頭昏未發生，頭痛亦大減。自云身休較前精神。診脈右脈緩弦，左脈虛弦緊，舌淡紅，藥既見效，仍服上方 7 付，病遂痊癒。隨訪年餘一直平穩。

夫眩暈一症，原因眾多，方書謂風，痰，火，虛，但此兼挾虛為本。有氣虛，血虛、腎虛諸症，虛中挾邪常有，葉天士謂：先安未受邪之地，況邪之所湊，其氣必虛，腦為元神之腑。元神之根在於腎，肝腎相因，故此病例據辨證，用扶肝腎，疏風通絡之劑效顯，內經謂謹守病機，各司其屬，有者求之，無者求之，此之謂也。

25. 肝腎虧虛頭昏案

賈 X X，女，32 歲，1995 年 1 月 27 日

經常頭昏，每 5 日或 10 日，或時間不定發生，以全頭昏為主，時數年，多方治療效乏。問之知有經期紊亂，腰酸困。診脈左脈弦緊，左寸小些，右脈滑緊，舌質為緊，少苔。左寸小為心陽、心血不足，脈緊為寒邪阻逆清

陽，不能上達。右脈滑緊為有寒痰搏結，鬱阻腦絡，舌質不緊為臟氣不足，不能驅邪外達。

綜觀諸症為臟氣不足，寒邪痰濕搏結腦絡。經曰：諸風掉眩皆屬於肝。肝主風，風每兼挾寒，況有月經不調，腰酸困，是肝腎不足之故。

【治療】補肝腎，益營血。驅寒邪，暢腦絡。

【處方】當歸 10 克，白芍 10 克，山萸肉 12 克，枸杞 10 克，黃耆 10 克，桂枝 9 克，附子 5 克，地龍 10 克，桑寄生 10 克，懷牛膝 12 克，天麻 10 克，熟地 12 克，女貞子 10 克，甘草 5 克，鉤藤 10 克，8 付水煎服。

2 月 8 日，藥後頭昏大減，舌質不緊減，左脈弦緊右脈平。藥既見效，上方去桂枝，鉤藤，加阿膠 10 克，巴戟天 10 克，川芎 5 克，以補精血，通絡脈，5 付水煎服。

2 月 15 日，藥後頭昏消，診脈左脈弱，其經血又不調，可處以補肝腎養精血之劑善其後。

【處方】熟地 12 克，山萸肉 10 克，枸杞 12 克，山藥 10 克，阿膠 10 克，黃耆 10 克，女貞子 10 克，巴戟天 10 克，補骨脂 10 克，菟絲子 10 克，懷牛膝 10 克，鹿銜草 10 克，芡實 10 克。3 付水煎服。

26. 肺肝陰弱頭昏案

張 X X，男，12 歲，1996 年 12 月 15 日

頭昏五年，昏之部位不定，時前部頭昏或又轉為頭左側、右側，又云鼻常憋。診脈弦滑數，舌嫩紅少苔，今脈弦為厥陰肝脈，滑數為濕熱上蘊。風火上鬱，波及肺竅，故鼻憋。

病已日久，陰分受損，理當舌紅少苔，故此辨證為肺肝陰弱，濕熱上蘊，肺竅不暢，治法當以滋陰分，清濕熱，暢鼻竅。

【處方】當歸 10 克，川芎 3 克，僵蠶 10 克，玉竹 10 克，桑葉 10 克，黃芩 10 克，白蒺藜 10 克，沙參 10 克，山萸肉 10 克，蒼耳子 10 克，菊花 8 克，甘草 2 克，三角胡麻 10 克，3 付水煎服。

12 月 22 日，藥後頭昏憋減輕，舌紅減，脈仍浮弦，藥既見效，仍服上方 3 付。

【效果】藥後其病十去其七，又服 3 付後其病遂癒。

27. 氣血虛弱頭昏案

李 XX，女，30 歲，1985 年 12 月 14 日

舊有頭昏之疾，近日因感冒此疾又發生。察其面色不華，身弱肢倦，診脈虛細，舌淡苔白燥，以辨證論之，此乃氣血兩虛兼受風邪。

治法當以補氣血疏風邪。

【處方】當歸 10 克，黃耆 15 克，熟地 10 克，白芍 10 克，川芎 5 克，山萸肉 10 克，枸杞 10 克，白朮 10 克，甘草 5 克，茯苓 8 克，黨參 10 克，防風 10 克，2 付水煎服。

12 月 16 日，藥後頭昏減，仍服上方 2 付。

12 月 18 日，藥後諸症好轉，脈仍弱，舌淡，上方加阿膠 10 克（搗沖服），天麻 10 克，2 付水煎服。

【效果】藥後諸症好轉，又在此方基礎上加黑芝麻 10 克，服 8 付後其症即癒，後隨訪數年，其病未發生。

28. 腎元不足頭昏案

李XX，女，56歲，1996年4月23日

頭昏耳鳴已數年，經常反覆發生，發作時臥床不起，且有面虛浮，腰酸困，腿無力，不耐久立，近日此疾又有萌動。

今診脈緩弱，兩尺甚，舌淡紅，苔有剝象。兩尺弱為腎元不足，脈緩為風邪外襲。肝腎同源，腎虛肝亦不足，此必然之理。肝不足易招外風，同氣相求，醫應知之。此症為腎元不足，風邪外襲。

【治療】滋肝腎，袪風邪，疏上竅。

【處方】熟地 12 克，山萸肉 12 克，枸杞 12 克，巴戟天 10 克，龜板 12 克，丹皮 5 克，天麻 10 克，玉竹 10 克，山藥 10 克，菖蒲 10 克，黃耆 10 克，3 付水煎服。

4 月 28 日，藥後頭昏減，仍耳鳴，腰酸困。診脈右脈弱，兩尺較前有起色，剝苔減少。此腎元得助，脾氣不足始現，今脾腎同調。

【處方】紅參 10 克，黃耆 12 克，白朮 10 克，山藥 10 克，蓮子 10 克，杜仲 10 克（炒焦），熟地 12 克，川斷 10 克，丹皮 7 克，巴戟天 10 克，菖蒲 7 克，補骨脂 10 克，3 付水煎服。

【效果】藥後其症十去其七，後調養而癒。

29. 左顳部頭昏案

安XX，女，37歲，1994年8月27日

頭昏頭痛四年，左顳部昏痛甚，其間服藥無數，終

未治癒，時輕時重，重則臥床不起。今診六脈虛弱，舌淡紅，苔薄白少。六脈虛弱為氣血虧虛，舌象亦為氣血不足。頭昏頭痛為氣血不充腦腑，風邪襲之，日久入絡，絡脈壅阻，故作痛也。辨證為氣血虧虛，風邪入絡，日久瘀結，清氣不暢。

【治療】補氣血，疏風邪，通瘀絡。

【處方】黨參 10 克，黃耆 12 克，白朮 10 克，山萸肉 10 克，枸杞 10 克，蜈蚣 3 條，全蠍 5 克，茯苓 10 克，防風 5 克，當歸 10 克，川芎 5 克，鹿角片 8 克，7 付水煎服。

9 月 3 日，藥後其症大減，云昨日頭又昏。今診左關尺脈弱散，舌淡，此肝腎不足也，法應減去脾胃之藥，增入益肝腎之藥。

【處方】熟地 10 克，山萸肉 10 克，枸杞 10 克，柏子仁 10 克，鹿角片 8 克，巴戟天 10 克，川芎 5 克，天麻 10 克，半夏 10 克，7 付水煎服。

9 月 10 日，藥後頭昏痛減，藥既見效，又服上方 5 付，病遂痊癒。

30. 頭昏股內麻案

張 X X，男，26 歲，1994 年 5 月 2 日

頭昏，右側較左側甚，伴兩股內側麻，如坐久之麻狀。時年餘，間斷治療不效。今診右脈弦大些，左脈弦小，舌淡紅，苔白少。右脈弦大為肝火流竄，左脈弦小為肝陰不足，舌象亦為肝陰不足之象。辨證為：肝陰不足，虛陽上亢，絡脈瘀滯，責之肝經。

【治療】滋陰潛陽，搜肝通絡。

【處方】龍骨 30 克，牡蠣 30 克，懷牛膝 30 克，天冬 30 克，代赭石 30 克，元參 30 克，赤芍 30 克，甘草 20 克，地龍 30 克，天麻 30 克，羚羊角 6 克（銼麵沖服），桑葉 30 克，鉤藤 30 克，菊花 30 克，蜈蚣 9 克，全蠍 20 克，上方共研細麵，每服 10 克，日服 3 次。

因其在學校讀書煎藥不便，只好研麵而服。20 餘日藥服完後，其病大好，又服上方 1 付藥面，病遂痊癒，隨訪二年病未復發。

31. 頭昏心煩眼珠痛案

李 X X，男，49 歲，1996 年 12 月 15 日

頭昏心煩月餘，近日又覺兩眼珠痛，但視物清楚，又云飲食較前增，診脈左脈弦，右脈小弦，舌淡苔薄白。弦脈為東方肝膽之脈，肝開竅於目，睛病脈弦，為肝膽經之疾，風痰邪火內蘊亦可心煩，此症為肝火上鬱，經脈不暢。治療當以清瀉肝火，暢和絡脈。

【處方】柴胡 10 克，半夏 10 克，梔子 10 克，竹茹 10 克，黃芩 10 克，草決明 10 克，桑葉 10 克，菊花 10 克，夏枯草 10 克，蒲公英 10 克，僵蠶 12 克，白蒺藜 10 克，白芍 10 克，連翹 10 克，3 付水煎服。

12 月 18 日，藥後心煩消，頭昏睛仍痛，脈弦滑，舌面有細裂紋，又云平時腎虛，今法應調整方藥，以補肝腎，清風火，暢睛絡治之。

【處方】桑椹子 10 克，桑葉 10 克，茺蔚子 10 克，熟地 10 克，蒲公英 10 克，山萸肉 10 克，枸杞 10 克，

龜板 10 克，女貞子 10 克，菊花 10 克，川芎 5 克，草決明 10 克，防風 5 克，僵蠶 10 克，3 付水煎服。

【效果】藥後頭昏消，睛痛亦減，又服 3 付後其症遂癒。

32 .頭疼頭昏案

張ＸＸ，男，15 歲，1996 年 7 月 22 日

經常頭疼頭昏，影響學習。以兩顳疼昏甚，伴有兩眼不適。診脈弦數，舌質深紅，苔少，白燥。此邪火上鬱肝膽之經，陰分已虧，法應清肝膽之鬱火，兼滋陰分之虧虛。

【處方】桑葉 10 克，菊花 10 克，僵蠶 10 克，生地 10 克，沙參 10 克，麥冬 10 克，玉竹 10 克，羚羊角 2 克（銼麵沖服）。青黛 5 克，連翹 8 克，梔子 8 克，柴胡 8 克，2 付水煎服。

【效果】藥後其症遂癒。後亦未發生。

【方解】桑葉、羚羊角、菊花清瀉肝膽，引熱外出，猶以羚羊角為治目之佳品，以其為靈異之物又入肝經，青黛清瀉肝火。

柴胡入足少陽膽經。以兩顳痛昏，顳部為少陽經脈循行網路之地，以之引邪處出。

梔子、連翹瀉心火，以實則瀉其子，以木生火，肝火盛，心火亦盛，瀉心火，肝火亦衰。

僵蠶入絡清風火。沙參、生地、玉竹、麥冬助其陰分，陰分得充，邪火可滅，以絕其復發，故一戰而捷。後其病遂癒，未有發生。

33. 風寒入侵頭昏頭痛案

張XX，女，58歲

頭自汗數十年，近日覺頭昏頭痛甚，不欲活動。診脈左脈弦緊，右脈小弦緊，舌質淡濕潤，苔薄白少。自汗為正氣不足，營衛不和。脈弦緊為風寒入侵腦絡，腦絡鬱阻，氣血不暢，故頭昏痛。此辨證為：衛氣不足，營衛不和，風寒入侵，腦絡鬱阻。

【治療】益衛氣，和營衛，疏風邪。

【處方】桂枝 10 克，炙草 5 克，白芍 10 克，黃耆 10 克，白朮 10 克，防風 8 克，蒼朮 10 克，細辛 3 克，生薑 3 克，大棗 5 枚，2 付水煎服。

【效果】藥後其頭昏頭痛即癒，頭汗亦大減。

【按】此方以桂枝湯與玉屏風散合用，更加細辛與蒼朮而成。其細辛治苦頭痛，蒼朮祛風濕，藥症相對，故一戰而捷。

34. 陽虛氣弱頭昏頭痛案

孫XX，女，46歲，1987年3月21日

頭昏頭痛已三年，且頭畏寒，前額有空虛感，近日加重，遂來就診。在三年中治療多次效乏。今診右脈弱，左脈弦滑，舌淡濕潤，邊有齒印。頭為諸陽之會，今頭昏痛，前額空虛感為陽虛氣弱，陽氣不能周流腦竅，又有脈弦滑，舌濕潤邊有齒印，知為內有痰飲水濕。故可辨證為：陽虛氣弱，痰濕郁阻，陽氣升降受阻。

【治療】溫陽益氣，祛除痰濕，疏暢腦絡。

【處方】白朮10克，茯苓10克，半夏10克，紅參10克，黃耆12克，附子7克，陳皮10克，乾薑3克，澤瀉10克，防風5克，蒼朮10克，神麴10克，巴戟天10克，川芎5克，2付水煎服。

3月23日，藥後頭昏減輕，右脈轉為弦大，舌淡白有裂紋，此陽氣來複，是為佳兆，藥已見效，上方再加黃柏降陰火。2付水煎服。

【效果】藥後諸症大好，前額空虛感亦消，脈弦亦減，又服此方4付，其病告癒。

35. 頭昏自汗案

程XX，男，27歲，1985年8月20日

自汗疲乏無力，起立頭昏甚，病已20日，診左脈弦，右脈沉小弦，舌質深紅，苔薄黃。自汗似太陽症，頭昏脈弦，為柴胡湯症，時已20日，外邪已入內化熱，姑按太陽柴胡兩經會病治之。處以：桂枝湯與小柴胡湯合劑。

【處方】桂枝10克，白芍10克，甘草4克，黨參10克，花粉10克，柴胡10克，半夏7克，黃芩10克，乾薑2克，2付水煎服。

【效果】藥後其症遂癒。

36. 頭昏肢倦案

李XX，女，54歲，1987年9月4日

前20餘日患痢疾，自食鴉片中毒，到縣醫院搶救病遂痊癒。幾天後出地勞動，又引起頭昏肢倦，心胃部痛，

肝區不適，痛苦異常。診脈緩弦，舌深紅光絳無苔。心胃部痛，肝區不適，舌又絳無苔，此氣陰不足，肝鬱不暢。脈緩弦亦為脾土不足，肝邪橫恣，脾主四肢，土受木剋故倦。陰分不足，津血不能上充頭部，故頭昏。綜觀諸症為：氣陰不足，肝木橫恣。

【治療】益氣陰，理肝木。

【處方】沙參 10 克，丹參 10 克，當歸 10 克，太子參 10 克，黃耆 5 克，赤芍 10 克，板藍根 12 克，龍膽草 10 克，柴胡 10 克，白花蛇舌草 10 克，百合 10 克，2 付水煎服。

9 月 7 日，藥後諸症大好，藥既見效，仍服上方 2 付。

【效果】藥後病遂痊癒，未再發生。

37. 氣上逆頭昏頭疼案

劉 X X，男，21 歲，1987 年 8 月 19 日

自覺腹中有氣上逆，逆則頭昏頭痛，時已二月，且有四肢倦困，汗多，不能任勞。今診脈濡滑，舌尖赤，苔白濕潤。時令為長夏濕熱蒸薰之季，其脈濡滑，肢倦，為濕氣內蘊之象。濕邪內蘊，脾土受邪，脾病及胃氣不下降相互關連，至於頭昏頭痛之疾，是內有蘊熱蒸薰。胃火上沖之故。綜觀諸症，辨證為：濕熱內蘊，胃氣上沖，經脈不暢。

【治療】清利濕熱，降逆暢絡。

【處方】羌活 10 克，獨活 8 克，川黃連 10 克，川芎 5 克，蒼朮 8 克，防風 5 克，白芷 8 克，茯苓 10 克，薏苡仁 12 克，白蔻仁 5 克，杏仁 5 克，枳殼 8 克，滑石粉 10 克。2 付水煎服。

8 月 22 日，藥後諸症好轉，仍服上方 2 付。

8 月 26 日，藥後頭昏痛大減，四肢亦少倦，氣逆消，唯有時耳鳴，腦後痛，今診左脈弦大，右寸濡，關小弦，舌淡紅，苔薄白濕潤，此乃肝火上蒙，濕熱之邪上阻清竅。法應疏利肝膽之濕熱，通和上竅。

【處方】黃芩 10 克，梔子 10 克，龍膽草 10 克，防風 5 克，羌活 10 克，茯苓 10 克，白朮 8 克，天麻 5 克，青黛 10 克，陳皮 5 克，連翹 10 克，2 付水煎服。

【效果】藥後諸症遂癒。

38. 頭昏目眩案

馮 X X，女，39 歲，1986 年 7 月 19 日

頭昏一月，且頭昏沉，目眩，伴有噁心嘔吐，時月餘，服中藥數付無效。今診脈浮弦，舌質淡，舌中少苔，脈浮為風弦為飲，辨證論之為脾虛生痰濕，與外風相搏，蒙鬱上竅，腦絡不和，治法當以：清痰濕，益脾氣，疏風邪，和腦絡。

【處方】半夏 10 克，天麻 10 克，白朮 10 克，黨參 10 克，黃耆 10 克，黃柏 10 克，茯苓 10 克，澤瀉 8 克，防風 7 克，蒼朮 10 克，川芎 10 克，甘草 5 克，天南星 10 克，神麴 8 克，2 付水煎服。

7 月 23 日，藥後諸症好轉，藥既見效，仍處上方 2 付。

7 月 27 日，藥後其症大有好轉，今診脈緩弱，舌淡白少苔，此脾氣不足，仍遵上方，去黃柏加薏苡仁 12 克。

【效果】藥後其症遂癒。

39. 頭昏心胃難受案

袁 X X，女，59 歲，1993 年 9 月 20 日

頭昏數年，多方治療終未痊癒 ，近日加重，心胃亦難受。昏甚則臥床不起，今診脈緩弱，舌淡苔薄白，以辨證論之為氣血不足，風邪上干，故頭昏心胃難受。風氣通於肝，肝風蕩擾胃腑，故心胃難受。

【治療】補中土，疏風邪，理痰濕。

【處方】半夏 10 克，天麻 10 克，白朮 10 克，黨參 10 克，黃耆 12 克，茯苓 10 克，澤瀉 8 克，防風 7 克，蒼朮 8 克，川芎 5 克，2 付水煎服。

9 月 22 日，藥後諸症好轉，苔白減，藥既見效，仍書上方，加黃精 10 克，枸杞 10 克，以補氣血。2 付水煎服。

9 月 24 日，藥後其症大減，胃口亦不甚難受，脈浮弱減，仍服上方去澤瀉，川芎。4 付水煎服。

【效果】藥後其症遂癒。

40. 頭昏胃部不適案

劉 X X，女，27 歲，1993 年 8 月 5 日

頭昏十餘日，胃脘部不適，自云空腹頭昏甚，壓之舒適。今查：右少腹闌尾部壓痛。診脈左脈弦遲，右脈散弱，舌質淡，苔薄黃。析之：上腹難受空腹甚，壓之舒為中土不足，仲景曰：「病者腹滿，按之不痛為虛，痛者為

實。」讀書不可死於句下，要活潑用之。此胃脘不適與腹滿則同，故可言之為虛。又加右脈散弱，舌淡更為彰然。右少腹壓痛，舌苔薄黃乃濕熱蘊結下焦，腑氣不暢。又左脈弦遲，為肝經不利，血氣不暢也。況兩少腹皆為肝經循行之部位，弦脈又是肝脈，故與肝至關重要。綜觀此症為：中土不足，濕熱蘊結，肝經不利。

【治療】補中土，清濕熱，暢肝絡。

【處方】紅參 12 克，白朮 10 克，茯苓 10 克，蒲公英 15 克，連翹 10 克，龍膽草 10 克，赤芍 12 克，甘草 8 克，丹皮 10 克，紅藤 10 克，海螵蛸 10 克，瓦楞子 10 克（煅），黃耆 15 克，山藥 10 克，3 付水煎服。

8 月 9 日，藥後頭昏消，闌尾部痛亦大減，惟胃口少憋。自云平時胃受寒涼亦憋，脈左脈弦數，右脈散弱減，舌如前。藥既見效，仍綜上方，去龍膽草，山藥，加附子 5 克，薏苡仁 12 克，敗醬草 10 克，3 付水煎服。

【效果】藥後其症遂癒。

41. 頭昏肢無力案

李 X X，女，32 歲，1993 年 7 月 1 日

頭昏四肢無力兩個月，且飲食欠佳，其間在村衛生所治療不效，特來求治。診脈右脈弱，左脈小弦，舌質深紅，有紅點，苔少。右脈弱，為脾胃虛弱，左脈弦小為肝陰不足。舌象為陰分不足，內有鬱熱。辨證為：脾胃不足，肝陰亦弱。

【治療】滋脾胃，和肝陰。

【處方】沙參 10 克，太子參 10 克，百合 10 克，玉竹 12 克，麥冬 10 克，丹參 10 克，鬱金 10 克，黃耆 10 克，白朮 5 克，山藥 10 克，川芎 6 克，3 付水煎服。

7 月 7 日，藥後飲食增，頭昏亦大減，今診脈，左右脈虛弱，舌深紅，苔少。藥既見效，仍服上方，加枸杞 10 克，蓮子 10 克，3 付水煎服。藥後其疾遂癒。

【頭昏按語】人常說一頭管一身，頭為諸陽之會，五臟六腑之精皆上注於腦髓。頭之病與五臟六腑有密切聯繫。故頭昏一症病情複雜，治療如不細細分型辨證用藥，取得好的效果是不可能的，甚至會使病情加重。

病人頭昏部位不同：有前額昏、當頭昏、兩側昏、後頭昏，又有頭昏兼發沉重，有的昏兼痛，有的空虛痛，又有的頭昏兼挾其他症狀同時出現。在臨床中見症結合脈舌，四診八綱，衛氣營血，臟腑六經，辨證調治方可全面，不致出差錯。頭昏一症一般認為諸風掉眩皆屬於肝，與肝木至關重要。有時水虧肝虛，風陽上亢與外風相招。外風與內風偏偏相親，有同氣相求之性，治療時當標本同治，或治標三分，治本七分；或治本三分，治表七分，權衡用藥比例。又有血虛、氣虛、痰火，與外風相合，宜從辨證分析用藥。血虛脈細弱，氣虛脈散弱，有痰脈滑，有火脈數，外風脈緩，或緩中兼有緊象，俱為經驗理論結合之談。又有脈弦有力、脈弦無力，出現頭昏，前者為實，後者為虛。實者，疏邪為主，虛者，扶正為主。龍膽瀉肝湯、羚羊鉤藤湯、張氏鎮肝息風湯俱可化裁使用。

在治療中又會有病情轉移，或又出現其他症狀，這是常會遇到的，要正確對待，隨邪之所處用藥。因藥物進入人體與病邪搏鬥，病邪時有流竄現象，好像戰役中敵人不會固定一個地方，總要躲藏。要用搜邪引經之藥，方能平息變症。又有痰濕頭昏，出現頭昏沉悶，脈滑或兼緩，用半夏天麻白朮湯化裁應用於臨床，俱有佳效。濕氣兼溫、兼風，脈有濡數緩之象。用三仁湯加減服用，也會有良效。總之，心中對於疾患有一個整體觀，憑脈論症，才能取得預期效果。

中醫藥是一個很大的寶庫，治疾之品成千上萬，人們不斷應用，不斷發現草藥新秀。有時對症用藥數味或偏方，同樣能夠取得良效。在臨床中，遇到難症，診療效乏，細細思考，翻閱前人之經驗，結合當時病情，自會有新法、新方。余在本書中選用了一大部分頭昏醫案，但各個病例的情況不同，用藥也不同。讀者可悟其中之理，自會有得。

42 .頭懋耳朵搐動案

姚ＸＸ，男，18 歲，2005 年 6 月 15 日

時有後頭及頭頂懋三年餘，懋則耳朵搐動一年，後引起面部懋，現觀右耳有小搐動。診右脈弦滑，左脈小弦滑，舌暗紅，苔薄黃，此乃肝腎陰弱，痰火上逆，擾動清竅。法應標本同治。

【處方】女貞子 15 克，白芍 15 克，當歸 10 克，旱蓮草 10 克，天竹黃 10 克，竹茹 10 克，巴戟天 10 克，石菖蒲 10 克，遠志 10 克，鉤藤 10 克，桑寄生 10 克，茯神 10 克，桔梗 10 克，膽南星 10 克，天麻 10 克，麥冬 10 克，全蠍 3 克（搗沖服），僵蠶 10 克，浙貝母 10 克，3 付水煎服。

6月19日，藥後頭憋減，仍有耳朵抽動，脈弦滑，苔白少，仍處上方，去菖蒲、遠志、巴戟天、天麻，加龍骨15克，牡蠣15克，龜板10克，葛根15克，3付水煎服。針聽宮，翳風，百會，風池一次。

6月24日，用藥、針後，其症有好轉，云藥後有腹瀉，上方減龍、牡用量為10克，再針上穴一次。

6月28日，經用藥針後，其症大有好轉，耳搐動亦不顯，腹亦不瀉，後頭悶些，診脈弦數些，舌一般，處方以：葛根15克，藁本8克，白芍10克，羌活8克，防風8克，川芎8克，鉤藤12克，天竹黃10克，僵蠶10克，全蠍3克（搗沖服），鱉甲10克，珍珠母15克，女貞子10克，旱蓮草10克，桑葉10克，生地15克，菊花8克，膽南星10克，3付水煎服。

7月2日，藥後其症平妥，診脈弦些，舌鬱紅，苔少，上方去羌活，加威靈仙10克，地龍10克，3付水煎服。

【效果】藥後其症痊癒。

【按】耳搐動為肝風內動之象，引起肝風內動是因為陰虛，陰不斂陽，時有痰火引動肝風之候，也有兼挾外風者，此例脈弦為陰不足，水不養木，兼有滑象為痰火之徵，故方中以滋陰潛陽、平肝息風，清化痰火，清除絡邪之劑，又加用針，直接通暢之，合用效更捷。

第三章 心腎方面病案

1. 腎陽不足口渴案

李ＸＸ，男，29 歲，1984 年 3 月 27 日

病口渴欲飲，日飲十餘斤水。又云夏日手足心燒，小便多，消化亦不太好。近日胃口亦痛，口舌鼻咽乾燥。此疾已有三年。診脈左脈不足，右脈虛弦，舌淡白，邊稍有齒印，此腎陽不足，虛火上浮，火不蒸騰，津氣不能上達，故有消渴之症。治法當以益腎元，降虛火。

【處方】熟地 10 克，枸杞 12 克，山藥 12 克，丹皮 9 克，澤瀉 9 克，茯苓 8 克，補骨脂 10 克，附子 6 克，山萸肉 12 克，肉桂 3 克，元參 10 克，花粉 10 克，雞內金 10 克，2 付水煎服。

3 月 30 日，藥後口乾渴消，飲水亦少，診脈六脈弦，右脈大些，舌邊齒印減，藥既見效，仍服上方，加川椒 5 克，烏梅 8 克，以溫下元，生津調肝氣治之。2 付水煎服。

4 月 1 日，藥後口渴減，飲水減少，云上腹少憋，脈虛弦，舌白淡，苔薄白，此胃陽不足，轉化不靈，上方加紅參 10 克，雞內金 10 克，枳殼 8 克。3 付水煎服。

【效果】藥後胃憋，飲水大減，又服 3 付後其症遂癒。

【按】此例病人有腎陽不足之象，又有燥熱之象，故治療兩兼顧之。後出現上腹憋，又加入轉化之劑而收功。在臨症中要隨症而治，不能死守原方。

2. 消渴案

郭XX，女，16歲，1995年3月5日

口乾口渴欲飲，每日飲水三暖壺，時半年。其母訴：先前月經過多，後月經正常但引起此症。診脈：右寸關弦大有力，左脈小弦，舌淡紅，質有紅點，此乃肺胃火盛，風氣入內化熱，法應兩清肺胃治之。

【處方】知母 12 克，石膏 30 克，花粉 12 克，葛根 12 克，人參 10 克，梔子 10 克，銀花 12 克，川黃連 5 克，甘草 5 克，3 付水煎服。

服 3 付後病遂痊癒。其病一直平穩。

【按】知、膏、參、草為白虎湯之意，粉、根為升陰氣，解煩渴之劑；梔子引熱下行出於小便；銀花解邪熱從上散發；川黃連清心解熱毒。

3. 口麻木案

王XX，女，39歲，1993年8月1日

右半身酸困，口內麻木，時五日，自云身無甚病症，前五日晨起，遂發現此疾。在醫院治療 5 日見效不大。今右半身酸困，難受不能言狀口內麻木，味覺無有。查血壓 105/60mmHg，診脈，右脈虛弱，左脈平穩，舌淡胖苔白膩。觀乎辨證，此乃脾氣弱，痰濕阻滯，血行不暢，故有此疾。方書謂：左血右氣，此右半身酸困，病在

氣分也。脾氣不足不能燥濕，濕氣鬱之成痰濕。論曰：脾為生痰之源。脾為土，生金，土不足金亦弱，金為肺，肺主氣，肺氣弱，氣血安有暢行之理。治法當以：補中土，化痰濕，通鬱阻，暢氣血。

【處方】半夏 10 克，天南星 7 克，天麻 10 克，白朮 10 克，紅參 8 克，桂枝 10 克，黃耆 12 克，赤芍 10 克，地龍 10 克，茯苓 10 克，蒼朮 10 克，防風 7 克，萆薢 10 克，生薑 3 克，大棗 4 枚，3 付水煎服。

8 月 16 日，藥後其症大減，因有事，藥服完後不能及時治療。今病未有完全痊癒，故又來診治。診脈右寸關仍弱，舌膩減，仍服上方 3 付，其病遂癒。

【按】口內麻，半身酸困，西醫視為神經系統疾病，治療五日效乏，以中醫辨證，應用半夏天麻白朮湯與黃耆桂枝五物湯加減，使外風與痰濕清利，故而效卓。

4. 癲癇案

李 X X，男，23 歲，1982 年 6 月 20 日

病癲癇，自去年秋天發生後每隔 20 餘日發生一次。發生時意識消除，無叫聲，四肢抽搐，過二三分鐘後即蘇醒。患者是井下煤礦工人，因此疾發生遂吃勞保。外觀患者形胖，脈滑，右關弱 ，舌嫩紅，苔淡白。脈滑為痰，右關脈弱為脾氣不足。古人曰：脾為生痰之源，脾虛痰濕壅盛，舌象亦為中陽不足之徵，故可辨證為：脾虛濕盛，痰濕蘊滯，陰陽不調，逆亂氣機，故為癲癇。

治則：健脾益氣，化痰開竅，調整陰陽，疏理氣機。法應針藥並用：針鳩尾，中脘，大陵，太衝，足三里。

【處方】半夏 10 克，陳皮 10 克，甘草 5 克，膽南星 10 克，菖蒲 10 克，天竹黃 10 克，紅參 10 克，附子 5 克，鉤藤 10 克，生龍骨 12 克，牡蠣 12 克，桂枝 10 克，檳榔 10 克，川朴 10 克，鬱金 10 克，3 付水煎服。

6 月 25 日，服上方 3 付，針灸兩次。後患者云心胃難受，昨日發作一次，發作時意識清楚，只一條腿抽搐。診脈右寸浮大滑，左關滑弦，餘脈滑數。寸脈弦大滑為痰氣上湧，左關滑弦為痰氣滯留肝經。仍遵上法治之。只服中藥，不用針灸。

先處以吐痰之劑：瓜蒂 10 克，赤小豆 15 克，鬱金 10 克，1 付水煎服。服後可用雞翎探吐。吐後繼煎服大方：半夏 10 克，陳皮 10 克，茯苓 12 克，甘草 5 克，石菖蒲 12 克，膽南星 12 克，天竹黃 12 克，附子 5 克，木瓜 10 克，吳萸肉 6 克，鉤藤 10 克，檳榔 10 克，枳實 10 克，蜈蚣 3 條，紅參 10 克，3 付水煎服。

7 月 10 日，服吐劑後吐出痰水，不算多。服完中藥，其症有好轉，精神較前好，從上次發生抽搐至今已半月，還未發生，心胃也再未難受。六脈等大稍滑，今仍遵上方，處以：半夏 10 克，陳皮 10 克，茯苓 12 克，甘草 5 克，遠志 110 克，膽南星 10 克，天竹黃 12 克，附子 5 克，木瓜 10 克，吳萸肉 6 克，鉤藤 10 克，枳殼 10 克，蜈蚣 3 條，紅參 10 克，熟地 12 克，人造牛黃 1.5 克（沖服）。3 付水煎服。

7 月 20 日，藥後其症平妥，云前數日又發作一次，較前重。診脈右脈弱散，左脈稍弦，此土衰木旺，法應健中運痰，平理肝木，鎮逆肝陽。

【處方】黨參 90 克，白朮 60 克，茯苓 90 克，甘草 30 克，山藥 90 克，陳皮 60 克，黃耆 90 克，當歸 60 克，升麻 5 克，柴胡 30 克，生龍骨、牡蠣各 60 克，共碾成細粉，每服 6 克，日兩次。

【效果】藥後其病再未發生過，至今 20 餘年一直很好，並且又到煤礦上班。

【按】癲癇之病，有五癇之說。內經又曰：人在胎，其母大驚，精氣並居，令子發癲。《諸病源候論》又說：「風癲由血氣虛，邪入于陰故也。」此症論治，始終以益中土，祛痰濕，理肝木，暢氣機，調陰陽而治，故顯卓，且癒而未有再發生。可見癲癇之病，正氣虛是其本，邪氣實是其標。抓住標本二字萬舉萬當，用於其他諸疾亦然。

5. 神志案

孫 X X，女，25 歲，1994 年 4 月 17 日

其家人云精神受刺激引起失眠，心煩，時控制不住，有精神不正常現象，如悲哭之類，時半年。今診左脈弦數，右脈亦弦，舌淡紅少苔，脈弦數為陰不斂陽，風陽逆亂，神明受擾，舌象為氣陰不足，此疾責之於心肝。法應補陰斂陽，鎮靜安神，忌服辛燥。

【處方】柏子仁 10 克，天冬 10 克，麥冬 10 克，生地 10 克，人參 10 克，丹參 10 克，五味子 10 克，炒酸棗仁 12 克，佛手參 10 克，遠志 10 克，茯神 12 克，合歡花 10 克，3 付水煎服。

4 月 21 日，藥上方後平妥，晨起仍有乾嘔現象，診脈左脈弱，舌如前。左脈弱為肝體不足，乾嘔為衝脈挾龍

火上泛。據辨證處以：沙參 10 克，熟地 10 克，山萸肉 10 克，枸杞 10 克，丹皮 8 克，肉蓯蓉 10 克，竹茹 10 克，阿膠 10 克（搗沖服），當歸 10 克，蓮子肉 10 克，石斛 10 克，龍骨 12 克，牡蠣 12 克，3 付水煎服。

5 月 1 日，服上方後諸症好轉，自訴平時健忘，構思不敏，仍服上方，加遠志 10 克，羚羊角 2 克（銼粉沖服）。6 付水煎服。藥後未再治療，調養而痊癒。此病當須節怒氣，免大驚，少憂慮。

6. 高血壓腹中悸動脈數案

劉 X X，女，62 歲，1996 年 12 月 31 日

全身難受腹中悸動半月，查血壓 200/60mmHg，脈率 150 次/分，且有心胃難受，時發冷。外觀消瘦，呈重病容，有刻日即危之勢。其間更醫數人，病有增無減。病人云此病今年秋天拔牙引起。腹中悸動，氣上逆初時不甚，後遂加重，近日在縣醫院診斷未有確診，只言病重回家料理後事，遂回家等待。後又請余診症。診脈弦數急，舌質不甚紅，苔白老。析之：脈弦數急為厥陰肝經之脈，心胃難受腹中悸動，為木邪亢旺，犯及陽明，逆氣不降。舌膩苔白老為濕濁鬱蒸，姑處以：清瀉厥陰，暢和陽明，降逆氣之劑消息之。

【處方】半夏 10 克，野台參 10 克，茯苓 10 克，白朮 10 克，鉤藤 10 克，羚羊角 2 克（銼粉沖服），桑葉 10 克，菊花 101 克，銀花 12 克，白芍 10 克，竹茹 10 克，1 付水煎服。

1 月 1 日，病家云服第一煎後又沖服羚羊角麵，移時

即嘔吐，藥俱傾出，停一時許，又先服羚羊角麵，後飲服第二煎即未吐。今上午診脈率較前轉慢，血壓降為120/60mmHg，脈較前緩和，腹中仍悸動，時氣上逆，舌淡紅稍燥，仍遵上方加降逆之藥。

【處方】竹茹 10 克，鉤藤 10 克，羚羊角 2 克（銼面沖服），白朮 10 克，台黨參 10 克，代赭石 15 克，半夏 10 克，白芍 12 克，龍骨 10 克，牡蠣 12 克，菊花 10 克，桑葉 10 克，2 付水煎服。

1 月 3 日，藥後精神較前好轉，氣上逆減，腹中仍悸動，血壓 160/80mmHg，云咳痰不利，脈弦緊，舌鬱紅苔白老，今處以清熱敗毒養心之劑。

【處方】竹茹 10 克，白芍 10 克，銀花 12 克，連翹 10 克，梔子 10 克，黃芩 10 克，甘草 7 克，魚腥草 10 克，玉竹 10 克，石斛 10 克，沙參 10 克，3 付水煎服。

1 月 11 日，藥後其病有好轉，又連服 4 付，其病平穩，云胃口仍難受，臍腹仍悸動，脈仍弦數，此乃厥陰之過，法應益中土，平厥陰治之。

【處方】百合 10 克，烏藥 5 克，代赭石 15 克，半夏 10 克，竹茹 10 克，台黨參 10 克，玉竹 10 克，沙參 10 克，天冬 10 克，元參 10 克，茵陳 7 克，白芍 10 克，甘草 7 克，茯神 10 克，3 付水煎服。

【效果】藥後諸症好轉，又在此方基礎上少有加減服藥 12 付後其血壓降為正常，腹中悸動亦消，後調養而癒。

【按】此例病情危重，當時醫生不敢醫治，病人痛苦異常。余斷定為厥陰之病因其脈弦，有正不勝邪之象，故用台參、白朮、茯苓護中，半夏、竹茹降逆，鉤藤、羚羊角、桑葉、菊花等平肝養肝搜邪，銀花引邪外達，故服用1 付病即立轉佳象，血壓大有好轉，脈率亦大減。繼而隨時加減，總不離養液平肝，清熱解毒之劑而獲安。

7. 高血壓耳鳴案

趙 X X，女，33 歲，1993 年 7 月 16 日

平時血壓高，今查 130/110mmHg，且有頭昏耳鳴。近十餘日覺耳鳴甚，影響睡眠。在村衛生所治療不效，故來就診。診脈左脈弦，右脈弱，舌淡，觀此左脈弦為腎精不足，龍火上亢，故頭昏耳鳴。右脈弱，舌淡為中土不足。土氣不足生濕，不能鎮逆虛火，故龍火直上，挾濕上沖腦竅，耳鳴頭昏。

辨證為：陰精不足，龍火上逆，中土虛弱，濕熱上犯。

【治療】滋腎精，鎮逆火，崇脾土，清濕熱。

【處方】熟地 12 克，山萸肉 12 克，枸杞 10 克，菟絲子 10 克，白芍 10 克，草決明 10 克，懷牛膝 10 克，白朮 10 克，菖蒲 10 克，遠志 10 克，牡蠣 10 克，川黃連 5 克，3 付水煎服。

7 月 19 日，服上方後耳鳴減，血壓降至 105/75mmHg，脈左脈小弦數，右寸關弱，舌淡紅，苔少，脈右寸關弱，此肺脾氣弱，上方加紅參 7 克，黃耆 10 克，3 付水煎服。

7 月 23 日，藥後耳鳴消除，頭昏亦大減，診脈右脈弱減，繼服上方 3 付，其病遂癒。

【按】脈左弦，右弱，頭昏耳鳴是木火亢旺，有枯木犯中之象，故肝脾同調三診即癒。制其亢，益其弱，以期為平。

8. 貧血案

謝XX，女，25歲，1996年9月4日

頭昏四肢無力數月，面晄白常欲睡，又云常感火盛，查血色素 6 克。診右脈滑數，左脈緩滑數，舌嫩淡紅少苔，脈滑數為內有邪火，面晄白，又血色素低，是陰血衷少。經云：心主血，木生火，陰不足，火則亢盛，是故此症為邪火內鬱，心血已傷，治療當以滋陰清熱，益氣補血。

【處方】沙參 10 克，元參 10 克，生地 10 克，白朮 10 克，枸杞 12 克，黨參 8 克，黃耆 10 克，當歸 7 克，柏子仁 10 克，黃芩 10 克，知母 7 克，蓮子 10 克，茯苓 10 克，桂圓肉 10 克，川黃連 5 克，地骨皮 8 克，白薇 10 克，3 付水煎服。

9 月 10 日，藥後其症有好轉，右脈數減，藥既見效，仍服上方 3 付。

9 月 11 日，藥後其症又有好轉，外觀面晄白減，云汗多，身痛，脈數。汗多身痛為營衛不和，脈數為內有邪火。法應：和營衛，清邪火，補氣血。

【處方】桂枝 7 克，白芍 10 克，甘草 5 克，黃芩 10 克，生地 10 克，黃耆 12 克，當歸 10 克，玉竹 10 克，枸杞 12 克，桂圓肉 10 克，柏子仁 10 克，黃精 10 克，熟地 10 克，3 付水煎服。

【效果】藥後諸症遂癒。化驗血色素已增為 10 克，後以飲食調養而癒。

【按】貧血數月，血色素 6 克，又有火盛之感，是虛

中挾實，病情較重。精血不足，風邪入內化熱，用滋陰之劑與清邪熱之黃芩、知母、川黃連、地骨皮、白薇，使熱去，陰液得養，故三診服藥 9 付血色素升為 10 克，真為良劑，實屬不易。

9. 疲乏無力案

李 X X，男，49 歲，1996 年 9 月 6 日

疲乏無力數月，經西醫檢查未有發現明顯病症。今診右脈弱，左關尺亦弱，舌淡，苔薄白燥，以辨證論之：脾主四肢，右脈弱是脾氣不足，故肢無力，肝為罷極之本，左關尺脈弱，肝腎同源，是故肝腎亦有不足。綜此可辨證為：脾腎肝不足，治療姑以調補三臟之藥消息之。

【處方】黨參 10 克，黃耆 10 克，玉竹 10 克，當歸 10 克，山萸肉 10 克，枸杞 10 克，黃精 12 克，玉竹 10 克，白朮 10 克，肉蓯蓉 10 克，巴戟天 7 克，陳皮 7 克，懷牛膝 10 克，3 付水煎服。

9 月 10 日，藥後稍見效，脈弱減，舌質不緊。患者又云平時臍腹疼悸動，晨常泄瀉，此症多年，今仍有此疾，此腎肝不足，寒氣搏結，腑絡不暢，處以溫脾湯加益腎和腑之劑。

【處方】黨參 10 克，附子 4 克，乾薑 3 克，甘草 3 克，當歸 10 克，川軍 7 克，巴戟天 10 克，鹿銜草 10 克，川朴 7 克，茯苓 12 克，桂枝 10 克，3 付水煎服。

9 月 23 日，藥後臍腹疼悸消除，仍覺身弱腰疼，嗜睡，氣短。云平時亦有此疾，脈左關尺弱，舌淡白，處以滋腎納氣之劑。

【處方】熟地 12 克，山萸肉 12 克，枸杞 12 克，肉蓯蓉 10 克，桑椹子 10 克，補骨脂 10 克，五味子 10 克，丹皮 7 克，茯苓 8 克，龜板 10 克，鹿銜草 10 克，3 付水煎服。

【效果】藥後諸症好轉，云仍氣短，上方去丹皮加粟殼 5 克，黨參 12 克，3 付水煎服。後其症遂癒。

【按】此例初診治其虛，服三付後脈弱減，繼以治舊疾，補中增入通利之川軍、川朴、桂枝，終則繼服補益之劑收功。

10. 心動過速案

韓 X X，女，49 歲，1993 年 6 月 11 日

時發生心悸，每發生心率則加快，心率每分鐘可達 130 次左右。近日因生氣，又加勞累，心悸動不安，且有氣短頭昏，口苦。診脈右寸關弦，尺弱些，左脈小弦，舌淡潤中有裂紋。脈右寸關弦為土氣不足，木邪橫逆，右尺不足為腎元不足，左脈弦亦為肝木用事，舌象為臟氣不足，氣短頭昏口苦為木火上逆，心悸為君主受擾。綜觀辨證為：氣機不調，肝木逆亂，臟氣不足，心君受擾。

【治療】調氣機平肝木，補臟氣寧心神。

【處方】炒柏子仁 10 克，龍骨 12 克，牡蠣 12 克，紅參 10 克，熟地 10 克，巴戟天 10 克，黃耆 10 克，菊花 10 克，梔子 10 克，黃芩 8 克，柴胡 10 克，川貝母 10 克，白朮 5 克，鬱金 10 克，3 付水煎服。

6 月 18 日，藥後心悸未發生，心率 80 次/分。右脈弦減，藥既見效，仍服上方 3 付而獲安。

【按】本例患者舌質不緊，是指舌肌鬆散，常人舌肌緊斂，無鬆散現象。舌質不緊是正氣已虛。舌中裂紋多、平時多病、抗病力弱，是臟氣不足之表現，故用補養之紅參、熟地、柏子仁、巴戟天、黃耆。用龍骨、牡蠣為鎮肝寧心之味，用梔子、黃芩、柴胡、菊花、為清肝鬱之火，浙貝、鬱金亦是解鬱之味，故 6 付即癒。

11. 心悸案

張 X X，女，24 歲，1993 年 2 月 14 日

自覺心悸動不安，且有胃口難受，查心臟無疾，外觀腹壁瘦薄，云平時覺身冷，診脈緩弱，舌嫩紅，不燥。綜觀辨證為脾胃氣陰不足，血不養心。

【治療】益脾胃之氣陰，養心神兼理氣。

【處方】丹參 12 克，百合 15 克，砂仁 5 克，檀香 4 克（後下），柏子仁 12 克，酸棗仁 12 克，合歡花 12 克，紅參 10 克，玉竹 10 克，遠志 10 克，雞內金 10 克，3 付水煎服。

2 月 17 日，藥後心悸減半，飲食增，云初服藥覺有燒心感，停一會兒即無，腹有些憋，上方去砂、檀加枳實 8 克，麥芽 10 克，白芍 10 克，3 付水煎服。

【效果】藥後其症遂癒。隨訪年餘病未發生。

【按】本例初診丹參飲與百合湯加入養心之柏子仁、酸棗仁、合歡花、玉竹、遠志，使心神得寧，用雞內金以臟補臟，加強健胃之功。二診去檀香、砂仁，減少其燥性，但腹憋，加入枳實、麥芽、白芍，以理氣暢肝，藥後其疾自平。

第四章
腹中疾案

1. 咽物不適案

喬XX，男，38歲，1997年7月20日

吞物不暢，胸後灼燒如蟻上竄感，時已四日。平時有胃下垂，腹懋脹之疾，診脈右脈弦緊，左脈沉小，舌淡苔白少黃，以辨證析之為脾胃不足，肝木犯中，濕熱蘊滯，氣機不調。治則當以疏肝木，和脾胃，清濕熱。

【處方】柴胡10克，鬱金10克，陳皮10克，黃芩10克，旋覆花8克，半夏10克，蒼朮10克，甘草5克，檳榔10克，川朴8克，黨參10克，海螵蛸10克，2付水煎服。

【效果】藥後其症即癒。後未有發生。

【方解】柴胡，鬱金舒肝理氣。半夏，蒼朮和胃化濕。陳皮、川朴理氣和中。黨參，甘草扶中益氣。黃芩清熱，檳榔逐邪下行。海螵蛸消積和胃，諸藥合用，各盡其事，故一診而癒。

2. 噯氣吞咽不利案

張XX，女，31歲，1984年1月13日

病人吞咽不利，時已月餘，云因勞動後食紅蘿蔔引

起，身無它疾。診脈沉細弱，舌質淡，苔白少，此乃中土不足，寒食傷中，氣不暢和，逆而不下故噯氣，中土不足，津液不布，故咽物澀滯。

【治療】補益中土，降逆行氣，溫中布液，消食和中。

【處方】白朮 10 克，茯苓 10 克，炙甘草 5 克，半夏 10 克，白糖參 10 克，黃耆 10 克，陳皮 8 克，乾薑 3 克，神麴 8 克，香附 7 克，川朴 10 克，山藥 10 克。2 付水煎服。

1 月 15 日，藥後有明顯好轉，其家人代訴，又服上方 3 付。

【效果】藥後其症遂癒。

【按】此案方藥補脾行滯利氣，患病月餘不能自癒，說明正虛邪實。如延久不癒，恐成噎膈之疾。

3. 心胃難受案

武 X X，女，72 歲，1993 年 3 月 25 日

心胃難受十餘年，時輕時重，其間治療無數，終未痊癒。作上消化道造影定為胃竇炎，診六脈弦數，舌質嫩紅，質有紅點，苔白膩些，以脈舌論之為濕熱內蘊，肝木不暢。

【治療】清濕熱，暢肝木，和肝脾。

【處方】茯苓 10 克，白朮 10 克，川黃連 10 克，柴胡 10 克，白芍 10 克，香附 5 克，白花蛇舌草 10 克，蒲公英 10 克，麥芽 10 克，薏苡仁 10 克，百合 10 克，丹參 10 克，紅參 5 克，3 付水煎服。

3 月 28 日，藥後有好轉，脈仍弦，舌膩減少，既見

效，仍服上方 3 付。

【效果】藥後其症大減，又在上方基礎上加浙貝母 10 克，海螵蛸 10 克，服 3 付其症遂十去其七，後調養而癒。

【按】本例胃竇炎多年，脈弦有木旺脾虛之慮，故加入丹參、白朮、茯苓。舌質有紅點為熱毒內蘊，而用川黃連、公英、蛇舌草。至於其他藥味亦為和肝、平肝，理氣之劑，故首診即見良效。繼而又加用浙貝母、海螵蛸，解鬱收斂通瘀而收功。

4. 痃症案

李 X X，男，31 歲，1993 年 3 月 25 日

臍左有一梗狀物，不甚硬，時攻痛不適，腰亦酸困，小便不利，且尿黃，大便乾，時已三月，多方檢查未能確診，今診脈浮弦，舌質鬱紅，苔白膩。脈弦為內有鬱滯，經脈不暢，時攻痛為氣上行受阻，舌象為鬱久內有濕熱阻逆之徵。腰困及二便之形亦為濕熱蘊結。綜觀諸症為：濕熱蘊結，結成症積。

【治療】清利濕熱，搜邪削症。

【處方】鱉甲 12 克，青皮 10 克，元胡 10 克，當歸 10 克，莪朮 10 克，川軍 10 克（後下），瞿麥 10 克，黃柏 10 克，三棱 10 克，赤芍 10 克，木通 10 克，車前子 10 克（包煎）。5 付水煎服。

3 月 30 日，藥後臍左梗狀物變軟，餘症亦減輕。藥既見效，仍書上方 5 付，水煎服。

【效果】藥後其症十去其七，後調養而癒。

【按】臍左有梗狀物為積聚已成，臍腹左側悸動、

痛，為邪在肝經。治宜搜邪化積。方中鱉甲、青皮、元胡、三棱、莪朮、川軍具為削化之品。其又有下焦濕熱，用瞿麥、黃柏、木通、車前子，用當歸、赤芍是為養血活血。

5. 心胃憋脹、咳嗽肝腫大案

馮ＸＸ，女，61 歲，1987 年 7 月 12 日

心胃憋脹十餘日，且有咳嗽耳悶聾，查體溫 39 攝氏度，觸診肝大四指，診脈弦數，舌深紅，舌邊有瘀點，舌前赤少苔。綜觀諸症為濕熱蘊結，肺氣不宣，肝膽鬱滯，陰分受損，法應清利濕熱，舒和肝膽，清肺通竅。

【處方】龍膽草 10 克，梔子 10 克，黃芩 10 克，生地 10 克，板藍根 10 克，丹參 10 克，茵陳 10 克，川貝母 10 克，連翹 10 克，山豆根 10 克，銀花 10 克，虎杖 10 克，鬱金 10 克，2 付水煎服。

7 月 14 日，上方服 2 付後，體溫下降為 37 攝氏度，肝大減為大兩指，心胃憋亦減，藥既見良效，仍處上方，5 付水煎服。

7 月 21 日，藥後肝大清除，精神轉佳，耳聾亦消，診脈弦滑，舌邊尖有瘀點，舌苔白稍膩，此濕熱仍蘊，瘀熱餘留。今處以：

柴胡 10 克，赤芍 10 克，白芍 10 克，丹皮 10 克，生地 12 克，茵陳 10 克，板藍根 12 克，鬱金 10 克，茯苓 8 克，雞內金 10 克，甘草 5 克，香附 5 克，丹參 10 克，3 付水煎服。

【效果】藥後其症遂癒。

【按】此患者地處山區，交通不便，鄉鎮醫院設置差，不能作全面檢查，只能因地處理，按中西藥會診之法治療，症狀消除，自感病癒，停止服藥，但其病治癒後未有發生。

6. 心胃痛案

范 X X，女，25 歲，1994 年 5 月 30 日

心胃痛一年，每到寅時痛增，小腹亦痛，疼即欲大便，脈弱，舌淡。脈弱舌淡為中土不足，其痛又在寅時，肺氣不充足，絡脈不暢，寅時正是一陽萌升之時，陽氣不能生養，氣流則遲，故此時即痛。

小腹中痛，痛則欲廁，為木土之事。土不足木乘之，肝主疏瀉，肝腎又主二陰。故此侯為脾土肝木不調。治法當以益土金，暢滯氣，調肝脾。

【處方】丹參 10 克，檀香 5 克，砂仁 5 克，紅參 10 克，白朮 10 克，茯苓 10 克，半夏 10 克，蓮子 10 克，赤芍 10 克，甘草 5 克，枳實 8 克，丁香 3 克，6 付水煎服。

【效果】藥後其症即癒，至今未有發生。

【按】此方用丹參飲加入健中理氣通滯之劑而成，藥病相投，故一診而癒。

7. 心胃鬱氣頭昏案

李 X X，女，43 歲，1996 年 9 月 17 日

心胃憋氣頭昏已八月，查血壓 90/60mmHg，上腹觸診未有明顯異常，又云口常乾渴，欲飲水。八月份化驗尿

糖，血糖皆正常。診脈左脈弱，右脈平，舌深紅，苔少，此肝腎不足，陰火內盛，鬱氣不暢。法應標本同治，治則當以滋肝腎，清虛熱，和肝胃。

【處方】山萸肉 10 克，枸杞 10 克，沙參 10 克，花粉 10 克，山藥 10 克，柏子仁 10 克，丹參 10 克，丹皮 10 克，元參 10 克，地骨皮 10 克，生地 10 克，熟地 10 克，香附 6 克，百合 10 克，烏藥 7 克，3 付水煎服。

9 月 22 日，藥後諸症有好轉，云仍能飲水，診脈右脈弦，舌轉淡白，上方加茯苓 10 克，暢調水濕，以防滋補藥之膩滯。

【效果】上方連服 3 付，諸症遂癒。

8. 上腹憋脹案（一）

薛X，男，23 歲，1994 年 1 月 28 日

上下腹憋脹年半，牽引背部不適，有腰酸困感。其間多方易醫，從未見效。今診左脈弦大，右脈亦弦，舌深紅少苔。左脈弦大為腎精不足，虛陽上泛。右脈弦為中土不足，木邪有犯。舌深紅少苔為氣陰不足。腹脹引背為氣機鬱滯，氣行不暢。腎為腰之府，腎氣不足故腰酸。綜觀諸症為：腎氣不足，氣機不暢，氣陰有損，土木不諧。治療當以：益腎氣，暢氣機，益氣陰、和肝脾。

【處方】熟地 10 克，山藥 10 克，枸杞 10 克，肉蓯蓉 10 克，砂仁 3 克，白芍 10 克，甘草 4 克，太子參 10 克，玉竹 10 克，佛手參 10 克，鬱金 10 克，陳皮 8 克，枳殼 8 克，麥芽 10 克，3 付水煎服。

2 月 5 日，藥後諸症大減，云胸中小憋，診脈兩脈等

大，弦數些，舌紅減，舌苔較前多，胸憋為邪竄胸絡，絡亦不暢，加瓜蔞 15 克，薤白 10 克，以通陽暢和之，5 付水煎服。

【效果】藥後胸憋減，飲食增，又服藥 10 付，其症遂癒。

【按】此例肝脾腎同調，因其久病入腎，用益腎之劑又是一法，胃疾再加用理氣和中之劑，自可見效。繼而病氣流竄胸內，出現憋脹，加入寬胸通滯之劑而獲安。

9. 上腹憋脹案（二）

冷 X X，女，22 歲，1993 年 1 月 2 日

上腹憋脹已六個月，今作上消化道造影定為胃竇炎，十二指腸潰瘍。診脈弦數，舌質暗紅，有裂紋，苔少薄白。舌質暗紅有裂紋為陰分不足，陰受損，脈弦數為邪火內鬱，肝木不暢，腹脹為肝胃不和，氣機失調。

【治療】清邪火，暢肝鬱，理脾胃。

【處方】柴胡 10 克，香櫞 10 克，鬱金 10 克，蒲公英 10 克，枳實 10 克，川貝母 10 克，香附 8 克，紅參 10 克，川黃連 5 克，陳皮 10 克，檳榔 10 克，麥芽 10 克，3 付水煎服。

1 月 5 日，藥後有好轉，藥既見效，仍服上方 3 付。

1 月 8 日，藥後有好轉，舌裂紋減，仍服上方 3 付，水煎服。

1 月 11 日，藥後腹脹大減，飲食增，自覺症已向愈。診脈右脈弱，舌有裂紋。

【處方】川貝母 10 克，枳實 7 克，雞內金 10 克，香

橼 7 克，紅參 10 克，香附 10 克，黃精 10 克，黃耆 10 克，玉竹 10 克，陳皮 8 克，蓮子 10 克，3 付水煎服。

【效果】藥後其症遂癒。

【按】此例病人舌中有裂紋，說明內有虛象，宜加入補養之劑，紅參、黃耆、黃精、玉竹、蓮子俱為對症之劑。

10. 上腹憋脹案（三）

田 X X，男，29 歲，1993 年 4 月 26 日

上腹憋脹，經常疼痛，空腹甚，食物後減輕，時已二年，西醫檢查定為十二指腸球部潰瘍，診右脈緩散，左脈沉小，舌淡苔白膩。右脈緩散為中土不足，又加食後減輕，更為彰然。舌白膩為濕邪中蘊，氣機不暢，故腹憋。辨證為中土不足，濕邪鬱阻，氣機不暢。

【治療】健脾胃，祛濕邪，暢氣機。

【處方】川朴 10 克，陳皮 10 克，砂仁 3 克，茯苓 10 克，紅參 10 克，木香 5 克（後下），黃耆 10 克，枳實 10 克，蓮子 10 克，白朮 10 克，煅瓦楞子 10 克，海螵蛸 10 克，浙貝母 10 克，白蔻仁 6 克，3 付水煎服。

4 月 9 日，藥後腹憋減，有些氣短，診脈左關弱，舌膩大減。左關弱為肝氣不足，肝不足腎之潛藏減弱，即為子盜母氣之故，因而發生氣短。法應肝脾兩顧之。

【處方】紅參 10 克，五味子 10 克，陳皮 8 克，山萸肉 12 克，枸杞 10 克，枳實 8 克，蓮子 10 克，白朮 10 克，茯苓 10 克，白果 10 克，神麴 8 克，焦山楂 8 克，雞內金 10 克。

4 月 12 日，服上方 2 付後氣短消，腹懋亦大減，自覺胃有些涼，上方加附子 5 克。

【效果】服上方 2 付後其症大好，後調養而癒。

【按】二診時出現氣短，調入補肝腎之山萸肉、枸杞、五味子而氣短消，足見隨症治之的靈活性。

11. 上腹懋脹案（四）

張 X X，女，23 歲，1993 年 7 月 22 日

胃脘懋脹半年，不欲飲食，觸診肝脾不大，但觸胃內似有物阻，因條件不足未作上消化道造影，先服中藥治療以觀效果。

脈之：六脈虛澀，舌淡紅，脈虛為中氣不足，澀為內有阻逆，氣不暢通鬱結成形，舌淡為虛象舌。

【治療】補中土，化積滯。

【處方】黨參 10 克，白朮 10 克，木香 5 克（後下），檳榔 10 克，枳實 10 克，青皮 8 克，三棱 8 克，莪朮 10 克，麥芽 10 克，神麴 10 克，丁香 3 克，半夏 10 克，陳皮 8 克，2 付水煎服。

7 月 24 日，藥後有好轉，藥既見效，仍服上方 3 付。

7 月 27 日，藥後懋脹消除，食慾增加，觸診上腹物阻感消失，脈之右脈弱，仍書上方，加黃耆 10 克，蓮子 10 克，2 付水煎服。

【效果】藥後其症遂癒。

【按】脈有澀象，觸上腹似有物阻，是鬱結之症象，故而用消積克化之劑，又恐正虛不耐攻伐，加入黨參、白朮之品，故再診時出現良效。

12. 腹疾案

段XX，男，63歲，1995年2月19日

自覺腹左側蠕動，如有物上竄，腰部有如手掌大一片痛處。自訴下部排氣少，腹中不調和，飲食欠佳，頭昏耳鳴，時月餘，在本鄉衛生院治療不效，遂來就診。診脈左脈浮弦，右脈虛弱，舌質淡，苔薄白。左脈弦浮為腎精不足，虛寒從下上逆也，右脈虛弱為脾肺之氣弱，腹腰之疾為寒濕鬱結，氣不暢通。

據症查情為：脾腎陽弱，風冷內侵，氣機不暢，絡脈不和。

【治療】益脾腎，祛風冷，暢氣機，和絡脈。

【處方】川椒6克，附子6克，肉桂4克，紅參10克，巴戟天10克，砂仁5克，白蔻仁5克，茯苓10克，白朮10克，蒼朮10克，鹿銜草10克，黃耆10克，陳皮8克，山藥10克，當歸10克，何首烏10克，澤瀉10克，吳萸肉4克，甘草5克，7付水煎服。

3月5日，藥後諸症有好轉，六脈較前有起色，惟臍左側仍有上攻之勢，方書言：肝病善怒，左有動氣，此肝邪也，仍遵標本同治之法，加入理肝通達之劑，上方加醋浸五靈脂10克，莪朮10克，枳實10克，7付水煎服。

【效果】藥後病遂痊癒，至今未有發生。

【按】此症脾腎不足，症侯叢出，用藥多種，各司其職，故初診即見效，二診加入行氣化積之味而癒，亦可品味其理。

13. 上腹難受案

張XX，男，26歲，1996年8月10日

心胃難受十餘日，飲食亦有衷少，脈弦濡滑，舌嫩紅，舌中後苔膩乾些，脈弦為火，濡為濕，滑為火，此胃火濕熱蘊滯胃脘，致使肝胃不和，法應疏導濕熱，調理肝胃。

【處方】丹參 10 克，砂仁 5 克，黃芩 10 克，川黃連 5 克，公英 10 克，白花蛇舌草 10 克，浙貝母 10 克，薏苡仁 12 克，柴胡 10 克，赤芍 10 克，麥芽 7 克，鬱金 10 克，枳殼 10 克，5 付水煎服。

【效果】藥後其症即癒。

【方解】丹參、砂仁行滯和胃。芩、連清熱燥濕。公英、白花蛇舌草清熱解毒。柴胡、貝母、鬱金疏肝解鬱。赤芍、枳殼疏鬱滯，理肝氣。薏苡仁健脾燥濕。麥芽消食，升發氣機。

諸藥後用，各盡其事，故一診而癒。

14. 腹左側憋腹內燒案

梁XX，女，51歲，1985年1月19日

患者自云腹左側憋，腹憋處燒，觸診無特殊發現。有午後發燒，四肢酸困，時已二月。今又引起感冒，其病益甚。

診脈左關弱，餘脈緩散沉數，舌暗紅少苔。以辨證論之為陰分不足，邪熱內侵，腹絡鬱阻，故憋而內熱。治療當以標本同治：解外邪，清鬱熱，疏腹絡。

【處方】柴胡 10 克，黃芩 10 克，梔子 10 克，當歸 10 克，赤芍 10 克，生地 10 克，丹參 10 克，甘草 5 克，地骨皮 10 克，丹皮 10 克，沙參 10 克，枳殼 8 克，2 付水煎服。

【效果】藥後其病遂癒。

【方解】柴、芩、梔清熱和肝，引邪外出。歸、芍、地調營血，丹皮、丹參清熱行瘀。地骨皮退內熱。沙參滋諸陰，枳殼行氣解鬱，氣行則血行，血行鬱解，甘草調和諸藥，諸藥合用，故效顯。

15. 口乾欲飲腹中脹氣案

郭 X X，女，63 歲，1995 年 1 月 14 日

口乾多飲水，飲水覺腹脹，時已半年，外觀面色晄白，自覺身弱無力，診脈兩尺弱，舌質淡潤，以辨證論之為腎陽不足，中土不暢，津液不能暢供於上，故口乾能飲，土不制水，中氣不暢，飲則腹脹。

【治療】補腎陽，溫中土，調氣機。

【處方】巴戟天 10 克，補骨脂 10 克，山萸肉 10 克，枸杞 10 克，熟地 12 克，茯苓 10 克，澤瀉 5 克，砂仁 3 克，川朴 8 克，陳皮 7 克，2 付水煎服。

【效果】藥後其症遂癒。

【方解】巴戟天、山萸肉、枸杞、熟地、補骨脂，補腎元，腎元得充，氣化則旺，使津上承。茯苓、澤瀉利濕，使補而不滯。砂仁、川朴、陳皮辛溫理氣和中，中和則脹消。

16. 胃憋痛案

邢XX，女，28歲，1993年7月21日

心胃憋脹疼痛數年，且有兩肋不適，其間治療多次見效不大。今診左脈緩弦，右關澀弱，舌質暗紅少苔，右關澀弱為中土不足，內有滯結，左脈緩弦為中土不足，肝木剋之。舌深紅少苔為脾胃陰弱。辨證為：脾胃陰弱，肝木橫逆，疏瀉失調。

【治療】滋陰平肝解鬱。

【處方】沙參10克，麥冬10克，太子參10克，甘草3克，川楝子10克，鬱金10克，枳殼10克，生地10克，枸杞10克，丹參10克，川貝母10克，蒲公英10克，4付水煎服。

8月25日，藥後其疾已癒。今又萌動，診脈小弦，舌暗紅，苔白少，仍服上方，加百合10克，4付水煎服。病遂癒。

【按】五臟各有陰陽，是陰虛陽虛，要準確辨證，此例舌深紅苔少是為陰虛，又用太子參是有孤陰不生，孤陽不長之名訓。用之亦能益氣陰。

17. 嘔吐案

居XX，男，48歲，1994年6月15日

心胃憋脹，活動則嘔吐，時已三年。診脈左寸弱，餘脈澀，舌淡苔薄白，邊有齒印，左寸弱為心氣不足，脈澀為中有阻滯，氣血不暢，活動嘔吐為逆氣不降。

【治療】通補心陽，行滯降逆。

【處方】吳萸肉3克，紅參10克，雞內金10克，半夏10克，代赭石12克（先煎），旋覆花8克（包煎），川朴10克，茯苓10克，枳實10克，麥芽10克，神麴10克，生薑6克，大棗5枚。3付水煎服。

9月10日，藥後病已向癒。今又患胸疼胃口不適，咳血。脈右脈小弦，左脈亦弦些，舌淡紅。脈弦，胸胃痛，咳血為肺失制節，肝火上犯，舌紅為內有鬱火。

【治療】滋肺陰，清痰火，緩肝急，止咳血。

【處方】瓜蔞10克，川黃連5克，鬱金10克，三七參10克，川貝母10克，沙參10克，麥冬10克，丹參10克，百合10克，白芍10克，甘草5克，蒲公英10克，3付水煎服。

9月23日，服上方後咯血消，餘症亦大減，又服上方3付其病遂癒。

【按】本例病時已三年，辨證用藥3付後病有好轉，但又出現變症，咳血出現，不知是何故，沒有一個準確的答案。只好臨床揣查，想是邪氣從血分泄出，但服後方後，咳血舊疾俱癒，令人思考。

18. 急性胃炎案

姚XX，女，28歲，1994年6月6日

患胃炎月餘，現症有心胃難受，氣憋噁心不欲食，四肢無力。診脈緩弦，舌深紅，苔少。此濕熱中鬱，已傷胃陰。何以見之，舌中少苔，何以知鬱，脈見緩弦。

【治療】清濕熱，解肝鬱，少滋陰。

【處方】川貝母10克，黃芩10克，川黃連5克，梔

子10克，沙參10克，白芍10克，連翹10克，竹茹10克，鬱金10克，枳殼5克，3付水煎服。

6月15日，藥後諸症大減，自云胃內有呼嚓聲。診脈濡數，舌邊有齒印，苔白膩，此水濕內停，胃陽受阻，法應祛濕通陽，調理氣機。

【處方】杏仁10克，白蔻仁5克，薏苡仁12克，川朴10克，半夏10克，砂仁5克，草蔻6克，通草5克，蒼朮10克，3付水煎服。

【效果】藥後胃內呼嚓聲消。其餘諸疾十去其八。後調養而癒。此疾當少食油膩和刺激性食物。調情志，節惱怒，以期恢復。

【按】胃內出現呼嚓聲為水濕停滯，故用三仁湯加減，溫中通陽而癒。但在臨床中胃內出現此聲極少。

19. 胃疾案（一）

王XX，女，20歲，1994年8月6日

病心胃憋脹九個月，且食慾欠佳，經常鼻衄，自云有火鼻常出血。其間治療效乏。今診脈滑小弦數，舌淡紅，苔薄白，邊有齒印。脈滑為內有鬱熱，弦為肝胃不和，鼻衄為火逆，舌邊有齒印為中陽受阻。

【治療】當以扶中土，疏肝木，暢氣機，導鬱熱。

【處方】丹參10克，檀香5克（後下），砂仁4克，白芍12克，甘草5克，佛手參10克，麥芽10克，雞內金10克，炒梔子10克，黨參10克，半夏10克，枳實8克，5付水煎服。

11月4日，藥後胃憋痛減半，鼻衄未發作，但少有

噁心，診右脈弦，舌深紅少苔，辨證為胃陰不足，肝木犯胃。

【處方】 生地 10 克，沙參 10 克，麥冬 10 克，枸杞 10 克，川楝子 10 克，玉竹 10 克，百合 10 克，佛手參 10 克，竹茹 10 克，川貝母 10 克，烏賊骨 10 克，蒲公英 10 克。7 付水煎服。

【效果】 藥後病遂痊癒。隨訪二年胃病未發，鼻衄亦除。

【按】 胃內憋脹鼻衄極少見，為肝鬱有熱氣機不舒，血流不暢，故而時衄。方中以丹參飲活血化滯又加入理氣調中之劑而顯效。繼以一貫煎加入理胃調肝之劑而癒。其方看似簡單，實有良效。

20. 胃疾案（二）

左 X X，男，14 歲，1995 年 4 月 14 日

胃痛四個月，食後，夜間四時尤甚，診脈左脈弱，右脈小弦，舌深紅，少苔，此肝胃陰弱，邪火內鬱。

【治療】 和肝胃之陰，解邪熱之鬱。

【處方】 百合 18 克，沙參 10 克，麥冬 10 克，玉竹 10 克，白芍 10 克，甘草 5 克，丹參 10 克，海螵蛸 10 克，公英 10 克，白花蛇舌草 10 克，太子參 10 克，蓮子 10 克，枸杞 10 克，浙貝母 10 克，5 付水煎服。

4 月 10 日，藥後胃痛大減，夜間痛亦消，脈轉緩弱，舌深紅，仍遵上方，處以：

百合 10 克，白芍 10 克，甘草 5 克，沙參 10 克，玉竹 10 克，公英 10 克，浙貝母 8 克，海螵蛸 10 克，枸杞

10 克，麥冬 10 克，太子參 8 克，蓮子 10 克，丹參 10 克，5 付水煎服。

【效果】藥後病遂痊癒。

【按】此例肝胃陰弱以沙參麥冬飲加味而成，初診即見良效，繼而稍變，另又服 5 付而癒，驗之臨床沙參冬飲對於肝肺胃陰弱投之即效。

21. 胃疾案（三）

袁 X X，男，40 歲，1995 年 2 月 23 日

近日開礦，加工礦勞累過度胃疾發生。現症心胃難受，受涼及空腹加重，飲水覺胃燒，且大便有黑血，腰酸困，膝關節痛，時七日。在村裏服藥輸液不效，故來診治。診脈右脈緩滑散，左脈散弱，舌深紅質有紅點。此肝腎胃陰俱弱，熱入營分，擾損胃絡，故便血。

【治療】滋肝腎，益胃陰，清營熱，固胃絡治之。

【處方】沙參 10 克，玉竹 10 克，石斛 10 克，川貝母 10 克，枸杞 10 克，山萸肉 12 克，當歸 10 克，白芨 10 克，白花蛇舌草 10 克，女貞子 10 克，旱蓮草 10 克，丹皮 7 克，生地 10 克，紅參 6 克，川斷 10 克，桑寄生 10 克，三七參 6 克（搗沖服）。5 付水煎服。

3 月 1 日，藥後諸症俱有好轉，便黑血已消，胃難受亦大減，云兩下眼皮澀。藥既見效，繼綜上方之。處以：

玉竹 10 克，浙貝母 10 克，枸杞 10 克，山萸肉 10 克，當歸 10 克，白芨 10 克，川斷 10 克，桑寄生 10 克，三七參 6 克（搗沖服），蒲公英 10 克，白花蛇舌草 10 克，巴戟天 8 克，杜仲 10 克，菊花 10 克，桑葉 10

克，5 付水煎服。

3 月 6 日，服上方藥後眼澀除，胃亦不難受，未再便黑血，仍感腰膝酸。自云喉有膩感。診脈左脈細弱，此乃腎元不足之故。仍遵上方，處以：

太子參 10 克，白朮 8 克，茯苓 10 克，枸杞 10 克，山萸肉 10 克，砂仁 3 克，百合 10 克，浙貝母 7 克，海螵蛸 10 克，菟絲子 10 克，巴戟天 10 克，川斷 10 克，桑寄生 10 克，丹參 10 克。5 付水煎服。

【效果】藥後其病遂癒。

【按】此寒邪入內化熱，擾動血分，故出現便黑血，井下陰寒勞累過度，俱損脾胃，故胃口難受，但又有腎虛腰困之象，脾胃不足，肝木偏以加凌，方以肝脾腎三臟同調，初診中得，繼而在原方之意增損而癒。

22. 胃疾案（四）

張 X X，男，42 歲，1994 年 10 月 13 日

平時心胃難受，近日加重，且時有氣上逆，逆則腹脹，面色晄白，疲乏無力，語言低微。今化驗血色素 9 克。問因何患之答曰：平時胃口不好，近日勞動過度，又食飲寒涼，患之。診脈六脈弦緩，舌質淡，苔黃薄白。

辨證：面色晄白，疲乏無力，舌淡苔白，脈緩俱為氣血不足，脈弦緩、氣上逆為中土欠健，木邪用事。飲食寒涼患之，為胃陽不足，寒涼之食停滯，腹中氣機逆亂，故上逆也。

【治療】補中土，益氣血，理肝木，化食滯。

【處方】紅參 10 克，蓮子 10 克，川朴 9 克，神麯

10 克，半夏 10 克，砂仁 5 克，黃精 12 克，檀香 5 克，枸杞 10 克，代赭石 15 克，懷牛膝 10 克，當歸 10 克，茯苓 12 克，大棗 6 枚。

二診：上方連服 5 付，疲乏無力減，氣上逆消除，惟心胃痛引背，脈為緩弦遲，舌質淡，苔白膩。脈有遲象為脾腎陽弱，心胃痛引背為胃絡不暢，處以健中益氣，兼補腎陽，和胃暢絡佐以化濕之劑。

【處方】黨參 10 克，黃耆 12 克，白朮 10 克，半夏 10 克，川朴 8 克，草蔻 8 克，枸杞 10 克，黃精 12 克，元胡 6 克，良薑 7 克，香附 8 克，茯苓 10 克，甘草 5 克，巴戟天 10 克。

三診：上方連服 5 付後腹痛大減，飲食增加，有時上腹小憋，面浮腫些，仍書上方，加蒼朮、防風疏風氣，消浮腫，方書有言：上腫多風，宜汗。

四診：服上方 3 付後面浮腫消，諸症俱好轉，唯覺噁心些，口乾，脈弦減，有滑弦之象，舌膩些，處以：

半夏 10 克，陳皮 10 克，紅參 10 克，生薑 5 克，服 3 付後其病遂癒。

【按】胃陽不足。轉化力弱，故食滯，滯則氣機不暢，氣上頂腹脹，此土木之事，以扶中理肝之劑而收功。

23. 胃疾案（五）

馬 X X，女，30 歲，1994 年 12 月 1 日

患者心胃難受，常噯氣，時數年，平時間斷治療效乏，近日增重，專來診治。診脈弦滑數些，舌淡苔白膩。脈滑數為濕熱內蘊，弦為木氣犯中，舌淡為有虛象，膩為

濕邪內停，常噯氣為肝鬱不暢，胃氣不降。綜觀諸症為：土衰木旺，濕熱內蘊，升降失調。

【治療】調肝胃，除濕熱，解鬱氣。

【處方】紅參 5 克，白朮 8 克，砂仁 3 克，茯苓 10 克，丹參 10 克，檀香 6 克，半夏 10 克，陳皮 10 克，麥芽 10 克，柴胡 10 克，蒲公英 10 克，白芍 10 克，甘草 5 克，3 付水煎服。

12 月 4 日，藥後諸症好轉，自訴服完第二付後病已轉輕，服完第三付藥上腹又痛。今診左脈散弱，右脈平，舌淡，右脈散弱為肝氣不足，繼處以益肝氣，和肝解鬱之劑。

枸杞 10 克，山萸肉 10 克，黃耆 10 克，半夏 10 克，海螵蛸 10 克，川貝母 10 克，白朮 10 克，茯苓 10 克，丹參 10 克，砂仁 3 克，烏藥 8 克，5 付水煎服。

12 月 7 日，藥後諸症大好，左脈散弱減，舌淡白，仍處上方 3 付，加白花蛇舌草 12 克。

12 月 14 日，上藥服完後十分病已去其七，診脈弦些，繼處以清濕熱，和肝胃，解鬱滯之劑：

丹參 10 克，砂仁 3 克，白花蛇舌草 12 克，川貝母 10 克，烏藥 6 克，海螵蛸 10 克，蒲公英 12 克，麥芽 8 克，白芍 10 克，柴胡 10 克，川楝子 10 克，元胡 5 克，3 付水煎服。

【效果】藥後病遂痊癒，隨訪年餘未有發生。

【按】此虛實相兼之症，扶中以參朮耆苓之屬，清利濕熱以公英、白花舌蛇草之類，緩肝止疼以芍藥甘草湯，烏貝散之屬，用於臨床俱有效驗。

24. 胃疾案（六）

范ＸＸ，男，54 歲，1984 年 11 月 11 日

患胃炎胃潰瘍三年，時重時輕，近日因心情不暢，又加勞累過度，病遂增重，現有心胃難受，進食空腹疼痛加重，且以往患過腎炎，一直腰脊酸困。診脈左脈弱，右脈弦滑，舌質淡苔薄白。

病機：患者腰酸困，左脈弱，又以往患過腎炎，乃肝腎不足，元氣虧損，兼有化熱之象，故可診為：肝鬱氣滯，兼有化熱，又有腎氣不足。

【治療】滋腎精，理肝木，疏濕熱，暢胃腑之劑。

【處方】補骨脂 10 克，山萸肉 10 克，杜仲 10 克，烏藥 8 克，柴胡 10 克，丹參 10 克，赤芍 10 克，公英 10 克，白花蛇舌草 12 克，川黃連 5 克，茯苓 10 克，浙貝母 10 克。

11 月 15 日，連服 3 付後諸症俱有減輕，今其症以胃痛為主，舌轉深紅，苔白膩，脈左脈弱減，既見效可不更方，上方加入元胡 8 克，川楝子 10 克，3 付水煎服。

11 月 19 日，藥後疼痛大減，腰酸困消除，仍有心胃難受，診脈左脈弱減，六脈等大，但仍有弱象，舌之熱象減，觸診上腹右側有壓痛，但壓之較舒適。

《金匱》有言：「病者腹滿，按之不痛為虛，痛者為實。」此病時久，脈有弱象，壓之舒適，必有中虛之象，且胃炎，潰瘍，胃中已有病損之處，久不癒合。虛邪各半，治宜標本兼顧。

【處方】紅參 10 克，白朮 10 克，茯苓 10 克，山藥

10 克，吳萸肉 3 克，海螵蛸 10 克，煅瓦楞子 10 克，半夏 10 克，蒲公英 12 克，黃耆 10 克，肉桂 4 克，益智仁 8 克，白芍 12 克，甘草 5 克。

【效果】服上方 3 付後病遂痊癒，隨訪兩年，病未復發。

【按】胃病及腎臨床常有之，治宜兩調之，俱有效驗。

25. 胃疾案（七）

崔 XX，男，26 歲，1993 年 8 月 6 日

幾年來胃口一直不好，常憋脹，近日又添左少腹麻木，不似平時之感覺。診脈弦緊數，舌淡苔白膩些。析之：脈弦緊數，弦為肝脈，緊為寒象，數亦為寒象。方書雖然有數脈為熱，但臨床亦可見到陰寒脈數之例。《金匱要略》有言：脈數弦者當下其寒。又有脈弦數，有寒飲之說，舌象為寒濕內浸。故此症為：中土不足，寒濕內侵，肝絡鬱阻，氣血不暢。

【治療】補中土，祛寒濕，疏肝絡，暢氣血。

【處方】紅參 10 克，白朮 10 克，砂仁 5 克，吳萸肉 3 克，川楝子 10 克，烏藥 10 克，炒小茴 7 克，檳榔 10 克，桃仁 10 克，荔核 10 克，木香 5 克（後下），附子 5 克，甘草 7 克。5 付水煎服。

8 月 11 日，藥後諸症好轉，左少腹麻木感消，脈亦有轉機，藥既見效，仍服上方 5 付。

【效果】藥後少腹麻木感消除，胃疾十去其七，後調養而癒。

26. 賁門癌案

甄ＸＸ，男，60 歲，1995 年 5 月 4 日

咽下不甚通利二十餘日，飲水尚可，但食稠物，咽到胸中間咽下困難，故來就診。讓患者先作上消化道造影，造影師為付主任醫師，造影後診斷為早期賁門癌。今診脈右脈虛弦數，左脈小弦數，舌淡紅，苔白老滑，詢之平時無甚疾，惟畏寒。右脈小弦數為土虛木賊之象。左脈之形為木鬱不舒之意。舌象為正氣已虛，邪氣內盛。辨證為：中土不足，賊邪內蘊，陽氣不足，寒濕壅結。

【治療】 補中土，祛寒濕，暢鬱滯，理氣機，散堅結，平肝逆。

【處方】 太子參 10 克，山藥 10 克，白朮 10 克，黃耆 12 克，山慈菇 10 克，鬱金 10 克，天龍 10 克（搗麵沖服），茯苓 10 克，半夏 12 克，大蜈蚣 3 條，砂仁 5 克，代赭石 15 克，佛手參 12 克，沉香 10 克，柿蒂 10 克，白花蛇舌草 12 克，半枝蓮 12 克，5 付水煎服。

5 月 13 日，患者云服上方第三付時咽飯始覺通利，服完 5 付後吞咽順利，恐懼感亦消除，精神轉佳，惟覺氣不夠用些，身倦。今診脈浮弦，舌淡苔白濕，云夜間口乾。聽診：坐位聽，右肺呼吸音弱，臥聽不弱。綜觀辨證：此為土金不足，木邪未平。

【處方】 紅參 10 克，沙參 10 克，白朮 10 克，白芍 12 克，蓮子 10 克，黃耆 12 克，甘草 10 克，乾薑 5 克，地龍 10 克，麥冬 10 克，五味子 10 克，杏仁 10 克，當歸 10 克，阿膠 10 克（搗沖服），川貝母 10 克，7 付水

煎服。

上方服完後病遂痊癒。半年後見其人云：自服完藥後氣不短，身體如常，一年後見其人，病穩定。家居鄉村，離城較遠，且畏癌症，竟不去檢查，自覺病已癒就行了。斯例重疾，速癒如此，真不可想像也。

27. 胃炎及十二指腸潰瘍病案

胡 X X，男，62 歲，1995 年 3 月 28 日

先前有腹疾，在農村未作明確診斷，近日疼痛加重，遂來就診。作上消化道造影為胃炎，十二指腸潰瘍。現症見上腹痛，壓之增，右上腹腹肌緊張，引背痛。診脈左脈弦數，右脈亦數，舌質鬱紅有裂紋，苔少。此乃肝鬱不舒，熱邪內鬱。

【治療】疏肝解鬱，緩急清熱。

【處方】柴胡 10 克，鬱金 10 克，佛手參 10 克，川貝母 10 克，海螵蛸 10 克，煅瓦楞子 10 克，雞內金 10 克，白花蛇舌草 10 克，蒲公英 12 克，川楝子 10 克，枳實 10 克，白芍 12 克，甘草 5 克，香附 10 克，3 付水煎服。

3 月 31 日，藥後腹痛大減，右側腹肌緊亦消。診脈仍弦，舌淡苔白濕，上方既已見效，仍書上方 5 付，且加茯苓 8 克，以滲濕。後知其人自服完藥後病未發生，照常農田勞動。

【按】此病有無有虛象辨證，俱為肝木亢旺，犯脾之侯，故二診即癒，實症易癒虛則難痊，因邪去即正安。虛則 補益調元，調元非朝夕之事。醫患標本結合，和諧協

調才會達到預期效果。

28. 胃下垂案（一）

王XX，女，24歲，1994年1月7日

病上腹憋痛，常嗳氣，時已二年，經檢查定為胃下垂，胃炎，其間治療多次效都欠佳。今診右脈細弦，左關不足，舌質暗紅，苔少，右脈細弱為脾胃不足，肝木犯中，左關弱為肝體欠潤，舌紅少苔為脾胃陰弱。腹憋嗳氣為疏瀉失常，逆氣上行。胃下垂為中氣下陷，胃內炎症是升降失調，內有鬱熱。

【治療】滋脾胃之氣陰，升下陷之胃體，柔肝體之剛勁，暢腑氣以清熱。

【處方】炒枳實8克，雞內金10克，柴胡10克，太子參10克，柏子仁10克，枸杞10克，玉竹10克，葛根10克，升麻5克，白朮10克，黃精10克，蒲公英12克，5付水煎服。

1月13日，藥後上症大減，患者又說：懷妊60天，近幾日有噁心嘔吐現象。診脈虛弦，舌仍赤少苔，法應顧中土，柔肝止逆。

【處方】紅參10克，太子參10克，白朮10克，黃耆10克，陳皮8克，竹茹10克，砂仁3克，甘草5克，蓮子10克，黃芩10克，枸杞10克，沙參10克，蜂蜜30克，生薑3克，3付水煎服。

1月16日，藥後諸症好轉，仍遵上方，服3付。

【效果】藥後病已癒，後未再發生。

29. 胃下垂案（二）

鄭ＸＸ，女，51 歲，2000 年 7 月 22 日

胃下垂胃竇炎四年，多方治療效乏，現症上腹憋脹，腹中有下墜感，手足心燒，又云時有淋症，診脈弦滑，舌淡紅少苔，以辨證析之為中氣不足，肝脾不和，內有鬱熱，姑處以：補中益氣，調和肝胃，清理內熱之劑，以消息之。

【處方】白朮 10 克，枳實 5 克，玉竹 10 克，黃耆 10 克，沙參 10 克，當歸 10 克，陳皮 5 克，升麻 5 克，柴胡 4 克，山藥 10 克，石斛 10 克，仙人掌 10 克，白蘞 10 克，雞內金 10 克，白扁豆 10 克，滑石粉 15 克，甘草 5 克，5 付水煎服。

8 月 6 日，藥後諸症俱有好轉，但手足心仍燒，上腹有壓痛，飲食欠佳。診脈弦，舌如前，繼服上方加百合 10 克，白芍 10 克，10 付水煎服。

8 月 18 日，服完上藥後飲食增，自覺仍有內熱，右脈弦，左脈小弦，舌紅有津虧之象，中有小裂紋。今調整處方，以滋胃陰，益中氣，和肝脾，升提之劑。

【處方】沙參 10 克，麥冬 12 克，玉竹 12 克，黃耆 12 克，白朮 10 克，陳皮 5 克，升麻 4 克，柴胡 4 克，黨參 10 克，當歸 8 克，白蘞 8 克，制乳香 4 克，海螵蛸 10 克，百合 10 克，公英 15 克，白花蛇舌草 15 克，白芍 20 克，炙甘草 5 克，白芷 10 克，10 付水煎服。且結合自製繫腰腹之胃托帶，助胃之升提。

9 月 6 日，服上藥及用腰腹帶後，舒適多了，內熱

減，心窩痛減，脈弦數，仍服上方加白芨 10 克，黃耆 15 克，烏梅 10 克。10 付水煎服。

9 月 24 日，藥後拍片胃下垂恢復正常，胃炎亦減輕，仍服上藥 10 付，以鞏固之。

【按】此例初診服藥 10 數付後出現胃陰虛之象，及時調整處方，方中以沙參、麥冬、玉竹滋養胃陰，以補中益氣湯益氣升提，百合、海螵蛸、乳香、白芷潤養收斂，宣通上脘之邪，白花蛇舌草、蒲公英清熱解毒，治療胃炎甚效。白芍、甘草緩肝和脾，在此方基礎上得以收功，追訪數年一直很好。

30. 胃下垂案（三）

王ＸＸ，女，23 歲，2002 年 8 月 11 日

胃下垂 5cm，且伴有胃炎，時已半年。現有上腹痛，燒心，胃下墜感，外觀身材瘦小。診脈左脈小弦滑，右脈弦弱，舌嫩紅，苔黃白膩些。此乃中土不足，濕熱中蘊，肝木有犯。

【治療】補中益氣，抑肝和胃，兼清利濕熱。

【處方】黃耆 12 克，白朮 10 克，陳皮 7 克，黨參 10 克，升麻 4 克，柴胡 4 克，公英 15 克，白花蛇舌草 15 克，白蘞 10 克，山藥 10 克，滑石粉 15 克，銀花 10 克，川黃連 3 克，吳萸肉 2 克，炙草 5 克，5 付水煎服。

8 月 16 日，藥後諸症好轉，診脈弦些，舌深紅，苔薄黃，藥既見效，仍處上方 5 付。

8 月 20 日，藥後其疾又有好轉，左脈弦些，右脈小弦，又云身常陣發性發燒，上方加烏梅以和肝膽之氣。5

付水煎服。

8月26日，藥後身熱消，胃下墜感、胃疼大好，診脈仍有弦象，舌嫩紅，苔薄白，再服黃耆15克，白朮10克，陳皮5克，升麻4克，柴胡4克，黨參12克，當歸10克，炙草5克，烏梅12克，公英15克，白蘞10克，山藥12克，白扁豆10克，白花蛇舌草克12，大棗5個，5付水煎服。

【效果】藥上方後其病痊癒，後隔一年，其又來診治它疾得知。

【按】此疾始終以補中益氣湯為基礎方補中氣，升下垂，又加公英、白花蛇舌草、銀花、白蘞清熱解毒，止痛生肌。用滑石粉消利濕熱從小便走泄。山藥助中，川黃連吳萸肉二藥為左金丸，有制酸作用。終末方仍以初診方稍事調整而成，以鞏固之。

31. 胃疼案（一）

袁XX，男，36歲，1995年2月23日

自覺胃口難受，憋脹，時月餘，在地區醫院檢查為淺表性胃炎，膽囊炎，治療月餘見效不大，遂來就診。查面部有淺表性血絲，心胃時難受。診脈左脈顯弱，右脈緩滑，舌質深紅苔薄白，此乃肝氣不足，寒濕中壅，並有化熱之象。

【治療】姑先以祛寒濕，疏壅結，清濕熱，暢胃腑治之，以觀動靜。

【處方】半夏10克，蒼朮10克，薏苡仁15克，丹參10克，檀香5克（後下），砂仁5克，川黃連5克，

白花蛇舌草 12 克，川朴 10 克，鬱金 10 克，川楝子 10 克，金錢草 15 克，梔子 10 克，5 付水煎服。

3 月 1 日，藥服完後胃疾好轉，面部血絲變淡，惟覺身弱，不欲飲食。診脈左脈顯弱，舌質嫩紅，質有紅點。綜諸形觀之：胃中之邪已疏之大半，左脈弱為肝氣不足，疏瀉不利，身弱不欲食為胃氣欠佳，法應：益肝養胃，驅餘邪治之。

【處方】紅參 10 克，枳實 8 克，半夏 10 克，蒲公英 10 克，枸杞 10 克，銀花 10 克，白花蛇舌草 10 克，砂仁 3 克，檀香 4 克，山萸肉 10 克，海螵蛸 10 克，浙貝母 10 克，5 付水煎服。藥後病遂痊癒，隨訪年餘病未發生。

32. 胃疼案（二）

張ＸＸ，男，18 歲，1996 年 11 月 13 日

胃口疼痛半年，常頂酸水，近日服嗎丁啉片，三九胃泰片，病有好轉，但引起兩眼酸困難受。診脈左關弱，寸尺緩滑，右脈弦滑，舌深紅少苔，中有裂紋。以辨證論之：此中土不足，木邪犯中，眼酸困為氣血不能上達，絡脈失養。治則以補中土，平肝木，益氣血，暢脈絡。

【處方】白朮 10 克，山藥 10 克，茯苓 10 克，黨參 10 克，陳皮 10 克，柴胡 10 克，白芍 10 克，甘草 7 克，香附 10 克，黃耆 10 克，雞內金 10 克，丹參 10 克，百合 10 克，烏藥 7 克，3 付水煎服。

11 月 21 日，藥後眼困消，胃口亦較好轉，惟飯行則痛，脈右脈弦滑，左脈小弦，舌淡中有裂紋，此仍脾土不足，脾胃絡損。

【處方】台黨參 10 克，黃耆 10 克，丹參 10 克，百合 10 克，浙貝母 10 克，海螵蛸 10 克，白芍 10 克，甘草 7 克，山藥 10 克，白朮 10 克，元胡 5 克，川黃連 5 克，2 付水煎服。

11 月 25 日，藥後腹痛消，右脈弦大，左脈小弦弱，舌如前，藥既見效，仍處上方，去白朮，加枸杞 10 克，3 付水煎服。

【效果】藥後其病遂癒。

33. 胃疼案（三）

張 X X，女，19 歲，1994 年 8 月 1 日

胃脘痛年餘，空腹疼痛加重，食則減輕，且有四肢無力。診脈兩關脈弱，舌淡苔薄白，兩關脈弱為脾胃不足，又以食則疼減，中虛更彰。故治此疾當以補脾益胃，調理氣機。

【處方】黃耆 10 克，黨參 10 克，茯苓 10 克，陳皮 7 克，甘草 3 克，山藥 10 克，丹參 7 克，砂仁 3 克，白芍 10 克，當歸 5 克，草蔻 5 克，香附 5 克，海螵蛸 10 克，2 付水煎服。

8 月 3 日，藥後稍有好轉，仍處上方 2 付。

8 月 5 日，藥後脈轉弦，舌淡苔薄白，上腹仍痛。患者又云：平時月經後推數日，經色淡。今處以：補益心脾，調理氣機，清解溫毒之方。

【處方】黃耆 10 克，黨參 10 克，炒酸棗仁 10 克，桂圓肉 10 克，雞內金 10 克，茯苓 10 克，遠志 10 克，當歸 10 克，丹參 10 克，砂仁 3 克，草蔻 5 克，銀花 10

克，連翹 10 克，白芍 10 克，甘草 5 克，2 付水煎服。

8 月 7 日，藥後其疼減輕，藥既見效，仍處上方 3 付。

【效果】藥後其症十去其七，調養而癒。

34. 胃疼案（四）

李 X X，女，21 歲，1994 年 4 月 2 日

胃口痛且憋已半年，觸診上腹有壓痛，診脈沉小弱，舌質嫩紅苔薄白，脈沉小弱為中土不足，舌象為虛中挾濕熱之邪，治療當以：益中土，利濕熱。

【處方】沙參 10 克，玉竹 10 克，白花蛇舌草 10 克，銀花 10 克，當歸 10 克，香附 10 克，太子參 10 克，丹參 10 克，山藥 10 克，草蔻 5 克，4 付水煎服。

【效果】藥後諸症大好，又在此方基礎上少有加減，服 3 付後其病遂癒。

【方解】沙參、玉竹、太子參益脾胃之氣陰，白花蛇舌草清熱解毒。當歸、丹參和血行滯，山藥補脾土，香附、草蔻辛香理氣通絡。絡脈以辛通之，通則不疼也，憋亦消除。

35. 胃疼案（五）

李 X X，男，40 歲，1985 年 8 月 27 日

胃口痛，噁心不欲食，食則疼痛，常噯氣，時已半月。今診脈緩弱，舌質紅，苔白膩燥，自云口乾。以辨證論之為中土不足，寒濕之邪蘊結中焦，有化熱傷津之象。法應清利濕熱，疏理中土，佐以益中之劑。

【處方】茯苓 10 克，薏苡仁 10 克，半夏 10 克，陳皮 10 克，黃芩 10 克，白蔻仁 3 克，滑石粉 10 克，海螵蛸 10 克，浙貝母 10 克，白芍 10 克，甘草 3 克，連翹 10 克，紅參 8 克，3 付水煎服。

【效果】藥後其症即癒，多年來其病一直未發生。

【方解】茯苓、薏苡仁健脾利濕。半夏燥中焦之濕邪。黃芩、連翹清熱。陳皮、白蔻仁調理氣機。芍藥、甘草緩肝調和肝脾，因土衰，木必犯，以此防病與未然。海螵蛸、浙貝母解鬱化滯，斂胃之病損。滑石粉、紅參益中土，引濕邪從小便排出，轉運諸藥。諸藥各盡其職，故一診而癒。

36. 胃疼案（六）

趙 X X，男，21 歲，1987 年 10 月 24 日

胃脘疼已三年，其間中西藥服食多次不效。近日病劇，查胃口部壓痛明顯，但無嘔酸。診脈：左關獨弱，餘脈亦弦，舌深紅少苔。左關獨弱為肝氣不足，餘脈弦為枯木犯胃，又有舌紅少苔，顯然是肝血不足，橫恣及胃。

【治療】當以一貫煎加減，益肝胃之陰，滋枯木之亢，兩和肝脾。

【處方】熟地 10 克，枸杞 10 克，沙參 10 克，當歸 10 克，川楝子 10 克，白芍 12 克，甘草 10 克，百合 10 克，丹參 10 克，2 付水煎服。

10 月 26 日，藥後其痛減，診脈左關尺虛弦，舌紅減，藥已見效，上方加山萸肉 10 克，2 付水煎服。

10 月 28 日，藥後其胃痛大減，左脈弦減，舌轉濕潤，上方去熟地百合加草蔻 5 克，2 付水煎服。

【效果】藥後其病基本痊癒，又服上方 4 付後病遂痊癒，後不發生此疾。

37. 胃疼案（七）

李 X X，男，62 歲，1986 年 3 月 28 日

陣發性胃疼數日，查之腹如板狀，詢之平時亦常痛，且患有肺氣腫咳嗽。咳嗽常不斷。診脈弦緊，有結脈出現，舌暗紅少苔，舌前及舌邊有紫斑。綜觀辨證，此乃胃氣受阻，痰氣鬱結，氣血不暢。

【治療】益胃陽、理痰氣、暢胃絡。

【處方】半夏 10 克，天南星 10 克，陳皮 10 克，元胡 8 克，丹參 10 克，烏藥 10 克，草蔻 8 克，川朴 10 克，茯苓 10 克，砂仁 5 克，附子 7 克，白朮 10 克，萊服子 10 克（炒）。1 付水煎服。

3 月 29 日，藥後腹痛大減，但腹硬如板。聽診腸鳴音存在，胃蠕動音消失，脈結消失，舌之瘀斑亦消除，脈之左脈弦，右脈沉小，藥既見效，仍處上方，加白芍 10 克以緩肝急，杏仁 10 克宣利肺氣。1 付水煎服。

3 月 30 日，藥後諸症俱有好轉，可下床到廁大便。脈左脈弦減，舌如前，藥既見效，又服上方 3 付，病遂痊癒。

【按】此症腹如板狀，西醫之胃穿孔有板狀腹，因地處山區，交通不便，未能到上級醫院診治，只好在當地衛生院配舍輸液治療，5 日而癒。

38. 胃疼案（八）

孫XX，男，15歲，1993年8月18日

平時胃口不佳，近月來飲食衰少。觸診上腹部有壓痛。自云咽喉不利，老覺乾燥難受。查咽喉內有散在性濾泡，如麻仁大。在鄉村治療效乏，遂來診治。今診左脈弦，右脈小弦，舌質嫩紅，有紅點，苔白少。

辨證合參：胃口不適、壓痛為胃陰不足，肝胃不和，內有邪滯也。咽喉不適，乾燥，有濾泡為熱毒上侵鬱結成粟也。舌象為陰分不足，內有邪熱。辨證為胃陰不足，邪火內鬱，熱毒蘊上，搏結咽喉。

【治療】滋胃陰，清邪火，解熱毒，利咽喉。

【處方】百合10克，川貝母8克，沙參10克，丹參10克，銀花10克，連翹10克，僵蠶10克，射干10克，白芍10克，甘草5克，梔子8克，黃連5克，5付水煎服。

8月24日，藥後胃痛難受大減，飲食亦增，但咽喉仍不利，脈稍弦，舌如前。今處以：丹參10克，川貝母10克，百合8克，射干10克，山豆根10克，夏枯草10克，甘草5克，金果蘭10克，元參8克，白芍10克，5付水煎服。

【效果】藥後其胃疾、咽喉之疾俱癒。

39. 胃疼吐血案

張XX，男，44歲，1996年8月10日

胃口憋難受五日，服西藥效乏。昨日吐鮮血一口，

故來就診。診脈弦大些，舌淡笞薄白，此由肝鬱氣滯，濕熱內蘊，迫及血分，故有嘔血。胃口憋難受，是鬱而不暢，疏泄不靈。

【治療】清利濕熱，解除肝鬱，通和血絡。

【處方】柴胡 10 克，赤芍 10 克，甘草 7 克，香附 7 克，公英 15 克，白花蛇舌草 12 克，連翹 12 克，蒼朮 10 克，川黃連 7 克，黃芩 10 克，川楝子 7 克，丹參 10 克，3 付水煎服。

8 月 12 日，藥後未見嘔血，其胃口難受亦減輕，心窩部仍憋疼，脈仍弦大些，舌質深紅，苔薄黃，此邪陷心下，鬱熱不解。以仲景小陷胸湯加味治之。

【處方】半夏 10 克，瓜蔞 15 克，川黃連 10 克，石斛 10 克，丹參 10 克，海螵蛸 10 克，公英 10 克，白花蛇舌草 10 克，浙貝母 10 克，鬱金 10 克，元胡 5 克，3 付水煎服。

【效果】藥後諸症遂消，調養而癒。

40. 胃出血案

梁 X X，男，45 歲，1996 年 11 月 7 日

以往有胃疾，前日服西藥不詳，據說此藥對胃有刺激，今晨發現便黑血約 250ml，吐紅血兩口，診脈左脈弱弦，右脈虛弱，舌淡苔白，以辨證論之：此為脾氣不足，肝木犯中，胃絡已傷，治則當以補中攝血，疏肝和胃。

【處方】紅參 20 克，三七參 6 克（搗麵沖服），炒丹皮 10 克，廣角 5 克，白芍 12 克，白芨 10 克，生地 10 克，藕節 12 克，地榆炭 10 克，2 付水煎服。

11 月 13 日，藥後出血即止，查血色素 11.5 克，自覺身倦，少氣，查血壓 100/70mmHg，診脈弱，舌淡苔薄白，邊有齒印，此氣血不足，肺氣亦虛，當以補脾益肺養血和肝。

【處方】台黨參 10 克，枸杞 10 克，山萸肉 10 克，白朮 10 克，茯苓 10 克，黃耆 15 克，山藥 10 克，阿膠 10 克（搗沖服）。五味子 10 克，當歸 10 克，鹿茸片 5 克，白芍 10 克，5 付水煎服。

12 月 6 日，服上方 5 付後精神轉佳，少氣消，未發現出血，又云面目腳踝時浮腫，脈轉緩和，舌淡。此脾氣不足，氣血不暢，今處以補脾利濕暢和氣機之劑。

茯苓 12 克，白朮 10 克，黨參 10 克，半夏 10 克，木瓜 10 克，甘草 7 克，木香 8 克，大腹皮 8 克，陳皮 10 克，附子 3 克，3 付水煎服。

【效果】藥後其症遂癒。

41. 胃口難受案（一）

郭 X X，男，57 歲，1996 年 10 月 3 日

胃口難受數年，時好時疼，云近日受冷上腹又難受，時上泛清水，有心空下墜感，診脈左脈弱，右脈弦，舌暗紅，苔水滑。心空下墜為中氣不足，泛清水為腎水上泛。脈左弦為肝腎不足，右脈弦為木鬱土中，治法當以補肝腎，益中土，抑肝木。

【處方】吳萸肉 4 克，黨參 10 克，乾薑 3 克，山萸肉 7 克，茯苓 10 克，益智仁 7 克，枸杞 10 克，甘草 5 克，香附 10 克，桂枝 8 克，白朮 7 克，3 付水煎服。

10 月 8 日，藥後其症有好轉，脈左脈弱減，餘脈緩弦，仍處上方 3 付。

【效果】藥後其症即癒。

【方解】吳萸肉辛大溫，入肝經，抑肝木。黨參，白朮補中土，山萸肉、枸杞補肝腎。苓、桂、朮甘溫中制水，使水濕下行。乾薑益智仁溫脾腎，使陽回陰除，氣機暢調。

42. 胃口難受案（二）

姚 X X，男，40 歲，1992 年 12 月 16 日

胃口難受，憋悶十餘年，時好時壞，反覆發作，且納食欠佳。診脈左脈弦滑，右脈小弦滑，舌質淡，苔白膩。脈弦為木邪用事。滑為濕熱蘊結中焦。舌象為中土不足，水濕停滯。綜觀諸症為：濕熱蘊結，氣機不調，中土亦弱，肝木犯之。

【治療】清利濕熱，調和氣機，兩和肝脾。

【處方】柴胡 10 克，薏苡仁 10 克，茯苓 10 克，白朮 10 克，白蔻仁 5 克，半夏 10 克，川黃連 7 克，佩蘭 7 克，蒼朮 8 克，陳皮 10 克，滑石粉 10 克（包煎），蒲公英 10 克，白花蛇舌草 10 克，2 付水煎服。

12 月 18 日，藥後稍見效，云服藥後腹內有行動，較前舒適，但還是轉化不靈。診脈左脈弦減，舌仍白濕，上方去滑石粉之寒滑，加枳實 8 克，炒檳榔 8 克之推動，黨參 10 克之益氣。2 付水煎服。

12 月 20 日，藥後有好轉，自覺腹內轉化飲食增。脈舌亦有好轉。藥既見效，仍書上方 4 付。

12月24日，藥後有好轉，近日覺口少苦，大便先硬後溏，舌仍淡。左脈弦，右脈緩弱，此仍中土不足，濕邪內蘊，少有化熱之象。

【處方】茯苓10克，桂枝10克，白朮10克，蒼朮10克，陳皮10克，川朴8克，焦三仙各10克，黨參10克，炙黃耆10克，炒枳實8克，白蔻仁5克，吳萸肉3克，半夏10克，川黃連5克，2付水煎服。

【效果】藥後其症大減，又服此方10付，病遂痊癒。

【按】此症寒、熱、虛、實挾雜，但掌握其中土不足，寒濕內停，有化熱之象。即雜以清熱之藥。脈弦增以抑肝之味，故十年之疾服藥20付即癒。

43. 胃口難受案（三）

王XX，女，38歲，1993年8月17日

平時胃口不適，近日覺上腹部難受，不欲飲食，頭昏，四肢無力。服多種西藥效乏。查胃部壓之舒適。脈之：六脈細弱，舌質嫩紅，苔薄白潤。據辨證論乃氣血不足，中土虛弱，寒氣內侵，胃絡不暢。

【治療】益氣血，補中土，祛寒氣和胃絡。

【處方】白朮10克（土炒），茯苓10克，紅參10克，半夏10克，陳皮8克，烏賊骨10克，丹參10克，百合10克，砂仁5克，枸杞10克，炒柏子仁10克，黃耆10克，當歸5克，檀香5克（後下），3付水煎服。

8月24日，藥後諸症俱有好轉，藥既見效，仍服上方5付而獲癒。

44. 心胃疼心悸案

郭XX，女，24歲，1994年5月10日

心胃痛兩年餘，且有右少腹痛，心悸，四肢倦怠無力。其間不斷服藥治療，病終不癒。今診右寸關弱，左關尺弦，舌無特殊變化。右寸關脈弱為脾氣不足，左關尺弦為木邪亢盛。治則當以：益中土，平肝木，調氣機。

【處方】黨參 10 克，白朮 10 克，茯苓 10 克，炙草 5 克，桂圓肉 10 克，柏子仁 10 克，山藥 10 克，白芍 12 克，川楝子 10 克，焦三楂 10 克，元胡 10 克，陳皮 10 克，當歸 10 克，2 付水煎服。

5 月 12 日，藥後胃痛、少腹痛減半，仍心悸，右脅前胸痛，診脈弱弦減，仍遵上方，去元胡加鬱金 10 克，木香 7 克，（後下），2 付水煎服。

【效果】藥後諸症俱有好轉，又服此方 2 付後，其症十去其七，後調養而癒。

45. 胃口難受四肢乏力案

郭XX，男，24歲，1985年8月11日

胃口難受一月，且飲食衰少，大便稀，少氣乏力，觸之胃口有壓痛。診脈右寸關弱，左脈虛弦，舌質暗紅，苔白濕。以脈舌症論之為肺脾氣弱，肝木亢旺，濕熱之邪盤結中土，當以益氣助脾，平肝理氣，清化濕熱。

【處方】紅參 8 克，炙黃耆 10 克，陳皮 8 克，乾薑 3 克，蒼朮 10 克，砂仁 3 克，白朮 10 克，白芍 10 克，香附 7 克，茯苓 10 克，黃芩 10 克，草蔻 6 克，川朴 10

克，半夏 10 克，4 付水煎服。

8 月 17 日，藥後精神轉佳，上腹難受減，壓之似疼，大便亦溏。診脈右寸弱，餘脈緩和，舌苔白濕減，藥既見效，仍遵上方 2 付。

8 月 23 日，藥後諸症好轉，惟便溏晨泄 2—3 次，飯後有腹脹感，診脈濡細數，舌質淡紅少苔。此轉為脾腎陽衰，傷及氣陰，法應益脾腎，調氣陰。

【處方】白芍 10 克，防風 4 克，陳皮 8 克，蒼朮 10 克，薏苡仁 10 克，山藥 10 克，白扁豆 10 克，砂仁 3 克，黨參 10 克，肉蔻 5 克，車前子 10 克（另包煎），川朴 10 克，巴戟天 10 克，補骨脂 10 克，4 付水煎服。

【效果】藥後大便溏減，腹脹亦消，諸症俱十去其七，又服上方 4 付後其症遂癒。

46. 胃疼口苦脾大案

顧 X X，女，33 歲，1985 年 8 月 6 日

胃口常不適，觸之疼痛，且經常口苦，飲食欠佳，常太息為快，曾到省級醫院超音波檢查發現脾臟大 5cm。現診脈右脈弦緊，左脈沉小弦，舌質紅，少苔。脈弦舌紅少苔為脾陰不足，肝木橫恣，脾大太息口苦為：木鬱化火，火氣上犯，故口苦，故此辨證為：脾陰不足，肝鬱化火，木邪亢盛，橫凌脾土。

【治療】滋脾陰，解肝鬱，通積結，清鬱火。

【處方】丹參 15 克，當歸 10 克，沙參 10 克，麥冬 10 克，玉竹 10 克，赤芍 10 克，白芍 12 克，丹皮 10 克，鱉甲 12 克，龍膽草 10 克，梔子 10 克，板藍根 10

克。

9 月 7 日，服上方 4 付後平妥，脈仍如前，舌紅減，上方加黃芩 8 克，2 付水煎服。

9 月 12 日，藥後胃口痛減，仍口苦脈弦，舌鬱紅少苔，此仍陰氣不足，鬱火內泛，上方加生地 10 克，元參 10 克，百合 10 克，4 付水煎服。

9 月 16 日，藥後諸症好轉，惟口苦，上方加山萸肉、枸杞各 10 克，以補肝體攝虛火。4 付水煎服。

【效果】藥後口苦消，諸症亦大好，又在此方基礎上增損藥味，服 10 餘付後其症遂癒。又查脾大亦消。

47. 胃病出血案

劉 X X，女，32 歲，1985 年 7 月 28 日

舊有胃病史，近數日發現便黑血，自感頭昏心悸四肢無力，面目晄白。遂來醫院診治。查血色素 5 克，診脈細數，舌淡白，濕潤。綜觀辨證為：失血過多，心體失養，故頭昏心悸。

【治療】健中益氣，固絡止血，養心寧神。

【處方】黃耆 12 克，白朮 10 克，紅參 12 克，當歸 6 克，茯苓 10 克，三七參 8 克（搗麵沖服），白芍 10 克，浙貝母 10 克，海螵蛸 10 克，遠志 10 克，白芨 10 克，黃芩 10 克，1 付水煎服。

7 月 29 日，藥後精神好轉，便黑一次量少。藥既見效，仍處上方 1 付。

7 月 30 日，藥後精神穩定，脈舌如前，胃口觸按仍覺不適。今以調肝胃、安胃絡、益氣血之法。

【處方】黃耆 15 克，當歸 5 克，白芍 10 克，甘草 3 克，三七參 4 克（搗麵沖服），紅參 10 克，白朮 10 克，烏賊骨 10 克，浙貝母 10 克，1 付水煎服。

7 月 31 日，藥後其症有好轉，脈數減，轉小弦細，舌如前，藥既見效，仍處上方 1 付。

【效果】藥後便血消除，胃病減，精神轉佳，此方效良。又在此方基礎上服藥 7 付，病情更有好轉，患者出院調養而癒。因患者地處山區，交通不便，衛生院條件不備，不能做進一步檢查，又不能輸血，只好因陋就簡處理。

48. 心胃憋悶案

李 X X，女，27 歲，1985 年 5 月 31 日

心胃憋悶，噁心不欲飲食已半月，且有四肢倦、頭昏。自云食豬肉、葷油之物，又趕上天陰雨濕，遂患此症。診脈滑數，舌淡，苔薄白。脈滑數為濕熱內鬱，中焦不暢，天陰雨濕引起四肢倦怠，為風濕之氣阻滯經脈，舌象亦為風濕之象。

故此辨證為：肉食傷脾，濕熱內蘊，濕氣外搏，絡脈不暢。

【治療】解肉食，調脾胃，清濕熱，暢外邪。

【處方】炒山楂 10 克，蒼朮 10 克，白朮 10 克，茯苓 10 克，川朴 7 克，藿香 5 克，羌活 10 克，草蔻 7 克，陳皮 10 克，車前子 10 克（另包煎），黃芩 10 克，川黃連 5 克，黃柏 10 克，2 付水煎服。

【效果】藥後其諸症即癒。

49. 慢性胃口痛嘔苦水案

孫XX，女，42歲，1985年3月8日

胃口痛十餘年，反覆發作，痛則嘔苦水，臥床不起，患者面白身弱，診脈緩，舌淡苔薄白。以辨證論之為中土不足，土不足木必犯，疼已年久，痛則嘔苦水，為胃絡不暢，肝膽氣逆，升降失和，故治此當以：補中氣，暢胃絡，和肝胃。

【處方】黨參12克，丹參10克，元胡10克，川楝子10克，柴胡10克，梔子10克，雞內金10克，赤芍10克，黃芩8克，竹茹10克，川黃連3克，香附8克，2付水煎服。

3月11日，藥後痛嘔減輕，藥既見效，仍處上方2付。

3月17日，服上方2付後其痛嘔消，但飲食欠佳，身體衰弱，空心胃脘痛，診脈右脈細弱，左脈弦長，此土衰木旺之故，法應健中抑木。

【處方】黨參10克，白朮10克，黃耆10克，茯苓10克，柴胡10克，香附10克，雞內金10克，白芍10克，山藥10克，黃精10克，甘草5克，當歸10克，3付水煎服。

【效果】藥後病遂痊癒，數年來，其病未有發生。

50. 胃痛兼白帶案

郭XX，女，38歲，1985年1月5日

白帶如注，胃口亦痛，時已數年。詢之有腰酸困、四肢無力，常太息，食慾不振。脈之右關弱，餘脈亦弱，

舌質淡，苔白少。以辨證論之為脾腎不足，帶脈失約，故白帶如注。胃口痛、太息為肝木不暢，橫恣中土。治療當以：補脾腎，斂帶脈，疏肝木，和脾胃。

【處方】黨參 10 克，陳皮 7 克，香附 7 克，黃耆 10 克，甘草 5 克，巴戟天 10 克，山藥 10 克，黃精 10 克，烏賊骨 10 克，柴胡 10 克，車前子 10 克（包煎），良薑 5 克，砂仁 4 克，芡實 10 克，3 付水煎服。

1 月 14 日，藥後諸症有好轉，脈仍弱。藥已見效，仍處上方 5 付，水煎服。

【效果】藥後帶症、胃疼之疾遂癒。

51 .胃內燒案

韓 X X，女，27 歲，1987 年 8 月 2 日

胃內燒月餘，問因何得之，曰夏日鋤田，飲冷水引起此疾，且有氣短，咽喉不利，腹中逆氣上沖，外觀患者肥胖，診脈緩弱，舌質暗紅，苔少。體肥飲冷，水飲內停，胃內燒為寒水包火，火邪內沸，氣逆、氣短、胃氣不降、飲邪阻逆之故。脈緩弱為胃氣受損。舌象為津液不能上承之故。故此辨證為：痰水中阻，寒水伏火，胃氣失和，氣機失調。

【治療】半夏 10 克，紅參 8 克，乾薑 3 克，川黃連 4 克，川貝母 10 克，五味子 10 克，麥冬 10 克，黃耆 10 克，甘草 3 克，2 付水煎服。

【效果】藥後諸症俱除。

【方解】半夏、乾薑、甘草祛除水飲。參、耆益中土，鼓舞胃氣。半夏同川黃連降逆清內火。麥冬、五味子

與參配合，有生脈散之意，治療傷津氣短之症。川貝母解鬱調理肺氣。氣機得調，風吹雲散，諸症遂解。

52. 十二指腸潰瘍案

吳ＸＸ，女，36歲，1993年7月10日

自訴胃口難受，每到空腹時加重，時數年，今作上消化道造影定為十二指腸潰瘍。近日加重，又出現舌麻木，四肢無力。診脈左脈弦浮，右脈弦弱，舌淡胖，苔濕潤。脈弦為肝木犯肺，弱為中土不足，舌麻木為氣血不達，舌象為寒濕之象。綜觀辨證為：中土不足，肝木橫逆，寒濕鬱阻，氣血不暢。

【治療】補中土，瀉肝木，化水濕，達氣血。

【處方】紅參 10 克，白朮 10 克，茯苓 10 克，甘草 5 克，白芍 10 克，川楝子 10 克，海螵蛸 10 克，元胡 8 克，砂仁 5 克，香附 10 克，浙貝母 10 克，半夏 10 克，3 付水煎服。

7 月 17 日，藥後腹痛大減，但舌仍麻木、口乾，仍遵上方加葛根 15 克，全蠍 7 克，3 付水煎服。

8 月 1 日，服上方後有好轉，舌麻木減，但胃較前痛（與停藥時間長有關）。診脈兩脈弦 ，舌膩。

【處方】柴胡 10 克，白芍 10 克，甘草 5 克，香附 10 克，枳殼 10 克，川芎 5 克，當歸 10 克，川黃連 5 克，蒲公英 10 克，白花蛇舌草 10 克，天麻 10 克，海螵蛸 10 克，白芨 10 克，煅瓦愣子 10 克，半夏 10 克，天南星 7 克，3 付水煎服。

8 月 5 日，藥後舌麻木消，胃難受大減，有時有呃逆

現象，脈弦些，舌濕潤，有紅點。又服上方去白芍、甘草、川芎、白花蛇舌草，加砂仁 5 克，紅參 5 克，白朮 10 克，服 3 付而癒。

53. 慢性胃炎案

李ＸＸ，女，44 歲，1992 年 12 月 2 日

患慢性胃炎多年，其間多方治療，病有增無減，曾到北京、省城的大醫院診治，定為胃炎、咽炎。現症胃口難受、咽喉不利，有燒灼感。診脈弦數，舌質嫩紅，苔薄黃。脈弦數為肝火內鬱，舌嫩苔黃為虛實挾雜。

【治療】清肝鬱，袪痰火，和肝胃。

【處方】柴胡 10 克，白芍 10 克，鬱金 10 克，川貝母 10 克，山豆根 10 克，射干 10 克，黃芩 10 克，生地 10 克，百合 10 克，丹參 10 克，川楝子 10 克，連翹 10 克，玉竹 10 克，沙參 10 克，4 付水煎服。

12 月 7 日，藥後諸症俱有減輕，藥既見效，繼服上方 4 付。

12 月 12 日，藥後有好轉，診脈左脈小弦，右脈亦弦，有口乾，兩脅不適感。此肝陰不足，肝絡不舒，當舒肝解鬱，調和肝脾。

【處方】當歸 10 克，白芍 12 克，柴胡 10 克，茯苓 5 克，白朮 8 克，甘草 5 克，佛手參 10 克，枸杞 10 克，百合 10 克，沙參 10 克，石斛 10 克，蓮子 10 克。5 付水煎服。

【效果】藥後諸症十去其七，後在此方基礎上加減，服 10 餘付調養而癒。

54. 胃竇炎案

馬XX，男，47歲，1992年2月22日

胃口憋脹三年，且有飲食欠佳，上腹不適之感。曾在某院作上消化道造影定為慢性胃竇炎。多方治療效乏。今診左脈弦，右脈小弦，舌質嫩紅，苔白膩。脈弦為肝木橫恣，右脈小弦為中土不足，舌膩、腹憋為濕熱蘊滯，氣機不暢，故治法當以：補中土，理肝木，清濕熱，調氣機。

【處方】紅參8克，白朮10克，黃耆10克，陳皮10克，枳實10克，柴胡10克，香附10克，雞內金10克，麥芽10克，砂仁3克，川朴8克，白花蛇舌草12克，蒲公英10克，3付水煎服。

2月27日，藥後大有好轉，脈左脈小弦，右脈弱，舌膩減，上方加蓮子10克，白芍10克，3付水煎服。

3月3日，藥後其症有好轉，云憋轉到右腹下方，診脈左脈弦，右脈弱，舌質暗紅邊有齒印。此乃肝木橫恣，氣機不靈之故，上方去公英、白花蛇舌草，加蘇梗10克，5付水煎服。

3月9日，藥後其症遂癒。後隨訪一年，知此病未有發生。

【簡述胃疾醫話】脾胃為中土，脾為臟，胃為腑，脾氣主升，胃氣主降，升降相得，脾胃調和。脾惡濕胃惡燥，脾胃為後天之本，入以水穀，得以轉化濡養五臟六腑、四肢百骸。故有「有胃則生，無胃則死」之說。李東垣著有《脾胃論》一書，雖為論脾胃，但臨床不少疾病都與之有密切聯繫。在五行生剋中，脾受剋於肝，克制于水，心火生脾土，土又生肺金。從五臟生剋中說又有正邪、賊邪、微邪、實邪、虛邪之說。在治病中又有虛實、寒熱、濕熱、風氣等之說。

肝鬱氣滯，勞倦傷脾，肝木剋脾，都須憑脈辨證。治法要法活機圓，才能得心應手。

從現代醫學說，胃疼有潰瘍、炎症、胃下垂、胃癌之分，古論又有九種心痛之說。我從臨症中體會，應用古方合理化裁，都具有良效。例如：丹參飲，百合湯，金鈴子散都可結合化裁應用。肝鬱氣滯，有肝膽疾患者，用柴胡疏肝散、逍遙散。有寒邪者良附丸，有潰湯者烏貝散，白芷、白蘞、白芨、煆珍珠母，都可選用。考慮有炎症者，公英、白花舌蛇草、鬼針草、川黃連、敗醬草選用。出血者，仙鶴草、三七、白芨可應用。這些是小法，但臨床病情複雜，寒熱虛實兼夾，五臟生剋，七情六慾也須考慮，要有整體觀，一盤棋全局之觀。先治其標，或先治其本，或標本皆治，在於當時之病況。對久之胃病恐病邪入髓。轉為癌腫可用人參、三七參、白花蛇舌草、半支蓮、蜈蚣之類，防病於未然，在臨症中確有良效。

在治療中，時有主證減輕，新症又出，這是難免的。醫聖仲師在治療咳喘醫案中反覆出現 6 次變症，俱隨症加減而治癒，況常人乎？重要的是，在出現新症中要知病之源，該用何法何藥，這就需醫者臨證之功夫。

在臨症中，遇有脾胃陰弱，或氣陰不足，枯木犯中之例，讀者可從胃痛、胃疾醫案中查閱，方中俱以脈、症、舌辨治，均有佳效。

55. 幽門黏膜脫落案

郭 X X，男，32 歲 2000 年 7 月 23 日

臍上及上腹痛半月，在村裏輸液八日效乏。平時腰亦酸困，診脈左脈滑弱數，右脈弦滑數，舌深紅苔黃燥厚，此濕熱蘊結中焦，熱多濕少，中焦鬱阻。姑處以清熱解毒，暢和中焦之劑消息之。

【處方】黃芩 10 克，連翹 10 克，赤芍 10 克，白芍 10 克，甘草 10 克，蒲公英 15 克，白花蛇舌草 15 克，白蘞 10 克，千里光 15 克，穿心蓮 10 克，何首烏 10 克，當歸 10 克，丹參 10 克，百合 10 克，蒼朮 10 克，5 付水煎服。

7 月 30 日，服完上藥後其疾平妥，也未見明顯效果。作胃鏡檢查為糜爛性胃炎及幽門黏膜脫落。診脈小弦，舌中有裂紋，苔燥膩。

【處方】仙人掌 10 克，石斛 10 克，太子參 8 克，薏苡仁 12 克，蒲公英 15 克，白花蛇舌草 15 克，制乳香 4 克，黃芩 10 克，滑石粉 15 克，三七參 3 克（搗麵沖服），白芍 15 克，玉竹 10 克，沙參 10 克，甘草 5 克，銀花 12 克，5 付水煎服。

8 月 5 日，藥後諸症有好轉，舌膩減多，質紅。藥既見效，繼服上方 5 付。

8 月 11 日，藥後其症又有好轉，云腹中有虛象，欲按，脈弦滑舌深紅，苔黃膩，上方去三七，滑石加白蘞、當歸、黃耆、白芷各 10 克以扶中斂瘡。5 付水煎服。

8 月 16 日，藥後其症又有好轉，腹中虛消，又云上

腹部仍不適。診脈弦滑減，舌燥些，仍服上方 5 付而癒。追訪數年一直很好。

【按】此例服初診方藥後效不顯，作胃鏡明確診斷，服藥後又加出現燥象，及時調整其方，以滋胃陰解熱毒，少利濕之劑投入即有好轉，連服 10 付後病況又有變化，出現腹中虛欲按。

據辨證減去傷正增燥之三七，滑石粉，加入補養斂瘡祛邪之黃耆、當歸、白蘞、白芷，連服 15 劑後收功。

56. 口臭案

姚ＸＸ，女，63 歲，2002 年 8 月 27 日

口臭數十年，時輕時重，曾多方治療效乏。今診左脈虛弱，右脈浮弦，舌深紅，苔薄白，此腎元不足，又有濕熱上湧。

【治療】益腎氣，升清降濁。

【處方】熟地 15 克，山萸肉 10 克，巴戟天 10 克，元參 10 克，石斛 10 克，母丁香 6 克，荷梗 10 克，竹茹 10 克，降香 10 克，石膏 20 克，知母 10 克，太子參 10 克，3 付水煎服。

【按】藥上方後其疾治癒一年。於 2003 年 7 月 21 日又診，云自服完去年之藥後已癒，今又有發生之象，今診脈如前，舌中後苔薄黃，上方去巴戟天加黃柏 10 克，3 付水煎服。藥後數年，一直很好。

口臭，《諸病源候論》謂：「由五臟六腑不調，氣上胸膈，然腑臟氣臊腐不同，蘊結胸膈之間，而生於熱，沖發於口，故令臭也。」

此病人亦然，用地、萸、戟補腎元，石斛、元參滋陰分，清虛火，降香、竹茹降濁，暢和中焦，太子參補中益氣而不燥。石膏、知母清利陽明、胸膈之蘊熱，荷梗輕浮之藥升清降濁，母丁香散濁邪治口臭，諸藥雜合，各盡其職，五臟六腑得和，其病則癒。

57. 胃內憋燒案

李 X X，女，21 歲，1993 年 2 月 26 日

覺胃憋燒已五日，且三日未大便，喜冷飲，飲食後覺胃內燒灼感，住院輸液三日不效。今診左脈緩弦滑數，右脈弱，舌嫩，苔薄白，稍黑。

今析之：三日未便，腹憋，舌苔帶黑，為腑氣不通。喜冷飲，胃內燒，熱邪內鬱於陽明胃腑。右脈弱是胃氣不足，左脈之象為邪火濕熱內蘊，迫及肝膽。

綜觀諸症為：邪熱內蘊，腑氣不通，迫及肝膽，胃氣亦弱。

【治療】清熱邪通胃腑，清肝膽益胃氣。

【處方】川軍 10 克（後下），甘草 5 克，芒硝 10 克（另沖服），枳實 10 克，梔子 10 克，龍膽草 10 克，柴胡 10 克，太子參 10 克，1 付水煎服。

2 月 27 日，云初服藥半小時覺胃內燒，後腹不燒，今大便已通，腹憋燒俱消。診脈右脈弱，上方減川軍、芒硝之量，又服一劑病遂癒。

【按】此例以大柴胡湯與龍膽膽瀉肝湯加減，加入芒硝，瀉其火熱，又考慮中土弱，加太子參，加強其胃氣，促進升降之功。故而速癒。

58. 小腹憋脹案

高XX，男，18歲，1995年3月2日

小腹常憋脹，每七日大便一次，時三年。小便黃，口乾，舌苔白少老，脈緊。此乃脾腎陽弱，氣不舒暢，腑氣傳導欠佳。

【治療】壯脾腎之陽，理腸中之滯。

【處方】厚朴10克，半夏10克，乾薑3克，何首烏10克，肉蓯蓉10克，硫磺2克（搗沖服），沉香7克（後下），附子5克，黨參10克，仙靈脾10克，枳實8克，2付水煎服。

3月6日，藥後有好轉，仍服上方3付。

3月12日，服上藥後小腹少憋些大便三日一次，便乾減，脈緊減，舌胖，繼服補脾腎，暢腸腑之劑。

何首烏10克，當歸8克，枳實8克，黨參10克，蒼朮10克，巴戟天10克，枸杞10克，沉香5克，吳萸肉3克，山萸肉10克，砂仁5克，5付水煎服。

【效果】服完上藥後病遂痊癒。一年後隨訪病情基本穩定。

【按】此例以半硫丸之味，又加入溫陽益氣補腎之劑而成，一診服3付後即脈緊減，陽氣得復，大便好轉，繼而又服調理脾腎之劑收功。

59. 奔豚案

石XX，男，41歲，1995年2月21日

腹中攻沖，從左側臍腹部發生，上沖至胸部，問曰：

此症從何引起？曰：從寒冷驚氣引起。其人以宰牲畜賣熟肉為生。病已三年，起初不介意，後每上逆痛兼有氣短感。今診左脈弦緊，右脈緩弦，舌質淡，苔薄白。脈弦為木邪用事，緊為寒邪上逆，右脈緩弦為中土挾木，舌淡苔薄白為寒象外現。諸症合參為脾腎陽虛，寒氣上逆，中土不足，衝脈氣逆。

【治療】扶脾腎，祛寒邪，調肝木，降逆氣。

【處方】桂枝 10 克，茯苓 12 克，川芎 5 克，白芍 12 克，半夏 10 克，代赭石 15 克，沉香 8 克，山萸肉 10 克，白朮 10 克，枸杞 10 克，黨參 10 克，吳萸肉 3 克，甘草 5 克，李根皮 10 克，大棗 5 枚，3 付水煎服。

2 月 24 日，服上方藥後稍見效，但仍上逆，六脈緩弦，上方藥去山萸肉、枸杞、川芎，加旋覆花 10 克，五靈脂 10 克，以降逆通肝絡。

2 月 27 日，上方藥連服 3 付後諸症好轉，今診無多大變動，仍服上方藥 3 付，其後又服上方 6 付，後調養病未發生。

【按】《內經》有「衝脈為病逆氣而裏急」之語，此例病人氣從臍腹部發生，上沖至胸，亦是此疾，故方中有鎮逆之桂枝、茯苓、半夏、代赭石、沉香。李根皮奔豚湯中有之，用其下逆氣，用之取其方義也。用枸杞、山萸肉、白芍、川芎養肝緩肝通利。吳萸肉溫肝，有寒氣故用之。參、朮、草補中益氣，周旋大氣，服 1 劑即有效。二診考慮藥後氣仍上逆，去補澀、滯邪之山萸肉、枸杞，升浮之川芎。加入降逆通經之旋覆花、五靈脂，其效又大有進步，遂又服 3 付，達到預期效果。

60. 小腹痛案

王XX，女，26歲，1996年1月16日

前一月取出節育環引起小腹疼，初時不甚，後一直不癒，病有增無減，每到夜間疼痛加劇。小腹痛迫及上腹，腹強硬且痛，有壓痛，反跳痛，病勢甚重。診脈左脈弦數，右脈亦弦，舌深紅苔黃白，以辨證論之：此乃胞絡受損，氣血不暢，濕熱蘊滯，腑氣不調。治療當以：清利濕熱，暢和腑絡，清熱解毒，以救其急。

【處方】銀花20克，連翹10克，赤芍10克，甘草10克，川楝子10克，元胡10克，冬瓜子10克，枳實12克，夏枯草10克，浙貝母10克，黃柏10克，僵蠶10克，地骨皮10克，苦參10克，紫花地丁10克，當歸10克，2付水煎服。

1月18日，藥後腹痛大減，脈弦數，苔黃白，藥既見效，仍服上方2付。

1月20日，藥後其症又有好轉，但小腹仍痛，脈弦數，舌嫩紅，苔黃白，舌邊有齒印，此中氣已弱，濕熱未盡，宮傷不癒。再以標本同治，處以：

黃柏10克，銀花15克，紅參10克，黃耆12克，赤芍10克，當歸10克，浙貝母10克，熟地10克，白芍10克，川楝子10克，紫花地丁10克，連翹10克，2付水煎服。

【效果】藥後其症十去其八，脈弦減，舌邊齒印消，自感精神好轉，又服調養之劑4付，其症遂癒。

【按】此疾從問病知胞宮有損；從脈舌知內有熱毒邪

阻，故投入清熱解毒暢和胞絡之劑，初診見效。二診見舌邊有齒印，是有虛象。紅參、黃耆、熟地溶入清熱通經之劑中而癒。

61. 小腹難受案

宮XX，女，34歲，1996年1月17日

前八月人流後引起小腹內癢，難受。在當地中西藥治療無效。檢查子宮肥大，卵巢有指頭大小瘤，又到北京大醫院治療，用昂貴消炎藥及服中草藥效乏，雖病少減輕，但終不癒。其間花款兩萬餘元。現症小腹內癢，心內難受，腰骨底部憋悶，常欲小便，口乾口苦，有時背困，但大便正常。診脈小弦滑數，舌深紅，舌質鬆，舌後苔白膩。析之：脈小弦滑數病邪入裏，氣血濕熱，蘊結下焦，挾邪上沖之故。當以清利濕熱，暢調宮絡之劑。

【處方】丹皮10克，赤芍10克，荔核10克，冬瓜子10克，夏枯草12克，僵蠶10克，黃柏10克，連翹12克，瞿麥10克，當歸10克，懷牛膝10克，地龍10克，莪朮10克，浙貝母10克，川軍10克，川楝子10克，木通10克，甲珠5克，梔子10克，元參10克，生地12克，鱉甲10克，2付水煎服。

1月21日，藥後諸症俱有好轉，小腹內難受更減輕，云小便熱，診脈左寸弱，上方加柏子仁10克，以補心血，2付水煎服。

【效果】藥後諸症若失，後調養而癒。

【按】此例病情複雜，多方治療都未能準確辨證，致使患病八個月一直不癒。根據現代醫學診斷子宮肥大、卵巢有小瘤，中醫辨證是胞宮鬱滯血氣不暢之故，首診用22 種藥味，大劑蕩調之，即見良效，小腹內難受減輕。又診心脈弱，故加柏子仁補之，其疾若失，調養幾日則愈，追訪其疾已癒，未發生。

62. 小腹憋臍下悸動案

梁 X X，男，30 歲，1987 年 10 月 18 日

小腹憋脹，臍下悸動已半月。問之曰：從服食炒黑豆，又飲冷水引起此疾，但大便正常。診脈弦數，舌質水滑。析之：黑豆本補腎之味，又飲冷水，寒水閉結，氣不流暢，鬱結下焦，故憋而悸動。又有脈弦數舌水滑更為水飲內停之明症。故治此當以：溫陽行水，疏理氣機。

【處方】茯苓 15 克，桂枝 10 克，甘草 7 克，澤瀉 10 克，附子 10 克，枳殼 10 克，檳榔 10 克，2 付水煎服。

10 月 25 日，藥後小腹憋及悸動減輕，覺胃口憋脹，腹中鳴，舌質轉紅，苔稍膩，脈虛弦，此水飲已減，但脾腎陽弱，滯氣不散，法應：溫陽散滯暢通腑道。

【處方】白朮 10 克，茯苓 15 克，甘草 7 克，澤瀉 10 克，附子 5 克，桂枝 10 克，砂仁 5 克，川朴 10 克，陳皮 10 克，2 付水煎服。

【效果】藥後諸症好轉，又在此方基礎上稍有加減，服 4 付其症遂癒。

【按】食炒黑豆飲冷水引起臍下悸動，小腹憋脹，臨床少見，以辨證測之為寒水鬱閉，陽氣不達之故，所以用苓桂朮甘湯去白朮，加澤澤瀉利水，附子溫腎陽以行水，枳殼行氣，檳榔逐水，用白朮恐有壅滯，故暫先不用，藥

後，上症減輕。二診脈虛弦，故加用白朮，稍調原方而癒。

63. 少腹疼痛案

賈XX，女，38歲，1996年7月16日

左少腹疼痛，觸之有梗狀，每隨勞累、心情抑鬱、喜怒則加重，時已數年，詢之有腰酸困、疲乏無力。診脈左脈弱，右脈弦，舌淡紅，舌中後苔黃白，此腎精不足，肝絡不暢，鬱結成癥。

【治療】益腎精，行氣血，消癥積。

【處方】山萸肉10克，熟地10克，枸杞10克，莪朮10克，山楂10克，赤芍10克，香附10克，懷牛膝10克，當歸10克，元胡10克，烏藥10克，三棱7克，黨參10克，3付水煎服。

10月29日，藥後其症去其半，云觸梗狀物能活動，且減小，疼痛基本消除，所以未有及時復診。近日因生氣，其病又有萌發，覺左少腹不適，觸之梗物較前小、軟。診脈左脈弱，右脈小弦，舌深紅，苔黃白，仍遵上方加川楝子10克，荔核10克，5付水煎服。

【效果】藥後其病十去其七，調養而癒。

【按】兩側少腹屬肝經循行之部位，有梗狀是為積聚，但診右脈弱是肝腎不足，故而虛實並調。首診服3付，其疾去其半。患者未能及時治療，時隔三個多月，病人因生氣，其疾復發，又服上方加味，其疾十去其七，調養而癒。說明兩個問題：①治病要及時徹底。②大積大聚去其半，養正積自除。

64. 小腹憋痛案

張ＸＸ，女，26 歲，1984 年 9 月 20 日

小腹憋疼月餘，自云因服熱藥引起。近日又接身熱頭昏，診脈弦數大，舌深紅少苔。服熱藥引起小腹憋痛為肝腎之陰受損，絡脈鬱阻，瘀熱蘊結。身熱頭昏為陰不足之故，舌紅脈弦大為陰虛邪火上逆之象。

【**治療**】滋陰降火，舒通胞絡。

【**處方**】熟地 12 克，元參 12 克，白芍 12 克，川芎 5 克，當歸 10 克，丹皮 10 克，肉桂 2 克，山萸肉 12 克，3 付水煎服。

9 月 24 日，藥後腹憋疼大減，脈亦轉小，舌紅減。藥既見效，仍處上方 3 付。

【**效果**】藥後腹憋痛消，仍時有頭昏，診脈左尺弱，服杞菊地黃丸 20 丸，其症遂癒。

【**按**】本方以四物湯養陰和血，元參滋陰降火，山萸肉補肝腎，丹皮涼血、行血，又加少許肉桂，以辛熱助其通絡之能，故病痊癒。

65. 小腹憋案

甄ＸＸ，女，30 歲，1996 年 11 月 2 日

平時有腰酸困，前一月人工流產，自覺身弱，近二週覺小腹憋，以夜間甚，白日輕，又云俯伏則憋減，觸診腹內無有異常發現。診脈左脈弱，右脈緩滑，舌深紅少苔。析之：以夜甚晝輕為病在陰分。右脈緩滑當有風邪入內，故此辨證為：肝腎不足，風邪入內，絡脈不暢。

【治療】以補肝腎，疏風邪，和氣血，暢胞絡治之。

【處方】山萸肉 12 克，熟地 12 克，山藥 10 克，懷牛膝 10 克，何首烏 10 克，枸杞 10 克，川斷 10 克，丹皮 10 克，青皮 5 克，龜板 10 克，巴戟天 10 克，鹿銜草 10 克，獨活 8 克，桂枝 10 克，桑寄生 10 克，5 付水煎服。

【效果】藥後其病遂癒。

【按】其症俯伏減輕，知其虛。人工流產損傷正氣，也是虛之因，脈弱更為確診之據，但右脈緩為內有風邪，正虛風邪襲之是自然之理，故而用扶正祛風之藥而癒。

66. 小腹癥瘕案

化 X X，女，32 歲，1994 年 12 月 30 日

小腹發硬，推之不動已一年。曾到省城醫院檢查，定為結核性腹膜炎。經常大便不利，曾因此疾患過腸梗阻數次，俱以服藥、洗腸、通利。近日腸中又阻，腹中憋脹疼痛，診脈沉緊，舌淡苔白。小腹硬推之不移，中醫辨證為癥瘕。常有梗阻是癥瘕迫及腸管，腸腔受阻，故有是症。脈沉為臟寒氣不暢通。

【治療】以溫陽通利之劑，解其梗阻。

【處方】附子 7 克，肉桂 5 克，枳實 10 克，川朴 10 克，川軍 12 克，1 付水煎服。

12 月 31 日，藥後第一煎完全吐出，又囑少量多次服，第二煎未吐。藥後腹中攻痛甚，停時許大便一次燥屎，腹疼遂消。自云腹中已暢通，可進飲食，觸診小腹癥瘕仍如前。診脈沉弱，舌淡苔薄白。表症已去，法應化症

治本。處以化堅消積溫陽理氣之劑。

【**處方**】三棱 10 克，莪朮 10 克，肉桂 3 克，當歸 10 克，牡蠣 10 克，青皮 10 克，吳萸肉 3 克，炒小茴 10 克，檳榔 10 克，烏藥 10 克，澤瀉 10 克，茯苓 10 克，乾薑 3 克，2 付水煎服。

1 月 2 日，藥後其症又有好轉，舌質轉紅，舌中後苔黃厚膩，右脈弱，上方再加黃耆 15 克，木香 5 克，川楝子 10 克。

1 月 10 日，上方連 8 付後諸症好轉，但症積雖小減仍硬存在。今結合外

【**治療**】以芒硝、川軍等分為面，搗獨頭蒜數枚與藥和合外敷小腹硬處。

1 月 12 日，敷藥後昨天大便膿血二次，觸症較前軟亦減小，診脈兩寸大，餘脈數，較前有力，舌質轉紅，舌苔灰白薄，今處以香棱丸加味：

丁香 3 克，木香 10 克，炒小茴 10 克，川楝子 10 克，青皮 10 克，白朮 10 克，三棱 10 克，莪朮 10 克，1 付水煎服。

1 月 13 日，藥後其脈數減，右脈弦緊，左脈緩，舌如前。此中土不足，寒氣內搏，癥瘕盤居，法應益中土，祛寒通絡磨積理氣治之。

【**處方**】丁香 3 克，木香 7 克，炒小茴 10 克，青皮 10 克，川楝子 10 克，白朮 10 克，三棱 10 克，莪朮 10 克，乾薑 3 克，附子 3 克，山藥 10 克，黨參 10 克，黃耆 10 克，烏藥 7 克，檳榔 10 克，茯苓 10 克，當歸 10 克，赤芍 10 克，5 付水煎服。

【效果】藥後諸症好轉，其症又減小，云身亦較前精神，又服此方 20 餘劑，其症遂癒，症亦消除，後十餘年其疾未有發生，健如常人。

【按】此例患者是山區衛生院之住院患者，住院 20 多日，除每日輸液外兼服 1 付中藥。初診有梗阻，其脈沉緊，為有寒象。大承氣湯中大黃、芒硝畏其寒，加附子、肉桂為溫通之用，故服 1 付即梗阻解除。後用溫通祛積之味投之效佳。特別在住院 10 日後用獨頭蒜搗與硝、黃外敷小腹 1 日，竟排膿便 2 次，其腹癥結減小變軟，也不知是何因，同道見之，可研討之。以後之治療，總不離溫通祛積，佐以扶正之品，共用藥近 40 付而癒。後追訪 10 餘年，其健如常人。

67. 小腹疼引睾丸案

李ＸＸ，男，20 歲，1986 年 3 月 10 日

小腹痛引左側睾丸亦痛，時四日，時痛時止，自云因受冷引起此疾。診脈小弦滑，舌質正常，苔稍白。辨證論之為風冷摶結肝經。睾丸小腹俱為肝經分野，今風冷摶結，絡氣鬱阻。法應：疏風冷，溫下焦治之。

【處方】烏藥 8 克，木香 7 克（後下），炒小茴 10 克，川楝子 10 克，檳榔 10 克，乾薑 5 克，青皮 8 克，附子 5 克，防風 7 克，茯苓 10 克，巴戟天 10 克，甘草 5 克，5 付水煎服。

【效果】藥後其症遂癒。

【方解】方中烏藥、木香、青皮、檳榔理氣通滯。乾薑、炒小茴溫中下二焦。附子、巴戟天溫補腎陽，加強逐

寒之力。防風祛除風邪，茯苓利濕通陽，甘草緩肝急。諸藥合力，效如桴鼓。

68. 慢性腹瀉案（一）

楊 X X，女，66 歲，1995 年 12 月 20 日

前三月腹瀉少癒後仍不清利，時瀉時止，昨日又添頭昏不能動，動則嘔逆，兼有鼻流清水。診脈右脈弦緊較大，左脈小弦，且右尺弱，舌淡苔薄白。此脾腎陽弱，故腹瀉不癒。脈弦緊，較大，頭昏，為風邪複入。嘔吐為胃腑受擾。故治之當以溫脾腎、疏風邪。

【處方】桂枝 8 克，白芍 10 克，甘草 5 克，紅參 10 克，附子 3 克，白朮 10 克，芥穗 4 克，大棗 5 枚，生薑 3 克。一付水煎服。

12 月 30 日，藥後腹痛瀉、頭昏諸症十去其六，今時隔十日又出現頭昏，厥氣上逆，心胃不適。診脈緩弦，舌質深紅稍燥，此仍中土不足，風邪復侵，有化熱之勢。

【治療】補中土，疏風邪，佐清熱治之。

【處方】桂枝 7 克，黃芩 8 克，山藥 10 克，黨參 10 克，黃耆 10 克，芥穗 4 克，天麻 5 克，桑葉 8 克，茯苓 8 克，甘草 3 克，大棗 3 枚，2 付水煎服。

【效果】藥後其症癒，腹瀉亦未有發生。

【按】舊疾末除，又受風邪，故以桂枝湯治風，並加用芥穗。用紅參、白朮，附子是溫其脾腎。其右尺脈弱，命火衰微，脾土亦弱，故用之。服 1 付後病大好，病者未診，時隔 10 日，又出現頭昏厥氣上逆，心胃不適有化熱之勢，方中加入黃芩、桑葉寒涼之劑而癒。為何服用 1 付

見效而不再診服藥，是因山區農民經濟不達，有抗病心理。

69. 慢性腹瀉案（二）

劉XX，男，40歲，1986年12月8日

慢性腹瀉半年，便稀腹痛，云從急性腸炎未有徹底治癒引起。診脈弦緊，舌質深紅，苔薄白。脈弦緊為土衰木亢，寒熱相兼。舌質深紅為內有蘊熱，苔薄白，是中土不足之象。故此當以：清濕熱，健中土，和肝脾。

【處方】川黃連7克，黃柏10克，白頭翁10克，柴胡10克，白芍10克，白朮10克，薏苡仁12克，枳殼10克，蒼朮10克。

【效果】上方連服6付後其病即癒。

【方解】方中川黃連、黃柏、白頭翁清利濕熱，二朮健脾抑木，薏苡仁利濕，柴、芍、枳殼抑木和中。故此數法合用，效如桴鼓。

70. 消化不良案

侯XX，女，38歲，1993年2月12日

消化不良已數年，云腹內鳴，口苦，其間治療效乏。今診左脈弦數，右脈弱，舌質暗紅少苔，邊有齒印。以辨證析之：左脈弦數，口苦為木氣有餘，右脈弱，舌象如此為脾胃氣陰不足。腹內鳴為肝脾不調，氣機不和。故本病可辨證為：脾胃不足，肝木有餘，肝脾不調。

【治療】補脾益胃，調和肝脾。

【處方】太子參10克，白朮10克，茯苓5克，蓮子

10 克，砂仁 3 克，枸杞 10 克，白芍 12 克，丹皮 8 克，山藥 10 克，石斛 10 克，玉竹 10 克，3 付水煎服。

2 月 16 日，藥後其症有好轉，又云平時胃口不適，今診左脈仍弦，舌邊仍有齒印，上方去丹皮，加丹參 10 克，檀香 5 克（後下），大棗 5 枚，3 付水煎服。

2 月 19 日，藥後胃難受減，餘症亦有好轉，脈弦些，舌仍少苔，仍服上方 3 付。

【效果】藥後其病基本痊癒，惟胃口少有不適，又在此方基礎上加減，服 3 付後病遂痊癒。

【按】左脈弦，右脈弱為脾虛木旺之侯，故而用太子參、白朮、茯苓、山藥健脾，玉竹、石斛滋陰增液。因舌深紅少苔，氣陰虛，與太子參配合益氣陰甚佳，太子參即小人參，補肺脾之氣不燥。白芍、枸杞、丹皮和肝養肝，砂仁溫理氣機，故一診即效。因心胃平時難受，上方去丹皮，用丹參、檀香、沙仁是丹參飲治心胃痛。又加大棗，補脾緩肝，故而效佳。

71. 慢性結腸炎案（一）

陳 X X，男，36 歲，1994 年 1 月 7 日

慢性結腸炎三年，日瀉 3—4 次，便白凍時雜膿血。大腹不適，左側腹肌緊張，近日因飲酒多加重。診脈六脈虛弱，舌質深紅少苔。綜觀辨證：此乃濕熱蘊結，臟陰受損，腹左側肌緊為肝絡不暢。

【治療】滋臟陰、清濕熱、緩肝急，舒肝絡。

【處方】沙參 10 克，麥冬 10 克，玉竹 10 克，赤芍 12 克，柴胡 8 克，白芍 12 克，甘草 5 克，銀花 10 克，

川黃連 5 克，黃柏 10 克，枸杞 10 克，川楝子 10 克，荔核 10 克，3 付水煎服。

1 月 14 日，藥後便次減少，腹肌緊張消除，自覺較前精神，惟有自汗，身疲無力。診脈緩弱，舌如前。藥既見效，仍遵上方，去川楝子、荔核，加黃耆 10 克，3 付水煎服。

1 月 20 日，服上方 3 付後諸症大好，繼服上方 3 付鞏固之。

【按】此例慢性結腸炎，左側腹肌緊張，臨床不多見，一般結腸炎，腹中軟無此現象，又舌深紅少苔，陰分不足，用沙參、麥冬、玉竹濡養其液，但便白凍日數次是腸中濕熱蘊結，用銀花、川黃連、黃柏清熱燥濕，柴胡、二芍、甘草、枸杞、川楝子、荔核，俱為緩肝和肝解肌之藥，故一診即有良效。二診因出現自汗是有虛象，故去川楝子，荔核，加黃耆。此不僅止汗，且能益氣排膿，與銀花合用，其效更佳，故僅服 9 付藥，其疾則癒。

72. 慢性結腸炎案（二）

楊 X X，女，23 歲，1991 年 8 月 15 日

腸炎數年，腹臍右側有壓痛。云每飯後瀉。平時日便 5—6 次，服冷物泄次增多，且有白帶量中等。診脈緩弱有散象，舌淡紅，質有紅點，舌中後稍有薄黃苔。舌淡，脈緩散為脾氣不足。舌淡紅、質有紅點為內兼濕熱也。姑以健脾益氣，祛濕斂腸和中消息之。

【處方】白朮 10 克，山藥 10 克，車前子 10 克（包煎），荊芥 3 克，陳皮 7 克，白芍 10 克，紅參 8 克，茯

苓 10 克，白扁豆 10 克，蓮子 10 克，砂仁 3 克，甘草 5 克，煨訶子 10 克，2 付水煎服。

8 月 17 日，藥後有好轉，便次減少，效不更方，仍服上方 2 付。

8 月 19 日，藥後諸症俱好，診脈右尺弱，此為命火不足，上方加巴戟天 10 克，益智仁 6 克，又服上方 2 付後病遂痊癒。

【按】此例脈緩散，飯後瀉、白帶俱為脾氣虛弱，水濕不化之象，由參苓白朮散與完帶湯增損而成，用煨訶子更妙，有澀腸止瀉作用，又有斂帶作用，據近代研究訶子對多種細菌俱有殺滅作用，故此例僅服數服，久疾得癒。

73. 慢性結腸炎案（三）

胡 X X，男，31 歲，1997 年 12 月 9 日

患慢性痢疾三月餘，至今不癒且有逐日加重之勢。其間用治痢之藥效乏。今便白凍，有裏急後重感，小腹常擰痛，云因飲冷茶引起。今診脈弦，舌苔白稍膩，質不甚紅，此乃寒濕搏結，下焦不暢，姑以祛寒濕、理氣機、和腸絡之法治之。

【處方】檳榔 10 克，陳皮 10 克，白朮 10 克，木香 5 克，青皮 7 克，枳殼 10 克，當歸 10 克，黃芩 10 克，乾薑 3 克，川朴 8 克，2 付水煎服。

12 月 11 日，藥後其症有好轉，云便時排氣多，便灰物，脈弦減，舌轉紅，此邪氣外瀉，寒濕有化熱之象，今外以祛寒止痢泄腸之劑。

【處方】白朮 10 克，乾薑 2 克，陳皮 10 克，防風 7

克，白芍 10 克，木香 8 克，黃柏 10 克，黃芩 10 克，白頭翁 10 克，煨訶子 10 克，2 付水煎服。

【效果】藥後其症十去其七，又服上方 2 付後其症遂癒。

【按】便白凍，飲冷茶引起，脈弦俱為有寒象，有裏急後重是腑氣不暢，故初診用溫中清理疏氣之劑，2 付即中得，二診脈弦減，舌轉紅，其病已減輕，又有化熱之象，故重調整以白頭翁湯與痛瀉要方增損服之，其病更有進步而癒。

74. 結腸炎合併貧血案

蔡 X X，女，24 歲，1994 年 5 月 18 日

懷妊八月，早產，胎兒已死，至今二月，覺臍上痛，大便挾膿，日數次。望診面色黃白少華。疲乏無力，時時欲嘔，化驗血色素 8 克，診脈左脈弱，右脈弦緊，舌淡苔薄白。產死胎、面色之觀、化驗俱可診為血虛損。左脈弱右脈弦為肝氣不足，枯木犯中。臍上痛、便帶膿為腸中有腐潰也，嘔吐為濁氣上逆。綜觀諸症為氣血虛損，濕熱內蘊，中土不足，肝木剋犯。

【治療】益氣血，清濕熱，和肝脾。

【處方】阿膠 10 克（另搗沖服），黃耆 10 克，白頭翁 10 克，川黃連 8 克，黃芩 10 克，柴胡 10 克，半夏 10 克，當歸 10 克，赤芍 10 克，枳實 7 克，甘草 8 克。

6 月 10 日，上方服 2 付後腹痛減輕，面色已有轉機，舌中後苔少薄黃，脈如前。以舌論之為邪熱盛也，法應以蕩邪為主，佐以扶正之品。

【處方】白頭翁 12 克，川黃連 7 克，黃柏 10 克，當歸 10 克，甘草 10 克，紅參 5 克，車前子 10 克，茯苓 10 克，柴胡 6 克，葛根 6 克，阿膠 10 克，銀花 15 克，川軍 10 克，連翹 10 克，3 付水煎服。

藥後腹痛又有減輕，便膿亦消，舌黃消，精神轉佳，脈弦，今再以蕩邪扶正之劑：

銀花 10 克，連翹 10 克，白頭翁 12 克，白芍 10 克，山藥 10 克，枳殼 10 克，當歸 10 克，柴胡 10 克，甘草 5 克，山藥 10 克，阿膠 10 克，黃耆 10 克，5 付水煎服。藥後病遂痊癒。

【按】本案正虛、邪實，猶在產後，其氣血大虧，血色素亦低，治法當以標本同治，扶正祛邪並用，效果顯著。

75. 痢疾服鴉片引起怪症案

畢 X X，男，60 歲，1995 年 9 月 13 日

前一月餘患大便膿血，經輸液服中藥病好轉，但病未根治，今又復發，仍便膿血，查臍腹部痛，脈弦緊數些，舌淡，苔少白，此寒濕熱互結，以白頭翁湯增損消息之。

【處方】黃連 10 克，黃柏 10 克，白頭翁 12 克，銀花 10 克，馬齒莧 10 克，連翹 10 克，地榆 10 克，炮薑 5 克，2 付水煎服。

9 月 17 日，服上藥後病情有好轉，但病人癒疾心切，自服鴉片少許以望止瀉，豈不知欲速不達，變症遂起。其人平時有小便難之疾，服後竟引起小便癃閉，睾

丸、陰莖內縮一日，第二日脹大平時三倍，便膿血仍未止，病家恐慌。診脈右脈浮弦，左尺弱些，舌無特殊。先以導尿止燃眉之疾，繼以春澤湯加清熱止痢、壯腎復精之劑治陰疾。姑處以下方消息之：

白朮 8 克，澤瀉 10 克，豬苓 10 克，茯苓 12 克，紅參 10 克，肉桂 3 克，川軍 10 克，黃連 5 克，黃柏 10 克，山萸肉 10 克，巴戟天 10 克，肉蓯蓉 10 克，2 付水煎服。

9 月 20 日，藥後除去導尿管可自行小便，陰疾恢復如平時，便燥屎數枚。今診脈浮弦，舌淡苔白膩些，仍書上方，加芒硝 7 克，另沖服，又服上方 2 付後病遂痊癒。隨訪一年病未發生。

【按】大便膿血服白頭翁湯加味好轉，自服鴉片少許，想癒其疾，睾丸陰莖先內縮一日，後又比平時增大數倍，又有小便閉。在臨床未有所聞，只好憑脈論症治之，以春澤湯轉化水液，川軍、黃連、黃柏清利濕熱以治痢，左尺弱加巴戟、肉蓯蓉。服上方 2 付後其疾癒。本案敘出，以俟同道臨床研究尋味。

76. 泄瀉案

張 X X，男，30 歲，1985 年 11 月 5 日

瀉泄半月，瀉物如西瓜湯，日瀉十餘次，且小腹擰痛。診脈弦數，舌質深紅，苔少白燥。此濕熱腐腸，血分有熱之故。法應清熱解毒，理腸通絡治之。

【處方】銀花 15 克，連翹 12 克，白芍 10 克，甘草 5 克，白頭翁 12 克，當歸 10 克，川黃連 10 克，枳殼 10

克，丹皮 10 克，2 付水煎服。

【效果】藥後其症即癒。

【方解】銀花、連翹清熱解毒。白芍、甘草緩肝止痛。白頭翁治熱毒下利，川黃連厚腸胃止下痢。當歸、丹皮行血涼血。枳殼行氣，氣行則血行，腸絡和暢，濁瀉於外。諸藥各盡其能，效如桴鼓。

77. 噯氣案

張 X X，女，34 歲，1993 年 2 月 19 日

常噯氣，且有心胃難受，消化不良。上腹兩側憋，自云因嗔怒引起，時已數年，多方治療不效。今診右脈弱，左脈小弦，舌淡白，質不甚紅。

以辨證論之：右脈弱為脾胃不足，左脈弦為肝鬱不暢，氣逆不降，故常噯氣。消化不良為中土虛弱，轉化不靈，虛氣鬱在中，故心胃難受。其症為：中土不足，肝氣上逆。

【治療】補中降逆，和中理肝。

【處方】紅參 10 克，白朮 10 克，蓮子 10 克，代赭石 12 克，旋覆花 10 克，半夏 10 克，砂仁 3 克，甘草 5 克，丁香 4 克，柿蒂 8 克，3 付水煎服。

3 月 1 日，藥後其症大減，今又有發生。脈右脈顯弱，仍書上方，加炙黃耆 10 克，3 付水煎服。

【效果】藥後其症遂癒。

【按】中土不足，消化不良，自述因怒氣引起噯氣且有上腹兩側憋，此為肝脾之侯，故以代赭旋覆湯合丁香柿蒂湯加入健脾之劑而獲癒。

78. 乾嘔案

李X，男，50歲，1992年12月14日

常乾嘔，時數年，診脈右脈弱，左脈弦大，舌光少苔。右脈弱為脾陰不足，左脈弦大為肝腎不足，沖氣上逆，故有乾嘔，舌象亦為陰弱木虧之舌。

【治療】滋肝腎，降逆氣，益胃陰。

【處方】沙參 10 克，麥冬 10 克，蓮子 10 克，石斛 10 克，竹茹 10 克，熟地 12 克，枸杞 10 克，肉蓯蓉 10 克，百合 10 克，甘草 10 克，3 付水煎服。

12 月 18 日，藥後有好轉，左脈弦大減，且有弱象，舌絳亦減，藥既見效，仍書上方，加山萸肉 10 克，3 付水煎服。

10 月 20 日，服上方 3 付後乾嘔基本消除，唯脈仍為病脈，左脈弦大，上方加龜板 12 克，3 付水煎服。

【效果】藥後又服上方 12 付，左脈大減小，舌苔生，乾嘔亦消除。

【按】舌光無苔是臟氣虛弱，胃之氣陰不足之象，此症難癒，因而病者服藥 24 付才癒。但過數年得知此人患癌症而病逝，足以引起同道思考。

79. 便後肛內灼疼案

梁XX，男，31歲，1993年6月2日

大便不成形，便次日 2—3 次，但便後肛內灼痛，時半年。診脈右脈弱，左脈弦數，舌質深紅，舌後少有黃苔。右脈弱，舌質紅為脾胃陰弱，便後灼痛，左脈弦數為

肝火蘊鬱下焦。

【治療】滋脾胃之氣陰，清下焦之鬱熱。

【處方】沙參 10 克，玉竹 10 克，太子參 10 克，蓮子 10 克，白扁豆 10 克，龍膽草 10 克，黃柏 10 克，夏枯草 10 克，枳實 8 克，川軍 8 克，甘草 5 克，當歸 8 克，3 付水煎服。

6 月 5 日，藥後有好轉，云昨日大便物裏有黑綠泡。肛內往外滲水。診脈右脈明顯弱小，左脈弦數減，舌後黃苔消，舌中舌前質紅少苔。析之便黑綠泡為熱毒外瀉佳象。右脈弦數減，邪毒已減輕，綠色又為肝色，肛內滲水為餘邪外瀉，舌象仍為脾胃陰虧。藥既見效，仍服上方 3 付，加苦參 10 克。

6 月 8 日，服上方後諸症好轉，自覺舒適，便後肛內痛消，亦不再滲水。脈舌基本如前，上方去川軍、夏枯草，又服 3 付，病遂痊癒。

【按】便後肛內灼痛，脈弦，為肝之侯，服藥後便黑綠泡，肛內往外滲水，脈弦減，綠色主肝，肝邪外瀉是佳象。方中龍膽草、夏枯草、黃柏、川軍俱為清熱解毒引肝邪外出之劑，藥味得力，故僅服 9 付藥即癒。

80. 肛門下墜感案

孫 X X，男，54 歲，1995 年 5 月

肛門有下墜感七日，大小便通利，診脈緩緊，舌暗紅，苔薄白，濕潤。脈緩為風，緊為寒，舌象為寒濕之象，風冷下搏，血絡鬱阻，氣血不暢，搏而成滯，故有下墜感。治療當以疏風冷、散寒滯，暢腸絡治之。

【處方】檳榔 10 克，枳殼 10 克，秦艽 10 克，防風 10 克，半夏 10 克，白朮 10 克，桂枝 10 克，吳萸肉 4 克，荊芥 5 克，陳皮 10 克，2 付水煎服。

【效果】藥後其症即癒，後未有發生。

【方解】秦艽、防風、桂枝、荊芥疏風散寒，暢調腸腑。檳榔、枳殼、陳皮利氣通滯。吳萸肉辛熱，溫通於下，且又入肝經，因肝主疏泄，風氣通於肝，故用之。白朮、半夏健脾溫中祛濕，脾氣一健，鬱滯可通。諸藥配伍得當，故一診而癒。

81. 便秘案（一）

石 X X，男，70 歲，1984 年 1 月 21 日

每 4～5 日大便一次，便如指頭大，發硬，自覺腹內涼，時已十二年。多方診治效乏。今診脈弦緊數，舌質淡紅，苔薄白潤。年老臟氣不足，營衛循環變慢，停久遂硬澀，故數日一次。

脈弦緊數，腹涼，為風冷在腸。古方有搜風順氣丸治風秘，姑以此方加減一投消息之。

【處方】川軍 7 克，麻仁 10 克，枳實 8 克，杏仁 10 克，附子 5 克，鬱李仁 10 克，柴胡 10 克，懷牛膝 10 克，防風 8 克，檳榔 0 克，瓜蔞仁 10 克，山萸肉 10 克，何首烏 10 克，3 付水煎服。

1 月 29 日，藥後其症好轉，藥既見效，又間斷服上方 15 付，其病遂癒。隨訪一年一直很好。

【按】古稀之年，便細如指頭粗，小腹內涼，風冷結氣盤結於內，肝腎已衰，故而方內加山萸肉、何首烏以補

養之，此防病以未然，倘若臟氣虛衰，風冷結氣日久，恐有腸癌之患。經曰：「正氣記憶體邪不可干」此之謂也。

82. 便秘案（二）

高XX，女，42歲，1995年3月17日

患者大多三日或更長時間大便一次，其便乾，腹無所苦，時已五年，每以潤腸片緩解。今診左關尺弱，右脈平，舌淡，苔薄白。

以脈論之是肝腎不足，腸失濡潤，升降失調。法應滋肝腎，潤腸燥，理氣機治之。

【處方】當歸 10 克，何首烏 12 克，肉蓯蓉 10 克，熟地 12 克，山萸肉 12 克，菟絲子 10 克，懷牛膝 12 克，枳殼 10 克，杏仁 12 克，火麻仁 10 克。

3 月 21 日，上方連服 4 付，大便轉為日一次，脈左脈弱減，舌如前。仍處上方 4 付，後又診一次，脈左尺弱些，又處 4 付。病遂痊癒。

【按】習慣性便秘時已五年，脈之左關尺明顯虛弱是肝腎不足之明症，故投以補腎為主之藥味僅 12 付而治癒。

83. 便秘嗜睡案

聶XX，男，60歲，1995年6月27日

經常十餘日大便一次，大便乾燥，腹內不甚難受，常有嗜睡感，並有輕度咳嗽咳痰。診脈：六脈浮弦弱，舌淡苔薄白燥。

以辨證論之：此乃年老氣血不足，津衰腸燥，腑運失調。經曰：「精不足者常欲眠。」《傷寒論》少陰篇曰：

「少陰之為病，脈微細，但欲寐也。」此症有關腎元。脈浮弦弱為氣血津液俱不足。

【治療】益精潤腸，理氣活血。

【處方】全瓜蔞 15 克，何首烏 15 克，當歸 10 克，肉蓯蓉 10 克，半夏 10 克，柏子仁 10 克，桃仁 10 克，杏仁 10 克，山藥 10 克，懷牛膝 10 克，枳殼 8 克。2 付水煎服。

2 月 10 日，藥後大便通利，仍嗜睡，脈浮弦減，左脈顯弱，舌苔白膩老，此少陰虛象出現，法應加入補少陰之劑，上方去柏子仁、桃仁，加熟地 12 克，枸杞 15 克，山萸肉 10 克，3 付水煎服。

2 月 17 日，藥後嗜睡減少，飲食仍欠佳，脈弦數些，舌苔白膩。此脾腎不足，濕濁轉化不靈，法應補脾益腎，調氣祛濁，潤腸通便。

【處方】雞內金 10 克，山楂 10 克，柏子仁 10 克，蓮子 10 克，肉蓯蓉 12 克，何首烏 12 克，枸杞 12 克，當歸 10 克，山藥 10 克，白朮 10 克，紅參 7 克，火麻仁 10 克，半夏 8 克，陳皮 10 克，竹茹 10 克，3 付水煎服。

【效果】藥後飲食增加，嗜睡減少，大便轉為每兩日一次，其後又服上方 6 付，其症俱有好轉，隨訪兩年，其病穩定。

【按】傷寒論曰：「少陰之病脈微細，但欲寐」，內經又有經血不足常欲眠之論，其人年已花甲，是腎精不足之象，故以補肝腎精血之劑配以潤腸通便調理之味而好轉，由原來十日大便一次轉為二日大便一次，且二年來穩定實屬不易。

84. 老年便秘案

程XX之母，63歲，1985年2月13日

數月來常便秘，近十餘日未大便，腹中難受 。先灌腸，大便通下，隔兩日，腹脹有腸形，聽診少有腸鳴音，觸之腹不甚痛。診脈虛弦，舌質燥紅，此乃氣陰不足，腸枯失調，升降失常，法應益氣陰，潤腸燥，通腸結。

【處方】太子參 10 克，元參 10 克，川軍 8 克，川朴 10 克，枳實 10 克，當歸 10 克，生地 10 克，何首烏 10 克，2 付水煎服。

【效果】藥後大便通下，身體暢和，隨訪 2 年餘此疾未有發生。

【按】此例十餘日未大便，腹脹有腸形，已有梗阻之象，失治成為完全性梗阻，也是可能的，據脈憑症用增液湯，增損服藥 2 付即風消雲散，趨於康復。

85. 痔痛便血

楊XX，女，19歲，2005年12月15日

患有痔瘡曾作過痔瘡手術，近日又發作有結節且便血，大便乾燥，三日一行。診脈右脈弦數，左脈弱弦，舌深紅，苔白少，此肝胃火鬱而成，當以清火止血，散結治之。

【處方】川軍 7 克（後下），赤小豆 12 克，當歸 10 克，僵蠶 10 克，生地榆 12 克，槐米 10 克，生地 15 克，川黃連 3 克，仙鶴草 12 克，枳殼 8 克，芒硝 5 克（另沖服），蒲公英 15 克，黃柏 10 克，浙貝母 10 克，炒

荊芥 5 克，生首烏 10 克，馬芷莧 15 克，防風 8 克，側柏葉 10 克，6 付水煎服。

12 月 25 日，藥後大有好轉，再未出血，痛亦大減，仍有小結節。診脈左脈弦數，右脈小數，上方去硝、黃，加穿山甲 8 克，千層塔 10 克，槐角 10 克，甘草 10 克，6 付水煎服。

【效果】藥後遂癒。

【按】方中以槐花散與赤小豆當歸散加入清熱散結、止血、扶正之味而成。二診時恐硝黃傷正過多，故去之，加入甲珠以通結癒瘡。千層塔治痔出血效良，槐角治痔亦佳，甘草調和諸藥，不傷正。

86. 急性闌尾炎案

趙 X X，男，18 歲，1993 年 6 月 24 日

右側少腹腫痛，腹肌緊張，查為急性闌尾炎，時六日。不願做手術，要求服中藥治療。診脈右脈弱，左脈弦緊，舌質深紅有紅點，苔白膩。查右少腹稍隆起，且疼，與《金匱要略》描述的腸癰基本一致。析之：右脈弱為脾胃不足，左脈弦緊為癰毒蘊結下焦，肝經受累也。舌象為邪熱迫內，濕熱蘊結下焦。辨證為：中土不足，濕熱蘊結，絡脈鬱阻，結為腸癰。

【治療】補中土，清濕熱，散腸癰。

【處方】附子 5 克，薏苡仁 15 克，敗醬草 15 克，蒲公英 12 克，連翹 10 克，紅藤 12 克，虎杖 10 克，川軍 8 克，白朮 10 克，黃耆 10 克，銀花 12 克，甘草 8 克，3 付水煎服。

6 月 28 日，藥後其腫疼大減，飲食好轉，脈左脈仍弦緊，右脈弱減，舌郁紅苔白膩，藥既見效，仍處上方 5 付。

【效果】藥後其症消失，又服上方 5 付病遂痊癒，幾年來一直未有發生。

【按】此例虛實兼有之。《金匱要略》治療腸癰，有薏苡附子敗醬散，用附子興陽，薏苡瀉膿除濕，敗醬破瘀排膿，病人右脈弦，肝經受累，用紅藤、虎杖，又加清熱解毒散結之公英、連翹、川軍、敗醬草顯效，緊接又服上方 10 付而癒。此例病人未用抗菌藥治療，一直用中藥治療而癒。

87. 闌尾炎案（一）

崔 X X，女，13 歲，1996 年 11 月 15 日

患闌尾炎六日，應用保守療法，輸液六日，病不見癒。查小腹右側板硬，壓之有反跳疼，右胯有一小塊疼，詢之大便先硬後稀。診脈弱，舌質暗紅，苔淡白，此為腸癰，已有化膿。以辨證析之為中氣已虛，寒溫蘊結下焦，毒氣不得疏泄，結為腸癰。

【治療】補中土，散腸癰，清熱毒。

【處方】野台參 10 克，白朮 10 克，赤芍 10 克，川軍 5 克，丹皮 10 克，冬瓜子 12 克，桃仁 5 克，敗醬草 10 克，紅藤 10 克，紫花地丁 12 克，銀花 12 克，連翹 10 克，附子 4 克，黃耆 12 克，3 付水煎服。

【效果】藥後腹硬消，其疼痛亦除，又輸液數日其病遂癒。

【按】此病人闌尾部板硬，有反跳痛，闌尾已化膿，波及腹膜，脈舌有脾虛之象，又有寒熱毒邪下蘊之徵，故而補虛逐邪合用，以大黃牡丹皮湯與薏苡附子敗醬散增損而成，只服 3 付，其痛大減，又加輸抗菌素而癒。

88. 闌尾炎案（二）

郭 X X，男，44 歲，1985 年 9 月 14 日

闌尾部腫疼，時已一週，觸之有腫塊，不願動手術，自願保守治療。輸液用抗菌素藥少效。今診脈弦緊，舌淡，苔白膩，自云有畏寒感。此為腸癰。以辨證分析為陽氣已虛，濕熱蘊結下焦。

【治療】溫陽補氣，排膿散腫，清利濕熱治之。

【處方】薏苡附子敗醬散加味：薏苡仁 15 克，敗醬草 12 克，附子 5 克，生耆 15 克，桂枝 8 克，茯苓 10 克，滑石粉 10 克，連翹 10 克，銀花 15 克，2 付水煎服。

9 月 16 日，藥後精神較前好轉，畏寒減，仍處上方 2 付。

9 月 18 日，藥後畏寒消，闌尾部腫消，惟覺頭昏，四肢無力，診脈弦緊，舌苔黃白膩。據辨證分析：內仍有熱毒蘊滯，外兼表邪，故頭昏脈緊。法應內外兼治。

【處方】黃芩 10 克，連翹 10 克，羌活 5 克，陳皮 10 克，半夏 10 克，連翹 10 克，銀花 15 克，防風 5 克，桂枝 8 克，茯苓 10 克，生耆 15 克，2 付水煎服。

9 月 20 日，藥後諸症好轉，腹不痛，頭昏消，精神轉佳，脈轉為緩弦，舌淡苔白膩。今處以：益脾氣化濕濁和氣血之劑。

【處方】黃耆 10 克，白朮 10 克，半夏 10 克，當歸 10 克，赤芍 10 克，紅參 8 克，陳皮 10 克，丹皮 10 克，薏苡仁 15 克，3 付水煎服。

【效果】藥後其症遂癒，數年來一直未有發生。

【按】此例有畏寒，是風寒鬱表之象，又有濕熱蘊毒下焦之證，寒熱虛實相兼投藥，故服 2 付即減輕，終以健脾調和之劑，而治癒前後共服藥 9 付。在服中藥期間，兼輸液治療。

89. 闌尾炎案（三）

傅ＸＸ，女，48 歲，1987 年 3 月 13 日

十年前行輸卵管結紮手術，從小腹取出如指頭大小瘤一掬，去年小腹又痛，未作治療。今闌尾部痛，且上腹部時痛，壓之減輕，在縣醫院外科檢查為慢性闌尾炎，不願動手術，要求保守治療。今診脈虛弱，舌嫩紅少苔。脈虛弱，上腹部壓痛則減為陽虛氣弱，闌尾部壓痛為濕熱蘊結下焦，絡脈鬱阻。治此當以健脾益氣，清熱消滯。

【處方】薏苡仁 10 克，黃耆 12 克，黨參 12 克，赤芍 10 克，附子 5 克，敗醬草 12 克，甘草 8 克，丹皮 10 克，桃仁 10 克，白朮 10 克，連翹 10 克，3 付水煎服。

3 月 15 日，藥後覺腹中鳴，上腹空、痛減輕，右脈弱，舌淡白，邊有齒印。仍處上方 2 付，以候正。

3 月 17 日，藥後闌尾部痛消，惟覺身軟，咳嗽，右脈虛弱，左脈弦緊，舌邊仍有齒印。此肺脾氣弱，又受風邪襲肺。

【處方】防風 10 克，白朮 10 克，杏仁 10 克，山藥

10 克，茯苓 10 克，黃耆 12 克，桔梗 10 克，陳皮 5 克，甘草 7 克。

【效果】服上方 2 付後身弱消，咳亦除，餘症平復。後隨訪，病情穩定未有發生。

【按】此又是陽虛脾弱之例，以薏苡附子敗醬散祛濕振陽，散瘀解毒，加補脾益氣之黨參、黃耆、白朮。行瘀活血之赤芍、丹皮、桃仁，治瘡家聖藥之連翹，及調和諸藥之國老甘草，服 4 付其病即去，繼而出現感冒咳嗽之症，治以疏風止咳理脾之劑而癒。

90. 闌尾炎案（四）

王 X X，女，32 歲，1986 年 5 月 7 日

右少腹闌尾部壓痛，已四日，自云始發覺上腹疼，後遂轉移至少腹部。今診脈弦滑數，舌赤中有紅道。此邪熱蘊結下焦，鬱阻肝經分野，治法當以：清熱解毒，涼血消癰。

【處方】川軍 10 克，丹皮 10 克，薏苡仁 12 克，銀花 15 克，連翹 15 克，桃仁 10 克，敗醬草 10 克，赤芍 12 克，甘草 7 克，3 付煎服。

5 月 10 日，藥後病已大好，診脈右脈弦數，左脈小弦，舌前赤，此邪熱仍蘊留，陰分已傷，仍服上方 3 付，加白芍 12 克，生地 12 克。

【效果】藥後病遂癒。

【按】此方為金匱大黃牡丹皮湯加減而成，其中川軍通腑導熱毒之結。丹皮、桃仁涼血兼通瘀。薏苡仁清利濕熱。連翹、銀花、敗醬草清熱解毒瀉癰腫。赤芍逐瘀舒肝

絡。甘草解毒瀉熱，調和諸藥。諸法諸藥共溶於一爐，各盡其職，故數服而癒。

91. 腸癰案

王XX，男，40歲，1995年4月46日

上腹右側痛一日，不欲動，自覺病重，遂求服中藥治療。診脈：右脈緩緊，左脈弱些，舌質淡，苔薄白。脈緩為風，緊為寒。左脈小弱似有肝不足之意，舌淡白為內寒有濕。綜觀辨證為肝氣不足，風寒內侵，寒濕內鬱，腑氣不暢。治法以疏風氣，祛寒鬱，益肝氣治之。

【處方】良薑 10 克，香附 10 克，枳殼 10 克，草蔻 10 克，防風 10 克，神麴 10 克，山楂 10 克，枸杞 10 克，黃耆 10 克，附子 5 克，2 付水煎服。

4 月 17 日，藥後腹痛轉至右少腹，闌尾部壓之痛，內有腫塊。體溫 38.5 度，脈緩緊，舌深紅，苔白膩，此寒濕已化熱矣，以痛之部位推，為腸癰也，法應以大黃牡丹皮湯與薏苡附子敗醬散加蒲公英，寒熱並調。

【處方】敗醬草 20 克，薏苡仁 12 克，蒲公英 15 克，川軍 10 克，芒硝 10 克（沖服），丹皮 10 克，冬瓜子 15 克，桃仁 10 克，2 付水煎服。

4 月 21 日，藥後腹痛大減，自覺精神轉佳，左脈仍弱，舌淡苔白膩，此肝氣不足，濕熱下蘊，繼處以薏苡附子敗醬散加味以調之。

【處方】黃耆 15 克，薏苡仁 10 克，附子 5 克，懷牛膝 12 克，蒲公英 10 克，白朮 7 克，紅藤 10 克，冬瓜子 12 克，蒼朮 7 克，敗醬草 12 克，枳殼 7 克。3 付水煎服。

藥後其病痊癒。隨訪年餘未有復發。

【按】左脈小弱，脾不足，脈緩為兼風邪入於腹內，右上腹痛，病在胃腑也，初診以調肝理中疏風之劑服 2 付後，邪已化熱，出現明顯闌尾炎症，以大黃牡丹皮湯，及薏苡附子敗醬散而收功。

【闌尾炎按】闌尾炎古稱腸癰，近代西醫傳入中國，始有此病名。從數例及臨床病例看，虛中挾實者多，虛多以腎陽、脾氣虛，實多以濕熱火毒蘊結下焦，波及肝經，治之多以薏苡附子敗醬散，合大黃牡丹皮湯加入補脾益氣、清熱解毒之劑，多能治癒。現代又有眾多強大抗菌素系列出現，中西結合，不用開刀者，比比皆是。

92. 上腹疼痛案（一）

劉 X X，女，32 歲，1994 年 8 月 7 日

上腹攻痛，左脅內亦痛，常太息，時年餘，其間多處求醫，花款數萬。西醫檢查無病，平時月經不正常，40 日來一次，且色灰暗。現已停經 80 日，化驗尿妊（+）。今診脈右脈弦緊，左脈稍弦，舌郁紅苔白老。辨證分析關乎肝胃。

【治療】疏肝理氣，解鬱降逆，清熱理胃。

【處方】白朮 10 克，黃芩 10 克，柴胡 10 克，鬱金 10 克，白芍 10 克，枳殼 8 克，川貝母 10 克，代赭石 12 克，佛手參 10 克，川楝子 10 克，海螵蛸 10 克，公英 10 克，白花舌蛇草 10 克，3 付水煎服。

8 月 10 日，藥後自覺舒適，諸症好轉，脈弦減，心胃仍憋。上方加百合 10 克，1 付水煎服。

8 月 11 日，藥後有好轉，腹憋亦減，云大便乾燥，脈右脈弦些，左脈關弱，上方加柏子仁 10 克，肉蓯蓉 10 克，1 付水煎服。

8 月 12 日，藥後大便燥減，心胃仍難受，但無先前之攻痛，在脅內仍痛。

【處方】砂仁 5 克，丹參 10 克，檀香 5 克，1 付水煎服。

服上藥後心胃難受減，脅痛亦減。以後又出現胃憋太息，腹中擰痛，上逆，分別以厚朴生薑半夏甘草人參湯加柴胡、香附、佛手參、雞內金，或加沙參、龜板、代赭石。又服 20 劑其病十去其七，後調養而癒，生下一女孩身體健康。

93. 上腹疼痛案（二）

石 XX，女，34 歲，1997 年 1 月 9 日

上腹疼痛十餘日，其疼於上腹如橫帶一條疼，且有食道嘈雜，頭痛腰疼，診脈右脈緩滑，左脈關尺弱，舌正常，以辨證析之為腎元不足，氣血鬱阻，腹中絡脈不暢。治療姑以標本同治，補腎元，理氣血，和肝胃。

【處方】枸杞 10 克，川斷 10 克，補骨脂 10 克，香附 10 克，川芎 5 克，梔子 10 克，連翹 10 克，柴胡 10 克，鬱金 10 克，枳殼 10 克，沙參 10 克，赤芍 10 克，莪朮 10 克，黃耆 10 克，甘草 7 克，陳皮 10 克，3 付水煎服。

【效果】藥後其症大減，又服 3 付後其諸症俱癒。此病時日不長，未有入絡，又藥病相投，2 診即癒。藥看似雜亂，但各據要害，不可低估。

【按】內經載：帶脈循行，起於季肋，回身一圈，其病腹滿腰溶溶若坐水中，後世醫家張仲景、王叔和、張潔古，王海藏、張子和、李時珍均有補充，綜合其病俱有。腰以下有水氣，背痛、腰痛牽引到少腹及季脅，腹中脹滿或疼痛，疝氣赤白帶下等症狀。

此患者腹痛十餘日，其疼於上腹如橫帶一條痛，有氣逆嘈雜，頭痛腰痛。橫帶一條痛與帶脈循行一致，是否帶脈之病？尚須與同道商討。

八脈皆隸屬於腎，此患者有腎虛之侯，故方中加補腎之劑。與理氣血和肝胃之藥溶於一起，各盡其職，服藥3付即癒。

94. 上腹疼痛案（三）

劉XX，男，23歲，1985年5月21日

上腹痛八年，自覺胃酸，每到空腹時痛加重，觸壓疼痛不減，具有兩肋脹滿，噯氣頻發，噯氣覺舒。診右脈弦緊。左脈小弦，舌瘦質深紅少苔。以辨證觀之：此乃胃陰不足，肝氣不舒，鬱火犯胃。

【治療】益胃陰，平肝木，清鬱火，和肝脾。

【處方】玉竹10克，百合10克，烏藥7克，梔子10克，柴胡8克，白芍12克，當歸10克，丹參10克，鬱金10克，浙貝母10克，海螵蛸10克，元胡7克，連翹10克，枳殼7克，3付水煎服。

5月27日，藥後胃酸大減，精神轉佳，腹仍痛，脈弦減，舌仍深紅，舌前少苔，藥既見效，仍處上方3付。

【效果】藥後諸症大減，脈亦轉緩和，舌前舌中赤，少苔。此胃陰仍弱，又服上方 6 付後其症即癒。並囑忌酒、辛辣及油膩之物百日。

【按】此患者地處山區，條件不備，未能作明確診斷，只好按中醫古法論治，方中以百合湯治鬱氣，再配以柴胡、白芍、枳殼、鬱金力專效顯。以烏貝散制酸止痛，配以元胡，其止痛之效更好。方中加用玉竹、助脾胃之陰，連翹、梔子清其鬱火，當歸活血養肝。諸藥合用，首診則見卓效，繼而又服 6 付其疾已癒。

95. 脅痛腹脹案

張 X X，男，35 歲，1995 年 4 月 3 日

腹中脹痛噯氣，自覺腹中不暢通，臍周脹甚，時引脅脹，自訴因心情不暢引起，時 20 日，數次更醫治療效乏。診脈：右脈澀小數，左脈澀弱，舌深紅苔少。

【病機】腹脹引脅為肝氣不舒，臍周痛甚為腑氣不暢，右脈澀小為內有鬱積，左脈澀弱為肝腎不足，兼有經絡不暢，舌深紅少苔為鬱久化熱傷陰。

【治療】舒肝解鬱，化滯通腑，養肝和肝。

【處方】柴胡 10 克，赤芍 10 克，香附 10 克，莪朮 10 克，川黃連 5 克，枸杞 10 克，枳實 10 克，連翹 10 克，浙貝母 10 克，川軍 10 克，甘草 5 克，麥芽 10 克，雞內金 10 克，2 付水煎服。

4 月 9 日，藥後諸症俱有好轉，但胃口仍難受，噯氣，左少腹不適。診脈右脈弱，舌淡笞薄白。據症查脈，病被觸動，但中土見弱，肝氣不和，腑氣不暢。

【處方】黃耆 12 克，焦山楂 10 克，連翹 8 克，雞內金 10 克，枸杞 10 克，山萸肉 10 克，枳實 8 克，浙貝母 8 克，蒲公英 10 克，麥芽 10 克，白花蛇舌草 10 克，沉香 10 克，黨參 10 克，白朮 10 克，茯苓 10 克，川朴 10 克，熟地 10 克。

4 月 13 日，服上方 2 付後胃口難受減輕，左少腹少有不適，噯氣俱已大減。藥既有效，仍書上方 2 付，減沉香量為 5 克，此診後病遂痊癒。

【按】此病例寒熱虛實雜合，純補則壅甚，純通則正不受，補養疏理寒熱並用。幾日後病遂平復而免生內變。

96. 腹痛案

李 X X，男，27 歲，1997 年 7 月 28 日

患者平時為陰不斂陽之軀，每隔月餘或 20 幾日即高燒，輸液服藥無數，病終不去根。半年前為此疾連服中藥 40 餘劑，此疾得控。

前 20 餘日上腹不適，又突發上腹大痛，引全腹大痛，在地區醫院查為胃有小穿孔，未動手術給以保守療法，病好轉已出院。但近日腹左側仍痛，診脈左右弦數大，舌深紅苔少，以辨證論之為陰弱陽浮，木盛凌土。

【治療】滋陰潛陽，扶中緩肝。

【處方】生地 12 克，沙參 12 克，麥冬 10 克，枸杞 10 克，當歸 10 克，川楝子 10 克，白芨 12 克，川貝母 10 克，白芍 12 克，甘草 5 克，海螵蛸 10 克，石斛 10 克，3 付水煎服。

8 月 12 日，藥後其症有好轉，但沒有連續服藥治

療。昨日上腹又痛，波及下腹痛。云昨日下午體溫 38.5 度，今查 37 度。右下腹觸有條索狀，壓之痛，闌尾部壓痛不明顯，診脈左脈弦大，右脈亦弦，舌淡紅苔薄白。此毒熱又有萌發，木邪亢旺，法應清熱解毒，搜解肝絡。

【處方】銀花 15 克，連翹 10 克，浙貝母 10 克，鱉甲 12 克，荔核 10 克，山楂 10 克，紅藤 10 克，桃仁 10 克，冬瓜子 10 克，川軍 6 克，紫花地丁 15 克，蒲公英 12 克，野菊花 10 克，1 付水煎服。

8 月 29 日，藥後其疾有控制，後到醫院輸液數日，腹疼好轉，但自覺腹內不適，小腹右側內癢，觸診上腹有梗。診脈左脈弦數，右脈亦弦，舌淡紅苔少，此肝陰不足，陽明厥陰不和。法應滋陰清熱，調和陽明，厥陰。

【處方】太子參 10 克，烏梅 5 克，川黃連 7 克，黃柏 9 克，當歸 10 克，沙參 10 克，白芍 12 克，甘草 5 克，丹皮 10 克，枳實 10 克，山藥 10 克，白朮 10 克，黃精 12 克，川楝子 9 克，桂枝 7 克，3 付水煎服。

9 月 1 日，藥後腹痛消，上腹之梗亦除，覺小腹稍有不適，脈仍弦數，舌淡紅，仍以兩和厥陰風木與陽明胃土。

【處方】龜板 10 克，白芍 12 克，甘草 5 克，黨參 10 克，黃芩 10 克，生地 12 克，地骨皮 10 克，丹皮 10 克，黃精 12 克，沙參 10 克，山楂 10 克，白朮 7 克，3 付水煎服。

【效果】藥後其症平妥，右少腹仍不適，脈弦減，又在此方基礎上稍有加減，服藥 20 餘劑始癒。隨訪半年，未有發生。

【按】中醫有大則病進，指脈大病邪不衰正在發展。此患者脈象弦大，故而纏綿難癒，病情反覆。每次診斷處方，俱有滋陰平肝、緩肝潛陽之味，最後病癒，則脈亦轉為緩和變小。可見大則病進確是經驗之談。

97. 上腹疼痛兼氣短案

王XX，男，27歲，1994年9月17日

上腹憋脹且壓疼，患者又云：食行疼加，且伴有氣短，時已月餘。診脈緩滑數，舌淡苔白潤。脈滑數上腹憋脹為胃有積滯，氣機不暢。脈緩氣短，土金不足，肺氣失宣。舌色亦為中虛痰濕內蘊之象。治則當以補脾益氣，疏理痰濕，調理氣機。

【處方】黨參 10 克，山藥 10 克，陳皮 10 克，川朴 7 克，雞內金 10 克，茯苓 10 克，香附 10 克，炙草 3 克，杏仁 10 克，神麴 10 克，柴胡 10 克，白芍 10 克，2 付水煎服。

9 月 20 日，藥後諸症有好轉，藥既見效，仍處上方加良薑 7 克，2 付水煎服。

9 月 20 日，藥後諸症有好轉，藥既見效，仍處上方加良薑 7 克，2 付水煎服。

9 月 22 日，藥後腹痛消，仍覺氣短，脈轉弦數，舌象如前，今處以宣肺降氣定喘，清化痰濕之劑。

【處方】紫菀 10 克，冬花 10 克，蘇子 10 克，杏仁 10 克，桑白皮 10 克，前胡 10 克，白果 10 克，半夏 10 克，白朮 10 克，炙麻黃 7 克，甘草 5 克，陳皮 10 克，砂仁 5 克，2 付水煎服。

【效果】藥後氣短亦除，腹亦未痛。

【按】此例患者脾肺同病，故有腹憋痛，氣短之症，用治脾之藥，腹痛憋好轉，氣短不癒，終用定喘湯增損以獲全功。

98. 腹疼便黑血案

李XX，男，24歲，1996年7月14日

平時胃口不適，近十餘日胃痛加重，昨日大便黑血數次。診左脈沉小，右脈弦大，舌質淡紅，苔黃白相兼欠潤，白多黃少。

便血右脈弦大為邪火擾損胃絡，舌象為濕熱中蘊，故辨證為：濕熱中蘊，胃絡已傷，邪入血分。

【治療】祛濕熱，和胃絡，清血熱。

【處方】黃芩 10 克，丹皮 10 克，枳殼 7 克，陳皮 8 克，滑石粉 10 克，白芍 12 克，甘草 5 克，海螵蛸 10 克，川朴 5 克，梔子 10 克（炒焦），2 付水煎服。

7 月 16 日，藥後未再出現便血，惟上腹仍痛，脈仍弦，舌淡白欠潤，處以補中土和肝胃之劑。

【處方】黨參 10 克，黃耆 10 克，山藥 10 克，白芍 10 克，甘草 5 克，良薑 3 克，海螵蛸 10 克，草蔻 5 克，2 付水煎服。

【效果】藥後腹痛幾消，脈舌如前，又服上方 2 付後其症遂癒。

【按】中焦濕熱，右脈弦大且便血，方中止血之藥無有，俱以五臟辨證用藥，而血止腹安，達到痊癒。

99. 左少腹痛兼心胸懋悶案

馮XX，女，39歲，1985年6月18日

左少腹痛，觸診發現有如筷粗硬索（靜脈炎），壓之痛，時已半月，且有心胸懋悶，午後發燒，又云平時腰酸困。在村裏治療，病終不癒。今診左尺脈弱，關寸滑數，右脈弦，舌胖苔白膩，舌質不甚紅。

析之：左尺脈弱又平時腰酸困為腎氣不足，左關寸滑數，左少腹硬索痛，又加舌象為肝經蘊熱，經脈不暢。右脈弦為木邪亢旺，有犯脾土，心胸懋悶，為濕熱內壅，胸陽受阻，氣機不暢。

【治療】以清濕熱，疏肝絡，調氣機消息之。

【處方】黃芩10克，薏苡仁10克，龍膽草10克，梔子10克，車前子10克（另包煎），木通10克，連翹10克，浙貝母10克，陳皮10克，柴胡7克，當歸7克，赤芍10克，甘草3克，3付水煎服。

6月22日，藥後心胸懋悶大減，左少腹之痛索亦變細，痛亦減輕，診脈左脈滑數，右脈弱，舌痰苔薄白，又云飲食欠佳。今更方以健脾溫陽，祛濕散結法。

【處方】白朮10克，黃耆10克，薏苡仁10克，黨參10克，茯苓10克，陳皮10克，附子3克，黃芩8克，連翹10克，薑黃5克，砂仁3克，甘草3克，3付水煎服。

6月26日，藥後諸症消失，又云乳內牽引不適，診脈弦數，舌淡苔白膩，上方去連翹，加柴胡8克，白芍10克，青皮7克，3付水煎服。

【效果】藥後諸症遂癒。

【按】此病人病情較重，診治時，已臥床，不能活動，住進衛生院治療，除用抗菌素外加用中草藥，故而效卓。首診以清利肝經濕熱，暢和經脈之劑而獲良效，服 3 付藥後脾虛陽弱之象出現，以四君子湯加黃耆、附子，加強益氣溫陽之功，又有濕熱鬱阻之邪存在，加入相應之藥，又服 6 付而癒。

100. 多年腹痛噯氣案

李 X X之母，70 歲，1995 年 12 月 22 日

舊有上腹痛之疾常噯氣，經常反覆發作，發作時疼痛異常，臥床不起，近日又有發作。診脈弦，舌淡紅，舌中苔白燥，脈弦為肝木用事，年已 70，脾土已衰，噯氣為肝脾不和，氣機不暢，舌中苔白燥為津不上承，故治此當以：補中土，平肝木，理氣機。

【處方】乾薑 3 克，茯苓 10 克，甘草 5 克，柴胡 10 克，白芍 10 克，枳殼 10 克，砂仁 3 克，黃耆 10 克，黨參 10 克，海螵蛸 10 克，2 付水煎服。

12 月 24 日，藥後其症有好轉，但腹中仍痛，藥既見效，仍處上方加草蔻 7 克，2 付水煎服。

【效果】藥後其病大好，又服 2 付後其病遂癒，近年來一直很好，不似以前之反覆發作。

【按】此例病人較重，已臥床，方中用補脾理氣制肝之劑而獲效，但仍有上腹痛，加用草蔻而獲安。臨床遇有寒性、虛性上腹痛，加用草蔻俱能起效，也是多年來之小得。

101.腹中抽疼案

姚 X X，女，57 歲，1987 年 7 月 31 日

腹中抽痛五日，極痛苦，不欲飲食。但二便正常。問因何得之，曰：近日心情不快，遂得之，今診脈緩弦，舌淡苔白膩。脈緩為風邪，弦為肝鬱不暢，舌淡苔白膩，為寒濕內鬱，中陽受阻，故此辨證為：肝鬱氣滯痰濕內鬱，復受風邪，故腹抽痛。

【治療】疏風邪，暢肝鬱，祛痰濕，調肝脾。

【處方】柴胡 10 克，赤芍 10 克，甘草 5 克，砂仁 5 克，香附 10 克，桂枝 10 克，半夏 10 克，川朴 10 克，枳殼 10 克，烏藥 8 克，川楝子 10 克，川黃連 3 克，旋覆花 8 克，2 付水煎服。

【效果】藥後病遂痊癒。

【方解】柴、芍、甘、楝舒肝緩急。香附、烏藥、枳殼舒肝理氣。砂仁、半夏、川朴、川黃連降逆氣，調理肝脾。桂枝祛除外風兼有降逆作用。旋覆花降逆氣，入絡搜邪，故僅服 2 付遂癒。

102. 腹痛氣逆案（一）

劉 X X，男，22 歲，1987 年 7 月 12 日

胃口不適，壓之痛，自覺有氣從下腹上頂至胃，疼甚，且覺胃涼，飲熱水亦覺胃涼，云平時常飲涼水，時已半月。今診脈沉滑濡，舌質深紅，苔黃白相兼。常飲冷水，脈沉滑濡為胃陽受損，胃陽受損，氣機失調故上逆。舌深紅苔黃為內有化熱之勢。此寒熱挾雜，中焦氣機失

調。

【治療】扶中陽，化水濕，清熱邪，調中土。

【處方】附子 10 克（先煎半小時），黃芩 8 克，川黃連 5 克，半夏 10 克，乾薑 3 克，甘草 5 克，紅參 8 克，2 付水煎服。

7 月 17 日，藥後腹痛消，惟胃口受涼上逆，脈濡滑，舌淡胖，此陽氣仍不疏布，逆氣不歸。法應上方加桂枝 10 克，茯苓 12 克，以降逆滲濕，陽氣得復，氣即歸元。

【效果】服上方 3 付後病遂痊癒。

【方解】附子壯元陽，參草益中土，薑夏溫中祛痰濕，黃連苦寒清熱邪，此方寒熱並投，仿仲景附子瀉心湯之意，故效卓。

103. 腹痛氣逆案（二）

韓 X X ，女，57 歲，1985 年 6 月 6 日

腹中大痛，痛則哭叫，牽引背亦痛，腹左側氣上逆，陣發性大痛。嘔吐清水，喜按壓，時已二日，云以往有此疾，診脈弦中帶濡，舌質嫩紅，苔淡白。腹左側上逆，為肝病也，脈弦中帶濡為中土不足，濕氣內鬱，木邪犯中。痛則喜按為有虛象。以辨證論之：此乃中土不足，氣機失調，逆氣上行。治法當以：補中土，平肝木，降逆氣治之。

【處方】黨參 10 克，白朮 10 克，半夏 10 克，乾薑 3 克，枳殼 10 克，香附 8 克，代赭石 15 克（搗細），旋覆花 10 克（包煎），吳萸肉 3 克，柴胡 10 克，陳皮 10

克，川楝子 10 克，2 付水煎服。

6 月 28 日，服上方後痛勢少緩，但仍痛，且仍上逆。今診脈沉小緊，舌嫩紅少苔。此中土已虛，腑氣不通，寒氣上逆。法應：益中土，祛寒邪，通腑氣，平肝木。處以金匱大黃附子湯加味，溫下以觀動靜。

【**處方**】附子 4 克，川軍 10 克，乾薑 2 克，紅參 10 克，香附 8 克，炒山楂 10 克，炒萊服子 10 克，神麴 10 克，桂枝 10 克，細辛 3 克，1 付水煎服。

【**效果**】藥後其痛大減，諸症好轉，又服 1 付其疾始平。

【**方解**】附子、乾薑壯陽溫中祛寒。川軍通徹腑氣，紅參補脾益氣，助軍之力。楂、麴、萊菔，消腸中滯結，協助通下。桂枝平肝木，香附理肝氣，細辛祛寒邪，通經絡。故二診病即痊癒。

104. 氣上逆案

王 X X，女，23 歲，1984 年 12 月 4 日

腹中氣逆五月，氣上攻則頭昏眼花，且飲食欠佳，四肢倦怠。診脈右脈散弱，左脈小數，舌胖質暗，苔淡白少。析之右脈散弱為脾腎陽弱，氣時上逆為中土不足，寒氣逆沖，痰濕上犯清竅不利。故有頭昏眼花。舌胖質暗為內有水濕，瘀滯之象。故此辨證為：脾腎陽弱，寒飲逆上，清竅不暢，氣機不調。

【**治療**】滋脾腎，祛寒飲，調氣機。

【**處方**】黃耆 10 克，半夏 10 克，黨參 10 克，天麻 10 克，陳皮 10 克，茯苓 12 克，澤瀉 10 克，巴戟天 10

克，附子 10 克，當歸 10 克，黃芩 10 克，川芎 5 克，桃仁 5 克，3 付水煎服。

【效果】藥後其症遂癒。

【方解】黃耆、黨參，補脾益氣，半夏、陳皮、茯苓、澤瀉祛痰飲，降陰邪。附子、巴戟天壯元陽祛寒邪，天麻為祛痰濕治頭昏之要藥。當歸、川芎、桃仁和氣血，理氣機，使氣血歸順，不再妄行。氣血逆亂。鬱則生火，以黃芩清之。故此症僅服三劑收功。

105. 腹中氣逆案

楊 X X，男，39 歲，1992 年 12 月 27 日

腹中滾動，氣上逆行，已數月，治療多時，毫無效果，故來診治。又云前胸正中發冷。今診右脈弱，左脈小弦滑，舌深紅，苔薄白。綜觀辨證：前胸發涼為氣血不暢，陽氣受阻。腹中滾動氣上逆為腎氣不足，脈氣逆亂。

【治療】益腎元，降濁陰，補中土，降逆氣。

【處方】川椒 8 克，附子 8 克，肉桂 7 克，黃耆 15 克，香附 10 克，良薑 10 克，川朴 12 克，紅參 7 克，巴戟天 10 克，代赭石 15 克，旋覆花 10 克，半夏 12 克，2 付水煎服。

12 月 29 日，藥後腹中滾動氣逆減，胸中仍涼，脈舌如前，上方加薤白 10 克，以通胸陽，2 付水煎服。

【效果】藥後其症遂癒，隨訪二年其症未發。

【按】腹中滾動，氣上逆又見胸正中發冷，據脈憑症，準確辨治，並不難，胸中涼，加用薤白取法於經方瓜蔞薤白白酒湯之意。

106. 腹中攻沖疼痛案

程ＸＸ，男，48 歲，1987 年 3 月 20 日

平時無甚疾病，前五日患腹痛，後遂引起臍腹左側有氣上逆，攻沖作痛，痛甚心煩。今診脈緩弱，舌淡紅，苔薄白，氣上逆攻沖為胃氣不降，沖氣逆上。脈緩弱為中土不足，風氣內作，舌象亦為虛寒之象。故此辨證為：中土不足，風氣內犯，沖氣上逆。

【治療】益中土，疏風寒，降逆氣，和肝胃。

【處方】附子 8 克，川朴 10 克，烏藥 8 克，防風 7 克，細辛 3 克，川楝子 10 克，青皮 7 克，紅參 10 克，旋覆花 10 克，代赭石 15 克，2 付水煎服。

【效果】服上藥後一劑見效，二劑即癒。後此病一直未有發生。

【方解】方中附子、細辛祛寒邪壯陽氣，防風祛風邪。烏藥、青皮、川楝子調理肝氣，川厚朴溫中理氣。赭石、旋覆花降逆使氣歸原，紅參益中氣。諸藥合用，中土得安，沖氣歸復。

107. 腹痛案（一）

李ＸＸ，男，29 歲，1987 年 6 月 16 日

去年冬日臍腹痛，今延及心胃憋痛，常如錐刺擰痛，引背亦不適，右脅亦憋脹，太息為快，飲食亦衰。觸診臍腹左側似有燥屎塊。詢之大便常乾結。診脈弦，舌鬱紅，苔黃白。舌苔黃，腹中有燥屎塊為腸中有阻滯。脈弦太息，腹憋痛為肝鬱氣機鬱阻。

【治療】當以疏理陽明厥陰。

【處方】柴胡 10 克，枳實 10 克，川軍 10 克（後下），黃芩 10 克，赤芍 10 克，梔子 10 克，鬱金 10 克，芒硝 10 克（沖服），丹參 10 克，當歸 10 克，桃仁 10 克，2 付水煎服。

【效果】藥後便燥屎數枚，諸症消失，病遂痊癒。

【方解】柴胡、赤芍、鬱金、梔子疏肝清熱，枳實、川軍、芒硝、黃芩通腑瀉熱。丹參、桃仁、當歸潤腸和血，諸藥各盡其職而獲安。

108. 腹痛案（二）

耿 X X，女，64 歲，1986 年 4 月 5 日

上腹痛五日，動則痛甚，觸診右上腹腫硬，非肝之腫大，聽診腹中腸鳴音不顯，面色潮紅，體溫 39 度，脈弦數，舌質紅，苔白老，舌中有赤道。以其舌辨證觀之：熱毒內蘊，腑氣不暢。

【治療】清熱解毒，理氣通腑。

【處方】銀花 15 克，連翹 12 克，梔子 10 克，川軍 10 克，枳實 10 克，芒硝 10 克（沖服），公英 10 克，柴胡 10 克，丹皮 10 克，板藍根 12 克，甘草 10 克，赤芍 12 克，1 付水煎服。

4 月 6 日，藥後腹痛減輕，聽診，腹中始有腸鳴音，體溫降為 37.5 度，藥既見效，仍書上方 1 付。

4 月 7 日，藥後其症又有好轉，大便始通，左上腹偏左側觸有硬塊，壓之痛，診脈右脈弦緊，左關有弱象，舌質燥，舌中苔黃老，此濕熱蘊結堅固，已有木邪犯中之

象，法應清濕熱，化滯結，瀉肝木，稍扶中。

【處方】枳實 10 克，連翹 10 克，柴胡 10 克，龍膽草 10 克，梔子 10 克，白芍 10 克，赤芍 10 克，元參 10 克，麥冬 10 克，川軍 10 克，枸杞 10 克，紅參 5 克，三棱 7 克，莪朮 8 克，1 付水煎服。

4 月 8 日，藥後有好轉，腫硬處減輕，但仍時痛，藥既見效，繼服上方 1 付以消息之。

4 月 9 日，藥後病情穩定，上腹右側仍腫硬，時疼，但精神可以，診脈六脈虛弱，舌質不甚紅，苔白膩，此邪氣仍盛，但正氣已衰，法應補虛祛邪同用。

【處方】當歸 10 克，赤芍 10 克，黃耆 12 克，黨參 10 克，砂仁 3 克，川朴 10 克，青皮 10 克，檳榔 10 克，黃芩 10 克，連翹 10 克，枳實 10 克，陳皮 10 克，白蔻仁 5 克，甘草 5 克，1 付水煎服。

藥後其症大減，又緊接服用 2 付後腹內塊消，精神增，但右脅內痛，診脈虛數，舌如前，此氣血已虧，邪火仍未全解。法應清鬱熱，掃餘邪，和氣血，調肝絡。

【處方】當歸 10 克，白芍 12 克，柴胡 10 克，黃芩 10 克，連翹 10 克，甘草 5 克，川貝母 8 克，陳皮 10 克，茯苓 10 克，白朮 10 克，丹皮 10 克。

【效果】上藥連服 3 付後諸症皆癒。脅痛亦除而出院。後隨訪數年其疾未有發生。

【按】上腹痞結髮硬，體溫升高，內有熱毒蘊結，脈弦數，顯為少陽陽明之過，初診以大柴胡湯與大承氣湯增損服 1 付減輕，體溫亦降，緊接服上方 1 付更有好轉，大便開始通利，足見辨證準確。但上腹左側仍有硬塊，是為癥瘕之象。方中用三棱、莪朮削積，紅參扶正，是至關之藥，故藥後腫硬減輕，終出現虛象以扶中理氣之劑而獲癒。

109. 腹痛案（三）

劉ＸＸ，女，23歲，1993年9月9日

臍上部痛，噯氣不通，自覺腹下凹不適，壓之舒適。且有頭痛，時已半年，多方治療終未見效，自云病有增無減。今作上消化道造影定為胃炎。診脈右脈澀弱，左脈弦數，舌質深紅，苔白膩。腹凹不適，右脈澀弱纖中土不足，氣血衰少不能充盈，故如此。臍上痛噯氣不暢，脈澀為內有鬱阻，氣機升降失調。土不足木必犯，脈弦數為肝木不暢鬱而化火，火濕相蘊蒸薰腹內焉能暢快。又有舌紅苔膩更可證之為：中土不足，記憶體積滯，肝木不暢，濕熱內蘊。

【治療】補中土，化積滯，疏肝鬱，清濕熱。

【處方】黃耆 10 克，紅參 10 克，白朮 10 克，山藥 10 克，枳實 8 克，川黃連 5 克，莪朮 8 克，陳皮 10 克，半夏 8 克，蓮子 10 克，虎杖 10 克，鬱金 10 克，雞內金 10 克，麥芽 10 克，丹參 10 克，5 付水煎服。

9 月 13 日，藥後噯氣通，餘症亦有好轉。但腹仍不適，頭仍小痛，脈弦數減。舌嫩紅。今處以：紅參 10 克，白朮 10 克，山藥 10 克，陳皮 8 克，蓮子 10 克，黃耆 10 克，丹參 10 克，公英 10 克，銀花 10 克，香附 8 克，鬱金 10 克，川芎 5 克，僵蠶 10 克，5 付水煎服。

10 月 2 日，藥後諸症若失，近日上腹又不適，脈右

脈弱些，少有噯氣，仍遵上方，去芎僵加浙貝母 10 克，海螵蛸 10 克，7 付水煎服。

【效果】藥後病遂痊癒。

【按】此案病人腹凹不適顯為中虛，臍上痛，噯氣不通是有鬱阻，故方中用紅參、白朮、黃耆、山藥、蓮子扶中土，用莪朮、虎杖、雞內金、枳實清除結滯。餘藥亦為佐使之劑，初診藥後痞結減，噯氣通，但仍有腹凹不適，是中虛之侯，故治以補中為主之劑 12 付而癒。

110. 腸梗阻案（一）

郭ＸＸ，男，32 歲，1984 年 6 月 5 日

數年前因被撞傷，脾破裂作脾切除術。近日因飲食勞倦引起腹部疼痛憋脹，不排氣不大便，聽診腸鳴音微少，外觀腹部隆脹，觸之胃脘部壓痛，腸形不太明顯。診脈弦緊，舌淡白，邊有齒印，以辨證論之為脾腎陽弱，寒濕中阻，結滯不暢，腑氣不通。

【治療】溫脾胃，祛寒濕，通腑結。

【處方】川椒 10 克，附子 10 克，檳榔 10 克，川朴 10 克，枳實 10 克，乾薑 8 克，丁香 6 克，川軍 15 克（後下），三棱 10 克，莪朮 10 克，1 付水煎服。

6 月 6 日，當日白天服藥 1 料，服後仍疼痛如故，傍晚服 2 料，隔 1 小時吐出藥等物，夜間疼痛減輕，今晨患者云腹中攻痛驅下小腹，診脈弦緊遲，舌如前，藥已見效，宜乘勝擊之。繼處上方，減川軍量為 10 克。1 付水煎服。

6 月 7 日，藥後腹疼憋大減，嘔吐消，開始排氣，此

腑氣已通，但便下之物未有燥屎，腹中空痛。脈弦緊大，舌仍如前。今處以溫中理氣，暢和腑絡之劑。

【處方】川朴 10 克，茯苓 10 克，陳皮 8 克，乾薑 3 克，草蔻 7 克，木香 5 克，砂仁 5 克，半夏 10 克，桂枝 10 克，當歸 10 克，1 付水煎服。

【按】藥後病遂癒。因患者地處山區，交通不便，不能及時到縣級醫院手術，患者又信仰醫生，只好在鄉級醫院先用保守療法，以觀效果。萬一保守療法不行，只好費周折到縣級醫院治療。

111. 腸梗阻案（二）

崔 XX，男，67 歲，1986 年 8 月 27 日

腹痛二日，且大便不通，下不排氣，查腹脹如鼓，腸形明顯。自云前日下午先飲冷水引起腹痛，後又飲熱水腹痛遂劇。平時有高血壓病。自服獾油一兩以望通便，罔效。今診脈弦大緊急，舌郁紅苔白厚燥。綜觀諸症為：陰陽逆亂，升降失常，寒熱絞結。

【治療】寒熱並驅，平調陰陽，瀉腑通結。

【處方】川軍 10 克，乾薑 3 克，巴豆 1 小瓣去油，枳實 10 克，川朴 10 克，1 付水煎服。

8 月 29 日，服上藥 2 時許，大便遂通，便如駝糞，伴有稀湯。便通後，昨日大便發黃。今診脈小弱，舌質紅苔白膩。此乃痰濕瘀結不暢，氣血虛弱，法應行瘀和血，調理腸胃。

【處方】當歸 10 克，赤芍 10 克，黃芩 10 克，連翹 10 克，銀花 12 克，陳皮 10 克，半夏 10 克，枳殼 10

克，茯苓 10 克，丹參 10 克，桃仁 8 克，黃耆 10 克，黨參 10 克，2 付水煎服。

【說明】藥後其病遂癒。由於患者地處山區，交通不便，不能到醫院治療，只好請醫生，懇請在家中治療。

112. 腸內憋大便細案

張 X X，男，52 歲，1986 年 8 月 24 日

先前便膿血，之後覺大便難，下憋，常欲便極難受，且大便細如指頭。因條件不便，當時未作直腸檢查，只好中醫療法觀察。診脈右脈弦急，左脈弦弱，舌淡紅苔薄白，辨證為濕熱蘊結下焦，腸內有物阻滯，故下憋便細，欲便。

【治療】清熱攻積，疏通腸道。

【處方】三棱 10 克，莪朮 10 克，青皮 10 克，陳皮 10 克，川黃連 8 克，川軍 10 克（後下），白花蛇舌草 15 克，檳榔 10 克，龍膽草 10 克，梔子 10 克，黃柏 10 克，元明粉 10 克（沖服）。3 付水煎服。

【效果】藥後其症即癒。

【方解】三棱、莪朮攻逐積聚。青皮、陳皮、檳榔理氣通腑。川黃連、川軍清通腸道。元明粉軟堅瀉熱。白花蛇舌草清瀉熱毒。龍膽草、梔子清瀉肝火下鬱（以脈弦，故用之）。黃柏清下焦之濕熱，諸藥後用，各盡其力。

113. 腸系膜淋巴結腫大案

鄭 X X，女，8 歲，2005 年 11 月 18 日

患者常有臍下痛，已數年，近日感冒又引起疼痛，

作超音波為腸系膜淋巴結腫大，觸診腹壁薄，壓之臍下痛。其母說從小脾胃不好。診脈緩弦滑數，舌暗紅，苔黃白，以辨證論之為風火內鬱，腹絡阻滯成結，肝木亢旺有犯於中。

【治療】清熱解毒，散結通絡，暢和肝脾。

【處方】龍膽草 10 克，黃芩 10 克，生地 10 克，僵蠶 10 克，銀花 10 克，連翹 10 克，赤芍 10 克，陳皮 10 克，薏苡仁 10 克，川黃連 3 克，黨參 10 克，夏枯草 10 克，浙貝母 10 克，野菊花 10 克，公英 15 克，甘草 10 克，3 付水煎服。

11 月 22 日，藥後有好轉，脈弦數減，舌暗紅，苔白少，仍處上方 3 付。

11 月 26 日，藥後脈弦減，左脈弱，右脈弦些，舌鬱紅少苔。

【處方】山藥 10 克，生地 10 克，白朮 10 克，玉竹 10 克，白芷 10 克，馬芷莧 10 克，甘草 3 克，陳皮 7 克，柴胡 10 克，枸杞 10 克，生首烏 10 克，穀、麥芽各 10 克，砂仁 3 克，大棗 3 枚，2 付水煎服。

【按】服完上藥後還有些痛，原估計到外地進一步檢查，後來逐漸好轉並痊癒。其母說近來胖了，追訪十個月，一直平穩。

方中用龍膽草、赤芍、夏枯草以清瀉肝膽，銀花、連翹、公英、浙貝母、野菊花、僵蠶、川黃連清熱解毒散結，陳皮、薏苡仁、黨參扶中，生地育陰。甘草調和諸藥，最後之方為調理養正祛邪之劑。

114. 腹脹舌歪案

王XX，男，45歲，1984年6月22日

因騎驢跌下，又接生氣引起小腹脹滿，腹中不通，但不覺疼痛，時已五日。

觀察感情淡漠，叩診腹部為鼓音。診脈弦緊，察舌體不正，舌質暗紅，苔薄白。跌撲必有氣滯血瘀，又加生氣，肝鬱不暢，舌不正為絡脈鬱阻，氣機逆亂，失於正常位置。氣亂精不養神，故有感情淡漠。故此可辨證為：氣滯血瘀，氣機逆亂。

【治療】降氣行瘀，疏理氣機。

【處方】半夏10克，川朴10克，茯苓10克，青皮8克，紫蘇10克，三棱10克，莪朮10克，降香10克，黃芩10克，砂仁7克，川軍10克（後下），枳實10克，2付水煎服。

6月24日，藥後覺腹中有行動，全身舒適，服完二付後，覺大好，想食，已排氣。腹部叩診鼓音消除。診脈緩弦，舌質暗紅，苔白膩，仍遵上方，繼進調理之劑。

【處方】半夏10克，川朴10克，茯苓10克，青皮5克，莪朮5克，三棱5克，砂仁3克，黃芩10克，枳實7克，檳榔10克，2付水煎服。

【效果】藥後其症遂癒。

【按】此例病症複雜，但治療總不離調氣機，行瘀滯。故服藥1付即好轉，服2付即大好，終用半夏厚朴湯加入化瘀理氣之劑而癒。

115. 腹中少氣案

韓 X X，女，47 歲，1985 年 4 月 23 日

前二年患結核已治癒。近日因心情抑鬱，又服冷粉條覺嘔吐。自云口中津液多，腹內少氣，胸咽不適。診脈右脈弱，左脈虛弦，舌淡苔白，舌邊有齒印，心情抑鬱，服食冷粉條，中焦之氣鬱閉。且右脈虛弱為中土之氣弱。土不足，腎水上犯，故嘔逆口中津液。至於腹中少氣為中氣不足又有鬱阻之機，舌象亦為虛寒濕氣內蘊之故。

【治療】補中益氣，溫化水濕，溫陽理氣。

【處方】吳萸肉 4 克，半夏 10 克，炙黃耆 10 克，紅參 10 克，桂枝 8 克，茯苓 10 克，柴胡 8 克，香附 7 克，白朮 10 克，附子 3 克，白芍 10 克，生薑 5 克，大棗 5 枚，2 付水煎服。

4 月 26 日，藥後腹中少氣減，口內津亦少，又云口內有黏膩感覺。藥既見效，仍處上方 2 付。

【效果】藥後其病遂癒。

【按】此案之方為吳茱萸湯合苓桂朮甘湯去甘草加味而成。去甘草因甘蘊，不利於氣機舒通。方中用白芍之故，因能制附子之燥。，且與柴胡、香附配合，有利於疏理肝木。

116. 少氣心悸案

王 X X，女，35 歲，1985 年 11 月 2 日

前三年患肝炎後好轉，近日到縣級醫院診斷，確診為慢性肝炎及胃下垂，服行氣中藥後更覺氣少，氣上沖。

今診右關脈弦數，餘脈滑數，舌質暗紅少苔。少氣為中氣不足，氣上沖為土虛不鎮中，逆氣上行。右脈弦為木邪犯中。

【治療】補中土，平肝木，以當歸健中湯加味治之：

【處方】桂枝 5 克，炙甘草 5 克，白芍 12 克，當歸 10 克，黃耆 12 克，紅參 10 克，柏子仁 10 克，麥冬 10 克，生薑 3 克，大棗 5 枚，1 付水煎服。

11 月 3 日，藥後其症稍有好轉，但氣仍上逆，脈弦減，舌如前，上方加竹茹 10 克，板藍根 10 克，沙參 10 克，2 付水煎服。

11 月 5 日，藥後氣上逆、少氣俱減輕，自覺精神轉佳。藥既見效，仍處上方 2 付。

【效果】藥後腹中少氣及氣逆消除，又服治肝炎及胃下垂之方 20 付，其症亦癒。後隨訪數年一直很好，其疾未有發生。

117. 癥瘕案

原 X X，女，32 歲，1993 年 5 月 23 日

臍左側有梗，觸之不甚硬，時攻沖疼痛，已一年半，且有咽喉不適，胃口難受之疾多年。診脈左脈弦浮，右脈散弱，舌質郁紅苔薄白。臍側有梗，《醫宗金鑒》稱之為痃，與癥瘕病理相同，都由風冷氣滯血凝而成。今診左脈浮弦，為肝木之過也，右脈散弱，脾氣不足，咽喉不適與逆氣上沖至關密切。胃口難受為肝胃不和。治法當以標本同治：益中土，去癥積，理氣血，調氣機。

【處方】鱉甲 12 克，吳萸肉 3 克，桃仁 10 克，赤芍

10 克，川楝子 10 克，肉桂 3 克，檳榔 10 克，當歸 10 克，川芎 5 克，五靈脂 10 克，紅參 8 克，黃耆 10 克，莪朮 10 克，青皮 10 克，蔥白一根，3 付水煎服。

5 月 26 日，藥後有好轉，腹痛減，痃處亦軟些，藥既見效，仍服上方 3 付。

5 月 31 日，藥後諸症又有好轉，右脈散減，心胃難受，咽喉不適之疾亦消。藥既見效，仍遵上方服用。在此方基礎上略有變動，又服 6 付，其症即癒。

【按】痃癖、癥瘕積聚之類病，大多有正虛邪實之象，此例亦然。故用《醫宗金鑒婦科》之當歸散，增損而癒。其方中用紅參、黃耆，因有虛象，用五靈脂因其入肝經，散瘀力強，加用蔥白為其通陽，由裏達外引邪外出。

118. 癥積案（一）

梁 X X，女，26 歲，1994 年 8 月 26 日

懷胎三月，前二月飲冷水引起上腹憋，噁心。觸上腹發現胃內有滑動塊物如核桃大。診六脈澀弱，舌質嫩紅，質有紅點，舌中有赤道。懷妊氣血供養胎兒，自身血氣衰少，復飲冷水，胃陽不足，不能周流。冷物凝結，遂成有形之物。脈澀弱為胃氣不足，氣血不暢。舌嫩為虛象顯露，舌中有赤道為有鬱阻，氣陰不達。

【治療】以溫胃陽，調氣機消息之。

【處方】桂枝 10 克，茯苓 10 克，白朮 10 克，半夏 10 克，紅參 10 克，炙草 5 克，枳實 8 克，砂仁 5 克，神麴 8 克，2 付水煎服。

8 月 29 日，藥後腹憋大減，噁心亦除，舌中仍有赤

道。藥既見效，上方加玉竹 10 克，2 付水煎服。

8 月 31 日，藥後腹內滑動塊小如指頭大。上腹已不憋，云空腹時腹內痛。診脈兩關弱，右關仍有澀象，舌胖些，舌中仍有赤道。此脾胃不足，中有結滯。肝血亦弱，法應標本同治，調脾胃，益肝血，佐化積治之。

【處方】紅參 10 克，枳實 8 克，沙參 8 克，砂仁 5 克，茯苓 10 克，山慈菇 7 克，山萸肉 10 克，枸杞 10 克，當歸 10 克，莪朮 5 克，7 付水煎服。

藥後病遂痊癒，上腹內之物已消除，後生下一嬰兒亦健壯。

【按】內經有黃帝問岐伯關於懷妊服藥情形。其原文為：黃帝問曰：婦人重身，毒之如何？岐伯曰：有故無殞，亦無殞也。帝曰：願聞其故何謂也？岐伯曰：大積大聚，其可犯也，衰其半而止，過者死。本案即為此例，胎兒亦無損也。

119. 癥積案（二）

程 X X，女，35 歲，1985 年 12 月 10 日

頭昏不欲食近月餘。臥床不起一週，詢之有腰酸困，畏寒呃逆，檢查腹部發現臍下腹壁有如拳頭大腫物，發硬，診脈右關脈弱，餘脈澀滯，舌淡苔白，以辨證觀之為中氣不足，兼有癥積營衛氣血受阻。

【治療】益中土，消癥積，暢氣血，清熱敗毒治之。

【處方】黨參 10 克，黃耆 10 克，山藥 10 克，三棱 10 克，莪朮 10 克，川軍 10 克，乳香 10 克，牡蠣 10 克，鱉甲 10 克，連翹 10 克，陳皮 10 克，半枝蓮 12

克，白花蛇舌草 12 克，5 付水煎服。

12 月 17 日，患者云服上藥 3 付腫物消除，又接連服上方 2 付其症大好。初服藥入腹有上逆嘔吐現象，後遂平。今診右脈弱緩，左尺脈緊牢弦，舌淡濕苔白，此乃中土不足，積根未根除，仍需扶正驅邪兩治之。

【處方】半夏 10 克，黨參 10 克，黃耆 10 克，白朮 10 克，茯苓 10 克，三棱 10 克，莪朮 10 克，甲珠 7 克，山藥 10 克，烏藥 8 克，陳皮 10 克，5 付水煎服。

【效果】藥後其症遂癒。腫物已除，後其病未有發生。

【按】本患者地處山區，條件不便，不能到上級醫院確診。當時發現腫物與其家人說先服上幾付藥看效果如何，不行可千方百計到省級醫院確診。誰知服藥後既而獲癒。

120. 痃症案

趙 X X，女，20 歲，1993 年 10 月 20 日

臍右側痛二年，觸之有一長形梗物。云平時胃口亦痛，月經推後半月，量少發暗黑，且有腰酸困感。診脈六脈虛弱，舌淡紅，邊有齒印。舌脈之症為陽虛氣弱，不能充盈於形。腹痛有梗，為氣滯血凝已成癥積。胃口痛為胃內虛寒，絡脈不暢。月經後期，色暗黑為氣血衰少，不能暢行之故。故辨證為：氣血衰弱，寒凝血結，氣血不暢，已成癥積。

【治療】滋氣血，散寒凝，暢氣血，化癥積。

【處方】熟地 10 克，赤芍 10 克，當歸 10 克，川芎 5 克，紅參 10 克，茯苓 10 克，川朴 10 克，肉桂 4 克，木香 5 克（後下），三棱 10 克，莪朮 10 克，黃耆 10 克，白朮 10 克，巴戟天 10 克，7 付水煎服。

10 月 30 日，藥後痃梗之狀轉軟，變小，舌轉紅，舌邊齒印消，脈弱減。藥既見效，仍服上方，加附子 5 克，10 付水煎服。其後得知病癒。

【按】臍右側有梗狀，脈虛舌淡，為氣血虛衰之象，治療以八珍湯去甘草加削堅、補腎之劑，服藥 17 付而癒。

121. 努傷案

梁 X X，女，29 歲，1985 年 10 月 24 日

前七日因勞動用力太過，引起胸內難受及不適感，少動作則心跳悸動。又因家有喪事心情抑鬱，且有口乾咽燥輕咳，咳不暢利。診脈數澀滯，舌胖質鬱紅，苔少薄白。綜觀辨證為：用力過度，胸內絡脈受傷，復遇喪事悲哀傷肺，氣血運行鬱滯，故有此疾。

【治療】行瘀疏絡，理氣和血。

【處方】當歸 10 克，川芎 7 克，桃仁 10 克，紅花 10 克，香附 10 克，枳殼 7 克，桔梗 10 克，柴胡 10 克，甘草 5 克，三七參 6 克（搗麵沖服）。杏仁 10 克。

10 月 28 日，服上方 2 付後心悸大減，今感覺胸背有游走性痛，脈數澀大減，轉為緩弦，舌亦轉為白潤。此瘀絡開通，諸症向癒。仍處上方加茯苓 10 克以行水濕。濕去利於去瘀，金匱曰：血不利則為水。舌白潤為水濕之象，故加之。

【效果】藥後其症遂癒。

【方解】當歸行血，使血歸於經。川芎理血中之氣。

桃仁、紅花行瘀活血。香附、枳殼、柴胡疏肝理氣，氣順血亦順。桔梗、杏仁理肺止咳。經曰：諸氣膹鬱皆屬於肺。肺氣暢通，氣機流行，血脈亦暢和。三七參化瘀止血（猶恐有小血絡傷滲血）。諸藥合用，故效果良好。

122. 跌撲引起胸懣咳嗽案

何XX，男，40歲，1985年10月1日

因跌撲引起胸懣，咳逆，聽診肺部無異常。且有飲食衰少，身體活動不靈。診脈弦數大，舌鬱紅少苔。跌撲內有瘀滯，氣血逆亂。咳逆胸懣為肺之氣機不暢，脈弦數大，肝經亦累，治此當以：理氣化瘀，疏肝調氣。

【處方】柴胡10克，鬱金10克，枳殼8克，陳皮10克，赤芍10克，桔梗10克，川貝母10克，杏仁10克，半夏10克，川芎5克，香附7克，甘草5克。4付水煎服。

10月6日，服上方後胸懣咳嗽大減，左脈仍弦大，右脈小弦，舌鬱紅少苔。脈弦大為肝經仍有瘀滯，今處以復元活血湯加味。

【處方】柴胡10克，當歸10克，甲珠10克，花粉10克，桃仁10克，紅花7克，甘草5克，白芍10克，川貝母10克，香附10克，枳殼10克，薑黃7克，2付水煎服。

【效果】藥後諸症大好，診左脈弦大減，後調養數日遂癒。

【按】患者平時無病，因在山坡跌滾引起此疾，顯為氣機不調，經曰：「諸氣膹鬱皆屬於肺」，此與肺氣最為

密切。方中多為理氣化痰之味。初診後咳憋大減，但脈弦大，又因跌撲，緊接用復活血湯加味而獲癒。

123. 腰扭傷案

楊 X X，男，53 歲，1985 年 6 月 8 日

腰扭傷已三月，行動不便。針灸、服西藥片效乏。至今腰窩痛，又云有癢竄感覺。診脈浮緩弦，舌質淡紅，苔薄白。以辨證論之為腰絡損傷，內有瘀滯。又兼腎氣不足，復有風邪外搏，虛實互結，故久而不癒。

【治療】益腎疏風祛瘀治之。

【處方】陳皮 10 克，元胡 10 克，地龍 10 克，乳香 10 克，秦艽 10 克，防風 8 克，當歸 10 克，杜仲 10 克，獨活 7 克，甘草 3 克，桑寄生 10 克，細辛 3 克，2 付水煎服。

【效果】藥後其疾遂癒。

【按】腰扭傷三月不癒，行動不便，辨證瘀、虛、風俱在，全而擊之，此山區人民平時服藥少，只要藥症合拍，則效如桴鼓。

124. 肉食中毒之案

張 X X，女，47 歲，1985 年 5 月 30 日

自云服肉食，又受潮濕，引起泄瀉稀水，腹痛，頭昏，有畏寒感，時已五日，服西藥效果不顯。今診左脈沉細弱，右脈滑數，舌淡苔白燥。以辨證論之為陽氣不足，兼有濕熱肉毒。

【治療】溫陽祛毒，清利濕熱，祛濕通陽。

【處方】桂枝 10 克，車前子 10 克（包煎），蒼朮 10 克，附子 3 克，草蔻 4 克，乾薑 3 克，枳殼 10 克，黃芩 10 克，川黃連 5 克，黃柏 10 克，炒山楂 10 克，2 付水煎服。

【效果】藥後其症遂癒。

【方解】桂枝解表通陽，使濕邪轉化於膀胱。車前子利水止瀉。蒼朮入太陰經祛濕燥脾。附子、草蔻、乾薑溫脾腎之陽。黃連、黃柏清熱燥濕。枳殼調理氣機。山楂解肉食之滯毒。諸藥合力，故一舉而平。

第五章
肝膽疾病

1. 脅痛轉為丹毒症

耿 X X，男，45 歲，1998 年 2 月 2 日

前一月患附睾炎，經西藥治療已好轉，但仍少不適。今左脅前痛，不欲轉側。診脈左脈弦弱，右脈弦數，舌淡，舌中後苔白膩。睾丸為肝經之轄地，脅部為肝膽之區，左脈弱弦為肝氣不足，邪氣內入。詢之知其平時不耐疲勞，故知其肝氣不足，邪從睾丸上傳至脅。舌膩為內有濕濁，合而辨之為：肝經氣血不足，濕熱蘊於脅絡。

【治療】清熱祛濕濁，疏利和脅絡，少佐益肝之品以托邪外出。

【處方】柴胡 10 克，鬱金 10 克，陳皮 8 克，枳殼 10 克，薑黃 5 克，板藍根 12 克，川楝子 10 克，元胡 10 克，絲瓜絡 10 克，薏苡仁 10 克，銀花 10 克，連翹 10 克，赤芍 10 克，枸杞 10 克，2 付水煎服。

2 月 25 日，藥後痛減，但脅部隱現淡紅丹毒疹。診脈弦緊，舌淡紅，苔黃燥。此肝經得充，邪毒外透，故而紅疹始露。脈舌徵為：肝膽火鬱，仍不解除。今先以三棱針刺其紅疹，擠血外出，使火毒瀉出。繼而服龍膽瀉肝湯加減。

【處方】龍膽草 10 克，梔子 10 克，黃芩 10 克，柴胡 10 克，生地 12 克，甘草 4 克，當歸 10 克，板藍根 12 克，蚤休 10 克，銀花 12 克，野菊花 10 克，連翹 12 克，白芍 10 克，黃柏 10 克，紫花地丁 10 克，2 付水煎服。

2 月 27 日，藥後平妥，仍時痛劇，瘮色淡紅，隱然膚下，今診左脈沉細弱，右脈小弦，舌轉淡，此肝火得泄，肝虛之象出現。法應標本同治。

【處方】黃耆 10 克，附子 3 克，枸杞 10 克，懷牛膝 10 克，板藍根 12 克，蚤休 10 克，當歸 10 克，銀花 12 克，連翹 10 克，野菊花 10 克，紫花地丁 10 克，大青葉 10 克，蒲公英 15 克，蜈蚣 2 條，2 付水煎服。並仍以三棱針點刺紅瘮擠血外出。

3 月 5 日，用上法處理後疼痛減輕，近日又覺肋部癢，癢為向癒之徵。又有左脈細弱，右脈小弦，仍為肝經不足，毒邪未盡。法應扶正為主，次以清解瘮毒。

【處方】黃耆 10 克，附子 3 克，枸杞 10 克，懷牛膝 10 克，板藍根 12 克，蚤休 10 克，當歸 10 克，茯苓 10 克，薏苡仁 12 克，黨參 10 克，蒼朮 8 克，川楝子 8 克，2 付水煎服。

【效果】藥後其疾遂癒。患者云瘮癒後身體較以往好，消除了原來之疲乏感。睾丸之疾亦痊癒。

【按】睾丸脅部為肝之部。脈弦，肝之侯，丹毒是火熱流竄，全身各部都會出現。何以出在脅部？前一月患睾丸炎，也是肝之部不足，邪氣才會滯留。在臨床很多外科病，除辨其屬性外，部位也須參考。初診服肝經之類藥，清熱解毒之味，加一味枸杞補肝，脅部始見淡紅，丹毒外出，此是邪氣外透之佳象，三棱針刺效更速，邪隨血外出，其痛大減。接著又服龍膽瀉肝湯加減 2 付，雖有好轉仍痛，疹色淡，還是虛之故，故又用補肝之劑與清熱解毒之劑 2 付即癒。曾治一位 80 歲老翁患有脅部丹毒，先輸液治好，外觀正常，但仍疼，高燒，輸液 10 餘日不效，請余治療，服用清熱解毒，入肝搜邪之劑，外用蓖麻子搗如泥外敷脅痛部，一日後丹毒紅粟出現，邪毒引出而癒。臨床引邪外出一法實為重要。

2. 胸痛案（一）

張ＸＸ，女，36 歲，1993 年 2 月 16 日

胸背常轉痛，每到春季甚，胸脅壓之痛，胸部肌肉觸壓亦痛，時多年，其間治療多次效乏。今診脈弦數，舌質暗紅，苔少黃白水滑。脈弦為肝脈，厥陰當令，風木亢盛，與外風相搏，蘊結絡脈，鬱阻不通，故痛。舌質暗紅為肝陰不足，苔少黃白為內有鬱熱。故此證可辨為：肝陰不足，風邪外搏，內有鬱熱。

【治療】滋肝陰，疏風邪，清內熱，和絡脈。

【處方】生地 10 克，枸杞 10 克，沙參 10 克，白芍 12 克，甘草 5 克，女貞子 10 克，威靈仙 8 克，桂枝 8 克，秦艽 10 克，桔梗 10 克，當歸 10 克，鬱金 10 克，夏枯草 10 克，3 付水煎服。

3 月 8 日，藥後其痛大減，故未來及時診治。時隔半月，今又覺痛，仍服上方 3 付。

【效果】藥後今春痛未發生。

【按】春季胸疼脈弦，俱與肝病聯繫密切，轉痛是有

風邪，根據辨證論治，濡養肝體、疏風通絡、清利肝膽，其藥中得，2 診僅服 6 付則癒。

3. 胸痛案（二）

陳 X X，女，53 歲，1994 年 8 月 15 日

胸痛少咳，咳痰不利，痰為白色，且有身弱，四肢無力，頭昏眼馬虎，自云眼皮竄。時已三年，多方治療效乏。今查血壓 90/65mmHg，診左脈弱，右脈小弦緊。咳嗽胸疼，眼皮竄為內有風氣，痰火蘊蓄於肺，故辨證為：肝腎不足，風邪外搏，蘊於肺位，肺氣不調。

【治療】補肝腎，疏風邪，調肺氣。

【處方】熟地 12 克，山萸肉 12 克，黑芝麻 10 克，枸杞 10 克，僵蠶 10 克，桑葉 10 克，川貝母 10 克，鬱金 10 克，杏仁 10 克，阿膠 10 克（另沖服），黃耆 10 克，當歸 10 克，黃芩 10 克，7 付水煎服。

8 月 28 日，藥後諸症俱有好轉。診左脈仍弱，繼服上方 7 付，病遂痊癒。

【按】胸痛咳嗽白痰，眼皮竄內有風邪，用僵蠶、桑葉、黃芩、杏仁之類宣散。左脈明顯虛弱，又有頭昏眼馬虎，是肝腎不足之侯，故而用熟地、山萸肉、黑芝麻、枸杞、阿膠補養之，又少佐他味合用，亦有其深義，故而二診服 14 付藥則癒。

4. 脅痛案（一）

王 X X，男，29 歲，1994 年 1 月 20 日

常右脅內痛，查為脂肪肝。肝功能正常，自云平時

飲酒食肉多，經常大便血。診脈左脈弱數，右脈弦，舌鬱紅少苔。左脈弱數為肝陰不足，右脈弦為脾陰不足，肝木有犯。舌象為肝脾陰弱，常便血為陰不斂陽，火奔絡破。

【診斷】肝脾陰弱，兩不相和，鬱火內蘊，肝絡不舒。

【治療】滋陰舒肝和絡。

【處方】生地 10 克，沙參 10 克，麥冬 10 克，玉竹 10 克，柴胡 8 克，鬱金 10 克，丹參 10 克，元胡 5 克，當歸 10 克，枸杞 10 克，百合 10 克，川楝子 8 克，三七參 4 克（搗麵沖服）。3 付水煎服。

1 月 25 日，藥後其痛大減，自覺舒適，藥既見效，仍服上方 3 付。

【效果】藥後脅痛痊癒。其諸病亦有好轉。

【按】此例西醫診斷有脂肪肝存在，以標本同治之法，其痛大減，此方以一貫煎加入舒肝止疼之劑，服藥僅 6 付脅痛則癒。

5. 脅痛案（二）

陳 X X，女，77 歲，1994 年 4 月 28 日

前 70 餘日兩脅疼痛，不能翻身，痛苦異常，拍胸片無特殊發現。問因何引起，曰因跌倒後引起。其間多次治療效不顯，故來診治。視其體質尚可，脈之兩脈弦緊，舌質暗紅，苔白老，今弦脈主肝，主瘀滯，主痛。苔白老為氣血猶未衰也，此乃肝經氣滯血瘀。

【治療】行氣散瘀，疏肝和絡，以復元活血湯加味治之。

【處方】柴胡 10 克，花粉 10 克，當歸 10 克，甲珠

8 克，桃仁 10 克，紅花 7 克，川軍 8 克，鬱金 10 克，沙參 10 克，枳殼 10 克，浙貝母 10 克，薑黃 8 克，蘇梗 10 克，3 付水煎服。

5 月 1 日，藥後疼痛減輕，云初服 1 劑效顯，後遂平淡。今右脅痛較左脅甚，腰亦痛。診脈弦遲，舌質暗青些，苔老。腰痛為腎氣不足，邪氣遊犯，舌鬱青為仍有血瘀。脈弦遲為土氣不溫。

【**處方**】薑黃 7 克，枳實 8 克，柴胡 10 克，細辛 3 克，杜仲 10 克，懷牛膝 10 克，陳皮 10 克，甘草 7 克，元胡 7 克，蘇梗 10 克，三七參 6 克（搗麵沖服），黨參 10 克，黃耆 10 克，白朮 10 克，半夏 10 克，麥芽 10 克，2 付水煎服。

5 月 4 日，藥後諸症大減，腰亦不痛，已癒，舌青不顯。診脈弦緊，舌淡苔白老，藥既見效顯，可繼服上方 3 付。

【**效果**】服完上藥後病遂痊癒，後未有發生。

【**按**】此例因跌撲，內有瘀滯，故而用復元活血湯加理氣通瘀之劑，服 1 付痛減，後 2 付效不顯。說明少效，還有不得力之處，以辨證舌結合重組方而癒。仲師有言：觀其辨證知犯何逆，隨症治之之訓。

6. 右脅痛案（一）

王 X X，男，43 歲，1996 年 8 月 3 日

去年患肝炎已治癒，但右脅邊內仍時有疼痛，每勞累則加重。診脈小弦，舌淡苔白膩。脅痛屬肝膽之絡不暢，肝炎初癒，又有脅邊內痛，濕熱之餘毒未盡。苔白膩為濕熱蘊內，肝為罷極之本，今肝已患疾，故不耐勞累，

勞累傷筋則疼痛加重。故此疾辨證為：濕熱蘊滯肝膽，肝膽之絡不暢。

【治療】疏理肝膽，暢和絡脈，清解邪毒。

【處方】柴胡 10 克，赤芍 10 克，甘草 6 克，枳殼 10 克，香附 10 克，茵陳 12 克，丹參 10 克，板藍根 10 克，茯苓 10 克，薑黃 6 克，梔子 10 克，沙參 10 克，麥芽 10 克，鬱金 10 克，蒼朮 10 克，貫仲 10 克，3 付水煎服。

【效果】藥後其疼痛十去其七，其疼痛好轉後，患者不願服藥，中斷治療，其症萌動時即接原方服藥 3 付即大見好轉。就這樣服藥 4 次後其症遂癒。

7. 右脅痛案（二）

師 X X，男，49 歲，1993 年 4 月 27 日

右脅痛十餘年，多次檢查未發現明顯病變，其間多次治療終不能癒。診脈右關尺弱，餘脈弦，舌淡苔薄白，以辨證論之為脾腎陽弱，寒濕鬱阻肝膽之絡。

【治療】補脾腎，祛寒濕，疏肝膽，通絡脈。

【處方】附子 5 克，川軍 8 克，細辛 3 克，半夏 10 克，桂枝 10 克，柴胡 10 克，白芍 10 克，香附 10 克，紅參 10 克，白朮 10 克，茯苓 10 克，陳皮 8 克，薑黃 8 克，3 付水煎服。

5 月 1 日，藥後其痛大減，脈轉緩和，藥既見效，仍處上方 3 付，多年之疾從此而癒。

【按】此案治法採用金匱大黃附子湯治法及藥味。經曰：脅下偏痛發熱，其脈緊弦，此寒也。以溫藥下之。宜

大黃附子湯。大黃附子湯藥味只大黃、附子、細辛，而本案治療又增眾多藥味，各盡其事，因此症與大黃附子湯症不盡相符，且有脾腎陽弱之表現，故臨症化裁，左右逢原，活法酌用，而效如桴鼓。

8. 脅下難受案

謝X，女，40歲，1996年10月4日

左脅下不適已數月，飲食欠佳。觸診肝脾正常，自云唇乾口燥。診脈左脈弦數，右脈小弦，舌嫩紅稍胖，苔少。舌深紅唇乾口燥為脾胃陰弱，脈弦脅下不適為肝鬱不暢兼有化熱。

【治療】滋胃陰，疏肝鬱，和肝脾。

【處方】沙參10克，麥冬10克，玉竹12克，黃芩10克，川黃連5克，甘草5克，柴胡10克，川楝子10克，赤芍10克，香附7克，枳殼10克，梔子7克，丹皮5克，5付水煎服。

【效果】藥後其症即癒。

【按】脅下不適、脈弦與肝密切，舌深紅，唇乾口燥，與脾胃密切，舌深紅苔少，陰弱也，故此病人以沙參麥冬飲與柴胡舒肝散、丹逍遙散三方化裁而成，達到滋胃陰，疏肝解鬱清熱之目的，服藥5付即癒。

9. 右脅沉悶案

孫XX，男，53歲，1985年12月28日

以往有肝胃不和之疾，近因操勞過度引起右脅沉悶，心胃難受，常嘔逆，不欲飲食。診脈左脈弱散，右脈

弦緊，舌淡少苔。以辨證論之此乃肝鬱不暢，寒邪鬱阻，氣機不調，脈弦者肝也，緊者寒也，嘔逆為氣逆。

【治療】疏肝理氣，溫中降逆治之。

【處方】柴胡 10 克，香附 10 克，川楝子 10 克，枳殼 10 克，半夏 10 克，砂仁 5 克，茯苓 10 克，當歸 10 克，丹參 10 克，白芍 10 克，甘草 5 克，白朮 10 克，黃耆 10 克，6 付水煎服。

1 月 4 日，藥後諸症大減，脈之右關仍弦，餘脈小滑，左脈弱減。藥既見效，仍處上方 2 付。

1 月 6 日，藥後病情穩定。診脈右關脈弦，左關弱，舌淡白濕潤。此中土不足，枯木犯之。法應扶中抑木。

【處方】黨參 10 克，白朮 10 克，黃耆 10 克，山藥 10 克，柴胡 10 克，香附 10 克，丹參 10 克，砂仁 5 克，檀香 7 克（後下），白芍 10 克，甘草 8 克，川芎 5 克，2 付水煎服。

【效果】藥後其症遂癒。

【按】此症胃弱肝旺，肝鬱氣滯，有克犯脾土之象，故以疏肝理氣之柴胡、香附、川楝子、枳殼、砂仁、白芍、甘草，益中之白朮、黃耆、茯苓、半夏，又加丹參、當歸行血化滯，濡養肝體。藥 2 付其症穩定，但效不顯，故又用健脾之法，與丹參飲、柴胡舒肝散增損，服 2 付其疾癒。

10. 陳舊性胸膜炎案

王 X X，男，32 歲，1994 年 6 月 1 日

患慢性結核性胸膜炎半年，其間應用中草藥、抗癆

藥效乏。現症見面色清瘦，疲乏無力，右側胸疼憋，自汗，午後低熱。拍胸片，胸膜已有粘連，化驗血沉 85mm/h，診脈滑弦數，舌質淡紅苔薄白，兩脅為肝膽經循行部位，脈弦為肝膽之脈，滑為內有濕熱之象，側胸痛為久病入絡，內有瘀滯。自汗為絡脈瘀阻，營衛不和。綜觀辨證為：肝膽經鬱滯，內有瘀熱。法應疏肝解鬱，搜絡清熱，行氣散結，周旋氣機。

【處方】柴胡 10 克，枳殼 10 克，僵蠶 10 克，鬱金 10 克，鱉甲 12 克，百部 10 克，赤芍 10 克，梔子 10 克，丹參 10 克，川貝母 10 克，薑黃 7 克，陳皮 10 克，川芎 7 克，麥芽 7 克，6 付水煎服。

6 月 14 日，藥後諸症俱有好轉，脈舌如前，仍書上方 7 付。

6 月 14 日，藥後有好轉，自汗，胸憋消，惟仍有側胸小痛，拍胸片粘連處減小。診脈小弦滑。囑每日作擴胸、轉胸運動兩次。並處以柴胡 10 克，白芍 10 克，佛手參 10 克，僵蠶 10 克，川貝母 10 克，百合 10 克，熟地 10 克，虎杖 10 克，川楝子 10 克，元胡 10 克，百部 10 克，山藥 10 克，甘草 7 克，7 付水煎服。

【效果】藥後病遂痊癒，隨訪年餘病未發生。

11. 肝病案（一）

趙 XX，女，78 歲，1995 年 5 月 1 日

病右脅內痛，不能轉動，且有發熱，體溫 39 攝氏度，時十餘日，在村輸液五日只能維持，病終不見好轉，昨日大便發黑。且有嘔吐不欲食。自覺燥熱，家人以其年

老不好治療，請餘到家中診治。

今診：面頰深紅，舌淡苔薄白，脈弦緊數，腹部觸診肝大四指，自云畏熱。此症錯綜複雜，寒熱挾雜，且年老元衰之軀，復受重邪，乃重症也，面頰赤，煩燥，畏熱，便黑，脈數，為火內鬱。舌淡苔薄白，脈弦緊有寒鬱不解。輸液五日效乏，邪重也。綜觀病機，以扶元氣，疏表邪，清鬱熱，疏肝積治之。

【處方】柴胡 10 克，鬱金 10 克，川貝母 10 克，半夏 8 克，紅參 10 克，甘草 5 克，黃芩 10 克，附子 3 克，白朮 8 克，川軍 8 克，三七參 4 克（搗麵沖服）。川楝子 10 克，元胡 8 克，牡蠣 10 克，桂枝 8 克，夏枯草 10 克，敗醬草 10 克，3 付水煎服。

5 月 6 日，藥後脅內痛消，可以轉側。自覺精神好轉，大便次多，熱象減，脈弦數減，舌淡上少有浮黑苔。肝大三指，浮黑苔，舌淡為陽弱。今處以：柴胡 10 克，茵陳 10 克，石見穿 0 克，馬鞭草 10 克，附子 3 克，砂仁 3 克，牡蠣 12 克，桂枝 8 克，三七參 3 克（搗麵沖服），雞內金 10 克，板藍根 12 克，白花蛇舌草 12 克，紅參 10 克，赤芍 10 克，甘草 7 克，3 付水煎服。

【效果】藥後諸症大減，自己調養後遂痊癒。

【按】此病人在山村，出診到家裏診斷治療，當時已臥床不起。肝大、便黑、高燒、煩躁，邪氣深重，但脈有緊象，舌淡苔薄白，有表邪，陽氣不達之象。初診方中用附子、桂枝、半夏、甘草、人參、柴胡、大黃以解表益陽，又有金匱大黃附子湯之溫下之意，又有柴胡桂枝湯暢和少陽樞機，使邪從太陽而出，又加用清利熱毒之敗醬，瀉肝火散結之夏枯草，用牡蠣、川楝子、元胡以軟肝降火，通絡祛積，縮肝。用三七參以通瘀，在周密思考後放膽應用以綜合調治之法開藥 3 付。病人服藥後大有轉機，第二次又出診治療時，病人已起床能自理，熱象減多，肝大縮小一指，脅痛消，舌上有浮黑苔，舌淡脈弦數亦減多，病已步入坦途，續以清利肝膽，扶正祛邪之劑 3 付，藥後病已基本康復，自己調養而癒。

12. 肝病案

代 X X，女，57 歲，1996 年 5 月 4 日

病右脅痛引背部不適，時三月餘。自覺身弱心悸，畏寒。診脈左脈緩弱，右脈弦緩，舌淡苔白老，脅痛引背為肝鬱不舒，身弱心悸畏寒為氣血虧虛。左脈緩弱為肝氣不足，內有風邪，右脈弦緩為脾虛木旺，舌淡苔白老為虛中挾實。

【治療】疏風解鬱，緩肝和脾，溫陽益氣治之。

【處方】附子 4 克，川芎 10 克，黃耆 10 克，澤蘭葉 10 克，牡蠣 10 克，玫瑰花 8 克，山楂 10 克，巴戟天 10 克，佛手參 10 克，柏子仁 10 克，7 付水煎服。

藥後其症大減，未再治療。因地處山區，進城不便，經濟狀況欠佳，其症減輕後能做家務活兒，故中斷治療。半年後人病復發，肝大，目黃，治療效乏，到省級醫院確診為膽管癌，手術後月餘死亡。

由此病例可聯想到：有病早治，治療要根除，即使是惡病，及早治療也可由惡轉良到痊癒。經曰：「聖人不治已病治未病，不治已亂治未亂，夫病已成而後藥之，亂已成而後治之，譬猶渴而穿井，鬥而鑄兵，不亦晚乎。」假如此病者一診後再繼續服藥治療，可能不至於成為膽管癌，也有治好的可能性。

13. 肝病案（三）

江XX，女，14歲，1995年2月24日

平時胃口不佳，近日上腹憋痛，噁心不欲食，更厭油食豬肉，在本縣人民醫院化驗為A型肝炎，治療一週後效乏，遂來診治。今查肝上葉大三指，脾臟亦可觸及，診脈右脈弦緊，左脈緩弦，舌質深紅，有紅點，且舌有胖象，邊有齒印，苔黃白相兼。自訴不欲飲水。辨證相參乃寒濕鬱阻，肝膽不利，疏泄失常，鬱而有化熱之象。

【治療】寒熱兼調，疏利肝脾，散瘀暢滯之劑觀察之。

【處方】柴胡10克，茯苓10克，枳實10克，澤蘭葉10克，丹參10克，虎杖12克，砂仁4克，桂枝7克，赤芍10克，香附10克，川軍6克，雞內金10克，金錢草12克，白花蛇舌草10克，2付水煎服。

2月26日，藥後自覺上腹憋減，觸肝脾未觸到，云上腹燒些，且有痛感。診脈弦緊滑，舌質紅點消，苔少，仍黃白相兼，此病邪有外出之象，仍有濕熱中蘊，胃絡不暢。

【處方】虎杖10克，茵陳10克，薏苡仁10克，丹參10克，白花蛇舌草12克，草蔻4克，檀香4克，砂仁3克，鬱金7克，梔子8克，板藍根10克，4付水煎服。

3月2日，服上藥後腹痛大減，其諸症平妥，診脈緩濡弦，舌膩胖，有紅點。脈緩為有虛象，濡為有濕滯，弦

為肝木之脈。舌胖膩質有紅點為濕熱充蘊，留連不去。

【處方】虎杖 10 克，茵陳 12 克，白花蛇舌草 12 克，敗醬草 10 克，土茯苓 10 克，麥芽 10 克，板藍根 10 克，雞內金 10 克，砂仁 3 克，丹參 10 克，白朮 6 克，2 付水煎服。

3 月 5 日，藥後心胃痛消，飲食增，病家要求出院，可帶藥回去服用。診脈弦數，舌深紅，苔白膩些，舌質有紅點。

【處方】柴胡 10 克，麥芽 7 克，茵陳 10 克，豬苓 8 克，白花蛇舌草 12 克，土茯苓 10 克，板藍根 10 克，雞內金 10 克，丹參 10 克，龍膽草 10 克，甘草 5 克，三七參 3 克（搗麵沖服）。5 付水煎服。

上方服完後，在此方之基礎上，據辨證增損，或增人參、白朮、山萸肉、黃耆、公英、巴戟天、山楂，或減龍膽草、土茯苓、敗醬草。又診治四次，服藥 22 付，化驗肝功能轉為正常，自覺病癒。一年後得知其病未有發生。

14. 慢性A型肝炎案

趙ＸＸ，男，31 歲，1994 年 7 月 2 日

患A型肝炎二年，常反覆，時輕時重，其間服用中西藥從未間斷，多方診治效乏。今有人推薦，故來診治。今診：外型肥胖，問之知四肢無力，腰酸，不耐久立，右脅內不適，時憋痛，飲食尚可。化驗TTT 9U，GPT 69U，診脈兩尺、左寸弱，舌淡紅少苔。綜觀諸症為：肝腎不足，痰濕內蘊，正邪交爭，濕熱鬱阻，肝膽不暢。

【治療】理肝腎，祛濕熱，和肝絡。

【處方】白朮 7 克，山藥 10 克，茵陳 10 克，虎杖 10 克，半夏 10 克，黃耆 10 克，鬱金 10 克，雞內金 10 克，砂仁 3 克，杜仲 10 克，當歸 10 克，柏子仁 10 克，山萸肉 10 克，枳殼 10 克，白花蛇舌草 10 克，茯苓 10 克，麥芽 10 克，3 付水煎服。

7 月 13 日，藥後精神轉佳，腰酸亦減。脈之兩尺弱，舌質淡，苔薄白，藥既見效，仍書上方 3 付消息之。

7 月 19 日，藥後諸症好轉，惟覺脅痛，晨起齒齦少出血。診脈平和，舌較前紅些。齒齦出血為內有鬱熱，脅痛為肝虛挾邪。今處以：白朮 6 克，山藥 10 克，茵陳 12 克，麥芽 10 克，半夏 10 克，黃耆 10 克，鬱金 10 克，沙參 10 克，枸杞 10 克，生地 10 克，丹參 10 克，白花蛇舌草 12 克，三七參 5 克（搗沖服），山萸肉 10 克，柏子仁 10 克，3 付水煎服。

7 月 29 日，藥後齒齦出血、脅痛俱消。化驗TTT 6U，GPT 50U，診脈緩，舌淡。今病十去其七，又處以下藥調理半月而癒。

【處方】白朮 8 克，山藥 10 克，沙參 10 克，枸杞 10 克，丹參 10 克，山豆根 10 克，三七參 5 克（搗沖服），豬苓 10 克，麥芽 8 克，鬱金 8 克，黃耆 10 克，當歸 10 克。

【按】中醫有久病入腎之說，此病已二年，多方治療不癒，今出現腰酸不耐久立，是有腎虛之象。與脈共參更為彰然，且肝腎同源，肝病日久，子盜母氣。此人又有體肥，為痰濕之軀，脅內憋痛不適是脅絡不暢。

本案抓住腎虛、濕熱、脅絡不暢而投藥，首診服 3 付即效，繼而又服 3 付，出現脅痛、牙齦出血，病勢已單，用健脾燥濕，行瘀止血，調和肝脾法，又服 3 付。化驗肝功能，指數大有進步，且脅痛、出血俱已消除，又服調理之劑半月而癒。

15. 慢性肝炎脅痛、眼馬虎案

張 X X，男，34 歲，1985 年 2 月 2 日

患肝炎二年，今已好轉，惟右脅內隱痛，用力憋疼加重，且有眼馬虎，腰酸困，頭昏沉。今診脈：兩關尺浮弦，舌質暗紅少苔。尺脈浮弦為肝腎陰弱，關脈浮弦為枯木犯中，脅痛為肝絡失養。

【治療】當以滋肝腎，暢肝絡為要。

【處方】枸杞 10 克，熟地 10 克，白芍 12 克，牡蠣 10 克，甘草 5 克，木瓜 10 克，女貞子 10 克，旱蓮草 10 克，當歸 10 克，山萸肉 10 克，黑芝麻 10 克，丹參 10 克，桃仁 8 克，3 付水煎服。

2 月 7 日，藥後脅痛消除，諸症亦有好轉，藥既見效，仍處上方 3 付。

【效果】藥後其症遂癒，隨訪二年，此疾未有發生。

【按】此例肝炎已基本治癒，但還有餘疾，小恙存在，脅內隱痛，眼馬虎，腰酸，頭昏是肝腎不足之侯，久病，脅痛，用力憋痛加重，是虛中挾實，且肝體久而帶病，焉能無瘀，故方以補肝腎，暢脅絡之劑，僅投 6 付而癒。

16. 肝炎案（一）

王 X X，男，40 歲，1995 年 9 月 7 日

患 A 型肝炎已半月，服他醫中西藥病不見好，反有增重之勢。自覺身體疲倦，噁心欲吐，上腹憋脹，飲食不下。觸診肝上葉大四指，診脈左脈緩弱，右脈弦細緊，舌質淡，苔黃白膩，此寒濕鬱滯，病在氣分，稍有化熱之象，法應疏肝清熱，理氣解鬱，活血通絡治之。

【處方】柴胡 12 克，雞內金 10 克，虎杖 10 克，茯苓 10 克，豬苓 10 克，梔子 10 克，赤芍 10 克，香附 10 克，枳殼 10 克，桂枝 7 克，蒼朮 10 克，乾薑 5 克，薏苡仁 12 克，2 付水煎服。

9 月 10 日，服上藥後肝大消，上腹憋、噁心亦除惟覺有些口苦，脈緊些，仍服上方 2 付，減乾薑為 2 克，桂枝減為 5 克，病遂痊癒。其時正值農忙秋收季節，自覺病癒，也無暇到醫院做肝功能檢查，只忙於秋收，後停月餘見其人，其病未發。一年後又見其人，知肝病痊癒。

【按】此例肝鬱濕熱明顯。且觸診肝上葉大四指，上腹憋脹，噁心欲吐，病也不輕。初診，用疏肝理氣之柴胡、赤芍、香附、枳殼，清利濕熱之虎杖、豬苓、茯苓、梔子。右脈有弦細緊，是有脾寒之象，故用桂枝、蒼朮、乾薑。用薏苡仁以健脾利濕，用雞內金有通絡健脾之功，初服 2 付覺大效，又服 2 付即癒，農村人抗病力強，僅服 4 付藥即癒，真不可思議。早年有一山村農民，年近 30 歲，患有黃疸，面目周身俱已發黃，開藥 3 付服後即癒，後見其人談及此事，確然。

17. 肝炎案（二）

郭XX，女，17歲，1986年9月4日

上腹不適，噁心食少，四肢倦，目睛少黃，尿亦發黃，時已三月，查肝上葉大二指，胃口部壓之痛，曾到數家醫院檢查為肝炎。今診脈弦滑數，舌淡紅，質有紅點，舌邊有齒印，以辨證論之為濕熱蘊結肝膽，雖有邪火內鬱，脾土已虛，不能轉化水濕，故舌邊有齒印。

【治療】清且膽，利濕熱，疏肝絡化脾濕。

【處方】龍膽草10克，梔子10克，黃芩10克，黃柏10克，茯苓10克，茵陳15克，丹參10克，虎杖12克，赤芍10克，生地10克，蒼朮10克，連翹10克，6付水煎服。

9月11日，藥後諸症好轉，肝大消，脈弦象減，仍滑數，舌邊仍有齒印。藥既見效，仍書上方，加薏苡仁12克，6付水煎服。

9月18日，藥後諸症大好，惟上腹部仍不適，舌質仍有紅點，肝上葉未觸到，脈亦較正常。今處以：掃餘邪，和肝胃之劑。

【處方】板藍根12克，虎杖10克，茵陳10克，柴胡10克，丹參10克，白朮5克，山藥10克，黃芩8克，梔子7克，麥芽10克，白花蛇舌草10克，白芍10克，6付水煎服。

【效果】服完上藥後化驗肝功能正常，自覺精神轉佳，胃口難受亦除。囑其：少食油膩，免勞累，心坦蕩。後此病一直很好，未有發生。

【按】肝大目黃，到數家醫院定為肝炎，脈弦滑數，舌質有紅點，是肝膽鬱熱之明證，故以龍膽草、梔子、黃芩、黃柏，虎杖、茵陳、連翹，清利肝膽濕熱，茯苓、蒼朮健脾利濕，丹參、赤芍活血行瘀，暢和肝絡，用生地有緩和苦寒之劑，恐苦寒化燥傷陰。首診服藥 6 付即見良效，惟舌邊有齒印，加薏苡仁以健脾利濕，二診後其病更減。繼以和肝胃清利之劑而癒。

18. 肝炎案（三）

甄 X X，男，53 歲，1986 年 11 月 27 日

患病一週，目睛黃，面目腿腳亦有浮腫，且有頭痛四肢無力，小便黃，上腹憋悶，噁心不欲食。觸診肝上葉大四指，質不甚硬，體溫 38 攝氏度，診脈左脈弦數，右脈小弦，舌質深紅，苔不甚膩，少有剝苔。脈弦肝大目黃是濕熱蘊結肝膽，肝膽疏瀉不暢之明症。

【治療】清濕熱，利肝膽。

【處方】川軍 10 克（後下），枳實 10 克，梔子 15 克，茵陳 30 克，連翹 15 克，龍膽草 12 克，黃芩 12 克，生地 10 克，黃柏 10 克，3 付水煎服。

11 月 30 日，藥後肝大減為三指，黃亦退多，舌質深紅，苔少，脈弦數，藥既見效，仍遵上方，加入龜板 12 克，鱉甲 12 克，牡蠣 12 克（上三藥先煎），浙貝母 10 克，1 付水煎服。

12 月 2 日，藥後其病大有好轉，肝大減，黃又有退卻，舌紅減，右脈弦，左脈小弦。藥既見效，仍處上方 3 付，水煎服。

12 月 5 日，藥後諸症好轉，惟大便日四次，面目轉瘦，上方去川軍之下瀉。處以：柴胡 10 克，赤芍 10 克，茵陳 20 克，黃柏 10 克，生地 10 克，鱉甲 12 克，梔子 10 克，龍膽草 10 克，虎杖 10 克，連翹 10 克，當歸 10 克，板藍根 12 克，5 付水煎服。

【效果】藥後肝大減為一指，黃退盡，自覺病如平時，又在此方基礎上略有變動，服 10 餘劑，其病遂癒。病未有反覆。

【按】患病一週，目黃腹憋腿腫，肝大。其病實屬不輕，居住在山區農村，未能到大醫院診斷，只好按中醫之法診療。投以茵陳蒿湯與龍膽瀉肝湯增損而成，連服 3 付，黃已退多，肝仍大三指，脈弦數，故加入搜肝軟肝、解鬱清熱之龜板、鱉甲、牡蠣、浙貝，服 1 付即顯效，肝大已減，繼服 3 付其症愈輕，面目瘦，大便日四次，去大黃重新組合清利肝經、搜邪之劑。服 15 付而告癒。

19. 肝炎案（四）

郭 X X，男，17 歲，1986 年 9 月 14 日

上腹憋脹，查肝上葉大二指，目睛黃，尿黃，當時地處山區，交通為不便，未能化驗肝功能。今診脈弦，舌質深紅，有紅點，苔白。以其外症表現極象現代醫學之肝炎。綜合辨證辨析：為濕熱蘊滯肝經，膽之絡鬱阻，故肝大發黃。

【治療】清利濕熱，疏利肝膽。

【處方】川軍 10 克，黃芩 10 克，赤芍 10 克，梔子 10 克，黃柏 10 克，龍膽草 10 克，柴胡 10 克，板藍根

12 克，茵陳 15 克，大青葉 12 克，連翹 10 克，鬱金 10 克，4 付水煎服。

9 月 8 日，服上方後諸症大好，但兩目仍黃，脈弦減，藥既見效，仍遵上方 5 付。

9 月 13 日，藥後又有好轉，眼黃亦退，肝仍大一指。上腹憋些，上方加牡蠣 12 克，枳實 10 克，5 付水煎服。

【效果】藥後其症俱消，後調養而癒。幾年來一直未有發生。

【按】此例以龍膽瀉肝湯與茵陳蒿湯加減而成，方中有川軍為通瘀熱而用，大青葉、板藍根、連翹清熱解毒，近代研究三藥俱有抗病毒殺菌作用，用鬱金解鬱通利，服用 4 付後即有大效，三診時又加牡蠣、枳實，以治肝大腹憋。

20. 肝炎案（五）

梁 XX，男，37 歲，1993 年 2 月 8 日

患肝炎二月，多方治療效乏，現症：兩脅不適，疲乏無力，食慾欠佳，觸診肝大三指。化驗肝功能 TTT 3U，GPT 126U。診脈弦數稍大，舌質前有裂紋，質不甚紅，苔薄白。脈弦數稍大為肝膽火鬱，舌質裂紋為臟氣不實。肝大為熱毒內蘊，肝絡失暢。綜觀辨證為：臟氣不實，熱毒內蘊，肝絡鬱阻。

【治療】滋臟陰，清熱毒，暢肝絡。

【處方】柴胡 10 克，白芍 10 克，板藍根 12 克，黃芩 10 克，龍膽草 10 克，生地 10 克，沙參 10 克，白花蛇舌草 12 克，連翹 10 克，鱉甲 12 克，牡蠣 10 克，丹參 10 克，虎杖 10 克，龜板 10 克，5 付水煎服。

2 月 13 日，藥後平妥，脈弦大減，上方去黃芩、龜板，加蓮子 10 克，三七參 4 克（搗沖服），山藥 10 克，5 付水煎服。

2 月 19 日，藥後平妥，現仍兩脅不適，肝仍大三指，自覺腹中有冷氣，舌質裂紋減，舌紅轉淡。脈左脈弦大，右脈小弦，云平時有腰酸困感。腹中有冷氣為臟陰得助，繼以祛積通絡法治之。

【處方】柴胡 10 克，赤芍 10 克，甘草 5 克，香附 8 克，枳殼 10 克，茵陳 15 克，牡蠣 12 克，山藥 10 克，砂仁 3 克，鬱金 10 克，鱉甲 10 克，枸杞 12 克，麥芽 10 克，茯苓 10 克，莪朮 10 克，白花蛇舌草 12 克，3 付水煎服。

2 月 22 日，藥後諸症有好轉，觸診肝大消，藥既見效，仍書上方 2 付，水煎服。

【效果】藥後黃病大好，脈仍弦些，又在此方基礎上少有加減，服 10 付後，其病遂癒。

【按】此例臟氣不實，故而多方治療效乏。首診以柴胡、龍膽草、黃芩清瀉肝膽之邪，板藍根、白花蛇舌草、虎杖、連翹以清熱解毒，生地、沙參、龜板、鱉甲，補臟陰搜邪氣，丹參、白芍行瘀緩肝養肝。肝大用牡蠣，有軟堅散積作用，服 3 劑後脈大減，故而去龜板，加健脾之蓮子、山藥，行瘀活血之三七參，又服 5 付，臟氣以復，故舌之裂紋之減，但仍肝大脅不適。今不用上方專以治脅縮肝。

方以柴胡舒肝散加入鱉甲、牡蠣、莪朮，以搜肝邪軟肝祛積，與健脾和中解毒之味合用，藥3付肝大即消，繼而又服此方12付其病即癒。

21. 肝炎案（六）

李XX，女，29歲，1993年1月15日

去年患肝炎已好轉，但至今四肢無力，小腿疲甚，心胃痛及背，眼亦馬虎。診脈左關弱，右關尺亦弱，舌質深紅有紅點，苔白老。以辨證論之為肝氣不足，中土亦弱，兼有肝絡不暢。

【治療】補肝益胃，疏肝暢絡。

【處方】枸杞10克，何首烏10克，懷牛膝10克，山萸肉10克，熟地10克，黃耆10克，白朮10克，鬱金10克，元胡8克，川楝子8克，柏子仁10克，山藥10克，枳殼10克，丹參10克，3付水煎服。

1月19日，藥後諸症好轉，藥既見效，繼服上方3付。

2月8日，藥後其症又有好轉，繼服上方3付，病遂痊癒。

22. 肝炎案（七）

高XX，女，24歲，1993年12月10日

病肝炎，化驗GTP 60U，TTT 10.5U。時已月餘，現症有上腹部不適，四肢倦怠。睛稍黃，尿黃濁，觸診肝上葉大二指，診脈左脈弦些，右脈平，舌淡紅，苔少白老。以辨證論之為：濕熱蘊結肝膽，肝膽疏瀉失常。

【治療】清熱利濕，疏肝利膽。

【處方】柴胡 10 克，赤芍 10 克，鬱金 10 克，茵陳 15 克，板藍根 12 克，龍膽草 10 克，黃芩 8 克，連翹 10 克，丹參 10 克，虎杖 10 克，雞內金 10 克，梔子 8 克，5 付水煎服。

12 月 15 日，藥後有好轉，自覺精神轉佳，舌轉濕潤，左脈弦減，肝大亦消。藥既見效，可仍服上方 5 付。

12 月 22 日，服完上藥後自覺病消，舌脈轉為正常。今處以：調中和肝膽之劑鞏固之。

【處方】山藥 10 克，雞內金 10 克，赤芍 10 克，板藍根 12 克，柴胡 10 克，麥芽 10 克，茯苓 10 克，薏苡仁 12 克，茵陳 10 克，蒼朮 8 克，鬱金 10 克，5 付水煎服。

【效果】服完上藥後其病即癒。化驗肝功能轉為正常。

【按】此例病情簡單，辨證準確，先以清利肝膽之劑 5 付，即顯效，肝大已消，繼而以和中疏肝調理之劑，又服 10 付即癒。

23. 肝炎案（八）

楊 X X，女，29 歲，1992 年 12 月 29 日

肝炎月餘未癒仍噁心，上腹難受，四肢倦，伴有左少腹不適。診脈右脈滑數，左脈稍弦，舌深紅，舌中後苔膩。以辨證論之：弦則為肝，數則為熱，滑為濕熱，舌中後苔膩，為濕熱蘊結中下焦。左少腹不適為肝絡不暢。

【治療】和中化濁，疏肝解鬱。

【處方】柴胡 10 克，當歸 10 克，赤芍 10 克，佩蘭

5 克，青皮 8 克，山楂 10 克，薏苡仁 10 克，板藍根 10 克，竹茹 10 克，陳皮 10 克，半夏 10 克，川楝子 10 克，丹皮 10 克，3 付水煎服。

12 月 25 日，藥後左少腹不適減，惟上腹不適食飲欠佳，觸診肝脾不大，脈左脈弦數，右脈數弱，舌質深紅，邊赤，中後有白膩苔。

【處方】龍膽草 10 克，梔子 10 克，黃芩 10 克，生地 10 克，車前子 10 克（包煎），板藍根 12 克，玉竹 10 克，沙參 10 克，白花蛇舌草 10 克，枳實 8 克，雞內金 10 克，丹皮 10 克，柴胡 10 克，2 付水煎服。

12 月 29 日，藥後諸症俱有好轉，左脈弦減，舌膩消，舌質深紅，仍書上方 5 付，水煎服。

【效果】藥後其病大減，又在此方基礎上稍加減，服 5 付後病遂痊癒。化驗肝功能轉為正常，身亦無不適感。後隨訪二年，病未發生。

【按】此病人上腹難受伴有左少腹不適，與一般肝病症狀有些不同，故方中亦與尋常治肝病之藥同中有異，用疏肝和中之藥味，首投 3 付即見大好，少腹亦不痛，又以龍膽瀉肝湯加入板藍根、白花蛇舌草清熱解毒，玉竹、沙參滋陰分，因有舌深紅、右脈弱，以之益胃陰，枳實、雞內金暢和中土，丹皮平虛火。服 2 付後效卓，效不更方，繼服上方 5 付化驗肝功能已正常。

24. B 肝案（一）

王 X X，男，24 歲，1994 年 8 月 4 日

發現 B 型肝炎月餘，化驗 HbsAg++，TTT 14U，

GPT 185U，治療一月效乏。自覺疲乏無力，頭昏午後發熱，噁心不欲食，聞油味更甚。心胃懋悶。肝未觸及到。診脈弦大數，舌深紅，苔白潤。脈弦大數，舌質深紅為肝火內蘊，舌苔白潤為內有濕邪，噁心不欲食為濕熱內蘊，肝膽不暢，當以清濕熱，利肝膽消息之。

【處方】龍膽草 10 克，梔子 10 克，黃芩 10 克，川黃連 5 克，鬱金 10 克，連翹 10 克，茵陳 12 克，柴胡 10 克，馬鞭草 10 克，豬苓 10 克，赤芍 10 克，木通 10 克，3 付水煎服。

8 月 8 日，藥後自覺諸症好轉，診脈六脈弦數，苔少黃白膩，此濕少熱多，上方去川黃連，赤芍，加白花蛇舌草 12 克，敗醬草 12 克，白芍 12 克，生地 10 克，當歸 10 克，7 付水煎服。

8 月 16 日，藥後有好轉，脈弦數減，脈有緊象，舌淡苔白膩。脈弦緊中陽不足，舌膩為濕多熱少。今處以：

半夏 10 克，蒼朮 7 克，薏苡仁 10 克，甘草 5 克，白芍 10 克，茵陳 10 克，馬鞭草 10 克，白花蛇舌草 12 克，紅參 7 克，黃耆 10 克，柴胡 10 克，鬱金 10 克，雞內金 10 克，山藥 10 克，7 付水煎服。

8 月 26 日，藥後其病向癒。今診脈弦數，舌轉淡，藥既平穩，繼服上方 7 付。一年後見其人，云自服完上藥後自覺病癒。化驗肝功能指標都恢復正常，故未來再治療。

【按】患者確診 B 型肝炎一月，以中醫辨證為濕熱蘊滯，肝膽不暢，無有虛象。首診用龍膽瀉肝湯加減，方中又用馬鞭草，此藥苦寒，殺蟲解毒，治肝病甚佳，川黃連、連翹瀉心肝之火，鬱金、赤芍疏肝解鬱通滯，木通、豬苓通利不便，使火邪從小便出。先服 3 付，症狀有所減輕，但脈仍弦數，火邪仍盛，上方去川黃連，恐苦寒太過傷陰，白芍與赤芍增強養陰舒肝之作用。敗醬草、白花蛇舌草清利熱毒。生地、當歸濡潤肝體，服 7 付後熱邪減，故脈數弦亦減，脈有緊象，舌淡苔白，慮中陽不足，又重新擬方，服健脾益氣，清利水，濕疏肝殺蟲解毒之劑 7 付，藥後大有好轉，又服 7 付病即痊癒，化驗肝功能正常。一年後見其人，知病癒，十五年後又見其人進一步得知，此疾未有發生，B 肝服藥僅 30 餘付即癒，實屬不易。

25. B 肝案（二）

何 X X，女，30 歲，1994 年 12 月 17 日

自覺無甚病症，化驗為 B 肝病毒攜帶者，B 肝表面抗原為++，今診脈小弦，舌淡紅，苔薄白，處以解病毒和肝脾之劑消息之。

【處方】黃耆 12 克，板藍根 12 克，山藥 10 克，山豆根 10 克，甘草 7 克，白朮 10 克，柴胡 10 克，蒼朮 10 克，草河車 12 克，茯苓 10 克，白芍 10 克。2 付水煎服。

12 月 19 日，藥後後自覺平妥，無不適感，仍書上方 7 付。

1995 年 1 月 2 日，服完上藥後自到縣人民醫院化驗，表面抗原轉為（—），病人驚喜，多年之憂心一旦消除。今診脈緩弱，左脈甚些，舌淡苔薄白，仍書上方去草河車，加枸杞 12 克，以鞏固。後隨訪知病未有發生。

【按】此例 B 肝帶原者，無症狀，自覺良好，脈小

弦，舌無特殊變化，以扶脾疏肝，殺蟲解毒之劑收功。方中扶脾益氣提高機體免疫功能之藥為黃耆、山藥、甘草、白朮、蒼朮、茯苓。B肝多濕熱，茯苓、白朮、蒼朮健脾祛濕，使濕去熱孤，病邪易於分離，又用疏肝之柴胡、白芍、甘草解毒殺蟲之山豆根、草河車。臨床起用草河車治療肝炎，屢有奇功，同道可以體會用之。病者先處以2付試治，服後覺可以，繼服7付，服完到縣人民醫院化驗B肝已轉陰，為鞏固其療效，去草河車加枸杞扶正，以恰到好處為宜，後又遂訪其病未有發生。

26. B肝案（三）

王XX，男，31歲，1994年11月29日

自訴有胃炎，近日上腹憋脹，沉悶，胃口部有壓痛，已20餘日，臨時服中西藥罔效，故來診治。查上腹稍隆，觸之有疼感。但肝臟未觸到，脈左脈弱，右脈緩弦些，舌質淡，苔白不膩。此乃中土不足，寒濕蘊結，胃腑不暢，氣機失調。右脈緩弦為土衰木旺。左脈弱為肝氣不足，疏瀉之能減退。

【治療】祛寒濕之蘊結，健中土以暢腑。

【處方】黃耆8克，紅參5克，枳實9克，半夏10克，川朴8克，麥芽10克，檳榔10克，神麴10克，川黃連5克，公英10克，白朮5克，茯苓10克，陳皮8克。2付水煎服。

11月30日，藥後憋脹沉悶減些，但發現睛黃，欲飲冷水，仍憋氣，想太息，有頭昏、眼馬虎、疲乏無力，小便黃。診脈六脈俱緩弦些，舌質嫩紅，中後苔白膩。昨日

化驗肝功能GPT 138U，TTT 8U，HbsAg1：64，定為急性 B 型肝炎。今處以：海金沙 10 克，金錢草 12 克，黃耆 10 克，赤芍 12 克，茵陳 15 克，梔子 10 克，黃柏 10 克，蒼朮 10 克，柴胡 10 克，鬱金 10 克，川貝母 10 克，豬苓 12 克，板藍根 15 克，枳殼 10 克，虎杖 12 克，2 付水煎服。

上方用黃耆為扶正祛邪之藥，且金匱有用黃耆健中湯治療男子虛性黃疸的方法。用貝母為解肝鬱，疏鬱結，且其有慢性胃炎。上腹有憋痛，用之最為得當。其餘方藥為清利濕熱，疏理氣機之藥。

12 月 4 日，上方連服 4 付，服到第三付時腹憋大減，今服完 4 付後精神轉佳，但睛仍發黃，頭少昏。脈變化不大，上方去川貝母，加薏苡仁 15 克，馬鞭草 10 克，加強祛濕消黃。

12 月 10 日，上方連服 6 付，諸症俱有好轉，惟睛仍黃，脈緩弦數些，苔少白膩。

【處方】黃柏 10 克，海金沙 8 克，雞內金 10 克，白朮 8 克，黃耆 10 克，茵陳 12 克，鬱金 10 克，豬苓 10 克，山藥 10 克，板藍根 12 克，白花蛇舌草 15 克，虎杖 10 克，半夏 10 克，馬鞭草 10 克，柴胡 10 克，赤芍 10 克，3 付水煎服。

上方服後睛黃減退，諸症好轉，又診三次，每次服藥 3 付，病情好轉。

12 月 22 日，藥後有好轉，近日又接感冒咳嗽，晨起痰較多，脈舌無特變，為不中斷藥力，新病、肝病藥雙管齊下，一併調之。

【處方】桑葉 10 克，銀花 10 克，杏仁 10 克，枸杞 10 克，白朮 10 克，茵陳 10 克，豬苓 12 克，茯苓 10 克，山藥 10 克，白花蛇舌草 12 克，黃耆 10 克，蒼耳子 10 克，半夏 10 克，虎杖 12 克，蒼朮 10 克，柴胡 10 克，甘草 5 克，6 付水煎服。

12 月 28 日，藥後咳嗽、感冒症狀消，精神好轉。胃口憋痛亦消，病已基本向癒。脈緩散些，舌轉紅，自訴身體與平時一樣，無甚不適。囑其化驗肝功能，並服益氣養肝、利濕復肝之劑以善後。

【處方】山藥 10 克，枸杞 10 克，白朮 8 克，黃耆 10 克，茵陳 10 克，豬苓 10 克，白花蛇舌草 12 克，半夏 7 克，虎杖 10 克，蒼朮 8 克，柴胡 10 克，甘草 5 克，5 付水煎服。

此病人前後共服中藥 40 劑，後化驗肝功能轉為正常，B 肝表面抗原亦變為陰性，一年後相見，得知病未復發。

【按】此例 B 肝病人先以上腹憋脹，胃口壓痛來診，未有肝病症狀。以中醫脈證論治，連服 2 付後，上腹症狀減輕，但出現睛黃太息頭昏、眼馬虎之症。病者到縣醫院化驗定為急性 B 型肝炎，病也不輕。醫者診斷明確後，猶如航海有了方向，有了燈塔。今診辨證有了變化，隨之而處以清利濕熱之海金沙、金錢草、茵陳、梔子、黃柏，虎杖，舒肝解鬱之柴胡、鬱金、赤芍、貝母、枳殼。用豬苓利濕清熱，板藍根解毒，黃耆、蒼朮助脾則能抑肝。處以 4 劑，服到第 3 劑時腹憋大減，精神亦好多，三診去貝母，加薏苡仁、馬鞭草加強祛濕退黃解毒作用，服用 6

劑後諸症大好，但睛仍黃，又服清利濕熱調理肝脾之劑 3 付後，黃始退，最後又出現感冒症狀，隨症加用藥味，前後共服中藥 40 付，化驗肝功能轉為正常，表面抗原轉陰。

27. B 肝案（四）

梁 X X，女，12 歲，1986 年 4 月 27 日

患 B 肝半年，其間治療一直未斷，時有好轉，時病增重，近日又覺加重。觸診肝上葉大 1.5 指，質較硬，目睛稍黃，上腹部亦痛。診脈緩弦滑數，舌嫩紅，舌苔薄白。脈緩滑數為濕熱邪毒內蘊，又有肝大睛黃更為彰然，脈弦為肝木鬱滯，絡脈不暢，舌嫩紅少苔為肝陰已虛。肝硬為邪毒已深，熱毒內固。

【治療】清濕熱，解毒邪，搜肝邪，滋肝陰，軟肝結。

【處方】柴胡 8 克，黃芩 10 克，白花蛇舌草 20 克，山豆根 10 克，板藍根 12 克，山藥 10 克，敗醬草 15 克，女貞子 10 克，元參 10 克，麥芽 8 克，陳皮 7 克，鱉甲 12 克，牡蠣 10 克，5 付水煎服。

5 月 3 日，藥後平妥，肝大減，硬亦減些，仍服上方 5 付。

5 月 14 日，藥後平妥，自云有感冒症狀。肝大如前，睛仍黃，上腹壓之仍痛，脈弦數，舌質深紅，苔稍黃。此火毒內滯肝膽，以大柴胡湯加味治之。

【處方】川軍 7 克（後下），枳實 8 克，黃芩 10 克，赤芍 10 克，白芍 10 克，連翹 10 克，山豆根 10 克，生地 10 克，女貞子 10 克，柴胡 8 克，板藍根 12 克，丹參 10 克，敗醬草 10 克，茵陳 10 克，龍膽草 8 克，5 付水

煎服。

5 月 19 日，藥後其症有好轉，上腹疼減，肝大肝硬亦減，脈亦較前有起色。仍服上方 5 付。

【效果】藥後其症又有減輕，肝大肝硬俱減，又服上方 5 付，其病痊癒。後隨訪知其病未有復發。化驗肝功能為正常，HBsAg亦轉陰。

【按】此病人 B 肝已半年，又有肝大，以清熱解毒，軟肝搜邪之劑服用 5 付後有了起色，服藥半月後出現感冒症狀，是病邪由裏達表之佳象，非真感冒，因無感冒脈象。用大柴胡湯加味服 5 付藥後即見大好，肝大肝硬亦減。證實此感冒是病邪由內達表之佳象。藥已中得，乘勝追擊，服用本方共 20 付，其疾已告癒。透過此病例，進一步體會到，病者由表而入裏者難癒，由裏而達外者易已之理。

28. B 肝案（五）

張X，男，47 歲，1993 年 3 月 6 日

近十日覺右脅內不適，有重墜感，化驗HbsAg+++，GPT 70U，TTT 17U，定為 B 型肝炎。觸診肝脾不大，診脈左脈弦些，右脈小弦，舌質淡，質有紅點，苔白稍膩。脈弦為肝經不利，舌質有紅點為邪熱入內，苔膩為濕邪內蘊。脅內不適、重墜感，為肝鬱不暢。綜觀諸症為：濕熱內蘊，邪毒儲留，肝經不利。

【治療】清濕熱，疏肝鬱，解毒邪。

【處方】柴胡 10 克，白花蛇舌草 12 克，薏苡仁 10 克，土茯苓 10 克，白朮 10 克，連翹 10 克，赤芍 10

克，鬱金 10 克，茵陳 10 克，枳殼 8 克，薑黃 7 克，陳皮 10 克，蒼朮 10 克，6 付水煎服。

3 月 12 日，藥後脅內不適減，重墜感亦有減輕，脈舌如前，仍服上方 6 付。

【效果】藥後其症逐漸向癒，又在此方基礎上加減服藥 6 付，化驗表面抗原轉為陰性，其另兩項肝功能指標亦轉為正常。隨訪二年來一直很好。

【按】此例 B 肝雖為濕熱蘊滯肝體，為濕多熱少，首診投以多量祛濕藥味，並雜以疏肝解鬱之劑而見良效，而又診數次共服藥 30 多付而癒。

29. B 肝案（六）

高 X X，男，14 歲，1993 年 2 月 18 日

噁心不欲食三日，伴有頭昏乏力。化驗HbsAg+，診脈弦，舌質深紅，舌體胖，質有紅點。舌質鬱紅有紅點為內有鬱熱，傳之於裏。舌胖為濕象之舌，脈弦為肝經水鬱，噁心為濕熱中蘊，阻竭氣機，升降有礙。故此可辨為：濕熱蘊滯，邪熱入內，熱毒入肝，氣機不調。

【治療】清濕熱，解毒熱，和氣機。

【處方】柴胡 10 克，薏苡仁 10 克，黃芩 8 克，枳殼 8 克，龍膽草 10 克，連翹 8 克，板藍根 10 克，丹參 10 克，竹茹 10 克，三七參 6 克（另搗沖服），白花蛇舌草 10 克，3 付水煎服。

2 月 22 日，藥後噁心減，仍感頭昏乏力，診脈轉弱，舌胖濕潤。此熱減濕現之象。法應健脾燥濕，少佐以清熱解毒之劑。

【處方】薏苡仁 12 克，白朮 10 克，紅參 8 克，茯苓 10 克，半夏 8 克，白蔻仁 3 克，白花蛇舌草 10 克，黃芩 8 克，神麴 8 克，雞內金 10 克，茵陳 12 克，2 付水煎服。

2 月 28 日，藥後諸症有好轉，飲食增。診脈右脈弱，左脈弱，左脈弦，舌嫩紅，質有紅點，此脾氣不足，肝邪亢盛，上方去夏、麴，加太子參 8 克，山藥 10 克，蓮子 10 克，龍膽草 5 克，黃耆 10 克，3 付水煎服。

【效果】藥後精神大有好轉，噁心消除，餘症亦有減輕，脈舌仍不正常。又在此方基礎上略有變動，服 10 付。其症遂癒。化驗HbsAg轉陰。

【按】此例 B 肝病者初診熱毒多，濕氣少，投以對應之劑已見效，但轉為濕多熱少且有脾虛之象，繼而用健脾燥濕之劑少佐清熱解毒之劑，服用 2 付後病又有好轉，又在上方基礎上加強其劑量，服用 13 付後而癒。

30. 小兒肝炎兼肺炎案

張 X X，女，3 歲，1995 年 2 月 1 日

輕咳十餘日一直不癒，近五日發現小兒上腹憋脹，不欲飲食，面目發黃，浮腫，觸診肝大 2.5 指，診脈弦數，舌質深紅，舌前少苔，舌後苔薄白。以脈舌論之為風熱入肺，故咳嗽流竄肝膽，鬱而肝大，上腹憋脹。面目黃為濕熱蘊滯，蒸薰而上，故治此當以：清解肺衛，疏利肝膽，以觀動象。

【處方】板藍根 8 克，銀花 7 克，甘草 3 克，黃芩 5 克，山楂 4 克，雞內金 4 克，梔子 5 克，赤芍 5 克，麻黃 4 克，杏仁 3 克，1 付水煎服。

2 月 3 日，藥後精神轉佳，肝大亦減，聽診右肺稍聞哮鳴音，上方去麻黃，加川貝母 4 克，麥冬 4 克，1 付水煎服。

【效果】藥後諸症大好，黃亦退多，又服上方 2 付後其症即癒。

【按】此病人先咳嗽 5 日，繼而出現肝大目黃，是肺肝同病之侯。故以麻黃、杏仁、甘草、黃芩解表止咳，板藍根，銀花、黃芩、梔子清熱解毒，雞內金、山楂化食，又有理肝之作用，赤芍專通肝絡。服上方 1 付即大見效，肝大亦減，考慮表邪已減，去麻黃，加冬花、貝母、麥冬潤肺止咳滋陰，又服 1 付黃退淨。為鞏固療效，又服 2 付即癒。

31. 直腸癌合併肝硬化案

馮 X X，男，43 歲，1994 年 4 月 21 日

直腸癌手術後月餘，並查有 B 肝（++）肝硬化，術後服多種藥物上腹仍憋脹，昨日飲食不適，上腹憋更甚，觸診肝大三指，診脈緩弦，舌淡苔薄白。此中土不足，肝木不暢，腑氣不和，姑處以益中土，疏蘊滯之劑消息之。

【處方】紅參 8 克，白朮 8 克，陳皮 10 克，川朴 8 克，神麴 9 克，麥芽 10 克，茯苓 10 克，雞內金 10 克，連翹 10 克，柴胡 10 克，枳實 10 克，炒萊菔子 10 克，檳榔 10 克，2 付水煎服。

4 月 24 日，上方服後憋減，脈轉為弦緩滑數，舌深紅，苔白膩。此中氣已復，轉為濕熱中蘊，肝木不暢，處以清濕熱疏肝木，散滯結解熱毒之劑。

【處方】白花蛇舌草 12 克，連翹 10 克，柴胡 10 克，川楝子 10 克，佛手參 10 克，茯苓 10 克，雞內金 10 克，枳殼 10 克，莪朮 5 克，三七參 5 克搗沖服，蒲公英 12 克，敗醬草 10 克，麥芽 10 克，陳皮 5 克，薏苡仁 10 克，3 付水煎服。

4 月 27 日，上方藥服完後諸症大減，肝大亦消，今診脈左脈緩弦滑，右脈小弦，上方再加益土之白朮 10 克。金匱有言，見肝之病當先實脾，今脈弦，為肝木盛，右脈小弦為土氣不足，賊邪不去，故加之。

5 月 3 日，藥後病又進步。惟因行動。術後刀口有一小塊裂開，少出鮮血，但上腹已不憋，肝亦不大，精神轉佳，起居可自理，飲食可以。診脈弦些，舌質暗紅，苔稍白膩，仍遵上方去莪朮加地榆 10 克，黃耆 10 克，服 3 付後停藥，調養而癒，數年來一直平妥。

【按】直腸癌手術，又有肝硬化，今上腹憋脹，脈緩弦，初診投以補元氣健中土之紅參、白朮、茯苓，雜入理氣暢通之陳皮、川朴、神麴、麥芽、炒萊服子、檳榔，舒肝之柴胡、枳實，清鬱熱之連翹，服 2 付病即安。繼而換方以清熱利濕、疏肝解鬱化積之味投之 3 付而大好，後稍事加減獲癒。

32. 肝硬化腹水案

段ＸＸ，男，57 歲，1993 年 3 月 27 日

去年冬天已覺腹水，到外地醫院查為肝硬化腹水。現症：腹大如鼓，小便尚可，但較平時少，飲食亦可，面目清瘦，手足涼。診脈右脈弦大，左脈亦弦，舌質深紅，

苔薄黃，舌下靜脈顯露。脈弦為肝木用事，右脈大為木邪犯土，手足涼為陽氣鬱阻，舌下靜脈顯露為血鬱不暢，腹大如鼓為水濕不行，三焦決瀆失司。

【治療】疏肝木瀉水濕，行氣血暢血鬱，健中土溫下元，姑處以下方以候消息：

甲珠 7 克，土元 8 克，澤蘭葉 10 克，大腹皮 10 克，車前子 10 克，赤芍 12 克，柴胡 10 克，鬱金 10 克，虎杖 10 克，石見穿 10 克，生白朮 20 克，川朴 10 克，枳實 10 克，二丑 10 克，川軍 10 克（後下），桃仁 10 克，附子 6 克，桂枝 10 克，茯苓 10 克，砂仁 5 克，5 付水煎服。

4 月 1 日，藥後腹脹大減，下肢涼亦減，脈弦減，藥既見效，無須增損，仍書上方 5 付，觀其動靜。

4 月 7 日，藥後腹水急減，小便量較前增多，夜可尿兩罐頭缸。診脈右脈弦，左脈弦減，不甚虛，但有口酸。口酸為木氣上泛，肝木不暢，加木瓜 10 克，以調肝木，三七參 3 克疏血鬱，且有利於恢復肝功能。

4 月 17 日，上方連服 10 付後腹脹大減，口亦不酸，仍書上方 10 付。

4 月 27 日，藥後腹大小基本如常，言小便較前幾日少，自覺小腹有下墜感，小便時有些不通利。診脈弦減，舌下曲張消。自思腹下墜是由腹大如鼓，腹水消退後腹壁下垂之故，小便少是腹水消後水分少之故，小便時不通利是肝之疏瀉功能未能恢復正常。據症查情，色脈辨證，病已步入坦途，可祛邪扶正綜合調理之。

【處方】白朮 10 克，茯苓 10 克，木瓜 10 克，大腹皮 10 克，澤蘭葉 10 克，升麻 10 克，黃耆 15 克，巴戟天 8 克，茵陳 12 克，山藥 10 克，雞內金 10 克，砂仁 6 克，土元 5 克，甲珠 6 克，豬苓 10 克，黨參 10 克，枳殼 10 克，木香 6 克，7 付水煎服。每日一劑。

【按】服上方後諸症好轉，腹下墜亦消除，小便亦通利，但由於患者地處農村，其經濟條件又差，前後共服藥 42 付，自此停藥。三個月後又來診治，這次診無腹水，肝臟腫大三指，自覺憋脹，氣短。診六脈弦大，舌下有靜脈曲張，處以：

澤蘭葉 10 克、赤芍 10 克、柴胡 10 克、鬱金 10 克、虎杖 10 克、石見穿 10 克、桃仁 10 克、川軍 10 克、三七參 6 克、牡蠣 15 克、丹參 10 克、夏枯草 10 克、板藍根 12 克、大青葉 10 克、草河車 10 克。

服 10 付後肝腫大消，上腹憋亦大減，繼服上方 10 付後病遂痊癒。但時隔半後腹水又起又服初診方 7 付病遂癒。以後病又復發，一年後病發而故。

【按】此例病雖一年後病故，但數次診療都有卓效。首診以腹大消瘦，手足涼，脈弦，舌下靜脈鬱阻，投以疏肝鬱、瀉水濕、溫中祛瘀之劑，服 5 付即大見效。

其方以甲珠、土元、川軍通瘀結，大腹皮、川朴、枳實、砂仁理氣滯，車前子、二丑、茯苓通利水邪，柴胡、赤芍、鬱金、虎杖疏肝解郁，白朮、附子、桂枝溫陽益土，桃仁、澤蘭葉行瘀活血。投藥共 20 味，服藥 20 付腹水消退，有腹下墜感。又調整以祛邪扶正之味，調理服 7 劑好轉。停藥三個月後其病又復發，又以行瘀活血之劑服 20 付好轉半年。一年後病故。透過此例得以教訓，大病好轉後還須鞏固一段時間或更長時間，不然前功盡棄。內經曰：「標本不得邪氣不伏。」病人為本，醫者為標，必須二者緊密配合，才能制服疾病。

33. 肝硬化案

韓ＸＸ，男，48歲，1987年11月15日

肝硬化二年，其間治療幾個療程未見效，曾到山西省專科醫院治療，服藥半年病勢不減。今診：觸肝上葉大二指許，質硬，且有胃口不適及憋脹，右腋下痛引背，腰亦酸困，心煩，口苦，夜眠不佳。脈之，左尺浮弦無力，關小弦，右寸關弦，舌淡紅，苔薄白，肝硬腋痛引背，脈弦，此乃肝鬱不暢，邪已入絡，久成癥結。心煩，腰酸，夜眠不佳，左尺浮弦為腎陰已虛，心腎失交，胃口不適憋脹，為土氣不足，肝木橫恣。故綜此辨證為：肝鬱不暢，邪結成癥，中土不足，肝木橫犯，腎陰不足，肝木失榮。

【治療】疏肝解鬱，化癥疏肝，搜邪通絡，補脾益肝，壯水榮木。

【處方】柴胡10克，赤芍10克，甘草7克，香附7克，枳殼8克，川芎5克，牡蠣12克，鱉甲12克，三棱7克，莪朮8克，山藥10克，龍膽草10克，梔子8克，當歸10克，熟地10克，阿膠10克（搗沖服）。黑芝麻10克，薏苡仁10克，茯苓10克，半夏10克，旋覆花8克，川貝母10克，陳皮8克，2付水煎服。

11月17日，藥後脅痛減，夜眠好些，脈弦減，餘症如前，藥既見效，仍處上方2付，再觀動象。

11月19日，藥後其症平妥，診兩脈弦緊，舌淡苔薄

白，舌邊齒印。此為陽虛濕滯，上方去貝母加白朮 10 克，巴戟天 8 克，三七參 6 克（搗沖服）。

11 月 22 日，藥後肝大消除，精神較前好轉，惟黃痰多，胸憋些，脈弦減。繼服上方，去三棱莪朮，2 付水煎服。

11 月 24 日，藥後諸症好轉，脈左關尺弱，舌膩些，今處以：

柴胡 10 克，赤芍 10 克，甘草 7 克，枳實 8 克，牡蠣 10 克，山藥 10 克，當歸 10 克，三七參 10 克，鱉甲 12 克，山萸肉 10 克，枸杞 10 克，半夏 10 克，白朮 10 克，薏苡仁 12 克，陳皮 10 克，酸棗仁 10 克，丹參 10 克，5 付水煎服。

【效果】藥後肝大未起，心胃憋亦大減，腋下亦不痛。自覺精神與前顯然不同，又服此方 13 付後，其症即癒。化驗肝功能轉為正常，至今仍健如常人。

34. 膽管肌肉肥厚症

廉 X X，女，31 歲，1997 年 10 月 18 日

病上腹不適，有噁心感，右背側不適，時已年餘，作超音波檢查為膽管肌肉肥厚。詢之平時有咽部不適，如有物感。又有口乾，白帶。診脈左脈弦，右脈澀弱，舌深紅少苔。左脈弦為肝木亢旺，右脈澀弱為氣鬱不暢，脾陰不足。舌象赤為脾陰不足之象。肝郁則膽亦鬱，鬱久成積，故膽管肌肉肥厚，至於噁心，咽部不適，背部引痛，俱是肝膽鬱滯，氣機不暢之症。故此可辨證為：肝膽鬱滯，氣機不暢，中土不足，脾陰失滋。

【治療】舒肝理氣，袪積通鬱，滋潤脾陰。

【處方】半夏 10 克，厚朴 5 克，茯苓 10 克，紫蘇 5 克，沙參 10 克，玉竹 10 克，麥冬 10 克，竹茹 10 克，莪朮 10 克，三棱 8 克，太子參 10 克，川楝子 10 克，浙貝母 10 克，2 付水煎服。

10 月 20 日，藥後平妥，症似減輕。咽部仍不適，左脈弦些，上方加射干 10 克，僵蠶 10 克，生薑 3 克，大棗 5 枚，以解咽部之鬱。

10 月 22 日，藥後咽部不適大減，上腹不適亦有減輕，脈左寸弦，仍處上方 2 付。

10 月 24 日，藥後諸症好轉，云想食，但消化不好，左脈弦些，右脈弱，舌淡少苔，今處以疏肝解鬱，滋補中土之劑。

【處方】黨參 10 克，白朮 7 克，茯苓 10 克，神麴 10 克，麥芽 10 克，白蒺藜 10 克，浙貝母 10 克，鬱金 10 克，射干 10 克，僵蠶 10 克，雞內金 10 克，砂仁 5 克，竹茹 10 克，石斛 10 克，2 付水煎服。

10 月 26 日，藥後飲食增，諸症亦有好轉，作超音波膽管已基本正常。但壁不光滑。診脈右脈弱減，藥既見效，繼處上方 2 付。

【效果】服上藥後其症平妥，未有發生，在遵舒肝袪積健脾法中藥味略有變動，繼服 10 付，又作超音波檢查，膽管肌肉正常，壁已光滑，患者自感病癒遂停藥。隨訪半年病未發生。

【按】此病上腹不適，噁心，右背側不適，且又雜以咽部不適，及白帶，病情複雜，必須細細辨證用藥。病人每次只抓 2 付藥，首診以四七湯、沙參麥冬飲加疏肝化積之川楝子、浙貝母、莪朮、三棱、竹茹，恐正氣不支，又加太子參，投藥後症似減輕。二診又加射干、僵蠶、生薑、大棗，加強其作用。服 2 付後顯效，繼服 2 付，出現消化不良，以健脾消食，解鬱利咽，祛鬱之劑收功。前後共服藥 22 付，作超音波膽管肌肉已正常。

35. 膽囊炎案

郭X X，男，72 歲，2005 年 10 月 7 日

作超音波為膽囊炎時三個月，現症心胃難受，左脅部不適，壓之噯氣，但右脅部卻無不適，診脈弦數，舌深紅，苔白老，此木火亢旺，犯及中土，法應、清瀉肝膽，少佐益脾之劑。

【處方】丹參 10 克，砂仁 3 克，百合 10 克，烏藥 10 克，虎杖 12 克，柴胡 10 克，赤芍 10 克，敗醬草 10 克，川軍 8 克（後下），枳實 10 克，連翹 10 克，梔子 10 克，川芎 10 克，鬱金 10 克，陳皮 10 克，蒲公英 15 克，白花蛇舌草 15 克，甘草 10 克，山藥 10 克，5 付水煎服。

10 月 13 日，藥後諸症有好轉，用大黃後仍日大便一次，診脈弦數減，有口乾現象，舌質紅苔少，仍處上方加石斛 8 克，，5 付水煎服。

10 月 17 日，藥後諸症又有好轉，口乾減多，診脈左脈弦數，右脈小弦，舌如前，又云平時胃畏寒，上方加乾薑 3 克，大棗 5 枚，5 付水煎服。

【按】上方服完後其症痊癒。本例作超音波雖定為膽

囊炎，但有心胃難受，上腹部壓之疼痛，為膽胃綜合徵，但膽區不痛，而痛在左脅部，又與一般膽囊炎有異，但辨證論治是一樣的，因肝膽主兩脅。方中以丹參飲、百合湯去檀香，合用大柴胡湯去黃芩及其清熱解毒、疏肝理氣健脾和中之劑而成，後二診據辨證稍有加味，用後亦有效應。癒後一直很好，無有反覆。

36. 急性膽囊炎案

康XX，男，42歲，1987年8月3日

上腹痛一日，觸診膽囊腫大，疼痛劇烈，疼處不能觸按。外觀體肥，又有腰椎增生腰痛之症，聽診：腸鳴音減弱，診脈弦遲，舌淡濕潤。體肥、脈弦遲，此痰濕寒氣鬱阻，腑氣不暢，鬱結蘊閉，故痛劇烈。又有腰椎增生之症，顯為腰絡不暢，督脈受阻。綜觀諸症為：寒濕鬱阻，肝膽絡鬱，腑氣阻竭。

【治療】祛寒濕，疏肝膽，暢腑氣。

【處方】川軍10克（酒浸），枳實10克，半夏10克，赤芍10克，川楝子10克，茯苓10克，鬱金10克，砂仁8克，烏藥10克，柴胡10克，川朴10克，乾薑4克，1付水煎服。

8月4日，藥後其痛大減，脈弦亦減，舌質轉紅，舌邊有膩苔，此寒濕已有化熱之象。法應疏腑氣，清熱邪，疏肝絡治之。

【處方】川軍10克，柴胡10克，枳實10克，黃芩10克，白芍12克，銀花12克，連翹12克，川黃連5克，半夏10克，茯苓10克，甘草7克，薏苡仁10克，

神麴 10 克，1 付水煎服。

8 月 5 日，藥後大便稀，有膿性物，藥既見效，仍服上方 1 付。

【效果】藥後諸症大好，大便稀、少腹引痛。上方又去大黃，加川楝子 10 克，服 2 付後其症遂癒，後一直平妥。

37. 慢性膽囊之合併附件炎

丁 XX，女，38 歲，1987 年 4 月 9 日

慢性膽囊炎已數年，近日加重，上腹痛引右肩背痛，且兩側少腹痛，觸之有飽滿感。在鄉村治療數日病情不減。今診左脈弦緊，右脈小弦，舌淡苔白老。以辨證論之：此濕熱毒邪充蘊中下焦，病情較重，姑處以通徹熱毒，蕩調實邪治之。

【處方】川軍 10 克（後下），芒硝 10 克（沖服），桃仁 10 克，薏苡仁 10 克，銀花 12 克，連翹 10 克，梔子 10 克，丹皮 10 克，敗醬草 15 克，赤芍 12 克，1 付水煎服。

服上方後腹瀉三次，疼痛減輕，惟覺四肢無力，頭昏頭痛舊時亦有此症，診脈弦緊，舌淡苔薄白。此邪減，陽氣顯弱，法應：滋養氣血，扶陽疏滯治之。

【處方】當歸 10 克，赤芍 10 克，黃耆 12 克，敗醬草 12 克，附子 3 克，銀花 15 克，桃仁 8 克，連翹 12 克，山藥 10 克，白朮 10 克，黨參 10 克，川芎 5 克，菊花 10 克，陳皮 10 克，丹皮 10 克，枳殼 8 克，薏苡仁 10 克，桂枝 8 克，3 付水煎服。

4 月 12 日，藥後頭昏痛減，精神轉佳，上腹疼亦減半，惟小腹仍擰痛，肛門尿道亦痛，小腹壓之痛有腹膜刺激症狀，脈弦緊，舌質轉紅，質有紅點，此熱毒蘊結下焦，邪毒不能外瀉。今處以大劑清利敗毒之劑。

【**處方**】銀花 15 克，連翹 12 克，紅藤 12 克，紫花地丁 15 克，野菊花 12 克，生地 12 克，桃仁 8 克，丹皮 12 克，川軍 8 克，蒲公英 12 克，浙貝母 12 克，木通 10 克，黃柏 12 克，甘草 10 克，當歸 10 克，沒藥 10 克，2 付水煎服。

【**效果**】藥後諸症減輕，後從陰道流膿物，膿出後疼減輕，又在此方基礎上稍事加減服藥 15 付其症遂癒。

38. 肝大腹憋案（一）

董 X X，男，69 歲，1996 年 8 月 18 日

上腹憋已三月，查肝上葉大三指，質較硬，但飲食尚可，精神可以，詢之知其因恚怒引起。診脈右脈滑弦數，左脈散弱滑，舌深紅少苔。左脈有散弱之象，肝氣已有不足，右脈滑弦數為肝鬱不暢，內有濕熱蘊滯。肝大腹憋為氣血鬱阻，臟絡不暢，絡脈阻閉，濕熱內蘊。

【**治療**】當以舒肝解鬱，軟肝，通絡，清利濕熱，少佐益肝。

【**處方**】柴胡 10 克，赤芍 10 克，浙貝母 10 克，牡蠣 12 克，當歸 10 克，茵陳 12 克，虎杖 12 克，梔子 10 克，白花蛇舌草 12 克，半枝蓮 12 克，連翹 10 克，石見穿 12 克，枸杞 10 克，沙參 10 克，3 付水煎服。

8 月 22 日，藥後辨證俱有好轉，肝腫大亦減，舌苔

少，舌中有裂紋，藥既見效，仍處上方3付。藥後其症又有進展，又接服6付。

9月4日，藥後肝又腫大，不知何因，但左脈弦，舌前有裂紋，仍以舒肝解鬱，散腫清熱，通調絡脈法。

【處方】柴胡10克，赤芍10克，白芍10克，甘草10克，虎杖10克，茵陳12克，石見穿10克，牡蠣12克，夏枯草10克，丹參10克，梔子10克，半枝蓮10克，白花蛇舌草10克，連翹10克，3付水煎服。

9月7日，藥後肝大消，脈弦亦減，仍處上方3付。

【效果】藥後其症遂癒。隨訪半年病未發生。

【按】觸肝大發硬，病人無條件作深入檢查，肝有硬化，是可能的。據脈舌症分析病情複雜。虛實絞結用藥，標本結合，驅邪扶正溶於一爐。方中柴胡、赤芍、虎杖、梔子、茵陳、疏肝解鬱，清熱化濕。浙貝、牡蠣、石見穿軟肝解鬱化積。白花蛇舌草、半枝蓮、連翹清熱解毒。沙參、枸杞、當歸潤養肝體。二診服3付即見效明顯，連續服用12付後，又出現肝大，但硬減，又以疏肝解鬱、解毒清熱祛積之劑服數付即癒，半年後見其人知病情穩定。

39. 肝大腹憋案（二）

劉XX，男，43歲，1995年3月10日

上腹憋脹一月，飲食衰少，心情抑鬱，處觀上腹稍隆，觸診肝上葉大三指，又云股前皮肌麻木。診脈緩弱澀，舌質淡白，苔膩。脈緩弱為脾虛風邪入侵，澀為氣血鬱阻，故股面麻木。心情抑鬱，上腹憋脹，脈澀，舌白膩為寒濕鬱阻，肝膽不暢。

【治療】溫中理氣，暢和肝膽，佐以祛風溫經。

【處方】桂枝 10 克，茯苓 10 克，半夏 10 克，川朴 10 克，枳實 10 克，香附 10 克，蒼朮 10 克，雞內金 10 克，砂仁 3 克，附子 3 克，獨活 5 克，羌活 7 克，2 付水煎服。

3 月 12 日，藥後腹中憋減，惟覺四肢酸困，診脈右脈虛弱，左脈弦，舌仍膩。右脈弱為中土不足，左脈弦為木氣有餘。今處以上方去附子、羌獨活，加柴胡 10 克，山藥 10 克，虎杖 10 克，赤芍 10 克，2 付水煎服。

3 月 14 日，藥後腹憋減，觸診肝大亦減為二指，藥既見效，仍處上方 2 付。

【效果】藥後其症大癒，又在此方基礎上加減服 4 付，後肝大消，其症遂癒。幾年來其病未有發生。

【按】肝大上腹憋，又添兩股大腿面麻木。憑脈辨證為寒濕鬱阻，肝膽不利，投以相應之 2 付即見效，二診去附子、羌獨活，加疏肝之柴胡、赤芍、虎杖，益中之山藥，腹憋大減，肝大減多，又在此方基礎上服藥 4 付即癒。

40. 肝大心胃憋脹案

張 X X，女，76 歲，1996 年 10 月 19 日

心胃憋脹十餘日，外觀上腹隆起，觸診肝上葉大二指，診脈有結滯現象。脈象緩弱，舌質暗紅，苔少，經曰：「人年 70 脾氣衰。」脈又緩弦為中土不足，木邪亢旺，有犯中之象，木邪鬱塞中土，故腹憋肝大，治此當以補中土，解鬱通痞治之。

【處方】白朮 10 克，紅參 5 克，茯苓 10 克，附子 4 克，枳實 10 克，桂枝 7 克，甘草 5 克，麥芽 10 克，神麴 10 克，蒼朮 10 克，川朴 10 克，板藍根 10 克，2 付水煎服。

10 月 22 日，藥後肝大消，上腹憋減，又云大腹憋，尿少，心律仍有結滯。診脈左脈弦弱，右脈小弦，舌中有細小裂紋，苔少，化驗血色素 8 克，此又為心肝氣血虛弱，疏瀉失常，法應調養心肝，疏理氣機。

【處方】茯神 10 克，枸杞 10 克，板藍根 12 克，澤瀉 10 克，豬苓 10 克，鬱金 10 克，赤芍 10 克，麥芽 10 克，當歸 10 克，雞內金 10 克，酸棗仁 10 克，柏子仁 10 克，2 付水煎服。

12 月 25 日，藥後其諸症又有好轉，脈舌如前，病情穩定，仍處上方 2 付。

【效果】藥後其病有進展，仍服上方，加黨參，服 2 付後脈結減，諸症癒。

【按】脈結停頓，西醫診為冠心病。此例病人脹滿脈結，肝大，顯為蘊結之象。憑脈辨證初診服 2 付藥即大有好轉，結合化驗血色素為 8 克，是虛中挾實之象，用養心補血、安神疏理之劑，服數付而癒。

41. 肝大發硬兼胃疼案

李ＸＸ，女，12 歲，1985 年 10 月 1 日

胃口痛十餘日，胃口部觸按疼痛不適。觸肝上葉劍突部腫大發硬三指，近時四肢無力，飲食衰減。診脈緩沉數，舌深紅。此乃肝經鬱熱，迫及心胃，血氣阻逆，暢行

受阻。法應：清邪熱暢肝絡，柔肝體。

【處方】梔子 7 克，連翹 8 克，板藍根 12 克，黃芩 8 克，生地 10 克，赤芍 10 克，鱉甲 10 克，甘草 3 克，茵陳 10 克，牡蠣 10 克，虎杖 10 克，4 付水煎服。

10 月 7 日，藥後其症大減，精神轉佳，肝大硬俱減，藥既見效，仍服上方 4 付。

【效果】藥後肝大消除，胃口亦不痛，以後其病未有發生。

【按】此案藥味簡單，準確得力，如此重病，肝大硬之例僅服 6 付即安，實屬不易，方中梔子、連翹、板藍根、黃芩清熱解毒，赤芍、甘草、茵陳、虎杖疏肝緩肝，鱉甲搜邪，牡蠣軟肝，諸藥合用，更為合拍。

42. 高燒肝大案

程 X X，男，3 歲，1985 年 2 月 5 日

高燒四日，輸液四次效乏。幼兒喊肚痛。觸診，肝上葉大三指，查體溫 38 攝氏度，脈弦數，舌質深紅，舌前少苔，餘處黃白苔相兼。此乃風邪入內，已有化熱，肝膽絡鬱，腑氣不和，溫毒不瀉。故熱不退。

【治療】清瀉熱毒，暢瀉肝膽。

【處方】板藍根 10 克，黃芩 7 克，青黛 4 克，麥冬 3 克，梔子 5 克，川軍 5 克，沙參 4 克，龍膽草 4 克，甘草 3 克，連翹 5 克，桃仁 3 克，1 付水煎服。

2 月 6 日，藥後熱退，精神較前好轉，肝大減，藥既見效，仍處上方 1 付。

【效果】藥後諸症大癒，肝大減為一指，又服上方去

桃仁，1 付水煎服。後病遂癒。

【按】此例外邪由表入肝膽之經，且有高燒腹痛肝大，是為急症。但小兒初病，治療恰當，前後不過五日而癒。方中以龍膽草、梔子、黃芩、青黛清利肝膽之火邪，板藍根、連翹清熱解毒，以防肝炎病毒。用川軍是舌苔已有黃象，沙參麥冬以防高燒傷陰，桃仁祛邪通利肝體鬱血，甘草為國老，調和諸藥。又恐苦寒太過傷陰，又《內經》治療六氣太過所用之藥，俱以佐以甘味。萬物離不開土。甘，土味也。

43. 手術後肝大少腹痛案

劉ＸＸ，女，33 歲，1987 年 3 月 12 日

前半年患盆腔炎，宮外孕剖腹術後小腹仍痛，壓之痛增，觸診肝上葉大二指，壓之痛，時噯氣。今診脈弦滑數，舌質深紅，苔白膩。脈弦為肝鬱，滑數為濕熱蘊結。肝大噯氣為肝膽氣鬱，升降失常。

【治療】疏肝膽，消結滯，清濕熱，和血絡。

【處方】桃仁 10 克，枳實 10 克，三棱 10 克，莪朮 10 克，連翹 10 克，銀花 12 克，丹參 10 克，黃芩 10 克，梔子 10 克，鬱金 10 克，茵陳 12 克，川楝子 10 克，3 付水煎服。

4 月 3 日，藥後小腹痛減輕，上腹仍憋，噯氣，脈舌基本如前。上方加當歸、赤芍、枇杷葉，3 付水煎服。

【效果】藥後其症癒。肝大亦消，少腹亦未痛。

【按】剖腹手術後小腹仍痛，肝大噯氣壓之痛，顯為瘀積在內，肝絡不暢。脈弦滑數為內有濕熱，治以行瘀活

血去積清利濕熱之劑，3 付見效，二診又加疏肝降氣之赤芍、枇杷葉，並用當歸潤肝養肝，服 3 付，諸症俱消。

44. 肝大腹水案

王ＸＸ，女，66 歲，1987 年 6 月 18 日

面目浮腫半月，觸診肝上葉大三指，心胃憋脹氣短，自云因生氣引起。數日前服清熱利濕之劑獲效，後停藥以望調養癒其疾。今病又加重，肝大且有腹水，診脈右脈弱，右脈緩弦，舌深紅，苔黃膩。脈弦舌黃為肝膽濕氣。又因生氣引起為肝氣鬱阻，水濕不利，故有此疾。治療當清濕熱，疏肝膽，解鬱結，利水濕，和肝脾。

【處方】龍膽草 10 克，梔子 10 克，黃芩 10 克，木通 10 克，當歸 10 克，赤芍 10 克，白朮 8 克，黃耆 10 克，茵陳 15 克，雞內金 12 克，連翹 10 克，澤瀉 12 克，鬱金 10 克，枳實 10 克，2 付水煎服。

6 月 22 日，藥後諸症好轉，肝大腹水減輕。脈舌如前，藥既見效，仍服上方 2 付。

【效果】服上藥後其症調養而癒。

【按】此肝大腹水為重症。應當多服藥，直到檢查內臟正常為妥。但地處山區，經濟條件不佳，故只服 4 付藥而中止治療，但此病竟獲癒。後隨訪其病未有發生。

45. 術後腹中火上沖案

梁ＸＸ之妻，40 歲，1998 年 4 月 11 日

膽結石手術後已 40 餘日，術後 20 日覺腹中火氣上沖，沖至咽喉，難受不可言狀，頭重腳輕，西醫以輸液，

服多種片劑效乏，望之患者面色灰白，診脈左關尺沉弱，右脈散數，舌淡中有赤道，舌後苔薄黃，以此觀之為氣陰不足，腎氣不固，龍火上逆。

【治療】益氣陰，滋肝腎，降龍火，暢傷絡。

【處方】龜板 15 克，磁石 15 克，龍骨 12 克，牡蠣 12 克，柏子仁 10 克，山藥 10 克，懷牛膝 10 克，元參 10 克，黃柏 10 克，太子參 10 克，天冬 10 克，桃仁 10 克，蘇木 10 克，澤蘭葉 10 克，半夏 10 克。2 付水煎服。

4 月 14 日，藥後火上逆之勢大減，仍覺腹，內燒，云每服三九胃泰片能減輕腹內難受。診脈左尺弱，右關弱數，舌淡，舌中有剝苔，又云飲食不好。以此析之為胃氣不足，濕熱中蘊，兼有腎元不足，龍火上逆。患者距診所遙遠，來時不便。只好處兩種處方：一種為治胃之劑 3 付，一種為療腎元，疏理絡脈之劑 3 付。先服治胃之方，繼服治腎元之方。今處以：

【治胃方】太子參 10 克，白朮 10 克，茯苓 8 克，甘草 3 克，竹茹 10 克，蓮子 10 克，山藥 10 克，蒲公英 10 克，白花蛇舌草 12 克，白芍 10 克，浙貝母 10 克，海螵蛸 10 克，3 付水煎服。

【治腎方】龜板 10 克，代赭石 12 克，牡蠣 10 克，柏子仁 10 克，懷牛膝 10 克，元參 10 克，天冬 10 克，半夏 10 克，山藥 10 克，竹茹 10 克，澤蘭葉 10 克，桃仁 10 克，浙貝母 10 克，枸杞 10 克，沙參 10 克，3 付水煎服。

4 月 21 日，服後胃難受大減，氣逆上沖之症亦除。又云食道不適，睡眠不好。診脈小弦數，舌中有剝苔。藥既見效，仍遵上方上法各 3 付。治腎之方去沙參，加白朮 10 克，酸棗仁 12 克。

【效果】藥後其難受之狀消除，一直平穩。

【按】此種症候臨床少見，手術後人體正常組織破壞，經脈經絡俱有創傷，人體五臟六腑血氣受損，當其臟氣強之人可自身調節而平，尚遇體質衰弱之人，自身調節功能不強，尚會出現各種異樣症狀。今據脈論症，給以對症之劑。故而顯效。治胃治腎之方先後服用，是恐合用之後有妨，不如分而擊之，各驅其邪。效亦顯著。

46. 膽結石術後案

左 X X，女，45 歲，1994 年 12 月 25 日

膽結石手術後 18 年，平時上腹右脅部不適。近日加重，且右脅亦不適。竄引背痛，出氣不暢，胃口難受不可言狀。診脈右脈散數，左脈亦然，舌深紅，苔薄白膩些。此肝脾不足，濕鬱阻滯，肝胃不和，鬱氣不行。

【治療】補肝脾以調土木，益中土舒濕鬱。

【處方】黃耆 10 克，柴胡 10 克，赤芍 10 克，鬱金 10 克，枳殼 10 克，紅參 10 克，香附 10 克，佛手參 10 克，枸杞 10 克，沙參 10 克，白蔻仁 6 克，砂仁 5 克，川芎 5 克，蒼朮 5 克，白朮 5 克，橘葉 5 克，麥芽 10 克，3 付水煎服。

12 月 19 日，藥後其症大減，惟胸仍竄痛，以上方加威靈仙 10 克，3 付水煎服。

服上方後病十去其七，後調養而癒。

【按】膽結石手術後十八年，仍右脅內不適，胃口難

受，不可言狀。是手術治其標，而未治其本，以辨證分析為肝脾不足，濕熱鬱阻，土木不調。故處以參、耆、蒼朮、白朮益中土，柴胡、赤芍、鬱金、枳殼、香附、佛手參、川芎、橘葉、麥芽俱為理肝鬱之劑，又用枸杞補養肝體，白蔻仁化濕理氣，用沙參佐補脾之劑，有陰中求陽之意，故藥3付後其症大減，但又竄痛，邪氣已鬆動，加威靈仙以暢通之。又服3付，後調養而癒。

47. 膽結石術後刀口內疼痛案

呂XX，女，40歲，1996年8月6日

膽結石手術後半年，刀口處仍痛，且外觀刀口部有4—5寸長的瘢痕增生，經常有火熱之象，不耐驚嚇，且伴有咳嗽氣短現象，時已半年。診脈右脈小弦數，左關脈弱，舌深紅苔黃白膩。以辨證論之為濕熱內蘊，肝氣不足。

【治療】疏利肝膽，清除濕熱，少佐益肝。

【處方】柴胡10克，鬱金10克，川貝母7克，蘇木10克，川楝子10克，赤芍10克，甘草7克，香附10克，當歸10克，雞內金10克，梔子10克，柏子仁10克，3付水煎服。

8月14日，藥後諸症有好轉，藥既見良效，仍處上方，加板藍根10克，3付水煎服。

【效果】藥後其症十去其七，後調養好轉，病雖徹底解除，但較前好多。

【按】辨證結合分析，肝氣不足，濕熱蘊滯，內有瘀滯，法應標本同治，故以柴胡、鬱金、川楝子、赤芍、甘

草、香附疏肝和肝，梔子、川貝清火利痰，柏子仁補養心肝，用蘇木以行瘀理傷止痛，藥 3 付大見效。二診又加板藍根加強解毒清熱之力，又服 3 付即大好。

48. 膽結石胃炎案

楊 X X，女，35 歲，1996 年 8 月 29 日

上腹難受二月，在縣級醫院查為胃炎，膽結石，已有 2㎝大，但從未大疼過。平時亦無難受，今伴有頭昏不欲飲食。診脈右脈弦弱，左脈弦細，舌深紅，苔薄白。右脈弦為中土不足，肝木有侮，左脈弦細亦為肝木亢旺之象，故此可辨證為：中土不足，木邪亢盛，濕熱內蘊，腑絡不暢。

【治療】 補中土，清濕熱，抑肝木，和腑絡。

【處方】 黨參 10 克，白朮 10 克，丹參 10 克，百合 10 克，茯苓 10 克，陳皮 7 克，蓮子 10 克，雞內金 10 克，蒲公英 10 克，白花蛇舌草 10 克，鬱金 10 克，浙貝母 10 克，柴胡 10 克，金錢草 10 克，5 付水煎服。

【效果】 藥後其來告曰：腹已不難受。且曰：暫時不以治療，觀察觀察再說。

【方解】 參朮補中土。茯苓、陳皮利濕理氣健脾。丹參、百合並用治胃口難受，有和絡滋陰之作用。蓮子清心健脾。柴胡、鬱金、浙貝母疏肝解鬱。雞內金、金錢草化石，暢調肝膽之絡。蒲公英、白花蛇舌草清除胃腑之濕熱，並有通結解毒之功，為治療胃炎有效良藥。諸藥合用，各司其職，故一診而效卓。

49. 膽結石案

江ＸＸ，女，38歲，1993年3月2日

膽結石已兩年，且充滿型，最大結石 1.2cm，云平時胃口不適，近日右脅內痛憋引右肩疼痛不適且加重。曾服多種治結石之藥效乏。今診左脈弦數，右脈小弦。以辨證論之：脅肋之野為肝膽經脈循行之部位。右脅內痛憋為肝膽之腑已有鬱滯，經絡不暢，濁邪蘊結於內，久之邪熱濕濁凝結，故膽內形成結石。左脈弦數為肝膽火鬱，右脈小弦為木邪橫犯於脾胃，舌象為邪熱內充，陰分不足。故可辨證為：肝膽火盛，膽腑鬱結，陰分不足，肝胃不和。

【治療】清瀉肝膽，利膽化石，少理陰分，暢和肝胃。

【處方】龍膽草 10 克，梔子 10 克，黃芩 10 克，柴胡 10 克，生地 10 克，雞內金 12 克，金錢草 12 克，枳殼 10 克，鬱金 10 克，赤芍 10 克，川軍 10 克（後下），芒硝 10 克（沖服），川楝子 10 克，香附 10 克，何首烏 10 克，草決明 10 克，10 付水煎服。

【方解】柴、龍、梔、芩清瀉肝膽之鬱火。枳、鬱、芍、附、楝疏肝理氣，解鬱止痛。生地滋陰分，恐苦寒辛香走竄之劑，更損於陰，因而用之。雞、錢、化石兼利濕熱。首烏、草決明化石平肝陽，芒硝軟堅化石。芒硝與硝石作及相仿，化十二種石，與軍、柴、赤等味配合有大柴胡之湯之意，用於實邪火鬱肝胃。結石鬱阻於膽內，為膽內之異物成為病根人有自身調節作用，藥物作用於體內各有選擇，各有歸經。結石能化則化，能排則排，化小有利於排出，現已成為充滿型結石。姑投以此方，或排或化，

觀其成效。

3 月 19 日，藥後諸症減輕，今日作超音波，結石已減為多半膽囊，但最大結石為 1.2cm，診脈右脈散弱些，左脈弦，舌淡舌苔如前，此胃氣已損，肝膽仍鬱，先服一診方 5 付，後接服一診方去硝黃加白朮 10 克，黃耆 10 克，紅參 10 克，10 付水煎服。

4 月 12 日，藥後諸症大好，且告曰：服完 5 付藥後，於當日夜晚自覺有結石跌入腸內。今作超音波發現膽囊內二塊大結石消除。診脈弦，舌質鬱紅，苔白膩，口苦，此脾胃得助，有濕熱之象，可再服初診方 15 付。

【效果】藥後其症大減，憋痛基本消除，惟脅內少不適，又在此方基礎上加減，服 15 付後其病遂癒。三年後見其人知病未發生。

50. 膽結石術後案

王 X X，女，37 歲，1992 年 12 月 2 日

膽結石手術後半年，引起上腹內燒，消化不良頭昏腰酸。診脈左脈弦數，右脈小弦，舌質深紅，苔少。手術傷及眾多脈絡，內有瘀滯，同時傷精耗氣造成肌體損傷。手術切除膽腑，擾及肝臟，難免會有功能下降。左脈弦數為肝火內鬱，故腹內燒。脾胃陰弱，故舌質深紅少苔伴消化不良。肝腎陰弱虛火上逆，腹內亦會發燒，同時會有腰酸頭昏。故此辨證為：術後功能紊亂，肝膽火鬱傷及陰分，故而脾胃不足，肝脾不調。

【治療】滋陰清肝解鬱，疏絡調和肝脾。

【處方】龍膽草 12 克，梔子 10 克，黃芩 10 克，柴

胡 10 克，生地 12 克，沙參 12 克，麥冬 12 克，夏枯草 12 克，地骨皮 10 克，鱉甲 12 克，白芍 10 克，鬱金 10 克，蓮子 10 克，6 付煎服。

12 月 7 日，藥後脈弦數減，飲食欠佳，上方去夏枯草，加白朮 10 克，蓮子 10 克，雞內金 10 克，3 付水煎服。

12 月 26 日，藥後諸症好轉，惟消化不良。診脈左關弦，右脈弱，舌紅減。藥既見效，仍處上方 3 付水煎服。

【效果】藥後腹內燒消除，飲食少增，後調養，身體逐漸好轉。

【按】膽結石手術後半年因起腹內燒，消化不良諸症，為脾虛不能化濕。肝膽疏瀉功能減弱，鬱而化熱，濕熱內淫。當前主要以解鬱清熱為主，兼理脾胃。服 6 付後濕熱減多，脾虛症狀明顯出現，去夏枯草之苦寒，加白朮、蓮子、雞內金以健中和胃，連服 6 劑諸症消失。

在臨床發現膽囊切除術患者中，左關脈多虛，與切除損傷肝膽之氣有關。肝膽不足，疏瀉失靈，故有鬱滯之象，治療時多以補養肝膽，疏理鬱滯為法。

51. 胰腺炎案

甄XX，女，41 歲，2005 年 11 月 16 日

病已二日，臍上痛，腹中不暢，有憋悶感，曾在其他醫院治療一日，無效，且有增重之勢。今來診：脈弦數緊，右脈緩弦，有弱象，舌淡苔白有剝象，此乃中土不足，寒邪犯中，又有木邪剋犯中土之象。

【處方】柴胡 10 克，桂枝 10 克，乾薑 5 克，炒白芍

10 克，枳實 10 克，炙草 8 克，萊服子 10 克，白芷 10 克，草蔻 10 克，黨參 10 克，2 付水煎服。以觀成效。

11 月 14 日，藥後疼痛已緩和，今日進一步作超音波，明確診斷為泥沙樣結石引起胰腺炎。診脈左右俱弦滑大些，舌深紅苔薄白，據辨證重新擬方。

【處方】柴胡 10 克，川軍 6 克（後下），枳實 8 克，芒硝 7 克（另沖服），白芷 10 克，蒲公英 10 克，敗醬草 15 克，鬱金 10 克，赤芍 10 克，海金沙 10 克，雞內金 10 克，炒梔子 10 克，黨參 10 克，甘草 8 克，陳皮 10 克，茯苓 10 克，川楝子 10 克，元胡 10 克，生首烏 10 克，5 付水煎服。

11 月 18 日，藥後腹中暢快，疼痛減輕，惟左脅下少痛，臍下悸動，診脈左脈弦。處以舒肝降逆，清利濕熱，養陰和中之劑：

柴胡 10 克，赤芍 12 克，甘草 7 克，元胡 10 克，川楝子 10 克，虎杖 10 克，熟地 10 克，代赭石 15 克，絳香 10 克，玉竹 10 克，沙參 10 克，公英 15 克，敗醬草 15 克，生首烏 12 克，川斷 10 克，金錢草 15 克，枳殼 10 克，白朮 8 克，5 付水煎服。

11 月 25 日，藥後諸症減輕，診脈弦數，舌鬱紅，苔白少，仍處上方，去川斷加銀花 10 克，山豆根 10 克，白芍 12 克，太子參 10 克，5 付水煎服。

12 月 9 日，藥後諸症好轉，故停藥 8 日，現症上腹部未痛，惟兩脅不適，小腹墜痛，診脈右脈弦數，左脈小弦數，舌淡紅，苔薄白少，仍以舒肝通利，清熱解毒，扶正調理之劑投入。

【處方】柴胡 10 克，赤芍 10 克，川軍 10 克（後下），元參 10 克，黃柏 10 克，川黃連 3 克，玉竹 10 克，沙參 10 克，麥冬 10 克，八月札 10 克，川斷 10 克，升麻 5 克，虎杖 10 克，公英 15 克，白花蛇舌草 15 克，白芍 10 克，太子參 10 克，生首烏 10 克，敗醬草 10 克。5 付水煎服。

12 月 17 日，藥後小腹墜痛消，今日作超音波炎症消，胰腺稍大，現症臍腹正中及左側痛，繼服上方 5 付。

12 月 24 日，藥後諸症好轉，左腹部少痛，脈弦些，舌嫩紅，苔薄白，仍服上方 5 付。

【效果】服完上方調養而癒，追訪一年，一直很好。

【按】此症治療一直順利，數易其方，據脈憑症。初診有虛寒之象，服藥後其病有轉機，二診檢查定病後據辨證，結合現代診斷，投藥後其病又有好轉，出現臍下悸動，方中加代赭石、降香、川斷、熟地有降逆補腎，通理血脈之功。方中又有金錢草、海金沙、雞內金，是因有結石，以之化石清利濕熱。三診加用玉竹、沙參，有胃陰不足之象，且能預防肝木剋脾。在診療中又出現小腹墜痛，加用升麻、柴胡以升提周旋大氣。方中用太子參、白朮多次，使其扶正與多種疏肝清熱解毒之味合用，不致傷中，致使在治療中很順利。

52. 高燒肝脾腫大案

劉XX，男，35 歲，2004 年 7 月 30 日

從今年三月份發熱至今不癒，治療多時效乏，近幾日出現腹憋脹，睾丸腫痛，頭亦痛，觸診肝脾腫大，體溫

38.2 攝氏度。診脈右脈弦大數，左脈亦弦，舌深紅苔薄白，此肝膽火鬱，絡脈鬱阻，火毒鬱阻肝脾，法應清熱解毒通絡散結。

【處方】生地 15 克，元參 15 克，丹皮 12 克，梔子 12 克，連翹 15 克，貫仲 12 克，板藍根 15 克，大青葉 12 克，鱉甲 10 克，牡蠣 10 克，荔核 10 克，柴胡 10 克，鬱金 10 克，水牛角 12 克，紫草 10 克，花粉 10 克，甘草 10 克，白芍 12 克，枳殼 10 克，5 付水煎服。

8 月 4 日，藥後體溫降為正常，肝脾腫大減多，睾丸亦好好轉，脈弦數些，舌淡苔白膩，仍服上方，元參減為 10 克，加虎杖 10 克。5 付水煎服。

【按】高燒數月，脈弦大為邪火已成燎原之勢，陰分已傷，肝脾睾丸已腫，邪火已結。以犀角地黃湯加入清熱解毒搜邪散腫之劑而癒。

53. 脂肪肝血管痛案

梁XX，女，35 歲，年 10 月 24 日

患脂肪肝十餘年，自覺血脈不暢，且有兩足腕血管痛，乳腺亦痛，食脂肪油類之物更甚，觸診肝大三指，脈澀緩弱，舌深紅，邊有齒印，此為痰濕蘊結，脂滯不暢，腎元亦弱。

【處方】生山楂 12 克，柴胡 10 克，鬱金 10 克，海藻 10 克，赤芍 10 克，茯苓 10 克，澤瀉 10 克，川芎 10 克，香附 10 克，薑黃 10 克，枳殼 10 克，莪朮 10 克，虎杖 12 克，雞內金 10 克，白芥子 10 克，製首烏 10 克，通草 5 克，八月札 10 克，6 付水煎服。

11 月 3 日，藥後有好轉，覺血管時痛，大便乾，脈左脈散弱，上方加桃仁 10 克，杏仁 10 克，山萸肉 10 克，6 付水煎服。

11 月 13 日，藥後有好轉，云血管仍痛，且各關節血管亦痛。診脈左脈弱減，大便亦不乾，上方去桃仁，杏仁，加黨參 10 克，徐長卿 10 克，6 付水煎服。

11 月 20 日，藥後血管痛大減，肝區不適好多，自覺較前精神，繼服上方去通草，加川楝子 10 克，元胡 10 克，6 付水煎服。

11 月 30 日，藥後有好轉，血管仍痛，上方加桃仁 10 克，通草 5 克，6 付水煎服。

【按】脂肪肝是近代醫學病名，是脂肪代謝失調，肝臟內脂肪堆集，可有肝臟增大。其人體胖，西醫診斷為脂肪肝，中醫憑脈辨證，處以祛痰濕之澤瀉、茯苓、白芥子、海藻、通草。疏肝通滯祛積之柴胡、鬱金，川芎、香附、枳殼、薑黃、赤芍、八月札、莪朮、虎杖。加雞內金之健脾胃，行瘀滯，生首烏補腎元，用生山楂有化脂之作用。後隨症調整而癒。

第六章 生殖泌尿系病案

1. 精子畸形不孕症案

張ＸＸ，男，42歲，1994年8月14日

結婚三年不孕，查精子畸形。診脈右關尺弱，左脈弦緊，舌淡紅。自云平時有頭昏感，右關尺弱為中土命火虛寒，左脈緊為肝腎陽弱兼有寒邪，頭昏為元精不足不能上達腦竅。精子畸形為精氣不足，不能育養精子茁壯。

【治療】補肝腎，益命門，溫中陽，壯元精。

【處方】鹿茸片 7 克，熟地 10 克，山萸肉 10 克，兔絲子 10 克，女貞子 10 克，蛇床子 10 克，枸杞 10 克，鹿銜草 10 克，五味子 10 克，金櫻子 10 克，補骨脂 10 克，仙靈脾 10 克，紅參 10 克，巴戟天 10 克，黃柏 8 克，白芍 10 克，當歸 10 克，10 付水煎服。

【效果】服完上藥後停月餘其妻即孕，後見其人，知生一男嬰，身體健康。

【按】結婚三年，夫婦常在一起不能生育，是原發性不孕症。查女方無問題，男方精子畸形，又有頭昏，脾腎脈不足，是精血不足無以育精之症。故方中以多種補腎之藥如熟地、山萸肉、兔絲子、枸杞子等，兼合補中之紅參。益陰之女貞子、白芍、堅陰之黃柏。一診服 10 付即癒。

2. 月經痛案

劉ＸＸ，女，31 歲，1994 年 8 月 6 日

病月經延期 2 ～ 3 日，來時身倦腹痛經色黑，有塊狀如腐，平時有頭昏口苦，食飲欠佳。時已三年。診脈左關尺弱，右脈滑弦些，舌淡紅，苔薄黃，辨證合參為肝腎不足，邪火內鬱，故有經色如腐，頭昏口苦之疾。

【治療】補肝胃和經血，解鬱滯，清胞熱。

【處方】熟地 10 克，生地 10 克，桃仁 8 克，紅花 7 克，白芍 10 克，赤芍 10 克，香附 8 克，山萸肉 10 克，沙參 10 克，枸杞 10 克，黃柏 10 克，懷牛膝 10 克，梔子 10 克，花粉 10 克，鱉甲 10 克，女貞子 10 克，川貝母 10 克，7 付水煎服。

【效果】藥後病遂痊癒。(一年後得知)

【按】月經週期基本正常，但來時腹痛甚，經色黑有塊，有腐象，是異常之變。右脈滑弦，苔黃白，左脈關尺弱是為有濕熱，兼虛之象，故以標本同治之劑服 7 付即癒。

3. 遺精案

張ＸＸ，男，17 歲，1996 年 10 月 24 日

遺精身弱二年，每二三日遺一次，或一日一次不等。觸診腹內有壓痛，又云夜間盜汗，外觀瘦弱，苗條細長，為木形人。診左脈細數，右脈小數，舌深紅苔少，以辨證觀之為肝腎陰弱，相火亢盛，精關不固。

【治療】滋陰抑火，固澀精關。

【處方】白芍 10 克，甘草 5 克，生地 12 克，黃柏 10 克，芡實 10 克，蓮子 10 克，龍骨 10 克，牡蠣 10 克，金櫻子 10 克，山萸肉 15 克，枸杞 10 克，桑椹子 10 克，肉蓯蓉 10 克，3 付水煎服。

10 月 27 日，藥後諸症好轉，脈數減，舌深紅亦減，藥既見效，仍服上方 3 付。

【效果】藥後其症遂癒。

【按】此木形之人，性急陰不斂陽，相火亢旺，精關不固，以生地，枸杞、山萸肉、桑椹子、肉蓯蓉補養肝腎，固其根本。芡實、蓮子、金櫻子補腎兼固精，黃柏清相火，龍牡鎮逆，使龍火歸元不妄功。白芍、甘草緩肝，故一診服 3 付即效，又服 3 付即癒。

4. 滑精案

陳XX，男 28 歲，未婚，2005 年 8 月 18 日

時有滑精，有腰酸困之感。診脈左脈細弱，右脈小弦，舌淡紅，苔薄白，此腎精不足，精關失固。

【治療】補腎元，固精關。

【處方】山萸肉 15 克，巴戟天 10 克，杜仲 10 克，沙苑子 10 克，菟絲子 10 克，熟地 15 克，枸杞 10 克，金櫻子 10 克，鎖陽 10 克，蓮鬚 10 克，龍骨 15 克，牡蠣 15 克，茯神 10 克，遠志 10 克，芡實 10 克，5 付水煎服。

9 月 1 日，藥後有好轉，左脈弱減，仍處上方 5 付。

9 月 8 日，藥後又有好轉，繼服上方 5 付。

【效果】藥後其疾遂癒。

【按】滑精一症，《諸病源候論》謂失精，其論曰：「腎與膀胱合，而腎藏精，若勞動膀胱，傷損腎氣，則表裏俱虛，不收制於精，故失精也。」此例是外地打工的，幹重體力活，勞傷引起，故用補腎固精之劑而得癒。

5. 陽痿腹脹案

劉XX，男，26歲，1987年3月17日

陽痿一年，且有腹脹腸鳴，消化不良，便次多，溏薄。腹部時攻沖不適，腰酸困，兩大腿筋抽痛，夜間口乾。診脈右脈弦緊數，左關尺弱，肝木下鬱，經脈不舒。

【治療】理脾腎，疏肝木，緩肝和絡治之。

【處方】附子6克，巴戟天10克，白芍12克，甘草10克，黃耆10克，川朴10克，川楝子10克，元胡8克，仙靈脾8克，肉蓯蓉10克，白朮10克，草蔻5克，黨參10克，沉香7克（後下），烏藥10克，3付水煎服。

3月19日，藥後顯效，腹脹減，筋痛亦減輕。脈亦較前有起色。藥既見效，又接連服上方9付。

4月1日，藥後諸症減輕，惟仍有滑精陽痿。診脈仍弦緊，舌淡紅濕潤。此脾腎之陽仍弱，肝腎不足，精關不固。

【治療】滋肝腎，固精關之劑。

【處方】鎖陽10克，巴戟天12克，芡實15克，砂仁10克，金櫻子10克，黃柏5克，山萸肉10克，枸杞10克，肉蓯蓉12克，桑椹子10克，雞內金10克，仙靈脾10克，海馬10克，川朴5克，3付水煎服。

【效果】在此方基礎上服藥 20 餘劑，其病遂癒。後其妻生下兩胎，胎均健壯。

【按】此例脾腎不足導致陽痿症狀百出，治療以肝脾腎三臟同治。接連服 9 付諸症俱消，惟滑精陽痿。方中以鎖陽、巴戟天、芡實、山萸肉、肉蓯蓉等味填精益腎，雞內金、砂仁、金櫻子調中固精，仙靈脾、海馬興陽，用黃柏以堅陰，川朴調理大氣。諸藥合用，服 20 劑獲癒。

6. 陽痿案

劉 X X，男，25 歲，1993 年 9 月 23 日

陽痿二年，自云因包莖動手術後引起此症。診脈左關尺弱，右脈弦，舌質暗紅有紅點，舌邊有齒印。動手術心情難免有恐懼感，恐則傷腎，故有此疾。再則，手術後血絡亦有瘀阻，血流不暢，精血輸灌乏少，是又一因素也。左關尺弱為腎肝不足，舌邊有齒印為腎陽衰少，質有紅點為瘀熱不暢。右脈弦為肝脈也，精血不足，肝不受養時可出現此脈。故可辨證為：肝腎不足，陰絡瘀阻。

【治療】滋肝腎，祛瘀阻，通陰絡，調心志。姑處以下方消息之。

【處方】熟地 10 克，山萸肉 10 克，枸杞 10 克，巴戟天 10 克，仙靈脾 12 克，雞血藤 10 克，蜈蚣 3 條，丹皮 10 克，赤芍 10 克，仙茅 10 克，澤瀉 7 克，遠志 10 克，鹿角膠 8 克，4 付水煎服。

9 月 27 日，藥後有好轉，舌邊齒印減，舌深紅，仍書上方加紅參 10 克，女貞子 10 克，4 付水煎服。

10 月 7 日，藥後夜半莖可勃起，脈象有好轉，仍服

上方加懷牛膝 12 克，4 付水煎服。

【效果】此後又服上方 9 付，陽痿遂痊癒。

【按】此症瘀虛共結，引起陽痿，方中有熟地、山萸肉、枸杞、巴戟天、鹿角膠等味補腎元。行瘀活血興陽之藥用雞血藤、丹皮、赤芍、蜈蚣。以遠志強志。舌邊有齒印，為陽虛水盛之症，故用澤瀉。初診服 4 劑即有好轉，二診加紅參振奮心陽，女貞子陰中求陽，服 4 劑後即起良效，加牛膝又服 13 付而獲癒。

7. 附睪腫硬疼案

劉 X X，男，34 歲，1994 年 7 月 6 日

患左側附睪腫硬疼十餘日，西藥治療效乏，日漸加重。今檢查附睪腫如拇指頭大，發硬，腫處不燒。診右脈沉緩滑，左脈弱，舌質深紅，苔白膩。析之脈沉為病邪入裏，滑為內有鬱熱及痰濕，脈緩挾有風邪。左脈弱為肝經不足，故邪氣易搏此處，附睪腫硬疼為邪氣入裏結而成節。綜觀諸症為肝經不足，風寒痰濕絞結成腫。治療當以：先治其標以疏肝解鬱，行瘀活血，清熱散結治之。

【處方】橘核 10 克，川楝子 10 克，川朴 8 克，元胡 7 克，青皮 10 克，川貝母 10 克，花粉 10 克，梔子 10 克，昆布 10 克，連翹 10 克，夏枯草 10 克，川牛膝 10 克，僵蠶 10 克，桃仁 10 克，3 付水煎服。

並用外洗方：大茴香 10 克，檳榔 12 克，巴豆 2 克，川朴 10 克，吳萸肉 10 克，桂枝 10 克，牡蠣 12 克，荊芥 10 克，木通 10 克，烏藥 10 克，蜈蚣 3 條，水煎外洗腫處日 2 次。

7 月 9 日，用上藥後疼、腫俱減，內服藥加山萸肉 10 克，外洗仍用上方。

7 月 12 日，用上藥後諸症俱有好轉，自云腫處有根蒂連，診脈弱些，上方加雞血藤 10 克，黨參 12 克，又服 6 付後其病遂癒，後再未發生。

【按】方中用橘核、川楝子、昆布軟堅散結，貝母、夏枯草、僵蠶、花粉清火散腫，元胡、桃仁通瘀止疼，川朴、青皮調氣，川牛膝引藥下行至痛所，並加用外洗之劑以利速癒。

首診 3 日後即大好，三診服 6 付即癒。出現脈弱加黨參。用雞血藤加強其行瘀活血作用。

8. 陽痿陰縮案

張XX，男，47 歲，2005 年 6 月 16 日

陽痿三年，時有陰縮現象，云從寒涼引起，冬天遇冷風陰更縮，且有手足心麻，睡眠差。診脈左脈弱，右尺脈弱，餘脈弦緊，舌淡中有裂紋，此乃肝腎不足，命火衰弱，兼有風冷搏結，絡脈不暢。法應標本同治。

【處方】熟地 10 克，山萸肉 10 克，山藥 10 克，肉桂 3 克，吳萸肉 3 克，巴戟天 10 克，仙靈脾 10 克，鹿銜草 10 克，肉蓯蓉 10 克，製首烏 10 克，補骨脂 10 克，茯苓 10 克，白朮 12 克，枸杞子 10 克，黃耆 10 克，丹皮 10 克，當歸 10 克，防風 5 克，白芷 10 克，天麻 10 克，6 付水煎服。

6 月 17 日，藥後諸症好轉，手足心麻大減，但近日心胸憋些，上方加陳皮 10 克，麥芽 10 克，6 付水煎服。

6 月 26 日，藥上方後憋消，腰胯、陰部、足心麻，飲食少，可以房事，又云出現小便淋澀。診脈弦緊，舌苔白膩，今重調方，處以：

肉桂 5 克，附子 5 克，天麻 10 克，羌活 10 克，獨活 6 克，炒白芍 10 克，仙靈脾 10 克，巴戟天 10 克，白朮 10 克，蒼朮 10 克，穀芽 10 克，黨參 10 克，豨薟草 15 克，荔枝草 15 克，虎杖 10 克，土茯苓 15 克，銀花 10 克，懷牛膝 10 克，熟地 15 克，肉蓯蓉 10 克，6 付水煎服。

7 月 5 日，藥後麻好轉，淋痛亦好多，仍有陰縮現象，胃內憋些，脈弦，舌質暗，燥些，上方加雞血藤 10 克，甘草 10 克，蛇床子 10 克，枳實 10 克去蒼、白朮，6 付水煎服。

【效果】藥後逐漸痊癒。

【按】此例初診服補養之類藥效顯，陰縮陽痿大好，但又與其妻交合引起淋症，用補養與治淋之藥共投，對陰縮之症有影響，又加用溫養之劑而癒。

9. 睾丸腫痛案（一）

段 XX，男，19 歲，1993 年 10 月 9 日

今年三月患睾丸炎，後輸液好轉，近日又痛，輸液三日效乏，故服中藥治療。今診右側睾丸腫痛，且牽引右少腹痛，又云小便時滴白濁，且兩手心起厚皮（鵝掌風）二年。診脈弦緊，舌質嫩紅，中後苔黃膩。前陰睾丸之疾是厥陰肝經之病症。

今丸腫脈弦，舌膩是為濕熱蘊滯陰部，疏利不暢，

滴白亦為濕熱之明症。辨證為：濕熱蘊結，肝經不利，時久絡脈不暢。

【處方】當歸 10 克，浙貝母 10 克，苦參 10 克，木通 10 克，滑石粉 8 克，黃柏 10 克，川牛膝 10 克，僵蠶 10 克，夏枯草 10 克，川楝子 10 克，元胡 5 克，萆薢 10 克，土茯苓 10 克，赤芍 10 克，絲瓜絡 10 克，荔核 10 克，7 付水煎服。

10 月 15 日，藥後諸症好轉，手心之硬皮亦減輕。脈仍弦，舌嫩紅，苔白膩，藥既見效，仍書上方加橘核 10 克，7 付水煎服。

10 月 23 日，藥後又有好轉，但右側小腹仍痛，脈弦些，舌嫩紅，苔少膩。又云睾丸發涼，丸涼為有寒邪鬱滯，氣血不達，上方加吳萸肉 4 克，桂枝 10 克，入肝經以溫通之。

10 月 31 日，藥後諸症大好，但睾丸仍涼，繼服上方 7 付，且外用：桂枝 10 克，炒小茴 10 克，吳萸肉 10 克，川楝子 10 克，五靈脂 10 克，水煎，熱敷睾丸。

【效果】服完上藥後睾丸之疾痊癒，兩手心其厚皮亦消除。

【按】此例為濕熱搏結睾丸之例，投以清利濕熱通絡止痛之劑，三診出現睾丸發冷，加吳萸肉、桂枝溫肝之劑，藥後其症大好，又服 7 付並用溫丸之藥外敷獲癒。患者兼有鵝掌風，服藥 28 付，二症俱癒。

癒鵝掌風之理，余為用治睾丸之藥是溫足厥陰肝經之藥，手掌為手厥陰通行之地，二厥陰相互勾通，故治一獲二效。

10. 睾丸腫痛案（二）

張XX，男，35歲，1997年1月9日

左側睾丸腫大如雞卵，且發硬疼痛，引少腹亦疼，時已五日，診脈弦緊，舌深紅，苔白膩，此寒濕鬱阻肝經，有化熱之象。

【治療】散寒理氣，清利濕熱，舒經通絡。

【處方】川楝子 10 克，炒小茴 10 克，烏藥 10 克，檳榔 10 克，昆布 12 克，公英 10 克，連翹 10 克，板藍根 12 克，銀花 10 克，川軍 7 克，浙貝母 10 克，紫花地丁 10 克，木香 7 克，桃仁 10 克，五靈脂 10 克，3 付水煎服。第三煎熱敷睾丸。

1 月 11 日，藥後其腫痛大減，藥既見效，仍服上方 3 付。

【效果】藥後其症又有好轉，又服上方加橘核 10 克，6 付水煎服。後其症遂癒，睾丸如常。

11. 尿血案（一）

薛XX，男，52歲，1993年6月16日

平時腰酸困，現尿血三日，服西藥見效不大。今診脈左尺浮，大弱，右脈小數，舌質嫩紅，中後苔白膩。左尺浮大弱為腎陰不足，龍火內沸，血絡有損，故尿血。舌象為陰分不足，濕熱下蘊。

【治療】滋腎元，攝血絡，清濕熱。

【處方】炒梔子 10 克，青黛 10 克，藕根 10 克，炒蒲黃 10 克，滑石粉 11 克，木通 10 克，甘草 5 克，瞿麥

10克，龜板12克，山萸肉10克，肉蓯蓉10克，三七參5克（搗沖服）。小薊10克，3付水煎服。

【效果】藥後其症即癒，隨訪一年病未發生。

【按】平時腰酸困，今尿血，左尺脈浮大顯為陰分不足，龍火內沸，熱傷血絡之故，故以滋腎陰斂陰火，活血通瘀止血之劑3付即癒。

12. 尿血案（二）

孫XX，男，29歲，1993年9月9日

云近二日尿血，或尿後滴血，或尿中雜有血液，但尿道不痛，且有時尿白濁，自覺疲乏無力。飲食欠佳。拍胸片肺部有過結核病灶，今已癒。診脈稍弦數，舌淡紅，苔白膩少黃，舌中有赤道。舌中赤、脈弦數為肝腎陰分伏熱，舌苔黃白為內是濕熱之象。辨證為：肝腎陰弱，濕熱下蘊，血絡受損。

【治療】滋陰血，清濕熱，和血絡。

【處方】生地12克，當歸10克（炒焦），白芍10克，川芎5克，女貞子12克，滑石粉10克（另包煎），三七參6克（搗沖服），懷牛膝10克，琥珀3克（搗沖服），木通8克，白茅根10克，黃柏10克，瞿麥10克，7付水煎服。

9月20日，藥後尿血未發生，尿白濁亦減少，覺身弱無力，腰酸困。診脈右脈弱，左尺亦弱，寸關弦，左尺脈弱，腰酸困為腎精已損，右脈弱脾氣亦弱，弱則有失統血之職。舌轉淡為濕熱去，有虛象之舌。綜觀辨證處以：

【處方】黃耆10克，白芍12克，當歸8克，川芎5

克，肉蓯蓉 10 克，三七參 6 克，白茅根 10 克，熟地 12 克，山萸肉 12 克，枸杞 10 克，茯苓 10 克，白朮 10 克，7 付水煎服。

10 月 1 日，藥後腰酸困消，小便亦正常，身弱減，惟舌苔又稍轉黃，上方去耆、朮加石韋 10 克，7 付水煎服。

【效果】藥後其症遂癒。隨訪二年病未發生。

【按】首診以四物湯加女貞子補陰血，滑石粉、白茅根利尿清利濕熱，使濕熱從小便而出，且白茅根又有止血作用。木通、瞿麥、黃柏為清利下焦濕熱之劑。琥珀安神散血，三七參行瘀止血，用懷牛膝意在引藥直入病所，且又有補腎作用。首診服 7 劑後濕濁去，血止，病人脾腎虛症狀明顯出現，故又重新擬方，以補脾腎止血之劑投入。服藥後患者已精神，身弱減，舌後又稍有薄黃苔，故減去耆朮之溫補，加石葦之清利濕熱。

13. 尿白濁案

袁XX，男，45 歲，2004 年 6 月 12 日

時有尿白濁，已數年，時好時甚，勞累時加重，且伴有小腹抽，腰困痛，診脈六脈弦大數，舌暗紅，中有裂紋，苔白膩些，此為濕熱下注，腎元亦弱，法應清利濕濁，佐以益腎之劑。

【處方】生地 15 克，萆薢 8 克，石菖蒲 10 克，甘草 7 克，首烏 7 克，益智仁 5 克，椿根皮 10 克，滑石粉 15 克，射干 12 克，元參 15 克，龍膽草 10 克，梔子 10 克，黃柏 10 克，車前子 10 克，巴戟天 8 克，黃芩 10

克，6 付水煎服。

6 月 20 日，藥後有好轉，脈弦大減，舌淡苔白膩，4 付水煎服。

【按】脈弦大數是為熱象，苔白膩為有濕濁，舌暗紅有裂紋為陰分不足，腰酸困為腎元不足，本例以萆薢分清飲與龍膽瀉肝湯化裁，清利濕熱，生地與巴戟天用於補腎止濁。餘藥亦為佐使之味。藥 10 付後其症即癒。

14. 淋血案

馮 X X，女，21 歲，未婚，1994 年 2 月 6 日

小便淋血三日，有時尿血，引小腹疼痛，腰酸困，觸診兩少腹壓痛，查上午體溫 38 攝氏度。診脈弦數，舌質嫩紅，苔薄白。血尿為邪熱搏結下焦血分，脈弦數為火鬱肝經，兩少腹壓痛為肝絡鬱結不暢。故此辨證為：邪熱蘊結下焦，肝經絡脈不暢。

【治療】清利下焦邪熱，暢通少腹絡脈。

【處方】木通 10 克，甘草 5 克，瞿麥 10 克，滑石粉 10 克，龍膽草 10 克，梔子 10 克，黃柏 10 克，赤芍 10 克，丹皮 10 克，地骨皮 10 克，3 付水煎服。

2 月 10 日，藥後淋血、尿血未有出現，體溫亦降為 36.8 攝氏度，小腹痛、腰酸困亦消。云飲食欠佳，診脈右脈弱，左脈弦數，舌質嫩紅，苔黃白相兼，此胃氣弱，下焦仍有濕熱存在。仍書上方，加紅參 5 克，3 付水煎服。

【效果】藥後飲食增，諸症大好，又服上方 3 付後其症遂癒。

【按】此病人尿血淋血並存，病情單純，年輕力壯，無有虛症。但火熱較重，出現發熱，兩少腹壓痛，首診以木通、甘草、滑石清利下焦濕熱，龍膽草、梔子、黃柏清利肝經火毒，赤芍與甘草配合，和肝止少腹痛，丹皮、地骨皮清熱涼血，使血分之熱化解。

15. 尿結石案

周ＸＸ，男，48歲，1987年2月8日

前數年發生過淋閉症，近日又覺小便赤，尿澀滯，覺尿道有物阻滯，時尿不通，小腹憋，且有腰疼，大便乾燥。診脈左脈弦浮，右脈小弦浮，舌嫩紅，苔白少。以辨證觀之為濕熱蘊結下焦，膀胱恐有結石存在。

【治療】清濕熱，利膀胱滑結石之劑消息之。

【處方】木通 10 克，車前子 12 克（另包煎），滑石粉 12 克，梔子 10 克，甘草 5 克，赤芍 10 克，瞿麥 10 克，黃柏 10 克，琥珀 3 克（另沖服）。海金沙 10 克包煎，當歸 10 克，元參 10 克，生地 12 克，3 付水煎服。

2 月 10 日，藥後其症有好轉，診兩脈等大俱弦，舌質嫩紅，濕潤，舌後少苔。藥既見效，仍遵上方治療。當時藥房無琥珀，應加牛膝 10 克，鬱金 10 克，桃仁 10 克，3 付水煎服。

【效果】服完上藥後其症大好。後患者告曰：覺尿憋甚，陰莖內有物阻，自用挖耳勺挖出一如小碗豆大呈灰色結石，其石光滑，並與我視果其然。其症數年一直未發生。

【按】此病人地處山村，無條件到大醫院檢查，只在本地用中醫診療之法治之。首診以八正散增損而成，方中

加入海金沙清利濕熱，元參平虛火滋陰液，赤芍、當歸、琥珀和血止疼，共服 6 付後，結石鬆動排出。

16. 尿膿案

苑 X X，男，32 歲，1985 年 2 月 10 日

前十年平田整地時崖塌，壓斷尿管，當時送縣醫院動手術接住，已癒。近日尿道痛，小便數，時尿膿，大便硬，用西藥治療數日效乏。今診脈弦數，舌質淡苔白膩。此濕熱蘊結下焦，內有腐傷。

【治療】清利下焦濕熱，解毒排膿祛腐。

【處方】木通 10 克，車前子 10 克，滑石粉 10 克，川軍 10 克，甘草 5 克，瞿麥 10 克，梔子 10 克，川牛膝 3 克，黃柏 10 克，連翹 10 克，銀花 15 克，赤芍 10 克，當歸 10 克，生耆 10 克，4 付水煎服。

2 月 14 日，藥後尿痛減，尿膿亦減少。藥已見效，仍處上方，去川軍 4 付水煎服。

【效果】藥後其症遂癒。

【方解】木通暢通尿道，兼瀉下焦之濕熱。車前子、滑石粉清利下焦濕熱。黃柏、黃芩清熱。銀花、連翹解毒排膿。歸、芍和血祛腐，有利於生新。黃耆益氣排膿。瞿麥祛瘀通淋。川軍祛瘀通腑，腑氣暢，濕熱即去。甘草調和諸藥，兼解毒。牛膝引藥直到病所，故而效彰。

17. 尿頻案

李 X X，男，56 歲，1993 年 3 月 6 日

前 20 年腹部動過手術，手術後自覺小腹少痛不適，尿頻不暢，特別是黑夜尿更頻。詢之有腰酸困，頭昏耳鳴之症。其間多方治療效果不佳。今診：六脈散弱，舌淡苔薄白。析之：脈散弱為肺氣虛弱不斂之象，舌象為腎陽衰之徵。小腹不適為手術，有損於經絡，尿頻不暢為腎元潛藏之動能低下。故此可辨證為：肺氣不足，腎元衰弱，絡脈受損。

【治療】補肺氣，益腎元，攝小便。

【處方】巴戟天 10 克，益智仁 10 克，紅參 10 克，黃耆 15 克，熟地 10 克，山萸肉 12 克，桑螵蛸 10 克，茯苓 10 克，龍骨 15 克，芡實 10 克，枸杞 10 克，澤瀉 10 克，龜板 10 克，3 付水煎服。

3 月 10 日，藥後腹痛減，餘症好轉些，但小便仍如故。診脈散弱減，左脈弱，舌仍淡濕潤。藥既見效，仍服上方加附子 5 克，仙靈脾 10 克，6 付水煎服。

【效果】藥後諸症俱有好轉，又服上方 6 付後其症十去其七，後其症雖未徹底根治，但較前好轉許多。

【按】方中以巴戟天、熟地、山萸肉、枸杞、龜板補腎。桑螵蛸、芡實、益智仁扶腎縮小便，用龍骨加強其固澀之力，其中用澤瀉一味加入補腎劑中，有補而不滯之功。用紅參、黃耆以補脾氣，又有金水相生之妙。

18. 小便癃閉案

王 X X，男，67 歲，1985 年 7 月 21 日

舊日有小便難之疾，近日因摔倒在地，回家臥床引起小便癃閉，先以導尿數日，但拔去導尿管仍不能自動排小便。詢之有腹脹，診脈弦緊，舌淡白，此乃陽虛中寒，寒氣閉結，氣血不和，三焦決瀆之權失司。

【治療】壯陽氣，逐寒邪，和氣血，調氣機治之。

【處方】桂枝 10 克，茯苓 10 克，官桂 10 克，澤瀉 10 克，赤芍 10 克，當歸 10 克，川朴 10 克，附子 5 克，豬苓 10 克，乾薑 3 克，1 付水煎服。

【效果】藥後小便即通，後觀察一直平穩。

【方解】桂枝入膀胱經行瘀祛寒，化氣於膀胱。茯苓、澤瀉、豬苓利水濕，合桂枝，有五苓散之意。官桂調理膀胱之冷氣。歸、赤行瘀和血。附子、乾薑溫陽調氣。川朴消除腹脹，使氣血暢通，中氣一轉，三焦氣機和暢。決瀆正常，水道即通。

19. 急性腎炎合併肝脾腫大案

王X，男，63 歲，1998 年 3 月 16 日

病面目全身浮腫 7 日，有心胃憋脹，咳嗽頭昏，觸診肝腫大三指，脾腫大二指，化驗尿蛋白++，顆粒管型+。診脈右脈緩緊大，左脈散大些，舌淡苔薄白。以辨證論之為：風寒外搏，玄府疏利失司，故而全身浮腫。肝脾腫大為氣機鬱閉，肝膽之氣升降失司，鬱而成積。

【治療】解表利水，理氣祛積。

【處方】麻黃 8 克，杏仁 8 克，甘草 5 克，赤小豆 10 克，益母 13 草克，石膏 10 克，白茅根 15 克，蒼朮 10 克，枳殼 10 克，蟬蛻 10 克，連翹 10 克，銀花 10 克，大腹皮 10 克，黃芩 10 克，虎杖 10 克，4 付水煎服。

3 月 21 日，藥後浮腫消退些，肝脾仍腫大。診脈右脈弦大，左脈小弦，舌嫩紅。以辨證論之，表邪已解。法

應：調理氣機，疏通癥積，是治其病之根本。仲景有言：「大氣一轉，其氣乃散」之語。今處以：

柴胡 10 克，鬱金 10 克，枳殼 10 克，赤芍 10 克，虎杖 10 克，牡蠣 12 克，鱉甲 5 克，茵陳 10 克，梔子 10 克，黃柏 10 克，益母草 10 克，白茅根 12 克，大腹皮 8 克，蟬蛻 8 克，附子 3 克，茯苓皮 10 克，川朴 10 克，3 付水煎服。

3 月 24 日，藥後其症大有好轉，肝脾腫大去其半，浮腫亦減輕。診脈左脈散大，右脈弦大減。藥既見效，仍服上方 3 付。

3 月 27 日，藥後肝脾腫大消，浮腫亦消退。云藥後頭昏些，尿次增多。脈左大減，餘脈弦數，舌淡。今處以標本同治調理之劑。患者要求帶藥回家服用。

【處方】益母草 12 克，白茅根 10 克，大腹皮 7 克，附子 3 克，茯苓 10 克，澤瀉 7 克，茵陳 10 克，柴胡 10 克，銀花 10 克，連翹 10 克，赤芍 10 克，黨參 7 克，白朮 7 克，黃柏 10 克，黃耆 10 克，生地 10 克，5 付水煎服。

【效果】其女婿告曰：服完藥後病遂痊癒，至今未有發生。

【按】此病既有表邪鬱閉，又有肝脾增大成積之勢，治療當以解表祛積，調理氣機消息之，服 4 付後表邪去，肝脾仍腫大，當務之急，重在祛癥積理氣機，故投以柴胡、鬱金、枳殼、大腹皮、川朴等味理氣行滯，鱉甲搜邪祛積，牡蠣軟肝利水，虎杖祛積，附子振奮陽氣。梔子、黃柏清其鬱熱，益母草、白茅根活血利尿祛腫。近代研究二藥合用，對急性腎炎有較好療效。蟬蛻恐有外邪，使邪從表散之。

20. 急性腎炎案（一）

丁XX，男，33歲，1996年1月18日

面目浮腫六日，且有頭疼前額疼，面色浮白。化驗尿蛋白++，診右脈緩散，左脈浮緊數，舌淡苔白膩。析之：右脈緩散為脾氣不足，左脈緊數為風寒外襲，鬱而化熱，決瀆失司，已成風水。

【治療】益脾氣，疏風邪，利濕熱，暢水腑。

【處方】蒼朮 10 克，白朮 10 克，黃耆 10 克，茯苓 12 克，益母草 12 克，白茅根 12 克，蟬蛻 10 克，大腹皮 10 克，陳皮 10 克，銀花 10 克，連翹 10 克，白芷 10 克，5 付水煎服。

1 月 23 日，藥後有好轉，面目腫消些，頭仍疼，目抽。昨日左側腹憋，觸診脾稍大，脈右脈緩數大些，左脈小弦，舌淡苔白膩，舌前兩邊有瘀斑。以此觀之：水濕不去又引起血鬱，水血複結，經脈不暢，氣機失調，當以大劑蕩調之：

【處方】大腹皮 8 克，防己 10 克，黨參 5 克，枳實 10 克，薏苡仁 4 克，白蔻仁 8 克，益母草 12 克，白茅根 12 克，丹參 10 克，桃仁 10 克，澤蘭葉 10 克，茯苓 10 克，木香 4 克，陳皮 8 克，木通 10 克，川朴 5 克，黃柏 10 克，金錢草 10 克，5 付水煎服。

1 月 29 日，藥後諸症俱好轉，觸診脾大消，腫亦消退。診脈左脈滑弱，右脈弦緊些，舌淡苔白膩，舌邊仍有

瘀斑。今繼綜上方加減。

【處方】大腹皮 10 克，茯苓 10 克，白蔻仁 4 克，白茅根 12 克，益母草 10 克，白朮 10 克，桃仁 10 克，丹參 10 克，澤蘭葉 12 克，黃耆 12 克，當歸 10 克，黃柏 10 克，瞿麥 10 克，熟地 12 克，懷牛膝 10 克，金錢草 10 克，枸杞 10 克，5 付水煎服。

2 月 3 日，藥後諸症大好，病已基本痊癒。舌邊瘀斑消去大半，舌苔膩減，脈較緩和，仍遵上方 5 付，以資鞏固。

【效果】藥後其症遂癒。化驗尿蛋白轉（—），隨訪年餘一直平穩，再未發生。

【按】脾大腹憋舌有瘀斑，已成血鬱之癥，故以大劑理氣機，通血鬱，清利濕熱之藥治之。

21. 急性腎炎案（二）

石 X X，女，32 歲 1997，年 1 月 28 日

面目浮腫 20 餘日，小便黃，化驗尿蛋白++，且云今年冬日感冒遷延月餘，鼻一直不利，唇乾口燥。診脈右脈小弦滑數，左脈緩滑遲。舌深紅，質有紅點，苔少。上腫多為風邪搏結，脈弦滑數為內有鬱熱，脈緩遲是風寒之脈，舌質深紅有紅點是風邪入內已有化熱。綜觀諸症為風邪外搏，肺氣不利，繼而化熱，迫及腎臟成為風水。

【治療】疏風清熱，通利玄腑，兼暢肺竅。

【處方】黃芩 10 克，連翹 10 克，銀花 10 克，甘草 5 克，蟬蛻 5 克，麻黃 7 克，石膏 12 克，知母 10 克，木通 10 克，蒼耳子 10 克，白芷 5 克，辛夷 5 克，桑葉 10

克，梔子 10 克，黃柏 10 克，白茅根 12 克，大腹皮 7 克，杏仁 10 克，5 付水煎服。

2 月 3 日，藥後面腫消，鼻亦通利。又云原先有胃病，近日胃口不佳，腰酸困肢無力，全身難受。脈之左脈弱，右脈緩弦，今處以：調理脾腎之劑消息之。

【處方】白芍 10 克，甘草 7 克，海螵蛸 10 克，山藥 10 克，丹參 10 克，黃柏 10 克，枸杞 12 克，白茅根 10 克，白朮 7 克，黃耆 10 克，黨參 10 克，半夏 5 克，茯苓 10 克，生地 10 克，5 付水煎服。

2 月 14 日，藥後諸症俱有好轉，活動腰困，脈小弦，舌質不緊，苔白膩。此濕熱未盡，蘊結腎腑。法應：清除濕熱，活暢腑絡，通調水腑，佐以滋陰。

【處方】木通 10 克，車前子 10 克（另包煎），滑石粉 10 克，甘草 7 克，黃柏 10 克，益母草 10 克，赤芍 10 克，連翹 10 克，瞿麥 10 克，銀花 10 克，生地 10 克，紫花地丁 10 克，元參 10 克，地骨皮 10 克，當歸 10 克，5 付水煎服。

【效果】藥後其症遂癒。自覺精神轉佳。化驗尿蛋白亦消除。又在此方基礎上略有變動，服藥 5 付以鞏固之。

22. 腎炎案

張 X X，男，25 歲，1997 年 2 月 3 日

十二年前患過腎炎，治癒後一直未有發生。前五日感冒，今發現面目浮腫，尿黃赤，左側頭痛，鼻竅時有不利，化驗尿蛋白++。診脈右脈緩遲，左脈緩弱，舌深紅少苔。脈緩遲為風，舌紅少苔為陰氣不足。故辨證為風

水，為脾陰不足，風邪外蘊，熱邪留腎。

【治療】疏風邪，滋陰清熱。

【處方】麻黃 7 克，杏仁 10 克，甘草 7 克，石膏 12 克，銀花 10 克，桑葉 10 克，梔子 10 克，益母草 10 克，白茅根 10 克，玉竹 10 克，蟬蛻 10 克，黃柏 10 克，生地 10 克，7 付水煎服。

【效果】藥後腫消退，諸症好轉，停藥未連續治療，又加休息不好，病又有萌發，仍服上方 7 付後，其病遂癒。

【按】前十二年患過腎炎治癒後，近日感冒又有萌發，尿蛋白++，脈舌症綜合辨證為風寒外襲，繼而化熱，兼有陰分不足之症，故以麻杏石甘湯加入滋陰清熱之劑。

23. 慢性腎炎案（一）

孫ＸＸ，男，36 歲，1987 年 10 月 23 日

患慢性腎炎十餘年，經常面目浮腫，氣憋四肢倦，病情時好時甚，診脈右寸關緩弱，尺弦，左脈散弱，舌基本正常。右寸關緩弱為肺脾氣虛，滯氣不行鬱而成腫，再加外風侵襲，故氣憋浮腫，肢倦。左脈散弱為肝腎氣已衰，行使水濕之機能失衡，故可浮腫。右尺脈弦為水濕停滯下焦。故治此當以：健脾益氣，疏利風水，以觀成效。

【處方】黃耆 15 克，防風 10 克，杏仁 10 克，黨參 10 克，防已 10 克，桂枝 7 克，白朮 10 克，白蔻仁 3 克，澤瀉 10 克，豬苓 10 克，茯苓 10 克，3 付水煎服。

10 月 26 日，藥後諸症俱好轉，藥既見效，仍書上方

3 付，加川朴 7 克。

10 月 29 日，藥後其病十去其七，惟覺身弱，診左脈弱。上方加山萸肉 10 克，枸杞 10 克，3 付水煎服。

【效果】藥後其症基本痊癒，又服此方 6 付後遂停藥，調養而癒。

【按】慢性腎炎十餘年，出現面目浮腫，氣憋，以辨證分析，肺脾腎三臟之過兼有風水蘊滯，先以祛邪調脾肺之劑，再議補腎，以觀成效。方中以防己茯苓湯去甘草，玉屏風散、五苓散合用，增入補脾益氣之黨參，宣肺調氣之杏仁、白蔻仁而成，服藥 3 付後，已見良效。繼而又加厚朴以治胸憋，又服 3 付後，諸症大癒，出現身弱，肝腎虛之脈象，故又加入山萸肉、枸杞以補養之。

24. 慢性腎炎案（二）

劉 X X，女，16 歲，1987 年 5 月 3 日

經常眼皮面目浮腫，四肢困倦，時已三年。今診左脈弦，右脈弱，舌淡胖，曾到縣級醫院化驗尿蛋白++。右脈弱為脾土不足，左脈弦為風邪上襲留而不去，故而面目浮腫。舌淡胖亦為水濕內蓄陽氣不周之故。治療以疏風邪，利水邪，補脾土，清濕熱。

【處方】白朮 10 克，茯苓皮 10 克，澤瀉 10 克，甘草 5 克，防風 7 克，白芷 5 克，黃耆 10 克，防己 8 克，黃芩 5 克，梔子 6 克，麻黃 7 克，3 付水煎服。

5 月 7 日，藥後眼皮腫消些，云藥後頭汗多，初服藥覺上午身倦，下午不倦。脈如前，舌轉淡白，此陽虛氣弱，脾土不足。法應：益脾腎之氣，祛風濕治之。

【處方】白朮 10 克，蒼朮 10 克，茯苓 10 克，澤瀉 10 克，黃耆 10 克，黨參 10 克，甘草 5 克，附子 3 克，砂仁 3 克，防風 5 克，大棗 5 枚，3 付水煎服。

5 月 12 日，藥後上午身不倦，惟覺眼皮較上次腫。上午身不倦為陽氣得助，眼皮較上次腫為氣壅水濕不行之故。脈緩弱，舌淡苔薄白仍為脾虛濕滯。

【處方】黨參 10 克，白朮 8 克，黃耆 10 克，大腹皮 10 克，茯苓 10 克，砂仁 2 克，陳皮 10 克，白茅根 15 克，益母草 12 克，車前子 10 克（包煎），銀花 10 克，黃柏 10 克，3 付水煎服 。

【效果】藥後浮腫明顯減輕，精神亦轉佳。又在此方基礎上略有變動，服 15 劑後其症遂癒。

【按】初診以補脾祛風水，又用清濕熱之黃芩、梔子，初服 3 劑少見效，但出現陽虛之證，如頭汗多，上午身倦，是梔子、黃芩苦寒，傷及胃陽之故。重新組方，以補脾益陽利水之劑清之。陽虛症消，出現眼皮較前腫，是補多有壅滯之象，又更其方，以補脾理氣之黨參、白朮、黃耆、茯苓、陳皮、砂仁、大腹皮為主，佐以清熱利水，行瘀活血之銀花、黃柏、車前子、白茅根、益母草。此案病情較為複雜，有祛邪傷正補虛滯邪之症出現，故三易其方。

25. 全身浮腫案（一）

李ＸＸ，女，36 歲，1993 年 6 月 25 日

前十餘日因家庭不和服安定 50 片，引起全身浮腫，且有口苦舌僵。自云上顎黏痰不利。診脈滑緩弱，舌質淡有暗紅點，舌苔白潤邊有齒印。脈滑緩弱為中氣不足，內有痰濕。舌淡質有紅點、邊有齒印為氣血不足，內有邪熱，水濕絞結。口苦舌僵為痰火上湧，脈絡受阻。浮腫為氣機不暢，水濕轉輸不靈。辨證為：氣分不足，痰火鬱結，水濕停滯。

【治療】補脾益氣，清利痰火，疏滯通達，祛除水濕。

【處方】白朮 10 克，太子參 10 克，黃精 10 克，枸杞 10 克，柴胡 10 克，丹參 10 克，鬱金 10 克，防己 7 克，天竹黃 10 克，陳皮 10 克，川貝母 7 克，赤芍 10 克，7 付水煎服。

7 月 9 日，藥後諸症大有好轉，惟左下肢稍浮腫。診脈浮弦，舌淡質有紅點。脈浮弦為肝木偏盛也。舌質有紅點為陰分有熱，藥既見效，仍書上方，去黃精、枸杞加香附 10 克，沙參 10 克，5 付水煎服。

【效果】藥後其症遂癒。

【按】此例服安定 50 片後引起全身浮腫，是藥物傷腎之故，但無有條件化驗，只好按中醫診治，據脈憑症，虛、瘀、氣、火絞結，投以相應之劑 7 付即見大效，出現肝木偏亢之象，故而去黃精、枸杞之蘊補，加香附之理氣流動，沙參之益陰，又服 5 付而痊癒。

26. 全身浮腫案（二）

郭 XX，男，73 歲，1987 年 4 月 28 日

全身浮腫八日，因何得之，曰：因與人吵架引起，且有咳嗽氣短，心悸不安。聽診：心臟舒張期有二級雜音，肺部無哮鳴音。其脈弦滑，舌淡紅，苔薄白老。脈弦滑為痰氣上鬱，舌淡紅為陽虛氣弱，苔白老為痰鬱之故。咳嗽氣短、全身浮腫顯為肺氣肅降失常，水濕不化，心悸為痰水上凌心宮。故綜此可辨證為：腎陽不足，水氣凌心，痰氣鬱阻，氣不周流。

【治療】補元氣，鎮水邪，理肺氣，祛痰濕。

【處方】附子 10 克，桂枝 10 克，甘草 5 克，白朮 10 克，半夏 10 克，陳皮 10 克，澤瀉 10 克，柴胡 10 克，枳殼 10 克，川貝母 10 克，紫菀 10 克，冬花 10 克，白芍 10 克，茯苓 12 克，2 付水煎服。

【效果】藥後腫大減，咳嗽亦十去其六，自覺精神好舒暢，聽診舒張期雜音亦消除。又服 2 付其症遂癒。

【方解】方中苓桂朮甘溫陽利濕，附子溫腎陽，夏陳祛痰利氣，澤瀉引水飲從小便排出，柴胡、枳殼疏理肝氣，貝母、紫菀、冬花清肺解鬱祛痰。白芍和陰以制附、桂之燥性。諸藥合用，故效卓。

27. 浮腫案

李 X X，男，73 歲，1987 年 4 月 15 日

常浮腫腹憋，前服中藥好轉，近因氣鬱，浮腫又起，且有腹憋少食，觸診肝脾不大，但面色暗鬱。診脈弦數，舌淡苔白膩。年老之軀而少華為陽虛氣衰。脈弦數為肝鬱不暢。故有浮腫腹憋。治此當以：疏利氣機，溫陽化濕。

【處方】木香 8 克（後下），柴胡 10 克，鬱金 10 克，陳皮 10 克，半夏 10 克，赤芍 10 克，白蔻仁 5 克，砂仁 7 克，大腹皮 10 克，茯苓 10 克，附子 8 克，巴戟天 10

克，枳殼 10 克，香附 10 克，2 付水煎服。

4 月 18 日，服上藥後其症有好轉，藥既見效，仍服上方 2 付。

4 月 20 日，藥後腫大減惟大便不甚通利。脈弦滑數，舌淡苔白，此氣機不暢，腸中精液不潤。上方去木香，加何首烏 10 克，桃仁 10 克，杏仁 10 克，沉香 5 克（後下），2 付水煎服。

【效果】藥後諸症大好，又服 2 付後其症遂癒。

【按】古稀之年五臟已虛，因生氣出現腹脹滿而浮腫，飲食衰少，以舒肝理氣之劑少佐壯陽利氣之附子、巴戟天，共投 4 付，稍事調整而癒。

第七章 運動系統疾病

1. 下肢冰冷案

王XX，女，41歲，1993年2月5日

下肢冰冷難受數年，多方治療效乏。詢之且有腰背酸痛。觀小腿，有散在性鬱青血絡。診脈右脈虛弱，左脈亦澀，舌無特殊變化。綜觀辨證：脈左澀為經絡有瘀滯，右脈弱為腎陽不足，且有腰背酸痛，知其腎元亦弱，復受外邪。下肢冰冷鬱青為肝腎之過，且有瘀凝也。故辨證為：腎元不足，寒凝氣滯，經脈鬱阻。

【治療】 滋補肝腎，祛寒通絡。

【處方】 附子 6 克，熟地 12 克，乾薑 3 克，川牛膝 12 克，桃仁 10 克，紅花 7 克，巴戟天 10 克，桂枝 10 克，當歸 10 克，赤芍 10 克，細辛 3 克，麻黃 8 克，琥珀 3 克（搗沖服），吳萸肉 3 克，3 付水煎服。

2 月 8 日，藥後腿冷難受減輕。診脈左脈澀象減，但左尺弱散。舌淡苔白膩，此有濕滯也。上方加通草 5 克，祛濕通絡。

3 月 2 日，上方連服 9 付後諸症大減，察小腿之鬱青血絡轉淡。脈左關尺弱，舌膩消。今處以滋補肝腎之劑：

【處方】熟地 10 克，山萸肉 12 克，山藥 10 克，丹皮 8 克，巴戟天 10 克，菟絲子 10 克，枸杞 10 克，懷牛膝 10 克，川斷 10 克，杜仲 10 克（炒焦），桑寄生 10 克，3 付水煎服。

【效果】服完上藥後腰酸痛消，腿疾亦除。

【按】肝腎主於下，下肢冰冷數年，鬱血不暢，又有腎虛之象，顯為虛中有實，投以當歸四逆湯去甘草之蘊，加附子、巴戟天、熟地之溫補，桃仁、紅花、琥珀之活血散瘀，吳萸肉大熱，入肝治久寒，川牛膝引藥下行。二診加強通絡利濕，加通草。三診虛象明顯，，繼以補腎之熟地、山萸肉、巴戟天等味調補而癒。

2. 半身麻木案

張ＸＸ，女，43 歲，1997 年 8 月 30 日

今年二月從驚嚇引起頭右側、左半身麻木，當時治療麻木好轉，但現在仍麻，且下肢弱，咽喉不適。聽診心臟收縮期有三級雜音。診脈左脈弱，右脈滑弦，舌淡苔白膩。以脈論之為肝腎不足，濁邪鬱阻，氣機不調。

【治療】滋肝腎，驅濕濁，調氣機。

【處方】熟地 10 克，山萸肉 10 克，枸杞 10 克，巴戟天 7 克，菖蒲 10 克，遠志 7 克，天麻 10 克，地龍 10 克，肉蓯蓉 10 克，柏子仁 10 克，木香 7 克，懷牛膝 12 克，紫蘇 5 克，半夏 10 克，川朴 10 克，茯苓 10 克，3 付水煎服。

9 月 8 日，藥後麻木大減，但云左手亦麻，左臂尺側通至大腿內側至太衝穴處麻，又云舌似有轉動不靈，下肢

仍軟。今又聽診心臟雜音消除，診脈左寸關弱，右脈緊滑，舌淡苔白燥些。藥既見效，仍書上方3付。

10月15日，藥後諸症俱有好轉，又云近日心悸，診脈左脈弱，右脈小滑，舌淡苔白稍膩。心陽不足，故有此辨證。上方加附子5克以壯其元陽，暢其血脈。並減去紫蘇，3付水煎服。

【效果】服完上藥後其症遂癒。後此人引見其他患者診治疾病始知。

3. 手麻胃痛案

王XX，女，35歲，1987年3月19日

兩手發麻，且有胃口疼痛及頭昏，時已半年。其間治療效乏。今診右脈弦緩滑，左脈滑數，舌質淡苔白濕。脈弦緩為風邪內搏。脈有滑感為痰濕鬱阻。頭昏、胃疼為肝脾不調。綜觀諸症為中土不足，痰濕鬱阻，肝胃不調。

【治療】補中土，祛痰濕，通絡脈，和肝胃。

【處方】半夏10克，白朮10克，蒼朮10克，砂仁5克，紅參10克，黃耆10克，天麻10克，白芥子10克，桂枝10克，桑枝10克，茯苓10克，澤瀉7克，2付水煎服。

藥後諸症減輕，六脈虛弱，舌淡白，上方加山萸肉10克，枸杞10克，何首烏10克，3付水煎服。

【效果】藥後其症遂癒。

【按】手麻胃口痛，頭昏，其辨證俱為中土不足，痰濕阻滯之象，故以半夏天麻白朮湯增損獲效，終以上方加入補腎之劑而收功。

4. 手足麻憋案

張ＸＸ，男，59歲，1993年5月23日

手足憋麻已五年，其間多方治療效乏。近半月來又加胃口憋，難受，自云此疾畏風冷，每著風冷則加重。今診脈緩弦大，舌質有小碎裂紋，苔薄白。脈緩為內有風邪，脈弦大為陰不斂陽。心胃憋為沖氣逆亂，舌有裂紋為臟氣不足。手足麻憋為經脈不暢，氣血不達。綜觀辨證為：肝腎不足，風寒鬱絡，沖氣逆亂，腑氣不調。

【治療】補元精，平逆氣，疏風寒，通絡脈。

【處方】柏子仁 10 克，熟地 10 克，枸杞 10 克，黃耆 12 克，白朮 10 克，防風 7 克，秦艽 10 克，地龍 10 克，山藥 10 克，枳實 8 克，附子 3 克，紅參 8 克，3 付水煎服。

5 月 29 日，藥後手足憋麻大減，心胃憋亦減輕。今診脈左脈弦大，舌淡白，自云有時心仍悸，上方加龍骨 10 克，3 付水煎服。

【效果】藥後其病遂癒。

【按】此例症狀錯雜出現，必須抓其主要，以補元精，平逆氣，疏通絡脈之法，出現心悸，加龍骨以鎮之而癒。

5. 手麻案

楊ＸＸ，女，21歲，1993年1月4日

懷孕六個月，兩手指麻二月，到夜間兩手俱麻。診脈左脈弦滑數，右脈滑，舌質深紅，苔薄白濕潤。兩手麻為氣血不達。左脈弦為風邪鬱閉。脈滑數，舌質深紅為風邪外侵，有化熱之象。舌濕潤為有虛象。綜觀諸症為：氣血不足，風邪外侵，絡脈不暢。

【治療】益氣血，和胎氣，疏風邪，暢絡脈。

【處方】當歸 10 克，川芎 5 克，熟地 10 克，黃耆 12 克，紅參 10 克，白朮 10 克，防風 8 克，桑寄生 10 克，白芍 10 克，桂枝 10 克，黃芩 10 克，白芷 10 克，3 付水煎服。

2 月 15 日，藥後手麻已消。近日又覺頭昏。診脈左脈弦數，右脈小弦，舌嫩紅，苔濕潤，此肝陰不足，復受風邪外侵。時令又為厥陰、風木當令，陰分不足，厥陽當亢，陰退陽進也。今處以滋陰血，制亢陽之劑：

生地 12 克，白芍 12 克，沙參 10 克，桑葉 10 克，菊花 10 克，玉竹 10 克，女貞子 10 克，黃芩 10 克，紅參 5 克，3 付水煎服。

【效果】藥後頭昏遂癒。手麻亦未有發生。

【按】懷孕六個月，兩手麻，中醫辨證為氣血虛弱，風邪鬱阻其經脈，以八珍湯增損，加入疏風通絡之劑，後出現頭昏，時正值厥陰風木當旺之季，用滋陰、甘寒濡潤之劑收功。懷孕有疾，當須治療，母病胎亦病，關乎母子之安康。

6. 臂麻案

高 X X，女，35 歲，1992 年 12 月 5 日

兩臂麻，時三年，每受涼臂麻加重。脈澀，左尺有弱象，舌深紅苔薄白。此腎元不足，風寒鬱絡。

【治療】益氣血，補腎元，驅風寒，通脈絡。

【處方】桂枝 10 克，附子 5 克，桃仁 10 克，紅花 8 克，白芷 10 克，黃耆 12 克，防風 10 克，赤芍 10 克，沒藥 10 克，秦艽 10 克，獨活 8 克，當歸 10 克，巴戟天 10 克，桑寄生 10 克，阿膠 10 克（另沖服），山萸肉 12 克，3 付水煎服。

12 月 12 日，藥後其症大減，脈澀亦減。藥既見效，仍服上方 3 付，病遂痊癒。

【按】兩臂麻已三年，脈有澀、虛象，為腎元氣血不充，風寒閉阻經脈，故以黃耆五物湯加補腎疏風活血通絡之劑。

7. 產後足下麻案

李 X X，女，39 歲，1994 年 4 月 27 日

產後月餘患兩足下麻，酸痛，不能用力行走，且伴有兩眼珠酸困，至今已有九月，多方服藥針灸治療，效果不顯，且服藥期間又引起胃口難受，今慕名求治。診面色虛浮，神倦乏力，兩脈弦滑尤以左甚，舌淡紅乾燥少苔。其病起於產後，為虛弱時患之。兩足下麻，酸痛為病在腎經之野。眼珠酸困為肝經氣血不足。脈弦滑左甚為風寒內鬱，有化熱之象，舌象為氣血虛，精液不充。治法當以：標本同治。處以：滋肝腎養精血，疏風寒通經脈之劑：

【處方】山萸肉 10 克，木瓜 10 克，枸杞 10 克，沙參 10 克，杜仲 10 克，獨活 8 克，桑寄生 10 克，蜈蚣 3 條，懷牛膝 10 克，伸筋草 10 克，鹿銜草 10 克，白芍 12 克，甘草 8 克，白朮 10 克，忍冬藤 12 克，山藥 12 克，

3 付水煎服。

4 月 30 日，藥後有好轉，左脈弦減，仍書上方 3 付。

5 月 5 日，服上方 3 付後其症又有好轉，兩足下仍不適，上方加細辛 3 克，血竭 3 克（另沖服）。3 付水煎服。

5 月 11 日，藥後其病又有好轉，腳下不適大減。云飲食欠佳，脈弦舌淡，今處以：理脾胃疏風和肝之劑。

【處方】蓮子 10 克，白扁豆 10 克，柴胡 10 克，黃耆 10 克，白朮 10 克，防風 5 克，山藥 10 克，茯苓 10 克，枸杞 10 克，當歸 10 克，菊花 10 克，白芍 10 克，甘草 5 克，黨參 10 克，炒酸棗仁 10 克，3 付水煎服。

藥後其病遂癒，一年後常見其人知無恙。

【按】產後月餘患兩足下麻等諸症，錯綜複雜，方中俱以補肝腎滋精血、疏風通絡之劑服 3 付即見效，諸症減多，足下仍麻，又加入細辛，以入腎經，血竭活血化瘀，3 付後其麻大減，出現飲食不佳，脈弦舌淡，俱為木邪犯中，土氣不足之象，又以調理肝脾而收功。

8. 肩部骨瘤案

徐XX，女，52 歲，2001 年 3 月 2 日

右肩內側有一骨瘤，觸診石硬，現疼痛，筋亦抽痛，時已五月，到山西大同醫院未作出明確診斷，又到北京空軍醫院診治，拍片發現瘤部骨質已變黑，動員作切除肩臂手術，但未作出明確診斷，患者及家屬不願手術，試用中藥請余治療。望診面色少華，有貧血貌，診脈右寸脈浮散，餘脈浮緊，左尺弱，關寸弦，舌淡紅苔薄白，以辨

證論之為肺腎不足，風邪兼寒搏結骨質，鬱久成為積滯。治則當以：益氣養肝血，疏風散寒凝，通絡祛積滯。

姑投以：黃耆 15 克，枸杞 12 克，甘草 8 克，柴胡 10 克，乳香 10 克，沒藥 10 克，蜈蚣 3 條，白芷 15 克，桂枝 10 克，製首烏 10 克，骨碎補 12 克，莪朮 10 克，黨參 10 克，當歸 10 克，3 付水煎服。

3 月 5 日，藥後其症有好轉，脈弱減，仍服上方，加鹿角霜 10 克，威靈仙 10 克，3 付水煎服。

3 月 17 日，藥後腫消些，但腫物仍在，診脈六脈緩遲弱，舌無特殊，上方加半枝蓮 20 克，白花舌蛇草 20 克。3 付水煎服。

3 月 20 日，藥後有好轉，患者云不如初診方，今仍服初診方 5 付。

3 月 30 日，服藥後有好轉，脈緩遲，再用 3 月 5 日方以觀動靜。

4 月 3 日，服藥後有好轉，又云近日有噁心感，上方去乳沒，加半夏 10 克，熟地 12 克，3 付水煎服。

5 月 8 日，服藥後已明顯見效，時隔 20 多日，今又來診，觸診瘤已減小，但仍痛，精神好多，肩背轉痛，面部時腫發燒。診脈右關弦緩，左關浮弦，舌淡紅，此時以辨證論之仍為風、虛、結滯，至於面部時熱，是為營衛不和，臟氣不平，今處以：

黃耆 15 克，白芍 15 克，甘草 5 克，柴胡 10 克，蜈蚣 3 條，白芷 15 克，半邊蓮 15 克，當歸 10 克，鹿角片 4 克，補骨脂 15 克，骨碎補 15 克，威靈仙 10 克，防風 5 克，熟地 15 克，黨參 10 克，牡蠣 15 克，元參 15 克，丹皮 10 克，6 付水煎服。且用五倍子、川軍、黃柏等分搗為細麵，以仙人掌搗如泥與面和合調敷腫處。

6 月 27 日，內服外敷藥後有好轉，今日拍片，與以前之片對比骨已轉活，由原來汙黑不清，今已有明亮之象，觸腫塊已大減。今藥已見良效，繼服上方 10 付，且繼續外敷上藥。

8 月 2 日，藥後又服用上方 8 付，今日拍片，見骨損處發白圓潤，自覺肩能用力，診右脈小弦，左脈弦些，仍處上方 10 付。

此後又斷續服藥 40 付，腫塊已消，精神較前好多，仍舉不高。遂訪四年一直平穩，慢慢肩亦如常活動，一樣幹家務活兒。

【按】此症腫起附骨石硬，與中醫外科之石疽相似，其因皆為風寒客於經絡與濕氣相搏，凝結而成，也有因氣滯而成者。總之，既凝而成，須辨證論治，細察五臟之盛衰，氣血之虛實，寒熱之多少，參以脈舌細細審辨，方可湊效。此例有貧血之容，脈虛實兼有，投藥雜合，各歸其位而獲效，並用外敷之法，解毒逐瘀散結，也有極有效的。

其邪既已入骨，腎已虛，方中補腎之藥必用鹿角片，補骨脂、何首烏、熟地、枸杞，又用骨碎補有補虛祛邪之雙重作用，用蜈蚣以散堅，搜邪通絡，防風、威靈仙、桂枝、白芷等祛風散寒，當歸、白芍、柴胡補血和血，解鬱，又用半邊蓮解毒通瘀，其餘亦為佐使之味，故此例患者治療一直平穩，逐漸好轉，治癒後亦能鞏固，至今其人健康。

9. 肩關節疼痛、痲木案

甄XX，女，49歲，1994年8月15日

左肩關節疼痲已數年，且有食慾不振，嗜睡。外觀其形肥胖，診脈緩弱，舌質暗紅無苔，以脈舌症論之為：胃氣不足，風寒久搏，絡脈鬱阻，故肩疼痲。嗜睡為陽氣不足，陰氣有餘，故治此當以：扶中土，散寒濕，暢經脈。

【處方】羌活10克，獨活10克，川芎5克，桂枝10克，甘草5克，白參10克，當歸10克，山藥10克，黃耆10克，白芷10克，薑黃10克，大棗5枚，3付水煎服。

【效果】藥後其諸症即癒。

【方解】羌活驅風散寒祛濕。獨活祛風，川芎辛溫，祛風通絡。桂枝活血祛除風寒。當歸活血，合黃耆更能補血，參、耆、山藥、大棗俱為扶中益氣之味。白芷引藥入於手陽明之經，日久疼痛痲木不暢，加薑黃之大辛以暢調之。諸藥後用，各盡其事，故一診而癒。

10. 肩痛案

張XX，男，28歲，1995年2月2日

右肩疼三年，時輕時重，近日痛加重。診脈緩弱，舌濕潤。脈緩為風，風每挾寒，弱為氣虛，痛為肩絡不暢，故此乃氣虛復受風寒，日久肩絡閉阻，風虛相搏而成。

【治療】疏風通絡，益氣治之。

【處方】秦艽 10 克，白芷 10 克，羌活 7 克，獨活 10 克，桂枝 10 克，黃耆 10 克，黨參 10 克，陳皮 10 克，附子 7 克，甘草 5 克，薑黃 10 克，乳香 7 克，3 付水煎服。

【效果】藥後其病即癒。

【方解】秦艽祛風寒濕，止疼痛。白芷疏風通絡入手陽明經。羌、獨、桂疏風寒濕，通脈絡。參、耆益氣助通。陳皮理氣。附子壯陽溫經，祛寒。薑黃、乳香祛瘀通痹。甘草調和諸藥。諸藥合用，效果顯卓，故一診而癒。

11. 項困痛案

楊 XX，女，18 歲，1994 年 8 月 8 日

項困，頭昏痛三月，脈左脈弱，右脈弦，舌質淡紅，稍燥，質有紅點，苔薄黃。左脈弱為肝腎不足。右脈弦，舌象為風火上鬱。顳項不利為少陽太陽之過。

【治療】滋肝腎，清解太陽少陽之邪。

【處方】生地 12 克，龜板 10 克，山萸肉 10 克，僵蠶 10 克，地龍 10 克，葛根 10 克，草決明 10 克，菊花 10 克，桑葉 10 克，川芎 5 克，柴胡 7 克，甘草 5 克，黃芩 10 克，5 付水煎服。

8 月 22 日，藥後其病向癒，顳部仍痛，項少困，脈左脈弱，上方加枸杞 10 克，5 付水煎服。藥後其症即癒。

【按】經云「邪之所湊其氣必虛」。項困頭昏痛三月，四診合參，虛中挾邪，用藥以補腎祛風，清解太陽少陽經之邪為主，而向癒。

出現左脈弱，加枸杞以補肝膽。

12. 頸椎增生案

李ＸＸ，女，53歲，1993年5月22日

舊有胃潰瘍之疾，近40餘日覺項痛，左臂麻痛，每到下午增重。拍頸椎片定為頸椎增生。診脈澀弱緩，舌淡紅。以脈論症：脈弱為氣血不足，緩為風邪上犯，澀為氣血鬱阻。每到下午甚為氣分不足，邪入於絡也，辨證為：氣血不足，風邪上襲。

【治療】補氣血，疏風邪，暢頸絡。

【處方】黃耆10克，黨參10克，白朮10克，川芎5克，甘草5克，防風7克，秦艽10克，葛根10克，桂枝8克，當歸10克，地龍10克，白芷8克，豨薟草10克，僵蠶10克，附子5克，3付水煎服。

5月27日，服上方後項痛、臂麻疼大減。藥既見效，仍服上方3付。藥後其症遂癒。

【按】項痛左臂麻痛40餘日，拍片定為骨質增生，以補養氣血，暢和頸絡之法服藥3付見效，6付遂癒。其病時日尚淺，服藥合拍，故能速癒。

13. 腰脊之病案

李ＸＸ，女，30歲，1994年10月2日

前二年覺手足麻，腰帶一圈麻，在北京某醫院定為脊神經炎，治療年餘好轉，花費兩萬餘元，但此症終未根除，常因氣候變化，心情抑鬱，其症即有萌動。近日背憋，胸腹一週圈又麻，兩腿亦麻涼。診脈左脈散弱，右脈亦弱，舌質淡紅，其舌後質有紅點，苔白少濕潤。憑脈辨

證為：肝脾氣弱，風氣內侵，絡脈不暢。

【治療】益肝脾，祛風邪，暢絡脈。

【處方】山萸肉 12 克，玉竹 10 克，黃精 12 克，五加皮 10 克，木瓜 10 克，熟地 12 克，鹿銜草 10 克，黃耆 15 克，川斷 10 克，懷牛膝 12 克，秦艽 10 克，炙草 7 克，桑寄生 10 克，杜仲 10 克，全蠍 7 克，羌活 8 克，巴戟天 10 克，3 付水煎服。

10 月 6 日，藥後諸症好轉，效不更方，繼服上方 3 付。

【效果】服上方後其症恢復到平時之狀況。

【說明】其後每覺不適，即遵上方之意加減服用，其效俱佳。方中或加威靈仙，蜈蚣或加地龍、赤芍，或根據臨時之病症，隨症化裁，兼能安康平復。此症最注重脈象。其左脈散弱，肝腎之氣空虛，右脈弱，脾肺之氣不足。腰酸一圈麻憋，於腎脾至關重要。麻為氣血不達，絡脈不暢，風為百病之長，其症風邪鬱閉是必然之理。所以處方遺藥正確，效如桴鼓。

14. 椎骨痛案

張 X X，女，30 歲，1985 年 5 月 20 日

胸椎骨痛半月，以第五六胸椎為甚，且發癢、麻、有心胃憋，常太息為快，飲食欠佳。云每到下午身熱。診脈右關緩數，左關尺沉弦數，舌質深紅，舌前少苔，舌後有黃白膩苔。詢之知其有淋症。以辨證論之為：濕濁蘊結陰分，陰分有損，復感風邪，搏結於督脈之經所。

【治療】清濕熱，疏風邪，通經絡，佐滋陰。

【處方】黃柏 10 克，元參 10 克，黃芩 10 克，沙參 8 克，麥冬 8 克，丹皮 10 克，梔子 10 克，防風 7 克，浙貝母 10 克，花粉 10 克，生地 10 克，滑石粉 10 克，銀花 12 克，連翹 10 克，乳香 8 克，2 付水煎服。

5 月 24 日，藥後椎疼減，仍麻，覺腹中氣脹，內熱。診脈右脈弦數，左脈滑數，舌質紅減，舌質有紅點，苔黃消。上藥去滑石之滲利加苓、陳之調中理氣。2 付水煎服。

5 月 31 日，藥後腹憋消，飲食增，餘症亦有好轉，脈變為滑數，舌質紅，苔薄黃，椎仍痛。上方去苓、陳，加元胡 8 克，3 付水煎服。

【效果】藥後椎疼基本消除，惟覺痛椎處仍癢，又服疏風調營衛之劑，2 付即癒。

【按】經曰：「督脈為病脊強而厥。」其循行起於下極之腧，並於脊裏循行至風府。此例雖不是督脈病，但以疾痛之部位，正在督脈經過之路，如失治或延久，傳於骨之深部，也是有可能的，此治療及時得當，以扶正祛邪之藥 2 付，脊痛減輕，覺脊麻脹內熱，去滑石加茯苓、陳皮和中理氣，腹憋消，又去苓、陳，加元胡調養數劑而癒。

15. 足跟骨質增生案

劉 X X，女，41 歲，1997 年 11 月 20 日

病右足跟下痛三月，拍片定為骨質增生症，服用西藥及丸藥效乏。今觀其外形體胖，診脈左關弱，餘脈緩散，舌深紅，苔薄白。以辨證論之：此為肝腎不足，風痰濕濁蘊結於下，跟絡不暢，鬱而成積。腎主骨，足跟又是足少陰腎經經過之區，邪之所湊，其氣必虛，體肥多痰濕，故有此疾。

【治療】補肝益腎，祛痰通絡。

【處方】熟地 15 克，山藥 10 克，丹皮 10 克，茯苓 10 克，澤瀉 10 克，附子 4 克，肉蓯蓉 10 克，懷牛膝 12 克，骨碎補 10 克，桑枝 10 克，半夏 10 克，白芥子 10 克，仙靈脾 10 克，陳皮 10 克，天南星 10 克，五加皮 10 克，山萸肉 10 克，3 付水煎服。

11 月 25 日，藥後其症有好轉，云昨日踝腫，足跟時痛。脈左關弱減，踝腫為邪外出之象，痛為藥達病所之故，俱無妨也。仍服上方 3 付。

11 月 28 日，藥後痛減，腫亦消，脈之右脈散弱，舌如前。今處以上方，去丹皮，加黨參 10 克，以益中土，土氣得充，痰濕自然可化，積結可去也。

12 月 1 日，藥後其症平妥，云近日覺足跟困痛。診脈六脈俱弱，舌如前，今處以益肝腎和跟絡之劑。

【處方】熟地 12 克，山藥 10 克，山萸肉 12 克，丹皮 5 克，茯苓 10 克，附子 5 克，澤瀉 5 克，仙靈脾 10 克，炙龜板 10 克，桑椹子 10 克，懷牛膝 10 克，徐長卿 10 克，川斷 10 克，半夏 10 克，陳皮 10 克，黨參 8 克，3 付水煎服。

12 月 4 日，藥後困痛消除，痛亦減輕，六脈等大弱些，舌淡苔薄白，仍處上方 3 付，加當歸 10 克，沒藥 5 克，丹參 10 克，去丹皮。

【效果】藥後其疾遂癒。半年後始知。

【按】右足跟下痛，拍片定為骨質增生。《醫宗金鑒婦科》謂足跟是督脈發源之地，腎之經脈過此，三陰虛熱發為此病。用六味地黃湯治療。但此人肥胖，虛實雜合而病，除用六味地黃湯外又加入疏風通絡、溫陽祛痰之劑，服 3 付而邪有外出之象，又服 3 付其痛消，終以調補脾腎之劑收功。

16. 腰椎間盤突出症案

馬ＸＸ，男，40 歲，1996 年 9 月 29 日

病右胯部、右小腿外側筋痛。右腳足拇趾難受欲搔，搔則舒適，時已九月在省級醫院診斷為腰椎間盤突出症，但腰不疼。診脈兩尺弦滑數，舌深紅，苔白稍膩。以其辨證論之為風寒濕郁於經絡，經脈不暢，已而化熱。

【治療】通經活絡，清利濕熱。

【處方】黃柏 12 克，蒼朮 10 克，川牛膝 12 克，桑枝 12 克，忍冬藤 10 克，秦艽 10 克，乳香 8 克，沒藥 8 克，絲瓜絡 10 克，伸筋草克 10，海風藤 10 克，薏苡仁 10 克，地膚子 10 克，木瓜 10 克，白芍 10 克，甘草 8 克，4 付水煎服。

10 月 3 日，藥後其症平妥。診其脈浮弦緩，仍處上方 4 付服用。

1997 年 1 月 5 日，藥後其症大有好轉，近日其症又發。現主症右胯痛，及右腿外側痛。診脈弦緊數，舌深紅，苔白膩些。此病日久，少陽之絡虛，絡氣不足邪當襲之。法應於前診之方加入補少陽之藥，標本同治。

【處方】黃柏 10 克，蒼朮 10 克，川牛膝 10 克，桑枝 10 克，忍冬藤 10 克，秦艽 10 克，乳香 10 克，沒藥

10 克，絲瓜絡 10 克，伸筋草 10 克，木瓜 10 克，白芍 10 克，甘草 7 克，川斷 10 克，骨碎補 10 克，杜仲 10 克，5 付水煎服。

1 月 20 日，藥後其症又有好轉，脈弦減，舌邊有齒印。藥既見效，仍處上方 5 付。

1 月 25 日，藥後其症平妥，云足跟痛，脈弦緊，舌邊有齒印。足跟痛為腎經不足，舌邊有齒印為陽氣虛弱。上方去黃柏，杜仲，加附子 3 克，細辛 3 克，鹿銜草 10 克，薏苡仁 10 克，補骨脂 10 克，胡核肉 10 克，5 付水煎服。

【效果】服完上藥後未見其人，後時隔半年偶遇其人，曰服完藥後諸症遂平。今已恢復正常，如平時一樣。

【按】此人非骨變形，腰椎間盤突出，引小腿外側痛，曾牽引過半月，見效不大，故而又服中藥治療。以辨證論之寒濕鬱於經絡，已而化熱，故治療以暢通經絡、清利濕熱之劑，服 4 付未有效，繼服 4 付後有好轉，三診時恐少陽絡虛，故調整原方以疏經活絡之劑加杜仲、川斷、骨碎補，服 5 付後其症又有好轉，終未在此基礎上加減服 10 付後其症遂癒。

17. 坐骨神經痛案

張ＸＸ，男，37 歲，1984 年 6 月 8 日

病腰及腰骶部疼痛數月，且左側腰骶部牽引到膕部亦疼痛。又云平時內熱，觀其體形偏瘦。診其脈弦緊數，舌質鬱紅，苔少稍黃些。脈弦緊為寒為疼，數為熱為虛，舌象亦為陰虛之象。故可辨為陰氣不足，風寒外搏於太陽

之經脈。

【治療】滋腎陰，疏風邪，通經絡。

【處方】熟地 10 克，枸杞 10 克，地龍 10 克，山藥 10 克，白芍 12 克，當歸 10 克，川芎 5 克，羌活 8 克，秦艽 10 克，獨活 8 克，川牛膝 10 克，甘草 5 克，女貞子 10 克，旱蓮草 10 克，2 付水煎服。

6 月 10 日，藥後其疼大減，診脈舌如故，仍處上方加木瓜 10 克，2 付水煎服。

7 月 1 日，藥後其疼更減，近日勞動，前日又覺左胯疼。診脈左脈弦緊，右脈緩，舌質紅少苔。仍遵上方加柴胡 10 克，知母 10 克，黃柏 10 克，2 付水煎服。以其柴胡入膽經，疏膽絡，因膽經循行經過胯部。今胯痛，故加之。知、柏可滋陰清虛熱，為治本之劑，故而用之。

【效果】藥後其症遂癒，其後一直很好。

【按】腰痛牽引膕部痛，已涉及坐骨神經。時已數月不癒，以辨證論之腎陰不足，風寒犯及太陽經脈，治療以標本同治之法，服 2 劑痛大減。其後疼痛轉為左胯，又有化熱之象，又加柴胡、知母、黃柏，入少陽經兼滋陰清熱而癒。

18. 類風濕關節炎案

王 X X，女，44 歲，1995 年月日

患類風濕關節炎三年，現症兩手指關節、膝關節、踝關節腫痛，伸曲不便。曾四處醫治，服中西藥效乏。今診脈左脈澀，右脈緩緊，舌質淡苔薄白。此肝腎不足，風寒搏結深入筋骨，故久而不癒。

【治療】滋肝腎，祛風寒，壯元陽，疏絡脈。

【處方】以獨活寄生湯加味：獨活 10 克，桑寄生 10 克，秦艽 10 克，防風 8 克，細辛 3 克，川芎 6 克，當歸 10 克，熟地 12 克，白芍 10 克，桂枝 10 克，杜仲 10 克，懷牛膝 10 克，紅參 8 克，山萸肉 12 克，枸杞 10 克，威靈仙 8 克，附子 5 克，甘草 6 克，茯苓 10 克，3 付水煎服。

1995 年 1 月 9 日，藥後諸痛大減，診脈左脈弱減。藥既見效，仍服上方，加骨碎補 10 克，忍冬藤 12 克，5 付水煎服。

1 月 15 日，藥後其病十去其七，惟右手大拇指關節仍痛。脈之左脈仍弱，上方加白芷 5 克，3 付水煎服。

【效果】後見其夫知病已癒。隨訪三年病情穩定。

【按】兩手指關節、膝關節、踝關節腫痛三年，雖未化驗，以症測之是類風濕性關節炎，辨證論之為肝腎不足，風寒之邪深入筋骨，故以孫思邈之獨活寄生湯以扶正祛邪，又加入補腎祛風通經之味，服 3 付後其痛大減，二診又加骨碎補，補中兼祛骨之邪，忍冬藤祛熱痹，服上方後其病十去其七，惟大拇指關節痛，加白芷入手陽明大腸經以祛邪，服 3 付後其疾已癒。

19. 腰腿疼痛案

孫 X X，女，34 歲，1996 年 11 月 6 日

腰疼右腿肚痛二月，睡則加重。自覺憋悶內熱，受風全身難受不可言狀，且有頭昏夜眠差，外觀身胖。診脈左尺弱，右脈緩弱，餘脈亦緩，舌質深紅少苔。析之右脈

緩弱，受風難受為脾土不足，肝木橫恣。左尺脈弱為腎氣不足，至於懣悶內熱為血氣壅滯，氣機不暢。故此辨證為：脾腎不足，復受風邪，蘊結絡阻，絡脈不暢。

【治療】補脾益腎，疏風和絡，清解內熱。

【處方】山萸肉 12 克，木瓜 10 克，懷牛膝 10 克，天麻 5 克，鹿銜草 10 克，防風 10 克，獨活 10 克，當歸 10 克，白朮 10 克，桂枝 10 克，何首烏 12 克，地骨皮 10 克，銀柴胡 10 克，3 付水煎服。

11 月 11 日，藥後諸症有好轉，但腰仍疼。診脈弱減，舌邊有齒印。藥既見效，仍處上方，加杜仲 10 克，補骨脂 10 克，狗脊 10 克，枳實 10 克，雞內金 10 克，3 付水煎服。

【效果】藥後腰腿疼十去其七，其餘諸症亦有好轉，後調養而癒。

【按】腰痛與腎至關重要，腿肚痛與膀胱經至關重要。以辨證論為脾腎不足，又有風邪內蘊，有化熱之徵象，故而補脾腎之藥有白朮、山萸肉、何首烏、鹿銜草等，祛風之藥為桂枝、防風、獨活等，天麻以祛風治頭昏，地骨皮、銀柴胡清內熱，首診服 3 付即效，繼而隨症調整，基本治癒。

20. 關節痛麻案

范 X X，男，38 歲，1987 年 4 月 10 日

去年冬天覺兩手關節痛，肩膝關節痛麻，其間治療效乏。今診脈弦緊，舌淡苔白。脈弦緊為風寒搏結之故。疼為經脈痹阻氣血不暢，肩膝關節麻為肝腎精血不達。舌淡苔白更為氣血不充，寒邪內留。故此辨證為肝腎不足，風寒痹阻。

【治療】獨活寄生湯治之。

【處方】獨活 10 克，桑寄生 10 克，秦艽 12 克，防風 10 克，細辛 3 克，川芎 8 克，當歸 10 克，熟地 12 克，白芍 10 克，桂枝 10 克，茯苓 10 克，杜仲 10 克（炒），川牛膝 10 克，黨參 10 克，3 付水煎服。

4 月 14 日，藥後痲減輕，身上有游走性疼痛。診脈浮弦，壓之無力，舌淡苔薄白，此痹邪已有鬆解，但肝腎未充。上方加山萸肉 12 克，枸杞 10 克，黃耆 12 克，大棗 6 枚，3 付水煎服。

【效果】藥後其症遂癒。

【按】肝主筋，腎主骨，此例為筋骨之痹，時已半年，正氣已虛，以辨證論之用獨活寄生湯虛實並調，故一診即見良效。二診又加補脾腎之味而獲癒。

21. 關節疼痛案

李 X X，男，21 歲，1987 年 4 月 14 日

肩膝關節痛已二年，小便時黃，全身酸困。診脈濡滑，舌質深紅，苔黃白相兼，舌邊有齒印。以辨證論之為痹症，已化熱。舌苔黃白相兼，舌邊有齒印為水濕內鬱，已有化熱之象。小便黃為內有蘊熱。綜觀諸症為：濕熱內搏，關節痹阻，濕邪不去，陽氣不宣。

【治療】清利濕熱，通暢關節，祛濕通陽。

【處方】黃柏 10 克，黃芩 10 克，蒼朮 10 克，羌活 10 克，秦艽 12 克，防風 10 克，獨活 10 克，甘草 10

克，薏苡仁 10 克，甲珠 10 克，絲瓜絡 12 克，附子 5 克，3 付水煎服。

4 月 19 日，藥後其症減輕。脈濡弦滑，舌濕潤。上方加白朮 10 克，3 付水煎服。

4 月 25 日，藥後其症又有好轉，脈轉為濡緩。上方加大白朮量為 15 克，再加川牛膝 10 克，桑枝 12 克，3 付水煎服。

【效果】服上藥後其症即癒。

【按】此例濕熱蘊滯，為熱痹，故以二妙丸加清熱利濕、疏風通絡之劑，服 3 付即有好轉，其後稍事調整，又服 6 付獲癒。

22. 關節炎案

李 X X，女，32 歲，1993 年 4 月 16 日

高燒咽痛，治癒後又出現關節炎。兩膝踝，腕關節俱痛，時 20 餘日。診脈弦數，舌淡紅，苔白膩些。內經云：風寒濕三雜至合而為痹也。痹則絡脈不通，蘊塞其經，故痛。先前高燒咽痛，熱邪流注，其關節復受風邪外襲，風熱相搏留而不去，遂成斯症。弦脈肝脈也，肝主風，關節為筋會聚之所。脈數為熱，舌白膩為內有濕濁，濕濁復流滯於關節。風濕熱合而為痹，關節遂疼痛。綜上此乃風濕熱相搏，流注於關節。經絡阻滯而成痹。

【治療】疏風祛濕清熱，搜邪活絡通經。

【處方】獨活 10 克，桑寄生 8 克，秦艽 10 克，木瓜 10 克，威靈仙 10 克，黃柏 10 克，忍冬藤 10 克，甲珠 10 克，雞血藤 10 克，鱉甲 10 克，防風 7 克，細辛 3

克，沒藥 8 克，薏苡仁 10 克，白朮 10 克，2 付水煎服。

4 月 18 日，藥後痛減，仍服上方 2 付。

4 月 20 日，藥後其痛又減輕。云膝關節屈伸有響聲。診脈弦大些，舌淡紅質有紅點，苔白老。關節響為內有阻滯，脈舌之徵為熱多寒少之象。故上方去白朮，加石膏 15 克，知母 10 克，5 付水煎服。

4 月 27 日，藥後關節響聲減。自云火大，兩足跟痛，肩膀膝關節已不痛，脈轉為緩弦，舌質深紅，苔白燥些。此痹症已化燥，舌紅苔燥為徵，兩足根痛為痹邪入留腎經之地。法應選入腎經之藥祛之。今處以：

豨薟草 10 克，忍冬藤 10 克，秦艽 10 克，生地 10 克，防風 7 克，川牛膝 10 克，黃柏 10 克，丹皮 10 克，甘草 5 克，白芷 7 克，羌活 10 克，龜板 15 克，木通 10 克，附子 5 克，蒼朮 7 克，5 付水煎服。

【效果】服完上方後其症遂癒。

【按】高燒咽痛，又出現多部位關節痛，辨證合參為熱痹，以搜風清熱通絡之劑，疼痛減輕，最後痹邪流注至兩足跟，專以入腎經清熱通絡之劑服 5 付治癒。

23. 兩足踝筋疼案

郭 X X，男，25 歲，1994 年 6 月 22 日

兩足踝前後筋疼月餘，服西藥抗風濕、止痛藥效乏。問曰：因何引起？曰開礦下井受寒濕引起，且近日兩膝關節亦痛，步履艱難。今診脈緩弦緊，似有虛象，舌淡濕潤。脈緩為虛為風，弦緊為寒，舌象亦為虛寒之症。且井下為陰寒之地，勞則傷筋，陰寒濕氣乘虛湊之。此乃虛中挾邪之症。

【治療】扶正祛邪兩調之。

【處方】獨活桑寄生湯加味：獨活 10 克，桑寄生 12 克，秦艽 10 克，防風 7 克，細辛 3 克，懷牛膝 10 克，白芷 7 克，熟地 12 克，白芍 10 克，桂枝 10 克，茯苓 10 克，炒杜仲 10 克，紅參 6 克，沒藥 8 克，雞血藤 10 克，徐長卿 10 克，5 付水煎服。

8 月 3 日，藥後基本痊癒。但井下活緊迫，又下井幹活，三日後始覺病又發生，故又來診治。脈左脈弦緊，右脈緩弦弱，舌淡苔白濕，仍遵上法治之。

【處方】獨活 10 克，桑寄生 10 克，秦艽 10 克，防風 8 克，細辛 3 克，懷牛膝 10 克，熟地 10 克，桂枝 10 克，茯苓 10 克，杜仲 10 克，徐長卿 10 克，五加皮 10 克，蒼朮 10 克，紅參 7 克，蠶沙 10 克，薏苡仁 10 克，5 付水煎服。

8 月 10 日，藥後兩踝及關節痛癒，但又有右側睾丸稍腫痛，引及小腹亦痛。診脈緩弦，舌郁紅苔白膩燥。此風寒濕化熱隨經流竄陰部。法應覓蹤追邪。處以：

川楝子 10 克，元胡 10 克，黃柏 10 克，蒼朮 7 克，夏枯草 10 克，梔子 10 克，浙貝母 10 克，連翹 10 克，銀花 10 克，滑石粉 10 克，公英 10 克，桔核 10 克，川朴 10 克，2 付水煎服。

8 月 12 日，藥後其痛消，右睾丸仍大些，但不硬。脈轉遲些，藥既中病，仍書上方 2 付，加附子 5 克以祛寒濕。病遂痊癒。

24. 全身關節痛案

江XX，女，27歲，1993年2月3日

全身關節痛20餘日，且伴有全身出現小紅粟。診脈小弦數，舌質深紅有紅點，苔黃膩。據辨證論之為風邪入侵關節，泛於全身絡脈，化熱擾動於血分，故兼有紅粟出現。

【治療】清熱解毒，疏絡通痹。

【處方】忍冬藤12克，黃柏10克，丹皮10克，丹參10克，紫草10克，生地12克，知母10克，銀花10克，連翹10克，甘草5克，沒藥10克，槐花10克，3付水煎服。

藥後關節痛減輕，身紅粟始退，惟覺兩手癢。診脈數減，手癢為風氣竄鬱之故。上方加僵蠶10克，蟬蛻8克，白蒺藜10克，3付水煎服。

【效果】藥後其症即癒。

【按】全身關節痛又全身出現小紅粟，此為風濕之邪化熱擾動血分，故投清熱、涼血通痹之劑，服3付關節疼痛減輕，紅粟減少，又覺兩手癢，故加疏風藥3味而收功。

25. 胯痛案

李XX，男，65歲，1993年11月27日

前十年患左胯疼，後治癒。近一月來舊疾又發，服西藥效乏，故服中藥治療。其人有咳嗽氣短之疾（肺氣腫）。診脈左脈弦緊，右脈小緊，俱有結象。舌質淡紅，

苔白老，舌胖。年久咳喘，肺腎當虛。舌胖，脈結，腎陽不足，左脈弦緊且胯痛，是風寒入侵經脈。苔白老為有邪結也。故辨證為：肺腎不足，心腎陽弱，內有痰濕，風寒侵絡。

【治療】補肺腎，益心陽，祛痰濕，舒經絡。

【處方】附子 10 克，紅參 12 克，瓜蔞 10 克，桂枝 10 克，麥冬 10 克，熟地 15 克，柏子仁 12 克，細辛 5 克，甘草 12 克，阿膠 10 克（另搗沖服）。丹參 12 克，三七參 5 克，巴戟 10 天克，鹿茸片 5 克，3 付水煎服。

11 月 30 日，藥後辨證如前，拍腰片為腰椎增生。仍書上方加秦艽 10 克，防風 10 克，3 付煎服。

12 月 3 日，藥後有好轉，云左腿痲些，脈結減，舌胖亦減，仍服上方付。

12 月 6 日，藥後諸症有好轉，脈已不結，舌胖亦消，惟胯仍痛，今處以扶正通痹之劑：

附子 8 克，紅參 10 克，桂枝 10 克，麥冬 10 克，柏子仁 10 克，熟地 10 克，細辛 3 克，杜仲 10 克，甘草 5 克，阿膠 10 克（另沖服）。三七參 5 克，丹參 10 克，鹿茸片 6 克，桑寄生 10 克，懷牛膝 10 克，薑黃 7 克，黃耆 10 克，防風 5 克，獨活 8 克，秦艽 10 克，白朮 10 克。3 付水煎服。

12 月 9 日，藥後其痛大減，脈仍無結象，繼服上方 3 付。病遂痊癒。三年來未有發生，且結脈未有出現。

【按】本病正虛邪實，多種病絞結，惟恐扶正礙實，祛邪傷正，特別有心律不整，更須照護君主之官，一旦君主得安，即可直驅邪處，大劑而蕩之，故一舉而獲效，經云奇之不去則偶之，是謂重方。古人又有用藥如用兵之論。毛澤東的戰略思想有集中優勢兵力打殲滅戰。可知治病亦然。用藥該多則多，該少則少，要在視人之病情而靈活應用。

26. 兩股內經脈痛案

穆ＸＸ，男，40 歲，1987 年 7 月 20 日

兩股內經脈疼 40 餘日，且引兩腿肚亦疼痛難忍，行走不便。診脈弦澀數，舌質深紅，苔黃白膩。

析之：脈弦為肝脈，澀為經脈不利，脈數為濕熱之脈。且股內經脈為肝經循行之地，又肝主筋主風，故此疾與肝經風邪甚為密切。辨證為：風邪入內，化為濕熱，肝脈阻滯絡脈不暢。

【治療】祛風邪清濕熱暢經絡。

【處方】防風 7 克，秦艽 10 克，川牛膝 12 克，滑石粉 10 克，黃柏 10 克，銀花 12 克，連翹 10 克，乳香 7 克，沒藥 8 克，甘草 7 克，3 付水煎服。

7 月 24 日，藥後其病十去其五，藥既見效，仍上上方 3 付。

【效果】藥後其症即癒。

【方解】防風、秦艽祛除風邪，川牛膝入肝經，引藥直達病所，滑石粉清利濕熱，從小便出。黃柏清下焦濕熱之邪，銀花、連翹清熱散結解毒，使經脈通暢。乳香、沒藥行滯暢絡，甘草緩筋脈之急，諸藥合用，各盡其職，藥病相投，故效如桴鼓。

27. 大腿筋痛案

魯XX，男，75歲，1993年11月15日

左大腿內處痛，外觀不腫。云自覺筋痛，時40餘日。診脈左脈弦緊，右脈弱數，舌象正常。經云：肝主筋，今年老體弱，大腿內外筋之部位是足厥陰，足少陽經脈循行之部位。其經氣虛，風寒之邪侵入當痛。又脈象左脈弦緊，風寒之象。脈弱數氣血不足之徵。觀其面暗白，知其氣血不足，絡脈不暢。辨證為：肝腎不足，氣血虛弱，風寒外搏，肝膽筋痹阻。

【治療】 補肝腎，益氣血，祛風寒，和筋脈。

【處方】 杜仲10克，枸杞10克，桑寄生10克，木瓜10克，五加皮10克，當歸10克，川芎5克，黨參10克，熟地10克，白芍10克，甘草10克，伸筋草10克，獨活8克，秦艽10克，防風10克，桂枝10克，3付水煎服。

11月18日，藥後其症有好轉，仍服上方3付。

11月29日，云藥後內側痛消，轉入外側痛，但痛亦輕。此由陰出陽，病當見輕。診脈左脈弦緊，右脈小弦，舌質有小裂紋（龜紋舌），此仍為陰陽氣血不足之象，上方加柴胡5克，懷牛膝12克，2付水煎服。

【效果】 藥後其症遂癒。

【按】 大腿內外側筋痛，肝主筋，故此疾是肝膽經之病，且肝膽經絡循行亦在此部位。據辨證分析，肝腎精氣不足，風寒之邪入侵經脈，以補肝腎之杜仲、枸杞、桑寄生、熟地等味，加入疏風藥桂枝、秦艽、防風、木瓜等

味，服 6 付痛大減。只留外側痛，上方加柴胡和解少陽，懷牛膝補養經脈，服 2 付而癒。

28. 下肢寒濕案

趙 X X，男，58 歲，1994 年 8 月 30 日

兩下肢從大腿根至小腿麻疼，時 20 餘日。云從下井冷水浸引起，診脈六脈濡細，舌質淡，苔白膩。析之：疼為絡脈不暢，麻為氣血不達。脈濡為濕氣阻滯，脈細為精血不足。內經曰：「邪之所湊，其氣必虛。」兩下肢與肝腎至關重要。疼麻皆為肝腎不足，寒濕之邪阻其經脈故。辨證為：肝腎不足，寒濕阻滯，經絡不暢。

【治療】補肝腎，祛寒濕，暢經絡。

【處方】附子 6 克，桂枝 10 克，懷牛膝 12 克，薏苡仁 12 克，麻黃 10 克，徐長卿 10 克，絲瓜絡 10 克，蠶沙 10 克，五加皮 10 克，茯苓 10 克，杏仁 10 克，蒼朮 10 克，鹿角片 10 克，製川烏 7 克（蜜水各半，先煎 1 小時取汁，合其他藥之汗再煎沸，數沸服用）。3 付水煎服。

【方解】附子、桂枝祛寒濕通經脈，麻黃、杏仁、薏苡仁解表宣肺祛濕，有《金匱要略》麻杏薏甘湯解表祛寒濕之意。徐長卿、絲瓜絡祛風濕，疏絡脈。蠶沙、蒼朮、茯苓健脾燥濕利水。五加皮壯筋祛風濕。懷牛膝、鹿茸片為補肝腎之藥。川烏蜜水先煎為祛其毒，全金匱烏頭湯亦用此法，治腳氣疼痛不可屈伸。

二診：服上診藥後其症大減，但下肢仍少麻，診其脈左脈細弱，右脈弦緩弱，舌淡白，此雖寒濕之邪去其大半，但陽氣仍不暢通。脈弦緩弱為脾虛不勝濕，肝木亢旺，左脈細弱為肝腎之精血未充。今處以：

蠶沙 10 克，薏苡仁 10 克，附子 5 克，桂枝 8 克，懷牛膝 12 克，五加皮 10 克，徐長卿 10 克，絲瓜絡 10 克，，茯苓 10 克，黃耆 12 克，獨活 8 克，秦艽 10 克，杜仲 8 克，山萸肉 12 克，細辛 3 克，巴戟天 10 克，白朮 10 克，枸杞 10 克，鹿角片 10 克，5 付水煎服。

【效果】藥後其症遂癒。二年後遇患者之至親得知。

【按】此例病情雖重，但患病時日不多，以大劑祛寒濕補肝腎通經絡之劑，服 8 付即癒。

29. 半身麻痛案

張ＸＸ，女，19 歲，1985 年 1 月 16 日

左半身麻，時疼痛，已二月。膝關節痛二年，自云有心悸感，聽診心臟無雜音。今診六脈緩弱沉，舌淡苔白燥稍膩。脈緩為風，弱為氣血不足，沉為邪已入裏，舌象亦為氣血不充，寒邪鬱阻之象。風邪多以挾寒。故此症為陽虛氣弱，風寒搏結，絡脈鬱阻，氣血不暢。

【治療】溫陽益氣，疏風散寒，和營通絡。

【處方】桂枝 10 克，白芍 10 克，當歸 10 克，川牛膝 10 克，黃耆 12 克，薑黃 10 克，巴戟天 10 克，附子 6 克，焦杜仲 10 克，羌活 7 克，3 付水煎服。

【效果】藥後諸症皆癒。

【方解】本方以黃耆五物湯為基礎加減而成，方中桂枝祛風邪。羌活祛風勝濕。當歸、白芍行潤血脈。黃耆補氣助通達之力。川牛膝祛風寒走於下。薑黃辛通，止疼祛瘀。巴戟天、杜仲、附子補肝腎，溫陽氣，諸藥合用，故

一診而癒。

30. 因逆治引起兩肩收縮、煩躁案

張ＸＸ，男，43 歲，1995 年 3 月 25 日

前四年患過肝病。近日因事拂鬱，患上腹痛找中醫服香燥理氣之劑，於昨夜引起煩躁不安，兩肩收縮痛，難受不可言狀。又注射解痙劑，仍不減輕，今診兩脈弦緊浮大，舌質紅，有紅點，苔白燥少，此肝經之疾也，因脈弦，筋急，又脈大舌燥，筋收為肝陰損之候。法應投滋肝陰，緩肝急，解鬱滯治之。

【處方】生地 12 克，白芍 12 克，甘草 5 克，地龍 10 克，僵蠶 10 克，鉤藤 10 克，草河車 10 克，川貝母 10 克，佛手參 10 克，沙參 10 克，當歸 10 克，川楝子 10 克，百合 10 克，鱉甲 15 克，柴胡 8 克，梔子 10 克，服頭煎後病即減輕，接服二煎病遂大癒。繼服另一劑病遂痊癒，且原先上腹痛亦癒。

【按】此例誤治引起肝陰不足，肝風內動，龍火上逆，煩躁不安，故當務之急須增液緩肝，搜邪，故用沙參、生地、白芍、百合、當歸等滋陰養肝，鉤藤、地龍、僵蠶解痙通絡和肝，鱉甲息風，柴胡、梔子、佛手參等疏肝解鬱，其中又用甘草與白芍配合為芍藥甘草湯緩肝之名劑，服 2 付後新舊疾俱癒。

第八章
耳目之疾

1. 目外斜，視一為二案

王XX，女，13歲，1977年3月10日

左目外斜，視一為二，且眼珠抽疼，稍外突出，時三日。診脈兩關浮弦稍數，舌嫩紅，苔薄白。以辨證論之為風邪入侵目系，故會斜視。又有脈弦，時值春令，風木亢旺之時，亦是發生之因素。諸病源候論認為本病為：人臟腑虛而風邪入於目，而瞳子被風所射，睛不正則偏視。又說：此患亦有從小而得之者，亦有長大方病之者，皆由目之精氣虛，而受風邪所射，故也。

【選針】風池、合谷、外關、睛明、瞳子髎、頭臨泣、百會、光明、行間、隔日一次，每次針五個穴位。

【中藥處方】菊花 7 克，龍膽草 8 克，石決明 12 克，防風 5 克，僵蠶 10 克，全蠍 4 克，生地 10 克，柴胡 7 克，川芎 5 克，荊芥 5 克，薄荷 3 克，甘草 3 克，3 付水煎服。

3 月 15 日，經用針藥後有好轉，關脈浮弦減，斜視抽痛減輕。針穴選加率谷、絲竹空。中藥方為：石決明 15 克，川芎 4 克，羌活 5 克，當歸 10 克，生地 12 克，全蠍 5 克，僵蠶 10 克，薄荷 3 克，防風 7 克，密蒙花 15

克，白芍 12 克，白附子 5 克，3 付水煎服。

3 月 20 日，服上藥、針二次後睛不抽疼，眼睛外突減少，但仍視一為二，睛外斜如上次，視物不太馬虎，今停針。上方加麝香 0.08 克（沖服），鉤藤 15 克，3 付水煎服。

3 月 25 日，藥後諸症好轉，睛不外斜，惟視一為二，脈弦減，舌淡紅，今法應養陰血，疏風邪，平肝息風治之。

【處方】石決明 12 克，當歸 10 克，生地 12 克，全蠍 5 克，僵蠶 10 克，薄荷 3 克，防風 5 克，密蒙花 12 克，白芍 12 克，鉤藤 10 克，牡蠣 12 克，女貞子 10 克，知母 10 克，石膏 12 克，3 付水煎服。

【效果】藥後視一為二諸症遂平，至今一直很好。

【按】兩關脈浮弦，目外斜，視一為二，時值春令，厥陰肝木當令，明顯為肝經風邪之故，以疏風息風，養血之劑結合針灸。首診服 3 劑藥即效，但睛仍外斜，故加麝香之香竄通經。鉤藤平肝止痙，服 3 付即睛不外斜，又以養血平肝息風之生地、當歸、白芍、女貞子、全蠍、僵蠶、牡蠣、知母、石膏等味，服 3 付即癒。

2. 複視案

王 X X，男，14 歲，1994 年 5 月 13 日

前二月患結核性腦膜炎在縣城醫院住院治療，已好轉，腦膜炎症狀已消除，唯右眼視物馬虎，兩眼同時看物視一為二，單眼看物則一。此已月餘，在醫院治療此症無有效果，遂來求治。今診脈小弦，舌質暗紅，舌中質較深

紅，舌苔黃白相兼。腦膜炎多有頸項強直，抽瘋之症，見此症便知邪入肝經。肝開竅於目，視物馬虎與肝至關重要。經曰：精散則視歧。結核性腦炎始好轉，脈小弦是肝陰受損，精血不充，故有此症。又舌苔黃白相兼，為溫熱之邪蘊留，熱邪傷津耗氣為必然，故此可辨證為：邪熱傷陰，溫邪蘊留，精血受阻，眼絡不調。

【治療】滋肝陰，清邪熱，息肝風，和眼絡。

【處方】生地 10 克，元參 8 克，鉤藤 8 克，羚羊角 2 克（銼粉沖服），當歸 8 克，白芍 10 克，菊花 5 克，蟬蛻 5 克，益母草 10 克，石決明 10 克，女貞子 10 克，旱蓮草 10 克，黃芩 8 克，2 付水煎服。

5 月 15 日，藥後其症平妥，舌中暗紅消除，脈弦減，舌苔薄黃，云頭常昏。今仍服上方加地龍 12 克，川芎 10 克，2 付水煎服。並針睛明患側，百會，陽輔穴雙側，一次。

5 月 18 日，用上法後視物較前清楚，仍視一為二。脈為滑數，舌質紅苔薄黃，此仍為陰分不足，邪熱內搏。繼遵上方服用。

【處方】生地 12 克，元參 10 克，天竹黃 10 克，鉤藤 10 克，羚羊角 2 克（銼粉沖服），丹皮 10 克，梔子 8 克，當歸 8 克，白芍 10 克，桑葉 10 克，菊花 7 克，蟬蛻 7 克，益母草 10 克，地龍 10 克，川芎 5 克，僵蠶 10 克，2 付水煎服。並針睛明患側，曲泉雙側，百會、瞳子髎患側。

5 月 20 日，經用上法後視物已清，偏著看物視一即一，正看仍視一為二。左脈弦，右脈小弦，因藥庫無羚羊角，加入石決明 10 克，白蒺藜 10 克，全蠍 5 克，2 付水煎服。並針上次穴法。

5 月 23 日，用上法治療後有進步，脈舌無大變動，仍以上次針法及中藥治之。2 付水煎服。

5 月 26 日，用上法治療後又有進步，兩脈等大，小弦，舌中仍赤，上有浮白苔。今停止針刺，以養肝陰疏邪熱，通竅絡治之。

【處方】全蠍 6 克，生地 10 克，熟地 10 克，枸杞 10 克，菊花 8 克，白蒺藜 10 克，桑葉 8 克，僵蠶 10 克，地龍 10 克，丹皮 10 克，2 付水煎服。

5 月 29 日，藥後有好轉，右脈滑有弦象，仍處上方加石膏 15 克，知母 10 克，鉤藤 8 克，黃芩 10 克，2 付水煎服。

5 月 31 日，藥後有好轉，右脈弦滑減，舌中有赤道，舌質有紅點，上方去膏、芩，加當歸 8 克，白芍 10 克，2 付水煎服。

6 月 2 日，藥後視物有好轉，舌中赤道轉淺，仍處上方 2 付。

6 月 5 日，藥後其症又有好轉，陰天暗處視一為一，在明處視一為二，今診脈不弦，舌轉淡白，舌中紅道消。今以補肝精，調氣陰少平肝治之。

【處方】全蠍 5 克，熟地 10 克，枸杞 10 克，當歸 10 克，白芍 10 克，白蒺藜 5 克，黃耆 10 克，茯苓 7 克，桑葉 5 克，菊花 7 克，2 付水煎服。

【效果】服上方後明暗遠近，正偏視物俱為正常，視一為一，視物等大，且頭從未痛，又服上方 3 付後即停藥。至今其症未有發生。

【按】歧視之症臨床不多見，內經大惑論有對此症之論述。其文曰：邪其精，其精所中不相比也，則精散，精散則視岐，視岐則見兩物。意思是說正氣虛，邪中其精，則兩眼經脈不調勻，故視岐。總不離乎，正邪二端。故此病始終不離乎驅邪扶正，調理眼絡，治療一直平穩地進行著，直至完全痊癒。人常患眾疾，如能知其病理，及時調治，自會痊癒。

3. 眨眼頻繁案

朱X，女，13歲，2005年11月20日

其母代訴：六歲時出現眨眼頻數，曾在省兒童醫院治療三個療程未見效。近日眨眼頻繁，像是有火。進一步問診，有頭痛，眼皮燒，心胃憋，腹中痛，診脈弦緊數，舌淡紅。此乃陰分不足，風邪搏結，已而化熱，流竄肝胃之經，何以見得？肝開竅於目，又有脈弦，脾主眼胞，姑處以：綜合調理之劑消息之。

【處方】鉤藤10克，柴胡10克，川黃連3克，桑葉10克，沙參10克，龍骨15克，牡蠣15克，黃芩10克，蔓菁子10克，僵蠶10克，石膏20克，生地15克，鱉甲10克，夏枯草10克，浙貝母10克，白芍10克，甘草10克，黃耆10克，白蒺藜10克，3付水煎服。

11月25日，藥後有好轉，但眼皮仍燒，口乾，診脈弦減，上方去黃耆，加花粉10克，山藥10克。5付水煎服。

12月10日，藥後好多，其母又說平時胃口不好，診

脈右脈弦，左脈小弦，舌深紅，苔薄白，上方加太子參10克，5付水煎服。

【效果】藥後病已痊癒，追訪半年未有發生。

【按】此方看似雜亂，但彈不虛發，藥藥中得，都有深意，讀者可細細品味，心領神會。

4. 眼內胬肉案

李XX，男，18歲，1994年8月28日

右眼白睛外側有胬肉，血絲網路，且胬肉旁有數個小粟，覺眼澀，稍疼癢。但視物清楚，無馬虎感，患之已有半年，在省級醫院以中西藥治療效乏。遂來就診。診脈左關尺弱，右脈弦數，舌質深紅有紅點，舌中有薄黃苔。

【病機】睛外側起血絲肉，小粟，皆為火鬱肺及少陽脈絡。疼為絡脈不暢，癢為風挾火勢，內經有言：諸痛癢瘡皆屬於心。心屬火，故曰風火。左關尺弱為壯火耗傷肝腎之陰，右脈弦數為火竄肺脾，舌深紅有紅點為邪火深入，舌中苔薄黃為火留連於氣分不去，故此可辨證為：邪火上鬱，肝腎陰弱，絡脈受阻，鬱成胬肉。

【治療】清瀉肝膽，滋陰通絡，軟散胬肉。

【處方】龍膽草10克，夏枯草10克，草河車10克，木賊草10克，女貞子10克，旱蓮草10克，生地15克，僵蠶10克，浙貝母10克，牡蠣12克，充蔚子10克，當歸10克，蟬蛻10克，3付水煎服。

二診：藥後覺小粟處疼，餘無不適，診脈右脈弱減，舌中苔仍薄黃。小粟處痛為鬱絡有通達之勢。左關尺弱減為肝腎之陰得滋，舌中薄黃苔為邪熱入陽明也。藥既見

效，仍處上方，加芒硝 7 克（沖服），川軍 10 克（後下），以瀉氣分之熱兼行瘀軟堅。

三診：服上方 3 付後，舌中黃苔消，脈弦數亦減，胬肉結節俱減小，色亦轉淡，眼澀亦消。仲景曰：舌黃未下者，下之黃自去。現鬱火胬肉結節之形大減。法應上方去硝黃，仍服初診方，3 付水煎服。

【效果】三診後胬肉結節基本消除，後調養幾日，病即痊癒。

【按】患此症已半年，多方治療不效，今以辨證論之虛實挾雜。《諸病源候論》為息肉淫膚候，《世醫得效方》為胬肉攀睛，其因皆由邪熱在臟，氣沖於目，熱氣攻於血脈，蘊積不散，結而生息肉，即是胬肉。首診以龍膽草、夏枯草、草河車、木賊草等味清熱散結，又加養陰之生地、女貞子、旱蓮草等，服 3 付後見效，舌苔轉為薄黃，為邪由少陽轉於陽明，為外出也，故加川軍、芒硝服 3 付後其症大好，又服 3 付而癒。

5. 眼馬虎流淚案

張 X X，女，8 歲，1985 年 5 月 20 日

左眼馬虎流淚，右眼下有紅絲上沖二日，詢之前數日咳嗽，現仍少咳。診脈左寸關弦數，舌絳少苔，質有紅點。以辨證觀之為肺陰不足，心肝之火上沖目睛。

【治療】滋肺陰，瀉心肝之火。

【處方】野菊花 7 克，甘草 5 克，桑葉 6 克，元參 8 克，梔子 5 克，川黃連 5 克，沙參 7 克，黃芩 7 克，連翹 7 克，川貝母 7 克，板藍根 10 克，生地 10 克，石膏

12 克，2 付水煎服。

【效果】藥後其病遂癒。

【按】此乃肺陰分不足，心肝之火盛，故以沙參、生地、元參滋肺陰，川黃連、梔子、連翹、桑葉等味清瀉心肝之火，服 2 付其病已癒。

6. 胬肉攀睛案

李 X X，女，37 歲，1986 年 5 月 7 日

兩眼內角有胬肉攀睛，自云心情抑鬱，有頭昏眼馬虎，眼澀，四肢無力，時已兩年。診脈左脈弦數，右脈小弦，舌質暗紅，無苔。綜觀辨證：脈弦為肝鬱不暢，舌淡紅無苔為鬱久傷及陰分。胬肉為心肝之火上鬱不舒，鬱而成積。

【治療】舒肝解鬱，滋養肝陰，清瀉鬱火。

【處方】枳殼 10 克，香附 10 克，菊花 12 克，僵蠶 12 克，當歸 10 克，蟬蛻 10 克，白蒺藜 12 克，枸杞 10 克，石決明 10 克，蔓菁子 10 克，白芍 10 克，甘草 5 克，2 付水煎服。

5 月 9 日，藥後其眼澀減，餘症如前，左脈仍弦，藥既見效，繼服上方 2 付。

【效果】藥後其頭昏、眼馬虎、眼澀消，胬肉亦漸漸消失。

【按】此例因心情抑鬱，鬱久傷陰，再加火熱上沖，結於血脈，久而不散，成為胬肉，故以治本、治標之劑同投，二診服 4 付漸癒。

7. 角膜白斑案

李 X X，女，38 歲，1993 年 8 月 11 日

左眼角膜下起白斑時 20 餘日，且常口內燒，平時兩目乾澀。近日心情抑鬱，遂患之，但視力如常。診脈弦細數，舌嫩紅台薄白。平時兩目乾澀，為肝陰不足。心情不佳，口內發燒為肝火上沖。白睛之位肺之所屬，發白斑為火逆犯肺。脈弦細數為肝陰不足，邪火亢盛。舌象為陰血不足。

辨證為：肝陰不足，邪火上亢，肺失制節，肝木橫恣。

【治療】滋肝陰，平邪火，益肺金，解肝鬱，退雲翳。

【處方】龍膽草 10 克，梔子 10 克，黃芩 10 克，青黛 10 克（另沖服），木賊草 10 克，密蒙花 10 克，蟬蛻 10 克，白芍 12 克，生地 12 克，沙參 10 克，川貝母 10 克，元參 10 克，白蒺藜 10 克，草決明 10 克，3 付水煎服。

8 月 17 日，藥後雲翳變薄，自云眼乾澀減輕。脈弦數亦減，藥既見效，仍服上方 3 付。

【效果】服後雲翳遂退，眼乾澀亦消。

【按】眼角膜起白斑，為「目膚翳」、「複睛」，皆為一類，《諸病源候論》謂：風邪痰氣乘於臟腑，臟腑之氣虛實不調，氣沖於目，久不散為浮翳，如目翳覆睛，是肝臟不足，風熱之邪所干，此例患者心情抑鬱患之，肝陰不足，邪火上沖於目，故以滋陰解鬱，清火退翳之劑，首診 3 劑，雲翳變薄，又服 3 劑而癒。

8. 突發性眼蒙案

程ＸＸ，男，30 歲，1984 年 4 月 1 日

平時兩眼無疾，近六七日右眼如蒙，視物不清，外觀如同好眼。近日逐日加重，故來診治。診脈兩脈弦遲，舌質深紅，苔黃白相兼。經曰：肝開竅於目，黑睛為腎，故視物之清與暗關乎肝腎。時值厥陰之令，脈弦舌苔黃白，此為風邪入侵眼絡，已有化熱，眼神受損。

【**治療**】疏風清熱，平肝暢絡治之。

【**處方**】桑葉 10 克，菊花 10 克，黃芩 10 克，銀花 10 克，連翹 10 克，石決明 10 克，梔子 8 克，黃柏 10 克，牡蠣 10 克，青葙子 10 克，木賊草 10 克，白蒺藜 10 克，僵蠶 10 克，充蔚子 10 克，當歸 10 克，川芎 5 克，芥穗 3 克，川軍 10 克（後下），3 付水煎服。

4 月 5 日，藥後上午視物馬虎減，下午較馬虎，診脈弦洪，舌質紅，黃白之苔已退，且時有耳鳴，此風邪熱毒已退。陰不斂陽，虛火上沖。法應滋陰熄風，和暢眼絡治之。

【**處方**】生地 20 克，元參 15 克，木賊草 10 克，牡蠣 10 克，龍骨 10 克，黃柏 10 克，菊花 10 克，桑葉 12 克，知母 10 克，石膏 20 克，白蒺藜 10 克，龜板 10 克，石決明 10 克，2 付水煎服。

4 月 9 日，藥後脈洪減，耳鳴消除，正視右側仍馬虎，但較前清楚，側視已清。藥既見效，仍處上方 2 付。

【**效果**】服上方後其症遂癒。後其疾一直未有發生。

【**按**】此人平時眼睛無疾患，且無其他病症，患此疾

以辨證論之為風邪入侵眼絡，《諸病源候論》目茫茫為臟腑虛損，風邪痰熱所乘，氣傳於肝，上沖於目，遂成目茫茫。此人描述眼睛視物如有薄物蒙，視而不清。方中首選桑葉、菊花、青葙子、木賊草、白蒺藜、僵蠶等藥入於肝經，清散風邪，又以苦寒清火之黃芩、黃柏、梔子清火，其餘諸藥俱為佐使之用。服 3 付後即起良效，火氣大減。又見陰分不足象，處以滋陰暢眼絡之劑而收功。山村農民條件不便，不能到大醫院診治，只能因陋隨簡治療。

9. 耳鳴案

張 X X，女，39 歲，1994 年 8 月 27 日

左耳鳴耳憋月餘，且有頭內跳，身疲倦，夜眠差。今診左脈弱弦，右脈散數，舌深紅，苔薄白。究其辨證論之為心肝血弱，風邪上襲清竅，繼而化熱，腦絡不暢。

【治療】益心肝，清邪熱，暢腦絡。

【處方】銀花 10 克，桑葉 10 克，川黃連 5 克，生地 10 克，女貞子 10 克，山萸肉 10 克，元參 10 克，地龍 10 克，丹參 10 克，柏子仁 10 克，酸棗仁 10 克，僵蠶 10 克，菊花 10 克，3 付水煎服。

9 月 3 日，藥後其症十去其七，耳內少鳴，餘症大減，今診脈滑數，舌質鬆，苔少，以脈舌論之為內有鬱熱，陰分受損，故仍遵上方去苦寒之川黃連及連翹，加入補陰分之沙參 10 克，付 5 水煎服。

【效果】服上方後其症遂癒。

【按】此症頭內跳，耳鳴，是腦絡不暢。脈弦，舌深紅為內有鬱熱。脈弱為陰血不充。故治療當以標本同治，

祛邪扶正並治，使補虛不滯邪，祛邪不傷正，故而效果良好。

10. 耳聾案（一）

鄭XX，男，72歲，1996年8月12日

自覺耳聾近日加重，上竅不暢。年老體弱之軀，陽氣不達，痰濕上蘊，致使耳竅不利。今診脈弦滑，舌鬱紅苔白少，此痰濕上蘊之故。

【治療】清痰濕通上竅。

【處方】菖蒲 10 克，半夏 10 克，柴胡 10 克，桔梗 10 克，絲瓜絡 10 克，茯苓 10 克，紅花 5 克，白蒺藜 10 克，板藍根 10 克。3 付水煎服。

9 月 10 日，藥後上竅已通，耳聾之症已除。

【方解】菖蒲、半夏清痰濕，通耳竅，茯苓利水濕，與半夏合用為治濕痰必用之藥。絲瓜絡通暢經絡，柴胡入膽經。耳絡為少陽經脈網路之要地，故用之以引藥入經絡。桔梗升提諸藥於病所。紅花活血，有通竅和血湯之意。白蒺藜入肝經，散風邪。鬱久生熱加板藍根清解之。諸藥合用，各盡其事，故效顯。

11. 耳聾案（二）

劉XX，男，18歲，1986年3月7日

兩耳聾十日，少能聽見，無流膿疼痛感。自云因勞累，熬眼引起。診脈右寸關弱，左脈弦緊，舌嫩紅，質有紅點，苔薄白。綜觀辨證為勞累傷及脾氣，氣陷不升，痰濕上蒙耳竅，蘊久兼有化熱。

【治療】滋脾胃升清氣，祛痰火通耳竅。

【處方】黨參 10 克，黃耆 10 克，白朮 10 克，蔓菁子 7 克，升麻 7 克，葛根 10 克，甘草 10 克，連翹 10 克，柴胡 8 克，陳皮 8 克，半夏 10 克，皂角 5 克，3 付水煎服。

【效果】藥後其症遂癒。

【方解】參、耆、朮補脾益氣，升麻、葛根、蔓菁子升中氣上達耳竅。柴胡、連翹和肝散火。陳皮、半夏、皂角祛痰濕通耳竅。甘草調和諸藥。諸藥合用，各盡其事，故效卓。

12. 耳聾案（三）

李ＸＸ，男，59 歲，1986 年 3 月 20 日

兩耳聾發悶五日，且有目眩，夜間口苦，小便黃。診脈右脈弦大，左脈小弦，舌嫩紅，苔薄白。脈弦為肝火，為飲邪。舌嫩紅為內有濕邪。此症為少陽相火挾水濕上蒙耳竅。

【治療】清痰火，瀉少陽，通耳竅。

【處方】半夏 10 克，陳皮 8 克，茯苓 10 克，膽南星 10 克，梔子 10 克，柴胡 7 克，黃芩 10 克，川黃連 5 克，菖蒲 10 克，3 付水煎服。

【效果】藥後其症遂癒。

【方解】半夏、陳皮、茯苓祛痰濕。膽南星清痰火。柴胡、梔子、黃芩、川黃連清瀉火邪。菖蒲清利濕邪，開通耳竅。諸藥合用，效果卓著，故一診而癒。

13. 腦鳴耳聾耳悶案

李XX，男，39歲，1994年11月23日

去年六月份耳聾耳悶，且有腦後鳴，其間多方治療效乏。今診左脈弦弱，右脈弦數，舌淡苔薄白。析之：脈弦弱舌淡為腎陽不足，寒濕上蒙。腦鳴耳聾、悶為痰濕上蘊，絡脈不暢。故此辨證為：腎陽不足，寒濕上蒙，上絡不暢。治療當以：益腎陽，祛寒濕，通耳絡，暢腦脈。

【處方】附子5克，巴戟天10克，半夏10克，天南星10克，川芎5克，絲瓜絡10克，蒼朮10克，菖蒲10克，地龍10克，磁石12克，神麴10克，川黃連5克，鬱金10克，懷牛膝10克，地龍10克，天麻10克，7付水煎服。

12月31日，藥後其症有好轉，耳聾已減輕。診脈右脈弦緊大，左脈弦緊，舌仍淡，苔薄白。今脈弦緊大，舌淡苔薄白為肝腎不足，上絡不暢。仍應補肝腎，暢上竅。

【處方】巴戟天10克，山萸肉10克，懷牛膝10克，磁石10克，半夏10克，菖蒲10克，遠志10克，枸杞10克，黃耆10克，桃仁10克，紅花8克，川芎7克，赤芍10克，六路通10克，菟絲子10克，肉蓯蓉10克，山藥10克，白朮10克，紅棗5枚，蔥白10克，10付水煎服。

【效果】藥後未再來診，後隔二年見其人，知其從服完上藥後病即痊癒。

【按】《諸病源候論》對耳聾之論述大意為：腎為足少陰之經而藏精，氣通于耳，宗脈之所聚，精氣調和，腎

氣強耳聰，勞傷血氣，兼受風邪，損傷於腎臟而精脫，精脫者則耳聾。十二經脈絡於耳，其陰陽經氣有相並時，並則五臟氣逆名之厥，厥氣相搏入於目之脈，則令聾。腎精脫者頰顴色黑，氣厥逆耳聾者，耳內有鳴悶之聲。此患者之症，虛實相兼，補腎陽之味有附子、巴戟天，祛寒濕之藥有半夏、天南星、石菖蒲、蒼朮等味，又有開鬱閉之地龍、絲瓜絡、天麻、川芎等味，其餘亦為佐使。首診服 7 付，已有好轉，二診時加強補腎之味，服 10 付遂癒。

14. 耳鳴耳聾案

李 XX，男，13 歲，1985 年 5 月 11 日

數月前高燒，燒後引起耳聾耳鳴。耳聾大聲說話才能聽到，平時說話聽不清楚。外觀神態呆滯，面色少華。其母又云頭昏已數年，治療幾次效乏。今診右脈虛弱，左脈小弦，舌質淡白少苔，舌面有小白點濕潤。綜觀辨證為：陽虛氣弱，濕邪上鬱，清竅不暢。

【治療】溫陽益氣，清理濕邪，宣通上竅。

【處方】黨參 8 克，黃耆 8 克，升麻 5 克，炙草 5 克，蔓菁子 5 克，半夏 8 克，黃柏 7 克，茯苓 10 克，巴戟天 8 克，菖蒲克 10 克，遠志 10 克，白芍 7 克，葛根 8 克，2 付水煎服。

【效果】藥後其耳聾、頭昏之症已癒。外神亦變靈活，不似先前之呆滯。

【按】本案之方以益氣聰明湯加巴戟天之益腎陽，苓、夏之祛痰濕，菖蒲、遠志之通耳竅，祛痰通絡。藥症相投，故效如桴鼓。

15. 心悸耳聾案

刑XX，女，50歲，2005年12月20日

心悸動從失眠引起，時數年，悸則右耳聽不清，頭後部亦困，背、右少腹亦痛。診脈左脈散滑，右脈緩弦滑，舌暗紅少苔，此乃陰分不足，陰火上擾，振動心君，又有阻滯，經脈不暢。

【治療】滋陰鎮逆舒通法。

【處方】龍齒 15 克，珍珠母 15 克，牡蠣 10 克，柏子仁 10 克，麥冬 10 克，天冬 10 克，玉竹 10 克，白芍 10 克，丹參 12 克，百合 15 克，烏藥 8 克，桃仁 10 克，元胡 10 克，川楝子 10 克，葛根 15 克，遠志 10 克，炒梔子 10 克，5 付水煎服。

12 月 25 日，藥後諸症好轉，頭困亦減輕，但仍不清利，診脈弦些，藥既見效，仍遵上方加川芎 10 克，紅花 5 克，5 付水煎服。

【效果】藥後逐漸好轉。

【按】此病虛實雜合，方中標本同治，藥物較多，各盡其職，二診加川芎、紅花為加強行瘀活血之作用。

第九章 皮膚性病

1. 過敏性紫癜案

張XX，男，11歲，1997年2月21日

兩小腿有多處出血點，色暗紅，壓之不退色。云兩腿肚常轉痛，時已六日，服多種西藥片不效。今診左關尺脈弱數，右脈弦數，舌嫩紅，苔濕潤，質有紅點，下肢出血點，色暗是為陰斑，小腿轉痛為內有風邪。左關尺弱是肝腎已有不足，右脈弦數為風邪入內，已有熱勢。舌質有紅點，熱在血分。綜觀諸症可辨證為：肝腎不足，風邪外襲，繼而入絡，沸蕩血溢。

【治療】滋肝腎，疏風邪，清血熱，疏血絡。

【處方】熟地 12 克，當歸 10 克，山萸肉 10 克，懷牛膝 10 克，枸杞 10 克，桂枝 10 克，黃耆 10 克，秦艽 10 克，防風 5 克，丹皮 10 克，水牛角絲 7 克，黨參 10 克，焦艾 3 克，3 付水煎服。

2 月 25 日，藥後出血點減半，小腿肚疼亦減輕。家人云平時胃口不佳，近日胃口少痛。診脈左脈弱減，右脈弦些，舌淡，舌後少有薄苔，此邪氣外出之象。上方去熟地、防風，加白芍 7 克，茯苓 5 克以和胃，3 付水煎服。

3 月 2 日，藥後出血點十去其八，腿肚痛亦消，但胃

口仍痛。診脈左關稍弱，右脈弱些。法應調理肝脾以緩解胃疼，兼顧紫癜。

【處方】野黨參 10 克，山藥 10 克，白朮 7 克，甘草 3 克，黃耆 5 克，當歸 10 克，枸杞 10 克，山萸肉 7 克，紫草 5 克，三七參 3 克（搗沖服），草蔻 3 克，3 付水煎服。

【效果】藥後胃痛大有好轉，出血點亦消，調養數月而癒。

【按】紫癜病，類似《諸病源候論》之丹症，有紅如朱點之狀，其因為風熱毒邪入於血絡而成，此例病人未化驗，據辨證分析為肝腎不足，風邪入內，擾動血分，以標本同治之劑而獲癒。方中以熟地、山萸肉、枸杞補肝腎，防風、秦艽、桂枝疏風邪，當歸、黃耆益氣血，丹皮、水牛角清熱毒，懷牛膝引藥入肝腎之經，用焦艾溫陽通經。

2. 陰濕案

閆 X X，男，47 歲，1993 年 10 月 20 日

睪丸潮濕數年，且有口乾欲飲，卻飲水不多，化驗尿糖血糖正常。外觀體肥。診脈左脈小弦，右脈緩散些。舌質深紅，苔少薄黃。析之：體肥脈緩，舌象為濕熱下注於肝經。

【治療】清利肝經濕熱。

【處方】龍膽草 10 克，黃芩 10 克，梔子 10 克，生地 10 克，車前子 10 克（包煎），澤瀉 10 克，木通 10 克，當歸 10 克，苦參 10 克，甘草 5 克，丹皮 10 克，3 付水煎服。

10 月 22 日，藥後效果明顯，今舌苔薄黃減，脈轉滑小數，脈滑為內仍有濕熱，小弦數為肝經內有熱，兼肝虛也。上方加山萸肉 10 克，以助肝斂汗。3 付水煎服。藥後其病遂癒。

【按】病人為濕熱蘊盛，故以龍膽瀉肝湯稍以增損，服 3 付後效果明顯，脈小弦數為有肝虛之象，又加山萸肉服 3 付而癒。

3. 牛皮癬案（一）

劉 X X，男，34 歲，1997 年 7 月 1 日

近半月全身起牛皮癬，曾服中藥 10 付未見效果。又云此疾發生過三次，這次發生因受風涼引起。診脈左脈緩弦緊，右脈緩弱，舌淡苔白燥些。以辨證論之為風寒外搏，與濕相結，營衛不和，擾害皮膜。

【治療】疏風寒，祛濕氣，暢絡脈，和營衛之劑。

【處方】桂枝 10 克，白芍 10 克，甘草 5 克，白鮮皮 10 克，羌活 7 克，白芷 8 克，獨活 8 克，浮萍草 7 克，紫草 10 克，川槿皮 10 克，僵蠶 10 克，防風 5 克，荊芥 7 克，川芎 5 克，藿香 5 克，蟬蛻 10 克，當歸 10 克，10 付水煎服。

7 月 10 日，藥後其症遂有好轉，癬未再新起，起之癬皮始薄。診脈緩弦緊，舌淡苔薄。今去浮萍、防風、霍香，加全蠍 5 克，蜈蚣 3 條，土茯苓 15 克，以入絡解濕毒。

7 月 21 日，上方連服 10 付，其症又有好轉，但下肢癬仍較厚。患者云：加用全蠍、蜈蚣之後，較初診效為

大。診脈右脈小弦數，舌淡苔白濕，今仍遵上方，處以：

桂枝 10 克，赤芍 10 克，甘草 5 克，白鮮皮 12 克，川槿皮 10 克，川牛膝 10 克，獨活 10 克，紫草 10 克，僵蠶 10 克，荊芥 7 克，忍冬藤 10 克，桃仁 10 克，紅花 7 克，當歸 10 克，土茯苓 15 克，全蠍 5 克，蜈蚣 3 條。5 付水煎服。

8 月 22 日，藥後效果顯著，又連續服 25 付。今又來診治，其癬大好，又云近日小便尿膿，尿痛。診脈左脈弦滑，右脈小弦，舌淡白苔白燥些，今治癬，治小便二者兼顧。

【處方】土茯苓 12 克，草河草 12 克，僵蠶 10 克，白鮮皮 10 克，旱蓮草 10 克，川槿皮 10 克，川牛膝 12 克，木通 10 克，瞿麥 10 克，連翹 10 克，蒲公英 10 克，忍冬藤 10 克，當歸 10 克，5 付水煎服。

12 月 5 日，藥後尿膿遂消，皮症亦癒。近日照看工地，身軀又出現癬斑，診脈緩遲弱，舌淡紅。今以溫陽益氣，疏風解毒之劑。

【處方】威靈仙 12 克，羌活 10 克，桂枝 10 克，赤芍 10 克，甘草 5 克，紫草 10 克，黨參 10 克，附子 5 克，僵蠶 10 克，白鮮皮 10 克，荊芥 5 克，山萸肉 10 克，蟬蛻 10 克，防風 10 克，白朮 10 克，黃耆 12 克，白花蛇 1 條，5 付水煎服。

【效果】藥後其症未有發生，並囑其免受風寒，禁食海味及大辛大辣、刺激性強之食物。

【按】此疾已發生過三次，近半月又因受風寒引起，以疏風蕩邪之大劑，佐以解毒和血之味，連服 10 付，病情得以控制，為加效力，二診調整藥味，加蟲類藥入絡解毒，三診時患者曰：加全蠍、蜈蚣後較以前服之藥效力大。藥既有良效，接連服 25 付，癬疾基本痊癒。

不知何因又出現小便尿膿，尿痛，以二者兼顧之劑服用 5 付，尿道疾消除，牛皮癬亦癒。時隔數月，因照工地，身上又出現癬斑，以溫陽益氣，疏風解毒之劑服用 5 付，其疾又平息。

4. 牛皮癬案（二）

喬 X X，男，25 歲，1995 年 12 月 4 日

全身起牛皮癬半年，云從下煤井引起。癢甚，抓之白皮重疊，多方治療不效。今診左脈沉弱，右脈亦弱，尺弱甚，舌質淡，苔白老。井下陰寒潮濕，久之傷及腎陽。皮損日久，氣血亦損，又有舌脈之象。故可辨證為：腎氣不足，氣血受損，風濕蘊結，癬毒久留，皮絡鬱阻。

【治療】補腎元，益氣血，搜風毒，暢皮絡。

【處方】當歸 10 克，熟地 10 克，生地 10 克，黃芩 7 克，赤芍 10 克，甘草 5 克，秦艽 10 克，全蠍 10 克，蜈蚣 4 條，白鮮皮 10 克，何首烏 12 克，補骨脂 10 克，黃耆 10 克，黨參 10 克，羌活 10 克，獨活 10 克，川朴 7 克，乾薑 3 克，桂枝 10 克，杜仲 10 克，天麻 10 克，5 付水煎服。

12 月 10 日，藥後大有好轉，皮損處退去，長起新皮。脈亦較前有神，弱減，舌淡苔白濕，仍處上方 5 付。

12 月 20 日，服上藥後其症又有好轉，仍服上方 5 付。

【效果】服上方 15 付後其症癒其大半，病已步入平途。以後又根據脈象，臨時之症狀，以此方加減，或加山萸肉、枸杞、芝麻。或加麻黃，白朮、地龍。或減二地、黃耆、補骨脂、乾薑杜仲，又服 30 劑其病告癒。

5. 牛皮癬案（三）

張XX，女，10歲，1987年6月18日

全身起豆粒大紅斑，癢，色赤，上蓋薄皮，癢甚抓破出血。時半月。診脈左脈弦滑數，右脈小滑，舌深紅有紅點，苔薄黃，濕潤。左脈弦滑數為肝膽之濕熱，舌象亦為濕熱蘊結，火毒內鬱。癬紅、癢為風火鬱損皮膚。故此辨證為：濕熱內侵，風邪化熱，鬱損皮膚。

【治療】清肝膽之濕熱，搜風邪和其脈絡。

【處方】龍膽草 10 克，黃芩 7 克，黃柏 6 克，滑石粉 7 克，丹皮 7 克，白鮮皮 10 克，僵蠶 10 克，大楓子 5 克，蟬蛻 7 克，蜈蚣 1 條，全蠍 3 克，3 付水煎服。第三煎洗患處。

【效果】藥後病即痊癒。

【方解】龍膽草、芩、柏清肝瀉熱，滑石粉利濕瀉火，丹皮涼血活血，白鮮皮清利濕熱，祛癬，大楓子殺蟲祛風。僵蠶、蟬蛻疏風涼血止癢。蜈蚣、全蠍搜逐風邪，通其絡脈。故諸藥合用，三付即癒。

6. 牛皮癬案（四）

胡XX，男，21歲，1993年4月8日

身起牛皮癬二年，癢甚，抓之白皮多。又云全身關

節亦痛。

其二年中治療多次不效，今診右脈弱，左脈正常，舌淡苔白燥些，舌質有裂紋。右脈弱為脾肺氣弱，苔白為脾虛化濕不靈，舌有裂紋為臟氣不實之故。綜觀諸症為：肺脾氣弱，臟氣不實，風邪久搏，逐成此疾。

【治療】益脾肺，搜風邪，化濕濁，暢皮絡。

【處方】白朮 10 克，黃耆 10 克，黨參 10 克，白鮮皮 10 克，附子 5 克，防風 8 克，僵蠶 10 克，蟬蛻 10 克，地膚子 10 克，蛇床子 10 克，全蠍 8 克，蜈蚣 3 條，何首烏 10 克，皂刺 8 克，白蒺藜 10 克，羌活 8 克，獨活 8 克，7 付水煎服。

4 月 17 日，藥後關節痛消，癢亦減輕。診右脈弱減，舌如前。藥既見效，仍服上方 7 付。

4 月 26 日，藥後其症又有好轉，小腿癬仍多。脈右脈顯弱，舌轉紅，有裂紋。上方去羌活、防風，加川牛膝 12 克，當歸 10 克，黑芝麻 30 克，7 付水煎服。

【外洗小腿方】蒼朮 15 克，川椒 10 克，白鮮皮 12 克，地膚子 15 克，白蒺藜 12 克，皂角 10 克，白礬 15 克，3 付，水煎晚上洗。

【效果】藥後其症遂癒。

【按】《諸病源候論》癬之疾，為風濕邪氣客於腠裏，遂成，癬中生蟲。內經又有「邪之所湊其氣必虛」，此病人以辨證論之為肺脾不足，風邪濕氣搏結，鬱而成癬。初診服 7 劑後即見效，三診時身癬消，惟腿癬多，藥又少許調整。且加用川椒、皂角、白礬、白鮮皮等味煎湯外洗，藥後其疾痊癒。

7. 牛皮癬案（五）

穆XX，女，20歲，1993年10月28日

頭部四肢起癢癬，較密，上蓋較厚白皮，基底紅，時一年，多方治療效乏。後到皮膚科診為牛皮癬。服藥外治一段時期終未好轉，故來診治。今診右脈緩弱，左脈弦數，舌淡，苔薄白適中。左脈弦數為內有蘊熱，右脈緩弱為肺脾氣弱兼風邪搏結。

【治療】健脾益氣，疏風通絡，清利濕熱。

【處方】黨參10克，白朮10克，白鮮皮10克，白蒺藜10克，蜈蚣3條，蟬蛻10克，地膚子10克，僵蠶10克，當歸10克，何首烏10克，防風10克，黑芝麻10克，桂枝8克，羌活7克，7付水煎服。

11月9日，藥後平妥。又云身上又有新起癬的地方。診左脈弦數，右脈弱減，惟尺脈弱些，舌質深紅，苔薄白少黃。此已化熱，火毒迫及肝經。

今處以：青黛10克，龍膽草10克，白癬皮10克，蛇床子10克，苦參10克，當歸10克，僵蠶10克，蟬蛻10克，防風7克，川黃連5克，紫草10克，丹皮10克，生地12克，全蠍8克，蜈蚣3條。7付水煎服。

服完上藥後再未來診。一年後見其夫，云自服完最後7付藥後病遂癒。且囑其病人忌食魚蝦海味之類數年。以免復發。

【按】此例病人為脾氣不足，濕熱蘊滯，初診以補脾清利濕熱之小劑，效不顯，但脾氣得助。二診以大量清熱解毒殺蟲劑投入，病遂痊癒。

8. 扁平疣案

張ＸＸ，男，13歲，1993年12月14日

滿臉及手起扁平疣二年，近日又有新增疣出現，故來診治。診脈弦數，舌淡質有紅點。脈弦數為肝膽火鬱，舌淡為有濕象。舌質有紅點為邪火內侵。辨證為：肝膽火鬱，濕熱蘊結。

【治療】清肝膽，利濕熱，祛疣邪。

【處方】龍膽草8克，梔子7克，黃芩8克，僵蠶8克，白蒺藜8克，銀花10克，連翹8克，白芷5克，川黃連5克，薏苡仁10克，蒼朮8克，蛇床子8克，4付水煎服。

12月18日，藥後疣有消退之勢。今診右脈弱，舌淡，脈弦數減。上方去龍膽草、梔子，加黃耆10克，白朮8克，敗醬草10克，蒼耳子10克，4付水煎服。

12月23日，藥後其疣大減。診脈稍弦，舌淡紅，仍可服上方。4付水煎服。

【效果】藥後扁平疣脫落，後未再發生。

【按】扁平疣為風邪濕熱鬱于皮腠而成，疣體高起皮膚出現小粟，色異於皮膚，治療總以清利濕熱，解毒殺蟲之味，多能獲效。

如出現虛象，當加入補虛之味，加強其抗病能力，本例病人二診時加入黃耆、白朮、敗醬草、蒼耳子，其效大增而癒。

9. 面部痤瘡案

張ＸＸ，女，20歲，1993年9月11日

面部起痤瘡已數年，其間治療不效。診脈澀弱，舌質暗紅，舌面有暗紅點，隱然可見，舌苔黃白膩，外觀體胖。析之：體肥、脈澀弱為氣虛有痰濕，復受風邪侵襲，經氣流行不暢，壅結而成。舌象為內有濕熱之象。

【治療】益胃氣，清痰熱，疏絡脈，軟瘡結。

【處方】黃耆 10 克，白朮 10 克，陳皮 10 克，白芷 8 克，蒲公英 12 克，川黃連 5 克，花粉 10 克，半夏 10 克，浙貝母 10 克，絲瓜絡 10 克，天南星 7 克，僵蠶 8 克，當歸 10 克，7 付水煎服。

9 月 21 日，藥後面部未起痤瘡。云胃口涼些。脈弱散，舌膩減。仍書上方，去川黃連，加黨參 10 克，防風 5 克，桂枝 8 克，7 付水煎服。

10 月 2 日，藥後面部未起痤瘡，且原先之痤瘡始退，胃涼消。診脈散象減。仍服上方 7 付。

【效果】服藥共 21 付，痤瘡始退。隨訪三年，面部未再起痤瘡。

【按】痤瘡中醫稱為肺粉刺，多為外風與內熱相搏凝結而成之小粟，擠之可有粉渣樣物出現，多生在面部，胸背部，此例患者，為濕熱內蘊，兼有脾虛痰濕之象，故而用黃耆、白朮、陳皮、健脾益氣，半夏、天南星祛痰散結，白芷、浙貝母、僵蠶、花粉疏風通絡，軟堅散結，薄公英、川黃連清熱解毒散結，當歸、絲瓜絡活血，通絡清利濕熱。藥 1 付少效，出現脾胃虛之徵象，去黃連，加黨

參、防風、桂枝，藥後顯效，繼服七付而癒。

10. 慢性蕁麻疹案（一）

石XX，女，9歲，1993年6月10日

數年來經常起蕁麻疹，多與天變，風冷有關。每起搔甚，疙瘩大小不等，遍布全身。昨日又起滿身，面目亦腫，不速治恐有風木之憂。今診脈右脈滑弦數，左脈滑數，舌質嫩紅，質有紅點。辨證析之：為正氣不足，風邪外襲，有化熱之象。

【治療】補內氣，疏風邪，解鬱熱。

【處方】僵蠶 8 克，蟬蛻 5 克，荊芥 5 克，黃芩 7 克，陳皮 7 克，甘草 4 克，藿香 5 克，浮萍草 8 克，防風 7 克，白茅根 10 克，紅參 5 克，生薑 3 克，大棗 3 枚。3 付水煎服。

6 月 18 日，藥後疹退，面腫亦消，其母曰：為以後不再發生，再服上藥幾付。診脈左脈弦些，右脈滑，舌淡質有紅點。左脈弦為肝火內鬱，舌質紅點為火及心經。右脈滑為內有痰濕。今處以健脾氣，化痰濕，清內熱之劑。

【處方】僵蠶 6 克，浮萍草 6 克，桑葉 5 克，連翹 5 克，半夏 5 克，甘草 3 克，白朮 7 克，紅參 5 克，黃耆 5 克，陳皮 4 克，3 付水煎服。

7 月 1 日，藥後未有發生。今診脈有異於初診，已轉弱，處以健脾和營之劑。

【處方】紅參 5 克，白朮 5 克，茯苓 5 克，桂枝 5 克，白芍 5 克，甘草 3 克，黃耆 7 克，防風 3 克，薑棗為引。2 付水煎服。

【效果】自治療後此疾再未發生。

【按】蕁麻疹，多為腠裏虛弱，風邪入侵引起，此例亦為正虛邪實，初診以疏風透邪之僵蠶、蟬蛻、荊芥、防風等味加扶正之紅參、甘草、大棗。利氣之陳皮及其它佐使之藥，服3付獲效，二診因症狀減輕，脈象改變，以扶正為主，驅邪為輔，又服3付而癒。終以健脾和營之劑收功。

11. 慢性蕁麻疹案（二）

劉XX，女，43歲，1994年1月12日

蕁麻疹已十餘年，平時少起癢塊，如受風受冷，全身癢甚，癢塊逐多。治療頻數，終不痊癒。今診左脈寸關弱，右脈緩小弦，舌淡苔少，辨證為肝血不足，衛氣不固，風邪久著，潛而不去。

【治療】補肝血，益衛氣，搜風邪，和絡脈。

【處方】山萸肉12克，防風10克，白朮10克，枸杞10克，荊芥7克，川芎7克，僵蠶10克，地膚子10克，黃耆12克，熟地12克，蛇床子10克，何首烏10克，艾葉5克，3付水煎服。

1月15日，服完上藥後平妥，在睡時抓起大塊風團。診脈左脈寸關弱減，舌嫩苔少。今處以：滋營衛，疏風氣之劑調之。

【處方】防風8克，僵蠶10克，當歸10克，桂枝8克，麻黃8克，甘草5克，白芍10克，黨參10克，生地10克，忍冬藤10克，蟬蛻10克，黃精12克，玉竹10克，生薑5克，大棗6枚。3付水煎服。

1 月 28 日，藥後有好轉，診脈右脈弱些，舌如前診，仍書上方 3 付。服完後病已大癒。又診一次，服上診方藥 3 付，病遂痊癒。

【按】此例為肝血不足，受風冷即起癢疹，方中以補肝腎之山萸肉、枸杞、熟地、何首烏，疏風之防風、僵蠶、荊芥、蛇床子，祛寒暖經之艾葉、蛇床子、川芎。止癢利濕之地膚子，益衛氣之黃耆，藥 3 付後見效不大，診脈肝脈弱減。另易方，以疏氣之麻黃、桂枝、蟬蛻、防風等味兼又入益氣補血之黨參、黃精、玉竹、生地、白芍及佐使之藥，服 3 付後已大癒，又服 3 付而痊癒。

12. 身起紅斑案

施ＸＸ，女，40 歲，1994 年 7 月 18 日

近二年來全身散在性起紅斑，時起時癒，且癢。云平時手足心燒。診脈右寸弱，餘脈滑數，舌淡紅苔少燥些。右寸弱為肺陰不足，餘脈滑數為內有鬱熱。時起紅斑，癢為有風邪入侵，血分有熱，肺陰不足，衛氣亦欠。衛虛風邪易干，虛熱相襲，蒸騰血絡，且風善行數變，風時襲時止。故紅斑亦時發時癒。

【治療】滋肺陰，清血熱，活血絡，祛風邪。

【處方】沙參 10 克，玉竹 10 克，生地 10 克，丹皮 10 克，丹參 10 克，紫草 10 克，黃柏 7 克，連翹 10 克，蟬蛻 8 克，白蒺藜 8 克，苦參 8 克，旱蓮草 10 克，5 付水煎服。

7 月 25 日，藥後病十去其五，今診左脈弦數，右脈緩弱，舌中有赤道，餘處苔白潤。此氣陰有損。上方加太子參10克，5付水煎服。

【效果】藥後其病痊癒，近年來未有發生。

【按】陰分不足，風邪易入，擾動血分，出現紅斑，以沙參、玉竹、生地、旱蓮草滋陰分，蟬蛻、白蒺藜透風邪，紫草、黃柏、連翹、苦參清熱解毒，丹皮、丹參清血熱行血滯，首診服5付藥後即有良效，二診出現苔白潤，加太子參以益氣而不燥，服5付即癒。

13. 泛發性牛皮癬案

周XX，女，14歲，1994年1月26日

滿身起癬，劇癢，上蓋以白薄膜，基底紅赤，時月餘。診脈浮緩弱，舌質暗紅，苔白老。脈緩弱為脾氣不足，浮緩和風邪搏結。舌象為絡脈不暢，邪氣蘊結。

【治療】益脾肺，搜風邪，和血絡，止風癢。

【處方】黃耆10克，黃精10克，玉竹10克，白鮮皮10克，地膚子10克，全蠍3克，蜈蚣3條，荊芥5克，當歸10克，紅參10克，丹參10克，生地10克，7付水煎服。

2月3日，藥後其病減其半，診左脈顯弱，仍服上方，加何首烏10克，7付水煎服。

【效果】後知其病痊癒，未再發生。

【按】此例患病時日不多，亦為因虛，風邪入侵而成。以益脾肺之黃耆、黃精、玉竹、紅參。以養陰、補血活血之生地、當歸，丹參，祛風止癢之荊芥、地膚子，解毒搜風之全蠍、蜈蚣、白鮮皮。服7付後其病減半，出現左脈弱，加何首烏，服7付而癒。

14. 手部內起皮案

何 X X，女，30 歲，1994 年 1 月 6 日

兩手內起皮，有時起小水泡，發癢，手心發僵，時二年，其間治療多次不效。今診左脈弦數，右脈緩滑，舌質不緊，苔少。左脈弦數為肝膽火鬱，右脈緩滑為內有濕熱兼風氣。舌象為陰氣不足，熱邪於內。

【治療】活血疏風，滋陰清熱。

【處方】天冬 10 克，熟地 10 克，當歸 10 克，桃仁 10 克，紅花 8 克，生地 10 克，黃芩 10 克，甘草 5 克，白芍 10 克，秦艽 10 克，防風 5 克，麥冬 10 克，7 付水煎服。

1 月 29 日，藥後其症大減。近二日又起小泡，泡破有黃水，舌絳少苔。脈弦減，仍遵上方去熟地、麥冬，加何首烏 10 克，黑芝麻 10 克，7 付水煎服。

【效果】藥後其疾遂癒。

【按】此病人手內側起皮發癢，手心僵，年久恐成鵝掌風，以辨證論之為陰分不足，風邪入內化熱，以滋陰血之二地、二冬、當歸、白芍。活血之桃仁，祛風燥濕、清熱之秦艽、防風、黃芩。首診服 7 付後其症大減，但停半月又來診，以辨證去熟地、麥冬之膩，加何首烏、黑芝麻，服 7 付而獲癒。

15. 肛門癢案

于 X X，男，63 歲，1994 年 10 月 31 日

肛門搔癢，癢及肛門內寸許，時二年。診脈右脈散弦大，左脈散弱，舌質深紅，有多數裂紋，少苔。右脈散為胃氣不足，弦大為風木亢旺。左脈散弱為肝腎不足。舌有多個裂紋為臟氣有虧。舌鬱紅少苔為陰虧液泛。且肝腎主二陰，癢為風邪鬱久化熱。綜觀辨證為：肝腎不足，風邪內侵，脾氣亦弱，挾有濕熱。

【治療】滋肝腎，益脾氣，疏風邪，清濕熱。

【處方】山萸肉 12 克，熟地 12 克，黃精 12 克，山藥 10 克，白朮 10 克，黃耆 9 克，枸杞 10 克，巴戟天 10 克，黃柏 10 克，白蒺藜 10 克，川牛膝 10 克，秦艽 10 克，防風 10 克，黑芝麻 10 克，鹿銜草 10 克，蛇床子 10 克，何首烏 10 克，7 付水煎服。且用第三煎就熱每晚洗肛門 5 分鐘。

【效果】藥後病遂痊癒，二年後疾仍未發生。

【按】此例辨證用藥精當，一診服 7 劑藥即癒。方中山萸肉、熟地、山藥、枸杞、巴戟天等味滋補肝腎，白朮、黃耆健脾益氣，秦艽、白蒺藜、防風祛風邪，蛇床子殺蟲止癢，黃柏清利濕熱。

16. 濕疹案

郭 X X，女，9 歲，1994 年 1 月 15 日

全身起癬，癢甚，尤以兩小腿甚，抓破出淡血水。其家人代訴：此病患之五年，多方治療不效。其間內服、外用中西藥無數，花費伍千元。今診脈：左脈弦數，右脈緩滑，舌質嫩紅苔白潤。左脈弦數為肝經濕熱，右脈緩滑為脾虛濕鬱。舌象亦為脾虛，有濕象。

【治療】疏風清熱，健脾燥濕。

【處方】白朮 8 克，蒼朮 7 克，荊芥 5 克，苦參 7 克，蛇床子 7 克，地膚子 8 克，白鮮皮 8 克，全蠍 4 克，蒼耳子 8 克，龍膽草 7 克，川黃連 5 克，甘草 4 克，忍冬藤 8 克，7 付水煎服。

1 月 12 日，藥後其病大有起色，癢抓俱減。今診脈左脈弦數，上方去白朮，加柴胡 7 克，7 付水煎服。

4 月 16 日，藥後其症基本痊癒，但有時仍少起。此病久，餘邪仍有萌發之勢。今診脈弦數，舌中後苔黃白膩。

【處方】苦參 7 克，蒼耳子 7 克，蛇床子 10 克，白鮮皮 7 克，黃柏 7 克，龍膽草 7 克，川黃連 5 克，甘草 4 克，忍冬藤 8 克，徐長卿 8 克，7 付水煎服。藥後病遂痊癒，隨訪數年病情穩定，從未發生。

【按】此例首診服 7 付即大見效，方中白朮、蒼朮健脾燥濕，荊芥、忍冬藤、蒼耳子祛風，苦參、白鮮皮、蛇床子、地膚子殺蟲止癢，全蠍入絡搜風，川黃連、龍膽草清心肝之火，甘草調和諸藥。二診，左脈弦數，故去白朮，加柴胡，又服 7 付，基本痊癒。時隔三月，又有萌發之勢，又服祛風清熱、燥濕殺蟲之劑而收功。

17. 眼皮起癬案

韓 X X，女，25 歲，1995 年 2 月 25 日

左眼皮起癬，癢，色黯黑，且全身有神經性皮炎，反覆發作，但近日少有發生，時數年，多方治療效乏。今診左脈緩弱，右脈弦滑緊，舌尖赤，舌質有暗紅點，舌中後苔白膩些。此乃肝腎不足，病情不能穩定，外邪易干。

血不暢行，故色發黑。且黑之色腎色也，與腎關係至重。

【治療】滋肝腎，疏風邪，行瘀結，搜絡邪。

【處方】熟地 12 克，山萸肉 12 克，山藥 10 克，桂枝 8 克，羌活 8 克，川黃連 5 克，當歸 10 克，何首烏 10 克，麻黃 7 克，紫草 10 克，白鮮皮 10 克，威靈仙 10 克，蜈蚣 3 條，川槿皮 10 克，白蒺藜 10 克，5 付水煎服。

3 月 4 日，藥後諸症大好，眼皮色淡。今診舌質有紅點，左脈弱減。上方減去麻黃、威靈仙繼服 5 付。後見其人，眼皮與正常膚色一樣，皮炎近年也未發生。

【按】久病入腎，此病人時已數年，辨證腎虛，風邪搏結，絡脈瘀滯，用相應之劑又加入殺蟲之川槿皮、蜈蚣、白鮮皮，首診即起良效。二診恐麻黃、威靈仙溫燥傷陰，故去之，又服 5 付而癒。

18. 面部、全身癢腫案

李 X X，男，49 歲，1996 年 8 月 10 日

每到立秋後，面部及全身癢腫，到秋風即癒。時已十餘年。又云平時睾丸亦癢，身弱，今已立秋，斯疾發生。診脈左脈弦，右脈弦大些，舌淡苔薄白，此土衰木旺，風邪濕濁鬱阻，絡脈不暢。

【治療】當以疏風燥濕，健脾行氣法。

【處方】羌活 10 克，防風 7 克，荊芥 10 克，川芎 7 克，厚朴 10 克，蒼朮 10 克，大腹皮 10 克，白朮 10 克，蠶沙 7 克，白蔻仁 7 克，黨參 10 克，浮萍草 10 克，石膏 10 克，3 付水煎服。

8 月 13 日，藥後腫消，癢亦減輕，仍覺面部適，脈

舌如前。藥既見效，仍處上方加當歸 10 克，3 付水煎服。

【效果】藥後其症遂癒。

【按】此症不離乎虛、風、濕，故而方中以羌活、荊芥、防風祛風邪，白朮、蒼朮、白蔻仁健脾燥濕，厚朴、大腹皮行氣消腫，其餘數味亦為佐使之劑。

19. 手掌內濕疹案

李 X X，女，55 歲，1996 年 8 月 7 日

兩手掌內起癢疹，破之出黃水，云以往亦有此疾，近日勞心思慮過度，心火亢盛。外觀其體胖。診脈右脈弦滑數，左脈弱數，舌質深紅苔少，質有紅點。此鬱火濕熱相搏，鬱而不暢。

【治療】瀉火解毒，清利濕熱。

【處方】梔子 10 克，生地 12 克，丹皮 10 克，地骨皮 10 克，苦參 10 克，川黃連 5 克，白鮮皮 10 克，當歸 10 克，紫草 10 克，土茯苓 10 克，2 付水煎服。

8 月 9 日，藥後其症大有好轉，但掌內仍有癢粟如米粒。上方加地膚子 10 克，白蒺藜 10 克，2 付水煎服。

【效果】藥後其症遂癒。後來其疾未發生。

【按】舊疾重發，自云勞心過度，外觀體肥，辨證合參，心火亢旺，濕熱蘊滯，初診以川黃連、梔子、苦參清心燥濕，丹皮、地骨皮除內熱，土茯苓、白鮮皮祛濕邪、殺蟲止癢，當歸、生地潤養陰血，紫草解毒活血殺蟲。

服 2 付即大效，二診又加透邪外出之白疾藜、地膚子，服 2 付即癒。

20. 慢性濕疹案

郭X X，男，35 歲，2005 年 6 月 30 日

身起小粟，畏日曬，而部輕度腫脹，項皮厚不適，時已數十年，每年夏季甚，秋天小癒，冬日癒，云幼時放羊引起。曾多方治療不效。今診脈左脈緩弦，右脈弦緊，舌淡苔白膩。此乃風寒濕搏結，皮絡不暢，法應疏風散寒，祛濕。

【處方】羌活 10 克，防風 10 克，荊芥 10 克，川芎 10 克，川朴 10 克，陳皮 10 克，茯苓 10 克，僵蠶 10 克，蟬蛻 10 克，藿香 8 克，地膚子 10 克，蛇床子 10 克，白蒺藜 10 克，薏苡仁 10 克，豨薟草 12 克，白鮮皮 10 克，土茯苓 10 克，桃仁 10 克，紅花 5 克，甘草 8 克，蒼朮 10 克，6 付水煎服。

7 月 7 日，藥後其症大癒，藥既見效，繼服上方 6 付。

【效果】藥後其症遂癒，停一年後又有少萌發，較前輕多，又服 6 付而平。

【按】此症用消風散加入疏風解濕毒，行瘀活血之劑，治療二診即癒。未來再診鞏固。第二年又有發生，是病久治療日少，餘邪殘留之故。

21. 陰囊濕疹案

鄭 X X，男，29 歲，1996 年 11 月 14 日

陰囊內起硬癬，疼痛且癢，時已一週。診脈弦滑，且左脈甚之。舌深紅苔白潤，此濕熱蘊結肝經，流滯陰囊，肝絡不暢。

【治療】清熱利濕，暢和肝絡治之。

【處方】黃柏 10 克，生地 12 克，蛇床子 10 克，川牛膝 12 克，白鮮皮 12 克，蜈蚣 2 條，土茯苓 10 克，當歸 10 克，赤芍 10 克，梔子 10 克，苦參 10 克，元胡 8 克，3 付水煎服。

11 月 17 日，藥後其疼消，仍癢。脈弦減，上方加地膚子 10 克，3 付水煎服。

【效果】藥後其症遂癒。

【方解】黃柏、梔子清下焦之熱。白鮮皮、苦參、土茯苓清利濕熱。蛇床子殺蟲止癢。蜈蚣入絡，軟堅通絡。懷牛膝引藥下行，直入病所。歸、芍暢和氣血，元胡止疼。諸藥共用，各盡其事，故效顯。

22. 面部紅斑案

楊 X X，女，19 歲，1993 年 2 月 20 日

面部起紅斑，且癢，時已二月。其紅斑分佈於鼻旁，每側有數個，不甚密。

診脈緩弱，舌質深紅，有紅點，此乃血分不足，風邪入犯，化熱沸絡，絡脈不暢，血溢於絡外，故色赤。癢為風邪入侵。

【治療】益陰分，清絡熱，疏風邪。

【處方】生地 12 克，丹皮 10 克，丹參 10 克，紫草 10 克，僵蠶 10 克，玉竹 10 克，桑葉 10 克，梔子 10 克，白芍 10 克，蟬蛻 10 克，白蒺藜 10 克，川黃連 5 克，3 付水煎服。

2 月 23 日，藥後有好轉，色轉淡，癢亦減。脈右關

弱，舌如前，上方加黃耆10克，白朮5克，3付水煎服。

【效果】藥後其症遂癒。

【按】此例陰分不足，風邪入侵化熱，擾動血分，故以滋陰清熱、疏風之劑3付即好轉。二診右關脈弱，加黃耆、白朮以健脾。

23. 癢疹案

魏XX，女，30歲，2005年7月12日

身起紅癢疹如米粒大，抓破出淡紅血水，以小腿多，夏日加重，冬日消退，時已七年。

診脈濡數有弦象，舌淡苔白潤，此為風濕熱蘊結。

【治療】疏風利濕清熱治之。

【處方】浮萍草10克，僵蠶10克，川黃連3克，苦參10克，白蒺藜10克，地膚子10克，丹皮10克，元參10克，蠶沙10克，茯苓10克，當歸10克，土茯苓12克，紫草12克，甘草8克，滑石粉10克，槐米10克，5付水煎服。

7月28日，藥後顯效，仍服上方5付。

8月23日，藥後好多，疹消退，還稍起癢疹，診脈平和，舌淡潤，仍處上方去元參，加蒼朮10克。

【效果】藥後即癒。逐訪一年未有發生。

【按】此例脈濡為濕，弦為風，數為熱，抓破有血性分泌物為血分受累，故加用紫草、槐米、川黃連。末診去元參，加蒼朮，為加強其健脾燥濕作用。

24. 紅斑案

張 X X，男，14 歲，1992 年 12 月 27 日

身起紅斑如指頭大，少起皮，且癢，不甚密。此疾前二年患之。多方治療不癒，後求余以治癒。今此疾又發生，較前輕。診脈六脈弱，舌淡紅少苔，患者身弱瘦小，面淡。以脈論之為氣血不足。舌紅少苔，氣弱血亦弱，身起紅斑是風邪入侵血絡，虛風相激，氣血不足不能運行，故鬱滯，紅斑出現。癢為風化熱之症。故辨證為：氣陰不足，風邪入侵，擾動絡脈。

【治療】補氣血，益氣陰，搜風邪，暢絡脈。

【處方】黃耆 10 克，當歸 7 克，白朮 7 克，白鮮皮 7 克，赤芍 8 克，甘草 5 克，丹參 8 克，全蠍 3 克，蜈蚣 2 條，太子參 10 克，沙參 5 克，玉竹 8 克，地骨皮 6 克，桑白皮 7 克，3 付水煎服。

1993 年 1 月 2 日，藥後少見效，脈舌如前，上方加白芷 7 克，丹皮 8 克，5 付水煎服。

1 月 7 日，藥後有好轉，診脈六脈緩弱，舌質深紅，有紅點。此氣血得滋，有化熱之徵。

【處方】丹皮 8 克，丹參 8 克，當歸 7 克，赤芍 8 克，大青葉 8 克，沙參 7 克，玉竹 7 克，白朮 7 克，白蒺藜 7 克，太子參 7 克，生地 10 克，僵蠶 7 克，蟬蛻 7 克，5 付水煎服。

【效果】服完上藥後未再診治，後知其藥後病遂痊癒。

【按】舌淡紅少苔脈弱是氣陰虛之侯，身癢起紅斑，風蟲共擾，投以標本合治之劑 3 付少效。二診投上方加白

芷祛風，丹皮涼血行血，服藥 5 付後有好轉，但有化熱之象，重調整其方服 5 付而癒。

25. 脫髮案（一）

張XX，女，35 歲，1994 年 10 月 25 日

脫髮一年，現觀前頂髮已稀疏，且有頭昏、腰痛，小腹涼。診脈右脈散弱，左脈尺弱，舌淡苔白濕潤。此腎精不足，氣血不達。

【治療】滋腎精，益氣血，暢發絡。

【處方】何首烏 10 克，菟絲子 10 克，懷牛膝 12 克，茯苓 10 克，補骨脂 10 克，當歸 10 克，黃耆 12 克，山萸肉 10 克，枸杞 10 克，熟地 12 克，山藥 8 克，巴戟天 10 克，肉蓯蓉 10 克，川芎 5 克，胡桃肉 5 個。7 付水煎服。

12 月 2 日，服上方後脫髮大減，頭昏腰痛亦癒，小腹亦不涼。藥既見效，繼服上方 7 付。

【效果】服完上藥後脫髮更少，後停藥觀察，病情穩定。

【按】中醫理論認為，腎藏精其華在髮，髮為血之餘，與精血至關重要，此例亦然，故以七寶美髯丹加入補腎精、益氣血之劑而癒。

26. 脫髮案（二）

寧XX，女，34 歲，1994 年 12 月 4 日

脫髮年餘，每梳洗頭髮即脫，頭髮逐漸稀疏，有腰酸困感。診脈緩弱，舌淡苔白，此腎精不足，外受風邪與濕氣相搏，鬱阻發絡。髮根氣血不足時久，髮漸枯萎，故脫落。

【治療】內服滋腎精益精血之劑，外用疏風濕，活血絡之藥洗之。

【內服方藥】何首烏 12 克，菟絲子 10 克，懷牛膝 12 克，茯苓 10 克，補骨脂 10 克，黑芝麻 10 克，當歸 10 克，山萸肉 12 克，女貞子 10 克，旱蓮草 10 克，巴戟天 10 克，枸杞 10 克，熟地 12 克，5 劑水煎服。

【洗頭方】側柏葉 15 克，白蒺藜 12 克，蛇床子 12 克，蔓菁子 10 克，蒼耳子 12 克，王不留 10 克，苦參 10 克，3 劑，每劑頭煎洗一次，二煎洗一次。於夜間臨睡洗，避免洗後受風。

12 月 18 日，藥後落髮減，腰酸困消，脈舌如前。既見效，仍服上方 5 付，病遂痊癒。

【按】此例以辨證辨之為腎精不足，兼有風邪鬱阻髮根之絡，氣血不達，內服七寶美髯丹加補腎之劑，兼用祛風燥濕通絡之劑煎湯外洗，二診藥十付而癒。

第十章 外科外傷病

1. 外傷潰瘍日久不癒案

郭XX，男，30歲，1987年5月6日

左大腿汽車撞斷，手術後感染，有一豆大潰瘡，半年來一直流膿及淡血水，久治不癒。現挾杖行走，惟苦其流膿疼痛不癒。今診脈右關弱，餘脈虛弦，舌淡苔白膩。右關脈弱為脾虛氣弱，餘脈虛弦為肝血不足。流膿不癒為內有蘊熱腐潰。

【治療】益氣血，排膿毒，養肝血和絡脈。

【處方】黃耆12克，黨參10克，白朮10克，茯苓10克，甘草8克，銀花15克，連翹10克，枳殼10克，懷牛膝10克，枸杞10克，山萸肉10克，半夏8克，當歸10克，川芎5克，5付水煎服。

5月30日，藥後淡血水已不出，傷口變如高粱米大，內仍排濁膿。自云在住院期間輸液數月，用抗菌素太多，身冷，飲食欠佳。今診脈右脈沉細弱，左關尺浮弦，舌淡苔少白膩，此仍脾氣虛弱，肝腎經血受損，內有腐膿。仍遵上方，加附子5克，薏苡仁10克，雞內金10克，神麴8克，5付水煎服。

【效果】藥後飲食增，身冷亦減，潰瘍遂癒。

【按】本例以補脾益氣之四君子湯與當歸補血湯加補肝腎之山萸肉、枸杞，清熱解毒之銀花、連翹及其它佐使之劑治療，初診即有良效，二診患者有身冷感，飲食欠佳，又加溫陽之附子，理脾之薏苡仁，雞內金、神麴，服5付即癒。

2. 慢性外傷潰瘍病案

梁XX，男，24歲，1985年4月15日

右踝外側外傷，皮已扯去，漫腫發炎三月，至今仍流黃膿液。其間用抗菌素效乏。今診右脈細弱，左脈弦緊，舌質暗紅，苔白膩少黃，觀此氣血已衰。膿無血性，脈弦緊，亦有寒邪搏結，氣血不暢。以舌苔之象及右脈細弱為脾氣不足，濕毒鬱滯。

【治療】寒熱並投，清熱排膿，祛濕溫經。

【處方】黃耆30克，連翹20克，銀花20克，當歸12克，麻黃7克，補骨脂10克，茯苓10克，蒼朮10克，陳皮7克，皂刺10克，3付水煎服。

4月19日，藥後膿液已消，腫處色紅減，云頭稍疼。舌後有黃苔，上方去麻黃之上浮及皂刺之排膿，加熟地10克，黃柏10克，補腎清下焦之濕熱。3付水煎服。

【效果】藥後其病遂癒。

【按】踝外漫腫發炎三月，辨證分析虛實雜合之症，以黃耆當歸益氣補血，補骨脂補腎，銀花、連翹、皂刺解毒排膿，麻黃解表邪，蒼朮、茯苓、陳皮調中，一診即大效，二診見舌後有黃苔，加熟地、黃柏補腎清下焦之濕熱，頭痛恐麻黃升浮太過，故去之。已無膿液，不必用皂

刺，又服 3 付即癒。

3. 陰性腫瘍案

郝 X X，男，15 歲，1994 年 12 月 15 日

左頜下淋巴腫硬，如小果大，不甚痛，色不紅。觸之不活動。時數日，用西藥治療見效不大，遂來服中藥治療。診脈弦緊數，舌淡紅，苔白膩些。此症寒熱挾雜，似陰似陽。其腫色不紅，推之不動，脈弦舌膩，很像陰性腫瘡。但患病時短，又是男性少年，純陽之體，有陽性癰瘡之可能。姑按陽性癰瘡診治消息之。

【治療】疏瀉肝膽，清熱解毒，散結通絡。

【處方】板藍根 10 克，龍膽草 10 克，柴胡 8 克，銀花 12 克，連翹 10 克，浙貝母 10 克，僵蠶 10 克，白芷 5 克，當歸 10 克，甘草 7 克，乳香 7 克，沒藥 7 克，甲珠 8 克，花粉 10 克，公英 10 克，2 付水煎服。

12 月 17 日，藥後好轉，但仍腫硬，手足發涼，脈小弦緊，舌淡白。經上診用寒涼之劑，轉陰，自覺有好轉，說明此疾是寒熱絞結之症。應依症治療消息之。

【處方】麻黃 8 克，附子 4 克，細辛 3 克，黃耆 10 克，甲珠 10 克，柴胡 10 克，銀花 12 克，連翹 10 克，浙貝母 10 克，僵蠶 10 克，白芷 10 克，當歸 10 克，甘草 9 克，花粉 10 克，乳香 7 克，沒藥 7 克，夏枯草 10 克，2 付水煎服。

【外用】火硝 20 克，蔥白 2 根，搗爛外敷腫硬外（蔥白通陽散腫，火硝軟堅去積）。

12 月 22 日，經內服外敷藥後，腫大減，又服上方 2

付，其腫遂癒。

【按】此症腫硬如石，非同一般腫瘡，又推之不動，確屬重症。用寒熱之藥共熔一爐，各盡其事。再以外敷之劑直觸病所，故見效卓。

4. 男子乳內腫痛案

曲ＸＸ，45歲，1997年4月16日

左乳內腫痛二月，觸之發硬，自云因氣鬱火結引起。脈沉弦，舌正常。

【治療】舒肝解鬱、理氣消結治之。

【處方】蒲公英12克，夏枯草10克，莪朮10克，連翹12克，牡蠣12克，赤芍10克，甘草10克，柴胡10克，僵蠶10克，王不留行10克，枳殼10克，鬱金10克，浙貝母10克，3付水煎服。

4月19日，藥後有好轉，但仍腫硬，脈舌如前，法應於上方加三棱10克，青皮10克，白芷10克，山慈菇10克，去王不留行。

【效果】藥後其腫十去其七，後未有用藥而癒。

【按】男子乳內腫疾與女子同，因男婦經脈循行相同，俱為厥陰肝經、陽明胃經鬱結之疾，故舒肝解鬱，理氣散結。二經同調，數日則癒。

5. 男子乳疾案

楊ＸＸ，64歲，1995年3月29日

左乳頭周圍暗紅，伴有不適感，且左腿後側亦有幾片暗紅處癢，時已五日，問何故引起，曰不知何因。今見神志正常，語言清利，全身亦無異常發現。診脈右脈弦數，左脈小弦數，舌質暗紅有裂紋，舌苔少。此症罕見，但由辨證分析，總歸肝經氣血不足，風火入內，擾竄血分，故色現暗赤。

【治療】清熱解毒，透邪外出之劑消息之。

【處方】公英 12 克，浙貝母 10 克，銀花 12 克，連翹 10 克，野菊花 10 克，紫花地丁 12 克，夏枯草 12 克，甘草 5 克，紫草 10 克，丹參 10 克，蟬蛻 8 克，荊芥 5 克，3 付水煎服。

4 月 2 日，藥後乳頭發暗紅之色轉淡，云乳頭痛，下肢、左腮部癢，有抓破處。診脈右脈弦洪，左脈小弦，舌質紅少苔。此邪氣已有外透之象。右脈洪弦為邪從厥陰轉出陽明，有癢處為邪氣透表之象，舌深紅少苔為邪熱內盛。進而傷及陰分。今仍處上方，去荊芥、蟬蛻，加乳沒各 6 克，僵蠶 12 克，生地 15 克，桔梗 8 克，蜈蚣 3 條，石膏 30 克，3 付水煎服。

【效果】藥後其疾痊癒，惟乳頭色黑些。隨訪數年一直正常。

【按】乳頭周圍暗紅不適，脈弦數，以火毒蘊結，投以清熱解毒，解表邪之劑。初診服 3 付即效。二診據辨證又有加減，服 3 付即癒。

6. 外傷性手麻案

孫XX，男，51 歲，2004 年 5 月 24 日

捉羊，肩峰碰在柱子上，引起手足麻，頭昏頭痛七日，診脈右脈緩弦，左脈小弦，舌淡紅苔白膩，此乃氣血逆亂，經脈阻滯，法應和氣血，通絡脈。

【處方】當歸 10 克，天麻 10 克，桂枝 10 克，木香 10 克，烏藥 10 克，赤芍 10 克，地龍 10 克，半邊蓮 10 克，半夏 10 克，茯苓 10 克，羌活 10 克，3 付水煎服。

5 月 26 日，藥後諸症大減，麻已消除，惟兩手腕疼。脈小緊，今處以：桂枝 10 克，防風 10 克，羌活 10 克，製乳香 5 克，製沒藥 5 克，半邊蓮 15 克，當歸 10 克，甘草 10 克，地龍 10 克，蘇木 10 克，川芎 10 克，丹參 10 克，3 付水煎服。

【按】首診出現脈緩緊，為有風寒之象，從外傷引起必有血瘀，舌苔膩為挾有濕邪，各投以相應之劑獲安。方中用半邊蓮，用其對跌打損傷有良效，故用之。二診以祛風寒，活血化瘀之劑以止痛，服後其症即癒。

第十一章 婦科病

1. 痛經案（一）

趙XX，女，32歲，1993年6月24日

前五年做過輸卵管節育手術。二年來，月經來時小腹劇痛，近幾日又有白帶，量中等，且有腰痛。診脈左脈弦緊，右關浮弦緩，舌質深紅有紅點，苔白少。以脈論症：左脈弦緊為胞脈不暢，右關脈浮弦緩為陰分不足，內有邪熱。辨證為：陰分不足，胞絡鬱滯，內有邪熱，濕熱下注。

【治療】滋陰分，暢胞絡，清濕熱，止帶下。

【處方】山藥 10 克，丹皮 10 克，龜板 10 克，生地 12 克，熟地 10 克，茜草 10 克，澤蘭葉 10 克，赤芍 10 克，白朮 10 克，土茯苓 10 克，琥珀 3 克（另研麵沖服），黃柏 10 克，5 付水煎服。

6 月 16 日，藥後腰痛帶下俱好轉，辨證同前。藥既見效，仍服上方 5 付。後得知痛經已癒。

【按】痛經之證，《諸病源侯論》謂其勞傷身虛，風寒入於胞絡，凝滯不暢而痛，此例做節育手術亦是損傷身虛，脈弦緩為風為寒，舌質深紅有紅點為內有火邪，白帶為濕熱下注，以標本同治之法，共服 10 付痛經、帶症均癒。

2. 痛經案（二）

梁XX，女，22歲，未婚，2004年5月12日

每月月經過期五日或十日，來時腹痛甚，診脈左脈弦緊，右脈散弱，舌淡紅，苔薄白，此胞宮血滯，鬱而不暢，法應養血化瘀通絡消息之。

【處方】桃仁 10 克，紅花 8 克，當歸 10 克，生地 15 克，赤芍 10 克，川芎 10 克，香附 10 克，莪朮 10 克，木香 8 克，元胡 10 克，川楝子 10 克，3 付水煎服。

12 月 20 日，藥後其疾已癒。今又有發生，繼服上方 3 付獲癒，時已數年，未有發生。

【按】此方以《醫宗金鑒•婦科》過期飲加減而成，方中以化瘀行滯為主，四物湯養血補血為輔。

3. 白帶兼腰脊痛案

姚XX，女，30歲，1993年5月22日

白帶五年，時輕時重，一直未癒。近日發現腰脊痛，以手觸之，第五腰椎明顯高於它椎，壓之痛，且有腰酸困。今拍腰椎片定為骨質增生。診脈緩澀，舌質淡胖苔白。白帶脈緩為脾虛濕鬱，又加舌淡胖更為彰然。脈弦澀為寒濕鬱阻，腰絡不暢。腰椎增生，腰酸脊痛為腎氣虧損，經氣鬱閉，日久成積。辨證析之為脾腎不足，寒濕鬱阻，下注胞宮，督脈不暢。

【治療】補脾燥濕，滋腎祛寒，疏風通督。

【處方】山藥 10 克，白朮 10 克，蒼朮 10 克，車前子 10 克（包煎），陳皮 5 克，蠶沙 8 克，川斷 10 克，菟

絲子 10 克，防風 8 克，獨活 7 克，秦艽 10 克，狗脊 10 克，杜仲 10 克，川牛膝 10 克，沒藥 10 克，甲珠 10 克，熟地 10 克，桑寄生 10 克，5 付水煎服。

5 月 31 日，藥後帶症、腰痛十去其七，診脈澀減，舌仍淡，邊有齒印。藥既見效，仍服上方 5 付。

【效果】藥後帶症消除，腰脊痛亦癒。是症腰脊高起，觸之痛，骨質增生為難治之疾今 10 付藥獲功，多功於甲珠、沒藥也。

【按】腰椎增生兼白帶，辨證論之為脾腎不足，風寒鬱閉，脊絡不暢，以完帶湯增損加補腎疏風之味及通絡之甲珠、沒藥、狗脊。

4. 白帶睛痛案

張ＸＸ，女，31 歲，1987 年 3 月 26 日

痛經白帶已三年，近日覺兩目睛疼痛且馬虎。觀白睛少赤，黑睛無甚變化。診脈右脈虛弦，左脈弦，舌質暗紅，苔白厚。苔白厚為肝經濕濁充徹，右脈虛弦為脾虛，水濕轉化不靈，故有白帶。目睛之疾為肝經風火挾濕熱上沖，故此症虛實夾雜，姑處以清濕熱，疏風邪，明目通絡之劑消息之。

【處方】當歸 10 克，茯苓 10 克，白朮 10 克，柴胡 10 克，赤芍 10 克，薄荷 5 克（後下），丹皮 10 克，菊花 10 克，白蒺藜 10 克，香附 8 克，山藥 10 克，車前子 10 克（包煎），2 付水煎服。

3 月 28 日，藥後諸症大好，脈弦減。藥既見效，仍服上方 2 付。

【效果】藥後睛痛消失，亦不馬虎，帶症十去其七，惟脈仍弦。上方加龍膽草 10 克，梔子 10 克，去香附，又服 2 付，其病遂癒。

【按】肝經風火上鬱，引起目疾，脾虛生濕，滯留胞宮而為白帶。治療以標本同治之法，按症投藥，服 2 劑大見效，最後去香附之燥，加清肝之龍膽草、梔子，服 2 付遂癒。

5. 黃白帶案

姚 X X，女，34 歲，1987 年 4 月 8 日

黃白帶五個月，白物如注，黃少白多，且有陰內癢。診脈脾腎脈弱，舌質淡紅濕潤。以辨證論之為濕熱下注，脾腎不足，帶脈不固。治此當以：清利濕熱，健脾益腎。

【處方】龍膽草 10 克，梔子 10 克，蛇床子 10 克，白朮 10 克，山藥 12 克，車前子 10 克（包煎），蒼朮 10 克，黨參 10 克，白芍 10 克，柴胡 8 克，陳皮 8 克，甘草 5 克，白果 10 克，黃柏 12 克，2 付水煎服。

【效果】藥後其症遂癒。

【方解】龍膽草、梔子、黃柏清利濕熱，白朮、山藥、黨參健脾益腎，兼固帶脈，蛇床子止帶益腎。蒼朮、車前子燥利濕濁。柴胡、白芍、甘草調和肝脾。白果止帶，諸藥合用，效如桴鼓，故 2 付收功。

6. 老年血帶案

閆 X X，女，70 歲，1995 年 12 月 18 日

平時患白帶症，近月餘帶色暗灰，雜以血性，淋漓

不絕，治療數次不效。今詢之小腹痛，引胃口亦痛，食慾不振。診脈兩關弦，左尺弱，舌質紅，苔白燥。析之：兩關脈弦小腹痛引胃口，此木邪亢盛。左尺脈弱為腎氣不固，帶色暗灰雜以血液為濕濁下注，脾虛不能統血。故此辨證為：腎元不足，氣不統血，肝邪亢盛，濕濁下注。

【治療】補脾腎，平肝木，瀉濕熱，止帶血。

【處方】山藥 12 克，，白芍 10 克，柴胡 10 克，陳皮 7 克，車前 10 子克（包煎），甘草 7 克，枸杞 10 克，山萸肉 10 克，熟地 10 克，菟絲子 10 克，黃耆 10 克，黨參 10 克，黃芩 10 克，黃柏 10 克，烏賊骨 10 克，2 付水煎服。

12 月 21 日，藥後平妥，病人云氣上逆，胃口痛，上方加草蔻 7 克，旋覆花 8 克，2 付水煎服。

12 月 23 日，藥後帶症出血大減，腹痛亦消。脈之兩關左尺浮弦，舌質暗紅，舌前少苔，舌中後苔黃白膩，此正氣已復，邪有外出之象，但下焦仍有濕熱。藥既見效，仍書上方 2 付，加滑石粉 10 克利濕熱。

【效果】藥後其症大癒。唯飲食欠佳，又加雞內金 8 克，服 2 付後其病即癒。

【按】年已古稀，帶色灰暗雜以血性淋漓不斷，按近代醫學恐有子宮頸癌之類壞病，因無條件檢查，只好按中醫辨證治療。方中以柴胡、白芍、陳皮、甘草疏肝平肝，人參、黃耆、山藥健脾益氣，山萸肉、枸杞、熟地、菟絲子補肝腎復元氣，車前子、黃柏清利濕熱，烏賊骨既有收斂，又有祛積之功，可用於本方止血。藥 2 付其症未有效果，是藥少不制邪也。出現胃痛氣上逆，初診方加草蔻止胃痛，旋覆花降逆，2 付後其病大有起色。三診又加滑石粉以利濕濁，四診飲食欠佳，加雞內金，服後其症遂癒。

7. 灰白帶案

王 X X，女，30 歲，1986 年 5 月 21 日

患白帶症四年，量多且有陰道癢，近日色已發灰，詢之有頭昏、四肢無力。診脈：左關弦，右脈小弦濡，舌質紅，苔薄黃。左關脈弦為肝膽濕熱，右脈弦濡為濕邪下蘊。帶脈不固，帶色發灰為濕熱久蘊，熱鬱將腐之色。舌紅苔薄黃為熱邪內鬱，陰氣已傷之故。綜之辨證為：濕熱久蘊，肝經不利，帶脈失約，陰氣已傷。

【治療】清濕熱，利肝經，斂帶脈，益陰血。

【處方】山藥 12 克，芡實 10 克，黃柏 10 克，車前子 10 克（包煎），連翹 15 克，龍膽草 12 克，黃芩 10 克，柴胡 10 克，生地 10 克，木通 10 克，當歸 10 克，薏苡仁 12 克，2 付水煎服。

5 月 24 日，藥後諸症大好，左關脈弦減。藥既見效，仍書上方 2 付。藥後其病即癒。

【按】此案以龍膽瀉肝湯增損而成。其中加山藥、芡實健脾益腎，連翹、黃柏清熱解毒，薏苡仁祛濕。

8. 白帶案

陳X X，女，23 歲，已婚，2005 年 8 月 25 日

有黃白帶，伴有腰酸困，但小腹不痛，時半年，診脈弦數，舌暗紅，苔白燥，此乃濕熱下注。

【治療】清利濕熱，佐以健脾燥濕治之。

【處方】白朮 10 克，蒼朮 10 克，山藥 10 克，車前子 10 克(包煎)，陳皮 10 克，甘草 8 克，椿根皮 12 克，白果 10 克，馬芷莧 20 克，川斷 10 克，茯苓 10 克，土茯苓 12 克，敗醬草 12 克，黃柏 10 克，3 付水煎服。

8 月 29 日，藥後好多，藥既見效，仍處上方 3 付。

【效果】藥後其症十去其七，調養而癒。

【按】現代醫學帶症為菌類感染，陰道胞宮有炎症。《諸病源候論》謂：勞傷損動經血，虛、風、冷入侵胞絡，任脈之病。又云五色帶皆五臟虛損。如白帶為肺臟虛損，黃帶為脾臟虛損，黑帶為腎臟虛損，青帶為肝臟虛損。此例以完帶湯加減，補脾益氣，清利濕熱，兼有抗菌消炎作用。

9. 月經來血塊案

張 X X，女，18 歲，1987 年 8 月 16 日

月經來時有血塊，色黑，時已十月，經期四日，前後錯時不過二日，小腹涼，平時有腰酸困，頭昏感。診脈左關弱，尺弦，右關尺亦弱，舌無甚變化。平時小腹涼，經來血塊，此寒凝、血結而成。左關弱尺弦為肝氣不足，胞宮寒冷。右關尺弱為脾腎之陽弱。故此辨證為：肝氣不足，脾腎陽弱，胞宮寒冷。

【治療】溫脾腎，逐寒凝，益肝氣。

【處方】紅參 10 克，阿膠 10 克（搗沖服），肉桂 3 克，巴戟天 10 克，吳萸肉 3 克，當歸 10 克，熟地 10 克，山萸肉 12 克，白芍 10 克，甘草 5 克，枸杞 10 克，附子 4 克，4 付水煎服。

【效果】藥後其症遂癒，一直平穩。

【方解】參、桂、巴戟天、附子溫脾腎之陽，吳萸肉祛胞宮之寒，地、芍、萸、杞滋陰血益肝腎，阿膠、當歸補血和血絡，甘草調和諸藥。諸藥協力，故一診而癒。

10. 功能性子宮出血案

文 X X，女，37 歲，1991 年 8 月 10 日

子宮斷續出血已三年，每六七日即出，經常大便乾燥，胃口亦痛，曾在縣級醫院婦科診療，定為功能性子宮出血，多方治療時有反覆。近日又開始出血，血暗紅。診脈左脈弱，右脈弦緩，舌質暗紅少苔。以辨證論之為：肝腎不足，衝任失攝，故宮血下溢。大便乾為陰血不足，腸腑燥熱。胃口痛為肝胃不和，故治此當以：補肝腎，固衝任，和肝胃為先。

【處方】何首烏 12 克，當歸 10 克，熟地 12 克，元參 10 克，枸杞 12 克，沙參 10 克，麥冬 10 克，川楝子 10 克，山萸肉 10 克，山藥 10 克，烏賊骨 12 克，白芍 12 克，6 付水煎服。

8 月 18 日，服上藥後出血即止，診脈兩手脈弦，舌鬱紅少苔。脈弦為血不養肝，舌象為陰分不足，胃氣衰弱。治療仍遵上法上方，加入益胃調肝之劑。

【處方】何首烏 12 克，熟地 10 克，沙參 10 克，麥冬 10 克，白芍 10 克，黃耆 10 克，白朮 10 克，海螵蛸 10 克，甘草 5 克，當歸 10 克，山藥 10 克，香附 5 克，2 付水煎服。

8 月 21 日，藥後子宮未出血，覺大小腹有時隱痛。

仍處上方去耆，加黃精 10 克，川楝子 10 克，菟絲子 10 克，巴戟天 8 克，2 付水煎服。

8 月 24 日，藥後子宮痛消，子宮尚未出血，云有時腰股酸困。診脈弦減，舌仍赤少苔。腰股酸困為肝腎精血不足。今處以：補肝腎，益陰精之劑。

【處方】沙參 10 克，麥冬 10 克，玉竹 10 克，熟地 10 克，枸杞 10 克，當歸 7 克，山藥 10 克，蓮子 12 克，白芍 10 克，菟絲子 10 克，阿膠 10 克（另搗沖服），茜草 7 克，山萸肉 10 克，何首烏 12 克，炒酸棗仁 15 克。2 付水煎服。

【效果】藥後其症遂癒。月經正常一年後又生一子。

【按】子宮斷繼出血，古稱漏下，《諸病源侯論》謂：勞傷血氣，衝任之脈虛損引起。本例兼有胃痛，便燥，首診以何首烏、熟地、枸杞、山萸肉、山藥補肝腎、益衝任，麥冬、生地、白芍養陰血，以免龍火亢旺，當歸補血行瘀，烏賊骨宣通血脈，祛寒積，消積血，又有收斂止血作用，用於本方實有大用。用川楝子和肝胃。首診服 6 付後出血止，二診出現陰分不足，胃氣虛弱之象，稍事調整原方，服 2 付即安，後又在原診中增損服數付即癒。

11. 月經頻來兼牙衄案

王 X X之妻，1985 年 8 月 16 日

近兩月來，每月經來三次，且色黑有塊，伴有牙齦出血反覆發作。今診左脈虛弦，右關散弱，舌暗少華。左脈虛弦為肝腎不足，衝脈不攝故月經頻來，牙齦出血。左關脈散弱為脾氣為足，統血失司。

【治療】補肝腎，養衝任，益脾氣。

【處方】熟地 12 克，白芍 10 克，山萸肉 15 克，巴戟天 10 克，黃耆 10 克，紅參 10 克，山藥 12 克，丹皮 8 克，甘草 5 克，阿膠 10 克（搗沖服），當歸 10 克，枸杞子 10 克，3 付水煎服。

【效果】藥後經來正常，齒齦出血止，觀察數月病未發生。

【按】此例肝脾腎兼調，陰血得充，脾氣得以統血，故一診即癒。

12. 子宮出血案（一）

黃 XX，女，26 歲，1996 年 11 月 9 日

先前患白帶症，服他醫中藥引起子宮斷續出血二月，服雲南白藥止血十日，今又出血四日，仍有黃赤帶。觸診右少腹有硬索且疼，右脈弦數，左脈緩滑，舌質不甚紅，苔少。析之：黃赤帶為濕熱蘊結胞宮，右少腹有硬索疼痛係肝經鬱阻，絡脈不暢。脈緩弦滑為濕熱之脈象，日久出血衝任已虛，難以固攝。

【治療】攝固衝任，兼以清利濕熱。

【處方】龜板 10 克，黃柏 10 克，椿根皮 10 克，黃芩 10 克，茜草 10 克，地榆炭 8 克，海螵蛸 10 克，白花蛇舌草 10 克，半枝蓮 10 克，土茯苓 10 克，山藥 10 克，生地 10 克，阿膠 10 克（搗沖服），龍骨 12 克，棕炭 10 克，5 付水煎服。

【效果】藥後出血已止，帶症亦大減，後調養而癒。

【按】此例虛中挾有火熱濕邪，以龜板、阿膠、生

地、山藥以補虛，黃柏、椿根皮、黃芩、半枝蓮、白花舌蛇草清火燥濕，海螵蛸、龍骨、棕炭收斂止血，茜草行瘀止血。一診即癒。

13. 子宮出血案（二）

張ＸＸ，女，67 歲，1993 年 2 月 7 日

前月餘覺子宮出血，後服西藥血止，近五日又有出血，且有頭昏耳鳴。診脈弦數，舌質淡紅，苔正常。今年已花甲之外，陽氣已衰，腎元虧虛，脈弦數為陰弱陽亢，龍火內沸，陰不能鎮納，宮絡受損，故血時下。老年崩漏為難治之症，故處以：滋腎元，鎮龍火，清熱止血之劑。

【處方】龜板 12 克，山萸肉 10 克，生地 15 克，阿膠 10 克（烊化沖服），黃芩 10 克，知母 12 克，炒當歸 10 克，茜草 10 克，麥冬 10 克，槐花 10 克，側柏葉（炒焦）10 克，3 付水煎服。

2 月 11 日，藥後出血減少，脈弦數亦減，舌轉濕潤。上方去知母之膩，加黃耆 10 克，黨參 10 克，仙鶴草 10 克，3 付水煎服。

2 月 14 日，藥後諸症好轉，云昨日出血止。仍服上 3 付，以鞏固療效。

【效果】服上藥後仍未出血，自覺身較前精神，脈仍數些，舌質嫩紅，苔少黃白，又服上方去仙、側，服 3 付病遂痊癒。隨訪一年未發生出血現象。

【按】此例為老年性子宮出血，虛多實少，以益陰煎增損而成，首診服 3 付出血減少，舌轉潤，恐陰柔之藥膩脾，上診方去知母，加參、耆，仙鶴草，又服數付而癒。

14. 子宮出血案（三）

劉 X X，女，63 歲，1993 年 7 月 15 日

50 歲經斷，近日子宮出血約 100ml，自知老年子宮出血不好治療，心中恐慌，自己慕名求治。平時有咳嗽，已 22 年，今拍胸片發現左上肺外側有一核桃大影，診脈六脈弦緊大，舌淡白。方書謂：急則治其標，緩則治其本。當先止血為上策。以六脈弦大，是陰血不足，龍火內伏。奔騰破絡，舌淡白為陰血不足。

【治療】滋陰潛陽，和絡止血。

【處方】龜板 15 克，黃柏 10 克，白芍 15 克，仙鶴草 12 克，茜草 10 克，龍骨 15 克，牡蠣 15 克，元參 12 克，沙參 12 克，生地 15 克，3 付水煎服。

7 月 9 日，藥後未出血，今診脈弦大減些，舌仍淡，上方加五倍子 10 克，山萸肉 12 克，3 付水煎服。

7 月 12 日，藥後仍未出血，精神大有好轉，脈弦大些，舌苔少淡。自云藥後半小時內少有難受，過後即不再難受。上方去萸、倍加海螵蛸 10 克，白朮 10 克，山藥 10 克，3 付水煎服。

7 月 17 日，藥後不再難受，脈弦減。又服 7 付其病即癒。隨訪二年，未發生子宮出血。

【按】六脈弦大，龍火內伏，子宮出血，按脈證皆為逆象，但以滋陰潛陽止血之劑服 3 付即見良效，脈大亦減，病人反映，服藥初半小時內難受，去山萸肉、五倍子之酸澀，加補中緩和之白朮、山藥、茯苓，子宮出血亦止。

15. 月經過多案

單XX，女，40歲，1996年10月11日

月經大多每月來一次，前後錯日不到 12 天，但經量多，或來經 7 日不斷，患此疾已十餘年。診脈右脈小弦滑數，左脈亦滑，舌深紅少苔。以辨證論之為；陰分不足，邪火內盛，衝任不固。

【治療】滋陰分，清內熱，固衝任。

【處方】山萸肉 10 克，牡蠣 10 克，龍骨 10 克，海螵蛸 10 克，沙參 10 克，五倍子 10 克，茜草 10 克，山藥 10 克，地榆 10 克，地骨皮 10 克，銀柴胡 10 克，生地 10 克，黃柏 10 克，椿根皮 10 克，3 付水煎服。

【效果】服上藥後又服 3 付，後知其服藥後月經轉為正常。

16. 崩漏案（一）

張XX，女，50歲，1984年8月10日

以往有崩漏之疾，近日因割小麥又引起子宮淋漓出血，其色黑，小腹滾疼，腰亦酸困。診脈左脈虛弦，右脈虛弱，舌無特殊。以其以往有此疾，又有腰酸、脈虛弦數為肝腎不足，衝任之絡努損，右脈虛弱為脾氣亦弱，統血之能失司。

【治療】補肝腎，固衝任，益脾氣，統陰血。

【處方】熟地 10 克，山藥 12 克，山萸肉 12 克，當歸 10 克，川芎 3 克，丹皮 10 克（炒焦），黃芩炭 10 克，茯苓 10 克，黨參 10 克，黃耆 10 克，地榆 10 克，龍骨

10 克，烏賊骨 10 克，香附 7 克（醋炒），2 付水煎服。

【效果】藥後其症遂癒。

【方解】熟地、山藥、山萸肉補肝腎，攝衝任，歸、芎補血行血，以腹擰痛血色黑為宮內有瘀之象。丹皮炒炭以其清宮熱止血，紅見黑止，水可制火，為此意。芩清邪熱。香附醋炒減其燥性，加強其入有肝經，斂血之功。龍骨、烏賊骨鎮虛火，以斂血。地榆清熱止血。參、耆補脾益氣，以加強統血之功。茯苓淡滲以防脾氣之滯，使脾氣不壅。諸藥全用，各盡其功，故 2 付即癒。

17. 崩漏案（二）

劉 X X，女，32 歲，1994 年 5 月 2 日

子宮斷續出血三月，現診面色皖白，四肢無力，有心悸，但腹無疼痛。診右關脈不足，左脈平，舌淡苔薄白，此脾虛不統血之故。

【治療】補脾益氣，寧心止血。

【處方】黨參 10 克，白朮 10 克，黃耆 12 克，當歸 6 克，甘草 5 克，茯神 10 克，桂圓肉 10 克，遠志 10 克，牡蠣 10 克，柏子仁 10 克，酸棗仁 10 克，地榆 10 克，陳皮 7 克，4 付水煎服。

【效果】藥後其血即止，心悸亦消，又服上方 3 付後其症遂癒。

【按】上方以歸脾湯加牡蠣之鎮虛火。柏子仁之寧心養血，地榆清熱止血，陳皮調氣健脾，運轉諸藥。故其症隨手而癒。

18. 子宮淋漓下血案

安XX，女，27歲，1994年8月13日

子宮斷續下血半年，血色發黑，伴有身熱，黃白帶。其間服中西藥，輸液見效不大，故來診治。診脈右尺弱，左尺小弱，舌嫩紅，質有紅點，舌中後有黃白苔，據辨證論之為：腎精不足，濕熱蘊結胞宮，血絡不和。

【治療】滋肝腎，斂陰血，清濕熱，和血絡。

【處方】熟地 12 克，當歸 10 克，黃耆 12 克，龍骨 15 克，牡蠣 15 克，茜草 8 克，海螵蛸 10 克，山萸肉 12 克，椿根皮 10 克，龜板 12 克，棕炭 8 克，三七參 6 克（搗沖服），巴戟天 10 克，黃柏 10 克，枸杞 10 克，桃仁 5 克，5 付水煎服。

【方解】是方是陳自明之固經丸，與張錫純之固沖湯加減而成。出血色黑必有瘀血，故用茜草、桃仁、三七參、當歸。有黃白帶。舌中後有黃白苔是下焦有濕熱作祟。因而用黃柏、椿根皮以清解之。兩尺弱為腎精不足，且出血既久，精血必傷。因而用地、耆、萸、龜、戟、枸滋補之。猶恐其間更加出血，又佐龍、牡、蛸、棕、椿以收斂鎮逆之血。

二診：藥後出血止，自訴小腹有些疼，仍有少量黃白帶。診脈左關尺弱，右脈弦滑，舌淡苔少，此為肝腎不足，濕熱餘留。

【處方】熟地 12 克，山萸肉 12 克，枸杞 10 克，黃柏 10 克，龜板 12 克，山藥 10 克，地骨皮 10 克，阿膠 10 克（搗沖服），海螵蛸 10 克，蛇床子 10 克，茯苓 8

克，女貞子 10 克，香附 5 克，7 付水煎服。

三診：藥後諸症大有好轉，子宮仍未出血，腹疼亦消。今診兩尺弱，舌深紅苔少薄黃，此仍肝腎精血不足，內少有餘熱，仍處以滋肝腎，清內熱之劑調之。

【處方】熟地 10 克，山萸肉 10 克，枸杞 12 克，山藥 10 克，菟絲子 10 克，女貞子 12 克，蛇床子 10 克，肉蓯蓉 10 克，銀柴胡 10 克，阿膠 10 克（搗沖服），龜板 12 克，桑椹子 10 克，7 付水煎服。

【效果】藥後子宮出血止，身體逐漸好轉，月經正常。後偶有機會，得知生下一女兒發育良好。

19. 子宮脫垂案

李ＸＸ，女，28 歲，1987 年 9 月 14 日

產後月餘，覺小腹有下墜感，婦科檢查發現子宮二度脫垂。在生產中出現子癎，現仍全身有不適，心時悸動，午後發熱。診脈右脈弦大滑，左脈小弱，舌質深紅，苔黃白相兼，不甚厚。右脈弦大滑，舌苔黃白，又有子宮下脫，為濕熱蘊滯肝經，氣機不調。

【治療】清利濕熱之劑，以觀成敗。

【處方】梔子 10 克，龍膽草 10 克，生地 10 克，木通 10 克，車前子 10 克（包煎），當歸 10 克，柴胡 10 克，黃柏 10 克，地骨皮 10 克，2 付水煎服。

9 月 16 日，藥後小腹下墜感減輕，身難受亦減。又云有噯氣，上腹稍憋，咽部不適。診脈緩滑，舌質嫩紅，苔仍黃白相兼。此仍濕熱上逆，氣機鬱阻，兼有胃氣不足。

今處以：鬱金 10 克，桔梗 10 克，黃芩 10 克，白芍 10 克，枳實 10 克，梔子 10 克，當歸 10 克，白參 10 克，滑石粉 10 克，車前子 10 克（包煎），柴胡 10 克，陳皮 10 克，山豆根 10 克，連翹 10 克，2 付水煎服。

【效果】藥後諸症消失，又服上方 2 付後其病遂癒。

【按】子宮脫垂，多以補中益氣，升提之劑治療，但此例明顯出現濕熱蘊滯肝經，首診以龍膽瀉肝湯增損服 2 付即效。二診脈變為緩滑，舌仍黃白苔相兼，又調整處方，服 4 付即癒。

20. 習慣性流產案（一）

馮ＸＸ，女，23 歲，1993 年 6 月 16 日

懷孕二胎，每到 2～3 個月，自行流產。近日又患四肢沉困，噁心不欲飲食。化驗非妊。診脈小弦，滑數，舌淡胖。脈小弦滑數，舌象為氣血不足，內有痰濕。幾次墜胎為腎氣虛弱，胎兒失滋。辨證為：脾腎不足，氣血亦弱，痰濕內鬱，氣機不調。

【治療】補脾腎，祛痰濕。

【處方】黃耆 10 克，紅參 10 克，巴戟天 10 克，蒼朮 10 克，菟絲子 10 克，半夏 10 克，天南星 10 克，茯苓 10 克，神麴 8 克，陳皮 8 克，生薑 3 克，大棗 4 枚，7 付水煎服。

6 月 29 日，藥後諸症消失，診脈右尺弱，舌淡胖。此乃脾腎不足，內濕不化。

今處以：茯苓 10 克，紅參 10 克，白朮 10 克，桂枝 10 克，巴戟天 10 克，半夏 10 克，菟絲子 10 克，車前子

10 克，枸杞 10 克，杜仲 10 克，7 付水煎服。

【效果】藥後其病癒。隨訪一年知胎固，產下一正常胎兒。

【按】《諸病源侯論》有「若血氣虛損者，子臟為風冷所居，則血氣不足，故不能養胎，氣以致胎數墮。」此例亦然。

患者脾腎兩虛，痰濕內蘊，有四肢沉困，噁心不欲飲食，故以補脾益氣化痰利濕，佐以補腎氣之巴戟天、菟絲子、杜仲、枸杞之味，二診即癒。

21. 習慣性流產案（二）

曹 XX，女，18 歲，1996 年 7 月 2 日

每懷孕腹內難受，孕 2 ～ 3 月即自行流產，已墜兩胎。今又懷孕，噁心欲吐，夜間咳嗽，腰酸困。查左側腹肌緊張。診脈左關弱，餘脈弦些，舌淡。據辨證剖析：此為肝腎虧虛，肝經失養，衝任不固。

【治療】補肝腎，緩肝急，固衝任，和中氣治之。

【處方】山萸肉 12 克，枸杞 10 克，山藥 10 克，鹿角膠 10 克，白芍 12 克，甘草 8 克，半夏 10 克，熟地 12 克，巴戟天 10 克，何首烏 10 克，代赭石 15 克，紅參 10 克，桂枝 7 克，砂仁 3 克（後下），7 付水煎服。

【效果】服上藥後諸症消失，順產一嬰。

【按】腰酸困為腎虛之候，故數墮胎且有腹肌緊張，噁心欲吐，故以多味補腎之劑，合用鎮逆和中之劑服 7 付即安。

22. 不孕案

文XX，女，20歲，1995年7月2日

結婚三年未孕，云平時小腹痛，餘無不適。診脈左脈弱，右脈弦，舌淡紅，苔黃白相間，左脈弱為肝腎不足，右脈弦為木鬱不伸，故小腹痛。舌苔黃白相間為濕熱內蘊。經曰：任主胞胎。肝腎不足，陰精虧損，濕熱內蘊，暗吸陰氣，陰氣已虧，任脈當虛，故不孕。加之肝鬱不伸，經氣澀滯，焉能懷妊。

【治療】補肝腎，調任脈，祛濕熱，解肝鬱治之。

【處方】柴胡10克，香附10克，枳殼10克，白芍12克，甘草10克，山藥10克，半夏10克，山萸肉10克，熟地15克，枸杞12克，菟絲子12克，黃芩10克，女貞子10克，旱蓮草10克，7付水煎服。

【效果】上方連服7付，已懷孕，順利產一嬰兒。

【按】此例為肝鬱不暢，化熱傷陰，衝任受損。以解鬱疏肝治其本，兼以補腎治其損，標本同治，一診則有子矣。

23. 治驗妊娠畸形胎案

胡XX之妻，26歲，1995年3月14日

已生產二胎，產第一胎是無腦兒，第二胎是脊柱裂，俱亡。偶與其夫談其事，其夫極苦惱，問能否治療？自思懷二胎為異胎，恐是其妻胞宮之過。因曰：可以試治。遂診，見其妻問曰：平時有無病症？答曰：平時全身酸困，腰酸有游走性疼。診脈右關尺弱，後天先天不足，

宮之精血必然虛衰，何能懷健壯之胎？姑處以：脾腎兩扶之劑以觀成效。

【處方】黃耆 10 克，當歸 7 克，黨參 10 克，巴戟天 10 克，補骨脂 10 克，茯苓 9 克，甘草 5 克，熟地 10 克，山萸肉 10 克，枸杞 10 克，鹿茸 1 克，官桂 5 克，山藥 10 克，陳皮 5 克，芡實 10 克，桑葉 7 克，5 付水煎服。

3 月 20 日，藥後腰酸減，脈左關稍弱，餘脈弦長，仍處上方 5 付，加菟絲子 10 克。

3 月 27 日，藥後諸症好轉，脈亦較前緩和，尺脈較前有力。今處以：六味地黃丸 20 丸，男寶 2 瓶。晨服男寶，晚上服六味地黃丸，以固腎元。

【效果】服完上藥，隔一年後生下一健壯男兒，後生兩胎亦健壯。

【按】或問方中何以加桑葉，因脈流薄急，時為春日，加之以順時和肝。

24. 產後兩少腹疼案

姚 X X，女，22 歲，1985 年 11 月 30 日

產後半月，兩少腹仍痛，右側痛甚，觸診非腸癰之位。且兩少腹牽引兩腹內側之筋痛。何以引起此疾？曰產後胎盤不下，接生者徒手入宮內取下，遂患此症，今診脈沉細弦，稍數，舌質深紅，苔薄黃。此乃濁邪入宮，與血相搏，迫及經脈。

【治療】清熱敗毒逐穢，通和筋脈血氣。

【處方】銀花 15 克，連翹 10 克，青皮 6 克，黃柏

10 克，甘草 5 克，懷牛膝 10 克，當歸 10 克，黃耆 12 克，桃仁 8 克，乳香 6 克，沒藥 6 克，丹皮 7 克，3 付水煎服。

【效果】藥後其症遂癒。

【方解】銀、連、柏清熱敗毒，青皮入肝經行氣通穢，歸、耆補氣血，扶正氣，有利於移濁排解。乳、沒行氣血，通瘀滯止疼痛。桃仁行血祛瘀，丹皮涼血活血，懷牛膝補肝助筋。甘草緩肝舒筋，調和諸藥。諸藥合用，效果良好。

25. 產後胃難受、悲傷欲哭案

劉ＸＸ，女，22 歲，1987 年 9 月 9 日

產後六日覺心胃難受，悲傷哭啼，不能控制，觸之小腹痛，詢之頭痛四肢麻。

診脈滑小弦數，舌尖赤白膩。以辨證論之：腹痛肢麻、心難受、舌濁為痰瘀鬱阻之故。脈滑為痰，小弦數為內有鬱閉，熱邪不瀉。

【治療】清痰火，下瘀滯。

【處方】半夏 10 克，陳皮 10 克，茯苓 10 克，甘草 10 克，枳實 10 克，天竹黃 10 克，當歸 10 克，丹參 10 克，桃仁 10 克，1 付水煎服。

【效果】藥後其病遂癒。腹痛，悲哭再無發生。

【方解】半、陳、苓、甘為二陳湯，清痰利氣。天竹黃祛痰火。枳、桃、丹、歸下瘀血，瘀去絡暢。血脈周流，營衛暢通，心宮得養，悲哭亦除。

26. 產後便秘案

王XX，女，20歲，1985年2月7日

產後半月引起便秘，今時已五月，每四日大便一次，便則艱難，且有腰疼。自云動則減輕，臥則疼重。口乾耳鳴，入夜咽痛，白日不痛。診脈左脈浮弦，右脈平，舌質暗紅。產後便秘為津血不足，腸液失充。有腰疼，動則減輕、臥則加重為氣血不暢，絡脈鬱阻。左脈浮弦為肝腎不足，兼有瘀熱內迫下焦。舌象亦為津少瘀結之象。

【治療】滋陰血，通瘀熱，潤腸活血之法。

【處方】酒軍7克（後下），山藥10克，檳榔10克，黑芝麻10克，當歸10克，桃仁10克，生地12克，肉蓯蓉10克，枸杞10克，元參10克，麥冬10克，柏子仁10克，5付水煎服。

2月12日，藥後諸症減半，藥既見效，上方去酒軍，加入女貞子10克，旱蓮草10克，3付水煎服。

【效果】藥後其症若失，又服3付後其症遂癒。

【按】此例虛中挾邪，腎元不足，津液虧乏，瘀滯不暢，引起諸症，以肉蓯蓉、枸杞、生地、芝麻、山藥補腎元，當歸、元參、麥冬、柏子仁滋津潤腸，桃仁、酒軍祛瘀活血，檳榔疏理積滯。初診服5付後即有良效。二診去川軍之攻下，加女貞子、旱蓮草之滋陰增液，服數付即癒。

27. 乳汁不足案

李XX，女，24歲，1995年11月28日

產後二月乳汁缺少，不夠嬰兒飲吸，但飲食尚可，

胃口、乳房無憋脹感覺。診脈緩滑，舌質淡白，濕潤，以脈舌論之為中土不足，水穀精微不能轉化為乳汁。

【治療】補中土，化水濕，通乳絡治之。

【處方】黨參 10 克，黃耆 10 克，茯苓 10 克，白朮 10 克，桂枝 6 克，陳皮 10 克，甘草 3 克，半夏 10 克，砂仁 3 克（後下），通草 5 克，王不留 10 克（炒），當歸 8 克，3 付水煎服。

【效果】藥後其乳即充，足夠嬰兒吸食。

【按】產後乳汁不足，多為氣血不足，或是乳絡不暢，此例脾虛水濕不化，以苓桂朮甘湯、二陳湯溫中利水濕，參、耆、朮、砂仁健脾益氣理中土，當歸與黃耆合用，補血氣，通草、王不留通乳絡，服 3 付乳汁即增。

28. 妊娠胃痛胃憋案

程 X X，女，24 歲，1987 年 2 月 29 日

懷胎二月，近日覺上腹疼憋，不欲飲食，噁心欲吐，且有頭昏悶。診脈左脈弦大，右脈小弦，舌絳無苔。懷妊二月，陰血養胎，胃陰當弱。又有脈弦舌絳無苔、頭昏、當為肝陽上漲。

【治療】滋陰降火，平肝安胎。

【處方】石斛 10 克，沙參 10 克，玉竹 10 克，麥冬 10 克，白芍 12 克，甘草 5 克，黃芩 10 克，竹茹 10 克，僵蠶 10 克，川芎 3 克，川貝母 10 克，陳皮 5 克，2 付水煎服。

3 月 5 日，藥後頭昏噁心消除，但胃口仍痛，今處以：益胃陰，養血安胎之劑。

【處方】白芍 10 克，甘草 5 克，當歸 10 克，黃芩 10 克，梔子 7 克，百合 10 克，沙參 10 克，麥冬 10 克，玉竹 10 克，2 付水煎服。

【效果】藥後諸症俱癒。後順產健康嬰兒。

【按】以脈舌論之為胃陰不足，厥陰風木上逆，出現中土諸症，以養陰滋液平肝之劑而安。

29. 妊娠食道炎案

張ＸＸ，女，29 歲，2004 年 6 月 20 日

懷妊九個月，將產，前三個月覺食道澀，近日又覺咽喉痛，食道痛，舌亦痛，舌尖有白點且痛，診脈右脈大，舌赤無苔，質有赤點，此乃氣陰不足，虛火毒蘊結於上焦。

【治療】益氣陰，清火毒，護胎元。

【處方】沙參 12 克，太子參 12 克，麥冬 10 克，玉竹 10 克，石斛 10 克，連翹 10 克，銀花 15 克，貝母 8 克，甘草 5 克，蓮衣 10 克，僵蠶 10 克，穿心蓮 15 克，黃芩 10 克，白花蛇舌草 15 克，公英 15 克，3 付水煎服。

5 月 26 日，藥後諸症若失，藥一付後即生產，現症為咽喉乾，舌麻，夜眠差，其夫說有貧血貌。仍處以益氣陰，活血絡，清熱解毒之劑：

沙參 10 克，麥冬 10 克，太子參 10 克，元參 10 克，甘草 10 克，桔梗 8 克，白芨 10 克，僵蠶 10 克，石斛 10 克，銀花 10 克，當歸 10 克，黃耆 12 克，桂圓肉 10 克，蓮衣 10 克，連翹 10 克，竹葉 5 克，3 付水煎服。

【效果】藥後其症遂癒。

【按】懷妊陰血不足，又加火毒上蘊肺胃之經，當須標本兼治，未診未見其人，只聽其夫訴說病情，推理為虛多邪少，補養多於逐邪。

30. 產後乳汁衰少案

姚XX，女，23歲，1998年2月9日

今產後已40餘日，乳汁衰少。初產後乳汁亦不足，近日更少，孩子只能吃半肚，每以奶粉補充。脈之右關尺弱，左脈弦些，此乃脾腎不足，肝氣鬱滯。

【治療】補脾益腎，疏肝解鬱，通絡下乳治之。

【處方】白朮10克，黨參10克，茯苓10克，黃耆12克，山藥10克，黑芝麻10克，香附10克，柴胡7克，蓮子10克，王不留行10克，附子3克，3付水煎服。

2月13日，藥後乳汁始充，仍處上方2付。

2月15日，藥後乳汁已充，診脈左關尺弱減，舌質深紅，上方去附子，加當歸10克，通草3克，又服2付，後奶水一直很好。

【按】方中以白朮、黨參、茯苓、黃耆、山藥、蓮子補中土，以生乳汁，脈弦，以柴胡、香附理肝木，王不留暢乳絡，附子溫少陰，黑芝麻補腎水，生乳汁，初診服2付乳即充。

第十二章 婦人乳內疾患案

1. 乳內腫物案

劉XX，女，48歲，1995年6月23日

右乳頭內近乳房處起腫物，如拇指頭大，已有數月。現乳頭已內陷，觸之發硬，且右胸經脈疼。據本人說近時在省級腫瘤醫院診斷，未確診而返回本地治療。又云前數日乳頭出膿。詢之平時心情抑鬱，有腰酸耳鳴之症。診脈左關尺弦弱，右脈滑弦，舌深紅，苔薄白乾。細思此症乃乳岩症已破潰，因有乳頭內陷絕不是順症，又有脈弦，心情抑鬱是其症之顯也。析之：此乃肝腎不足，肝鬱氣滯，鬱結成岩。又乳頭為肝之分野，肝經不足，其邪必先犯其轄地，鬱結於乳內。乳頭出膿為鬱久蒸薰化熱。積結破潰，膿毒外透。

【治療】投以標本同治之劑，以滋肝腎之精，理氣血之鬱，逐積清熱，解毒通絡消息之。

【處方】熟地 12 克，枸杞 10 克，山萸肉 10 克，山藥 10 克，茯苓 10 克，烏藥 8 克，木通 8 克，三棱 10 克，莪朮 10 克，甲珠 8 克，蒲公英 12 克，天龍 5 克（搗麵沖服），花粉 12 克，青皮 10 克，甘草 10 克，黃耆 10 克，薏苡仁 12 克，4 付水煎服。

6 月 26 日，藥後左胸經脈痛已消除，乳內腫物軟些，且有減小。脈左脈弱減。藥既見效，宜乘勝擊之。上方加王不留 10 克，白朮 8 克，15 付水煎服。

7 月 12 日，服完上方付後腫物變軟減小。云前數日，從乳頭出淡血水。脈緩和，舌淡紅，肝腎之虛已平，宜專攻腫物，佐以益氣健脾之劑消息之。

【處方】三棱 10 克，莪朮 10 克，青皮 10 克，甘草 10 克，黃耆 10 克，白朮 10 克，花粉 10 克，柴胡 8 克，白芍 12 克，天龍 8 克，乳香 10 克，沒藥 10 克，山慈姑 5 克，香附 10 克，牡蠣 12 克，夏枯草 10 克，黨參 8 克，10 付水煎服。

並外用《醫宗金鑒》婦科治乳岩之法：以木香 20 克，生地 20 克，共搗麵，加水捍成餅狀，把餅安放於腫物處，以燒熱之鐵熨斗烙其餅，使藥力達於腫物消散之。

7 月 22 日，經用上藥後有好轉，腫物轉軟，身亦無其他不適。仍遵上方加當歸 10 克，六路通 10 克，僵蠶 10 克，去夏枯草，7 付水煎服。

7 月 29 日，藥後有好轉，云前數日出白膿，乳內腫物大消。診脈小弦，舌質淡紅，病者云這次藥不如第三次之藥有效，今處三診方，加皂刺 8 克，仍用外烙法。

8 月 10 日，用上藥後其症有好轉，云前數日出黃白膿，身無其他不適。診脈右脈弦些，左關尺亦弱，舌淡紅。脈弦為肝木橫恣，脾土當受剋制。法應在上方基礎上加入益脾土，制肝木之藥。

【處方】三棱 10 克，莪朮 10 克，青皮 10 克，甘草 10 克，黃耆 15 克，白朮 12 克，玉竹 10 克，花粉 12

克，柴胡 10 克，桔梗 10 克，白芍 10 克，天龍 5 克，山慈菇 8 克，牡蠣 12 克，夏枯草 12 克，僵蠶 10 克，黨參 12 克，枳殼 10 克，元參 10 克，8 付水煎服。且仍用外烙法。

8 月 22 日，藥後的好轉，診脈左脈緩弱，右脈弦，欲飲水，舌深紅，苔薄少黃燥。仍遵上方，黨參減為 7 克，加連翹 10 克，10 付水煎服。

9 月 11 日，藥後有好轉，今已停藥十日，乳頭又出膿、腫痛。診脈右脈弱，左脈弦數，舌淡苔薄白。右脈弱為脾土不足，左脈弦數為肝木橫犯。法應加入益土平木之劑。

【處方】三棱 10 克，莪朮 10 克，青皮 10 克，甘草 10 克，黃耆 15 克，白朮 10 克，黨參 10 克，花粉 10 克，柴胡 10 克，白芍 10 克，天龍 6 克，乳香 10 克，沒藥 10 克，山慈菇 10 克，香附 10 克，牡蠣 10 克，夏枯草 12 克，10 付水煎服，仍用外烙法。

9 月 21 日，用上藥後疼痛消除，未出膿，自云下肢軟。脈少弦，仍遵上方加熟地 12 克，以益腎元，10 付水煎服。

9 月 30 日，藥後腿軟消除，前七日出膿一次，不臭。診脈少弦，舌深紅有瘀點，苔少白膩。上方加公英 15 克，去山慈菇。9 付水煎服。

10 月 8 日，藥後平妥。前四日出膿少許，乳內有痛感。近三日有噁心感。脈弦消，轉為緩弱，舌淡苔薄白。此胃氣弱，肝木已平。今處以調和氣血肝脾之劑。

【處方】黨參 10 克，白朮 10 克，茯苓 10 克，甘草

10克，熟地10克，白芍10克，當歸12克，川芎5克，黃耆12克，枸杞12克，香附10克，浙貝母10克，桔梗10克，銀花12克，連翹10克，10付水煎服。

【效果】服上方10付後其症遂向癒。根據辨證，不離調理肝脾，解毒散結，清熱排膿法，又服20付未有再出膿。其症遂癒。隨訪三年，其症未有發生。

【按】治乳內腫物，內服外用藥物後，有乳頭出膿者，腫消膿盡則癒。嘗思腫物化膿外排，其毒物外泄，泄盡則癒，是病癒的又一途徑。我於以前治療2例患者，俱是腫物變膿，膿盡則癒。亦有大多數乳內患者不經化膿，其腫逐漸消散者。疾病千變萬態，人之稟賦各不相同，患者不同，痊癒時當有不同耳。

2. 乳腺增生案（一）

張XX，女，46歲，1993年9月6日

右乳腺增生二年，可觸及如拇指頭大塊狀物，乳外側痛引背，右半身不適。又云素有氣短之症，其間多次治療見效不大。其腫物每為心情不快，勞累後疼痛加劇。今診脈右關濡小，餘脈弦滑，舌質淡，苔白潤。以辨證析之：右關濡小為脾氣不足。氣短為肺氣不足，肺金亦弱。脈弦為肝脈，滑為痰濕。且疼引肩背，右前身不適，俱為痰濕鬱阻肝經，絡脈不暢。故此可辨證為：土金不足，痰濕鬱阻，絡脈不暢。

【治療】補脾肺，祛痰濕，暢絡脈。

【處方】當歸10克，赤芍10克，黨參10克，黃耆10克，川芎5克，白芷5克，烏藥10克，桂枝10克，

瓜蔞 10 克，川朴 5 克，半夏 10 克，僵蠶 10 克，青皮 10 克，夏枯草 10 克，莪朮 10 克，三棱 8 克，甲珠 10 克，5 付水煎服。

9 月 11 日，藥後右半身不適減輕，氣短亦有好轉，乳內腫塊減其大半。藥既見效，仍服上方 7 付。

【效果】患者未來就診，二年後始知其疾藥後遂癒。

【按】乳腺增生為乳腺管內有增生之物，可逐漸增大甚至惡化為乳腺癌，此疾多因氣鬱不舒，或加風寒外搏，絡脈不暢，鬱久成塊，如治療及時，投藥得力即可治癒。此患者且引起半身不適，氣短，較一般乳腺增生有異，方中在疏肝理氣、散結通絡之劑中加用參、耆，因有肺脾不足之候，用桂枝有解表散寒通絡制肝之作用。

3. 乳腺增生案（二）

劉 X X，女，38 歲，1994 年 6 月 5 日

去年十月份覺兩乳內起小腫塊，如指頭大，不甚痛，稍感乳內不適。自云因氣鬱引起，一直未作治療。近時其母患乳腺癌死亡，自恐也轉化成癌，故來診治。診脈左關尺弱，右脈緩弦，舌鬱紅少苔。此肝腎不足，氣血鬱結，日久成積。

【治療】補肝腎，解鬱結，化積滯。

【處方】熟地 12 克，山萸肉 10 克，青皮 10 克，花粉 10 克，僵蠶 10 克，天龍 10 克（研末沖服），橘葉 10 克，白芍 10 克，甘草 5 克，乳香 7 克，沒藥 7 克，黃耆 10 克，5 付水煎服。

6 月 11 日，藥後乳內舒適，其腫塊縮小其半，藥既見效，仍服上方 3 付。

6 月 25 日，藥後其塊即消，但近日因動怒氣，腫塊又有生起之象，且有心胃悸動，氣上逆。診脈右脈弱些，左脈已轉正常，舌深紅，苔薄白。今以補中土，降逆氣，稍疏理治之。

【**處方**】代赭石 12 克，紅參 10 克，半夏 10 克，甘草 5 克，蘇梗 10 克，旋覆花 8 克，浙貝母 10 克，2 付水煎服。

【**效果**】藥後諸症皆消，年餘其疾亦平妥。

【**按**】此患者兼有腎虛，方中以疏肝理氣、散結通絡劑中加補腎之熟地、山萸肉、枸杞，又加扶正益氣之黃耆，首診服 5 劑後即起大效。二診服 3 劑，腫塊已消，後又出現新症，隨症投藥而癒。

4. 乳腺增生案（三）

侯 X X，女，34 歲，1994 年 6 月 28 日

病兩乳腺增生，乳內有小塊，云因生氣引起。每因心情不佳，勞累，經前數日，乳內塊即增大，痛即增重。且伴有四肢麻，小腹、左胸部痛，背部亦不適，時一年半。診脈澀有緩象，舌深紅，苔白老。脈緩為脾氣不足，澀為經氣鬱阻，諸痛為絡脈不暢。日久血氣不暢，肝失條達，脾運欠旺，自然經氣鬱阻，一氣流行何痛之有，且兩乳為肝胃經脈循行之道路，日久不暢，自然成塊，每與怒氣有關，明為肝鬱。

【**治療**】當以健脾氣，暢肝鬱，化滯通結散積之法。

【**處方**】當歸 10 克，赤芍 10 克，黨參 10 克，黃耆

10 克，川芎 5 克，烏藥 8 克，生地 10 克，青皮 8 克，甘草 8 克，浙貝母 10 克，柴胡 10 克，白朮 10 克，佛手參 10 克，川楝子 10 克，元胡 10 克，天龍 10 克（搗麵沖服），牡蠣 12 克，瓜蔞 10 克，5 付水煎服。

7 月 3 日，藥後諸痛大減，乳內塊亦減半。藥既見效，仍服上方 5 付，水煎服。

【效果】藥後其症遂癒。囑患者：少動怒，免勞累，慎起居，自可恢復。

【按】此方藥味眾多，看似雜亂，但辨認準確，各盡其職，相輔相成，即「韓信用兵，多多益善」，故速癒也。

5. 乳腺增生案（四）

宮 X X，女，34 歲，1984 年 11 月 10 日

右側乳腺管不暢通，且有腫塊如指頭大，每於經來前痛增，自言因心情抑鬱引起，時年餘。診脈右脈弦，左脈緩，舌質淡，苔薄白。

【辨證】肝鬱不暢，鬱而成積。

【治療】疏肝解鬱，化積通絡。

【處方】絲瓜絡 10 克，瓜蔞 10 克，王不留行 10 克，僵蠶 10 克，浙貝母 10 克，花粉 10 克，蒲公英 12 克，甲珠 8 克，青皮 10 克，甘草 10 克，白芷 10 克，莪朮 10 克，柴胡 10 克，赤芍 10 克，3 付水煎服。

11 月 16 日，藥後腫塊大消，唯面部癢，可能與服花粉有關，今去之。繼服上方 3 付。

11 月 21 日，藥後面部癢，腫塊基本消除，繼服上方 3 付，病遂痊癒。

6. 乳腺增生案（五）

劉XX，女，31歲，1993年2月15日

近一年來，左乳內外上方起數個如指頭大小塊，不甚硬，且疼痛，引患側背臂難受。每隨月經來潮疼甚。自覺身弱無力，其母有是症後轉化為乳腺癌而逝。恐癌變，故來就診。診脈小弦，舌深紅少苔。脈小弦為肝鬱不暢，故久則結塊。舌象亦為鬱滯不暢，氣陰不足。

【治療】疏肝理氣，扶正軟堅，削癥散結。

【處方】當歸10克，赤芍10克，紅參10克，黃耆12克，川芎5克，白芷5克，枳殼10克，烏藥10克，僵蠶10克，甲珠10克，三棱8克，莪朮10克，沙參10克，玉竹10克，浙貝母10克，夏枯草10克，牡蠣10克，5付水煎服。

2月23日，藥後諸症好轉，診脈右脈顯弱些。藥既見效，上方加枸杞10克，仍服5付，水煎服。

3月3日，藥後乳內腫塊明顯減小，其疼痛亦減。自覺身舒適，脈亦較前和緩。藥既見效，身無不適，仍服上方5付。

【效果】服完上藥後乳內塊又減小許多，在此方略有變動，服10付後其症遂癒。

【按】內經云:「邪之所湊正氣必虛，正氣記憶體邪不可干。」人類近代發現癌症，古稱癥瘕、積聚、岩，是有形之堅硬物，其致病之因，多為正氣虛弱，七情六因鬱結而成，此患者因虛鬱滯而成此疾，故方中有扶正之參、耆、玉竹，疏肝理氣解鬱之烏藥、枳殼、貝母，又有削堅

散結之三棱、莪朮、甲珠，軟堅之牡蠣，養血和肝之當歸、川芎、赤芍等味，服20付而癒。

7. 乳內腫物案

楊XX，女，21歲，1994年11月11日

病左乳下內有一小腫塊，圓形可推動，時三年，現身無他疾。脈之右脈緩弱，左脈小弦，舌淡紅，苔薄白，此脾胃氣弱，氣鬱不暢，郁而成塊。

【治療】補脾益氣，祛積解鬱。

【處方】僵蠶10克，三棱8克，莪朮8克，浙貝母10克，赤芍10克，當歸10克，甲珠10克，甘草5克，黃耆10克，白朮10克，黨參10克，夏枯草10克，山慈菇8克，7付水煎服。

11月22日，藥後其腫減小，診脈右脈弱，舌淡濕潤。此脾氣仍不足。據辨證處以：

僵蠶10克，浙貝母10克，赤芍10克，當歸10克，甲珠10克，甘草5克，青皮8克，黃耆10克，白朮10克，黨參10克，夏枯草10克，瓜蔞10克，天龍7克（搗麵沖服），茯苓10克，10付水煎服。

【效果】服完上藥後腫十去其六，後調養而癒。

【按】乳內腫塊不痛，可推動，是為乳癖之候，此病多由正氣不足，風寒外閉，肝鬱氣滯，痰濕凝結而成。首診以消積散結之三棱、莪朮、浙貝、僵蠶、山慈菇，疏肝和肝之夏枯草、赤芍、當歸，扶正益氣之參、耆、白朮，甘草調和諸藥，服藥即減小，二診在上方之基礎上調整其味，用天龍後其效更顯，服10付後基本痊癒。

8. 妊娠乳腺增生案

楊XX，女，28歲，1996年10月16日

兩乳內起腫塊五個月，曾到地區醫院查為乳腺增生。今已妊娠三個月，乳內疼痛，觸之有如小指頭大硬塊。自云從心情抑鬱引起。

診脈弦數滑，舌嫩紅，苔薄白，此皆肝鬱不暢，久而氣血鬱結，繼而成塊。治療當以：疏肝解鬱，軟堅散結。經云有故而無殞，無傷胎也。

【處方】瓜蔞 12 克，浙貝母 10 克，當歸 10 克，柴胡 10 克，香附 10 克，青皮 10 克，夏枯草 12 克，川楝子 10 克，牡蠣 10 克，生地 12 克，赤芍 10 克，僵蠶 10 克，甘草 7 克，黃耆 10 克，5 付水煎服。

另用生地 50 克，木香 10 克搗麵和水捏成小餅，敷於腫塊上，以燒熱之鐵熨斗熨小餅 5 分鐘，日熨 2 次。

【效果】用上方藥後其痛大減，腫塊亦變小，又服 5 付後其症即即癒。

【按】此懷胎又有乳腺增生，服用消散之劑藥不可過猛，適中而宜，故此方無甲珠、三棱、莪朮之類，又加入甘草、黃耆扶正緩和諸藥之性，以免對胎兒不利，且又用《醫宗金鑒》木香生地餅外熨之法，縮短療程。

9. 乳腺增生伴胃、咽憋案

段XX，女，32歲，1984年11月10日

左乳外上方有小塊如指頭大，痛引左腋下，時已數月，近日又因抑鬱引起胃口憋脹，不欲飲食，壓之疼痛，

咽部亦憋。診脈右脈虛弦，左脈澀，舌質暗紅，舌邊尖有瘀點，苔少。

析之：右脈虛弦，舌深紅為胃陰不足，肝木犯中，故上腹憋不欲食。右脈澀、咽憋乳疼，舌有瘀點有肝氣鬱滯，絡脈鬱阻之象。

【治療】先以滋胃陰疏解肝鬱治之。

【處方】沙參 10 克，麥冬 10 克，玉竹 10 克，白芍 10 克，甘草 3 克，丹參 10 克，柴胡 10 克，元胡 10 克，香附 10 克，川芎 5 克，黃芩 10 克，2 付水煎服。

11 月 13 日，藥後胃憋疼大減，咽部憋亦減輕。乳疾如故。今診左脈弦，舌質紅，有鬱點，苔仍白少。以疏肝、解鬱、化積、養陰之劑治之。

【處方】柴胡 10 克，甘草 5 克，青皮 10 克，當歸 10 克，川芎 5 克，白芍 10 克，白芷 10 克，枳殼 10 克，烏藥 7 克，沙參 10 克，三棱 10 克，莪朮 10 克，牡蠣 10 克，桔梗 10 克，3 付水煎服。

11 月 19 日，藥後腫塊去其半，疼痛亦減，咽之疾消除。惟又覺肩背困胸痛。診脈右脈虛，左脈虛弦，此攻逐病邪有損於胃氣，上方加黨參、黃耆各 10 克，5 付水煎服。

【效果】藥後胸痛、肩困消，乳內腫塊大消。又接服上方 5 付後其症遂癒。

【按】此例乳腺增生又挾雜它症。金匱謂「夫病痼疾加以卒病，當先治其卒病，後乃治其痼疾」，故先治胃、咽之病，後治其乳疾而獲癒。

10. 乳內腫痛案

李ＸＸ，女，44歲，1993年11月15日

兩乳內腫痛，但乳不燒，近日引兩脅下痛，常太息為快。自云痛時先從兩乳頭開始，後延及乳內。觸診兩乳內有如指頭大小塊結。時已二月，在村裏輸液服中藥月餘不效。

今診左脈弦數，右脈緩弦滑，舌質淡，邊有齒印。方書載曰：乳頭屬厥陰肝，乳房屬陽明胃，此關乎肝胃兩經。脈弦數為肝鬱，緩滑為濕鬱，舌象亦為陽弱濕滯。綜觀諸症為：肝胃鬱結，絡脈不暢，血氣鬱阻，鬱結而腫。

【治療】疏肝化積，通暢絡脈。

【處方】赤芍 10 克，柴胡 10 克，香附 10 克，鬱金 10 克，枳殼 10 克，花粉 10 克，青皮 10 克，甘草 8 克，甲珠 10 克，沒藥 10 克，三棱 10 克，莪朮 10 克，僵蠶 10 克，夏枯草 10 克，瓜蔞 10 克，浙貝母 10 克，7 付水煎服。

【效果】藥後乳內腫大消，後調養而癒。

第十三章 兒科病案

1. 小兒口吐白沫腹脹案

王X之子，生後五日，1987 年 7 月 19 日

昨日時口溢白沫，腹脹，乳後更甚，身冷，脈不甚明顯，舌前苔淡白，舌後苔白膩，指紋青黑。初生之兒不耐寒涼，以其症觀之為：中陽不足，寒濕內蘊，氣機不暢。治此當以：益中陽，祛寒濕，瀉濁陰。

【處方】半夏 3 克，川朴 4 克，白朮 4 克，紅參 4 克，乾薑 2 克，檳榔 3 克，茯苓 4 克，1 付水煎服。

【效果】藥後其症遂癒。

【方解】參、朮、苓益胃氣燥脾濕，夏、朴、檳榔瀉痰水通濁邪。乾薑溫中益陽，故用藥確切，其效亦佳。

2. 小兒昏睡頸項強案

王 X X，男，6 歲，1996 年 2 月 7 日

咳嗽七日，近日昏睡，檢查頸項強，神志似清不清，診脈弦數，舌質暗紅，苔白膩。以辨證論之為風熱挾痰犯肺稍久，迫及心包，故有昏睡神志不清，頸項強直。脈弦為痰火竄入肝經。今辨證為：風熱入肺挾痰，逆傳心包，厥陰風木為患。

【治療】清痰火引邪外出，暢神志解痙平肝。

【處方】川貝母 5 克，天竹黃 6 克，茯苓 8 克，鬱金 8 克，板藍根 12 克，連翹 10 克，杏仁 6 克，桔梗 5 克，鉤藤 7 克，陳皮 7 克，蜈蚣 2 條，丹參 10 克，菖蒲 9 克，銀花 9 克，元參 8 克，2 付水煎服。

【效果】藥後神志轉清，諸症亦有好轉，又接服 1 付，其症遂癒。

【按】昏睡脈弦，項強神志半清，按西醫之觀點，其病在腦，是否有腦膜炎之類炎性感染，影響到腦神經，值得考慮。本例因種種原因只好按中醫辨證治療。方中以銀花、連翹、桔梗、杏仁辛涼解毒，宣瀉肺邪，使邪外出，天竹黃、石菖蒲、鬱金、貝母清化熱痰，蜈蚣、鉤藤入肝經，搜邪解痙，丹參入營血，引藥直達病所，元參、甘草滋陰，恐濕邪傷陰。茯苓、陳皮利氣祛痰，從小便出。

3. 高燒抽風案

李 X X，男，4 歲，1992 年 12 月 31 日

常感冒，體溫每達 38 攝氏度以上即抽風，其母來詢問有無治療辦法，後引來患兒診治。脈左脈弦數，右脈平，舌深紅少苔。脈弦為肝脈，舌深紅少苔為肝陰不足，感冒風邪外侵，與內厥陰風木相搏，故抽風。抽風抽搐也，肝主筋，故此疾責之厥陰肝木。

【治療】滋肝陰，清肝膽。

【處方】生地 10 克，麥冬 10 克，丹皮 7 克，白芍 10 克，元參 10 克，龜板 10 克，鱉甲 10 克，天竹黃 5 克，龍膽草 5 克，鉤藤 7 克，白蒺藜 7 克，2 付水煎服。

【效果】服藥後感冒很少，即便發燒到 38 攝氏度以上，從未抽風，一直很好。

【按】方中以滋陰鎮肝息風之生地、麥冬、白芍、元參、龜板、鱉甲與清肝瀉火之龍膽草、鉤藤、白蒺藜及清化熱痰之天竹黃，入厥陰經，瀉血中之伏火有牡丹皮合用，服 2 劑即癒。

4. 臍風案

李X之子，8 天，1986 年 8 月 6 日

產後四天出現苦笑面容，時哭時止，查之臍部有潰膿，全身出現紅點，其紅點處有化膿白頭，頭部較多。診脈緩弦數，舌深紅，尖紅甚。辨證論之為內有胎毒熱邪，外風引動肝風。

【治療】清熱毒、平肝風。

【處方】銀花 7 克，全蠍 2 克，僵蠶 5 克，防風 4 克，川貝母 5 克，蟬蛻 3 克，菊花 5 克，甘草 3 克，鉤藤 5 克，2 付水煎服。2 日服 1 付，每日多次服。

【效果】藥後其症遂癒。

【方解】銀花、甘草清熱解毒，防風、菊花、蟬蛻疏外風，全蠍、鉤藤僵蠶平肝風，貝母清鬱熱，諸藥全用，各盡其事，故 2 付後其症即癒。

5. 小兒黃疸案（一）

李 X X，男，4 歲，1985 年 10 月 19 日

黃疸十餘日，面睛黃，小便亦黃，觸診肝大三指，飲食欠佳，常噁心欲吐。診脈細稍數，舌深紅少苔。舌深

紅少苔為濕熱已傷肝陰，脈細稍數亦為傷陰之脈。諸黃肝大為濕熱蘊結，肝膽絡鬱不暢，故治之當以：清熱祛濕，疏利肝膽，少佐滋陰之劑。

【處方】 茵陳 10 克，丹參 10 克，板藍根 10 克，生地 10 克，連翹 8 克，牡蠣 10 克，當歸 5 克，赤芍 10 克，梔子 5 克，黃柏 5 克，2 付水煎服。

10 月 22 日，藥後諸症好轉，黃退其半，藥既見效，仍書上方 3 付，水煎服。

【效果】 藥後黃退盡，肝大消，精神與平時一樣，後調養而癒。

【按】 方中以茵陳蒿湯清利濕熱退黃，板藍根、連翹清熱解毒，丹參、赤芍行瘀活血，生地滋陰，牡蠣軟肝。

6. 小兒黃疸案（二）

段 X X，男，5 歲，1985 年 10 月 19 日

黃疸七日，目睛盡黃，噁心不欲食，下午低熱，身疲無力，觸診肝大三指，脈弦數，舌深紅少苔。以辨證論之為肝膽火盛，熱多濕少瘀熱不去，肝膽絡脈不暢。

【治療】 清肝膽，疏瘀熱，解熱毒，搜肝邪。

【處方】 龍膽草 7 克，黃芩 8 克，板藍根 10 克，連翹 7 克，丹參 7 克，牡蠣 7 克，鱉甲 10 克，1 付水煎服。

10 月 20 日，藥後出汗多，家人云消化不良，診脈緩弱，舌少苔，此中土有損。上方加山藥 10 克，黃耆 10 克，1 付水煎服。

10 月 21 日，服上藥後出汗減少，舌轉有苔，精神較前佳，仍處上方 1 付。

10 月 22 日，藥後諸症好轉，肝大減，黃亦退多，脈弦數，舌暗紅少苔。仍處上方加白芍。2 付水煎服。

10 月 28 日，藥後其病平穩，惟有不消化之食便下，舌質深紅少苔。此乃脾虛木盛之故。

【處方】太子參 5 克，白朮 5 克，山藥 5 克，蓮子 5 克，白扁豆 7 克，當歸 5 克，丹參 5 克，山楂 5 克，白芍 5 克，甘草 3 克，2 付水煎服。

【效果】藥後其症遂癒，肝大消，黃亦退盡。只因在山區，進縣城不便，不能化驗，故只以觀察、目診確定其病。

7. 小兒慢性咳嗽案（一）

閆 X X，男，1 歲，1985 年 12 月 17 日

慢性咳嗽十月餘，平時服用西藥效乏，今聽診呼吸音粗糙，無明顯哮鳴音。嬰兒平時易感冒，每感冒即咳嗽加重，久而不癒。今診指紋隱而不顯，脈右脈弱，左脈緊，舌暗紅少苔，以舌脈之象論為肺脾氣弱，衛氣不足，風邪久留肺臟，傷及肺陰。

【治療】補脾肺益衛氣，養肺陰祛風邪。

【處方】太子參 6 克，黃耆 8 克，杏仁 5 克，紫苑 5 克，冬花 5 克，沙參 5 克，桂枝 2 克，甘草 2 克，乾薑 1 克，五味子 4 克，川貝母 3 克，2 付水煎服，1 付分 2 日服。

【效果】藥後其病逐漸好轉，以後感冒亦減少。

【按】此例虛實並存，脈有緊象，內有風寒，用桂枝、甘草、乾薑，以驅邪。冬花、紫苑潤肺止咳，沙參滋肺陰，川貝母、杏仁清化痰熱，五味子斂肺，與乾薑配合，不致收斂太過，參、耆補肺脾之虛，一診即效。

8. 小兒慢性咳嗽案（二）

呂X，女，3歲，1993年3月2日

經常咳嗽，近日加重，夜半咳嗽更重，痰不甚多，平時睡眠不靜，常踢去被子，拍胸片亦未見特殊。脈之：左寸關弦，右脈小數，舌質深紅。左脈寸關弦數，又有丑時咳重，睡眠不靜，俱為厥陰不靜，邪火內擾，右脈弦小數，舌紅，咳嗽為肺陰不足，引動厥陽，火逆於肺，故常咳嗽。辨證為：肺陰不足，木火刑金。

【治療】滋肺陰，平肝木，散鬱火。

【處方】桑葉5克，桑白皮5克，川貝母5克，沙參5克，杏仁4克，麥冬5克，地骨皮55克，甘草5克，白芍5克，百合5克，馬兜鈴5克，百部5克，2付水煎服。

3月4日，藥後咳嗽減輕，仍服上方2付。

3月10日，藥後又有好轉，左脈仍弦，上方去地骨皮，加青黛4克，黃耆5克，2付水煎服。

【效果】藥後其症遂癒。

【按】此為厥陰陰分不足，虛火犯肺，以沙參、麥冬、白芍滋陰液制厥陽。桑葉、桑白皮甘寒散表邪，清肝肺。百合、百部、馬兜鈴滋陰殺蟲，潤肺止嗽，川貝母、杏仁為清肺潤肺止咳對藥，地骨皮涼血除虛火，諸藥合用，為甘寒滋陰平虛火之劑。二診服4付已大好，最後一診脈仍弦，青黛易地骨皮清肝火，佐黃耆有陽中求陰之意。藥後即癒。

9. 小兒慢性咳嗽案（三）

王XX，男，12歲，1984年3月25日

從小咳嗽，時輕時重，痰多為白痰。現聽診右肺上葉有氣管粗糙音。診脈兩手脈緊，舌淡苔薄白，濕潤。以辨證論之為：肺氣不足，寒邪久搏，清肅之令失權，痰濕貯肺。

【治療】溫肺散寒，祛痰肅肺。

【處方】乾薑4克，細辛2克，五味子8克，半夏8克，桂枝7克，麻黃4克，炙草4克，紫菀8克，冬花10克，蛤蚧一對（去頭足，搗麵沖服），3付水煎服。

4月1日，藥後咳嗽減其半，肺部聽診亦轉為正常。診脈緊細遲，舌淡苔薄白。法應補中土，生肺金，益腎元，祛痰濕治之。

【處方】紅參8克，白朮8克，茯苓8克，炙草5克，半夏8克，陳皮8克，五味子8克，乾薑3克，紫菀8克，冬花10克，黃耆10克，蛤蚧一對（去頭足，研末服），4付水煎服。

【效果】藥上方後4付後，慢性咳嗽遂癒。後來一直平穩。

【按】此例久疾，陽氣不足，屬寒性咳嗽，以薑、細、味調肺之開合，麻黃、桂枝疏寒散邪，加甘草制約其燥，半夏降逆，溫利痰濕，冬花、紫菀潤肺化痰止咳。蛤蚧補腎益肺固元。一診服3付即大效。

10. 嬰兒咳嗽案

童 X X，女，半歲，1995 年 2 月 3 日

咳嗽 40 餘日，用多種抗生素效乏。今診：外觀面色青白，每見咳嗽痰不暢，脈緊細，指紋氣關以下暗淡紅，舌淡紅，面白舌淡為肺氣不足，面青脈緊細為寒邪鬱肺，咳嗽不暢，久而不癒，兼有化熱現象。綜觀諸症為：肺氣不足，寒邪襲肺，已有化熱，肺氣不宣。

【治療】溫養肺氣，祛除痰火。

【處方】紅參 5 克，沙參 6 克，當歸 5 克，紫苑 5 克，冬花 5 克，川貝母 5 克，乾薑 2 克，五味子 5 克，白果 6 克，1 付水煎 2 日服完。

【效果】藥後其病遂癒。

【方解】紅參、沙參相伍，補益肺之氣陰。當歸和血潤肺。紫苑、冬花相伍潤肺止咳化痰。川貝母解鬱清熱化痰。乾薑、五味子調理肺之開合。白果入肺，加強斂肺功能。諸法相伍，故上劑而癒。

11. 痢疾抽風案

黃 X X，男，4 歲，1987 年 5 月 3 日

前四日患中毒性痢疾，便綠沫，高燒，經輸液好轉，此兒平時食油膩物多，昨日服山藥絲，引起抽風，無泄瀉，體溫 37 攝氏度。脈小弦數，舌鬱紅，苔薄白。以辨證論之仍為油膩之物蘊結熱邪毒氣，流竄肝經。故有此疾。

【治療】總以清利濕熱，平膽熄風治之。

【處方】白頭翁 10 克，川黃連 5 克，黃芩 8 克，枳殼 7 克，赤芍 7 克，板藍根 10 克，黃柏 8 克，鉤藤 5 克，1 付水煎服，兼灌腸。

5 月 4 日，藥後抽風平息，大便一次。脈弦數減。藥既見效，仍服上方兼灌腸 1 付。病遂痊癒。

【按】方中本應加羚羊角，但地處山區，此藥無有，只好用它藥彌補其不足。方中：白頭翁、連芩、柏為金匱之白頭翁湯之主藥，治熱痢下重。枳殼、赤芍通調腸中積滯，且能使絡脈暢行。板藍根清解熱毒。鉤藤入肝經，止風搐。眾藥合用，其效迅速。

12. 嬰兒腎炎案

段 X X，女，1 歲，1985 年 7 月 12 日

現症面部、四肢浮腫，腹部腫甚，時已五日，其母訴曰：先起黃水瘡從面部開始，後延及腹部，瘡患一月，後調治而癒，遂引起浮腫之症。脈之寸浮緊，餘脈沉弱，舌質淡紅，不潤。化驗尿蛋白++++，此乃瘡毒蘊內，風邪外襲，成為風水熱毒之症。

【治療】解表清熱祛毒兩調之。

【處方】麻黃 3 克，杏仁 4 克，防風 3 克，黃芩 4 克，連翹 5 克，赤小豆 5 克，白茅根 10 克，板藍根 10 克，甘草 1 克，1 付水煎服。

7 月 13 日，藥上方付後又有好轉，腹部仍腫，嘔吐現象。上藥加竹茹克，1 付水煎服。

7 月 14 日，藥後又有好轉，腹部仍腫，嘔吐，舌質紅。今處以清熱敗毒，化瘀利水之劑。

【處方】 白茅根 10 克，益母草 5 克，連翹 5 克，赤小豆 8 克，車前子 6 克（另包煎），黃芩 5 克，金錢草 5 克，木通 4 克，甘草 2 克，1 付水煎服。

【效果】 藥後效果可以，以後接連服用 3 付，面腹浮腫大減。化驗尿蛋白++，又在此方基礎上調整，隨症而加減，服 7 付後其症癒。化驗小便內無蛋白，其後一直很好，其疾未有發生。

第十四章
疑難雜症

（一）呼吸系統疾患

1. 多年鼻憋案

郭ＸＸ，女，34 歲，2008 年 12 月 30 日

鼻憋多年，且不聞香臭，每滴通竅藥即可通。又云左乳曾割去纖維瘤，今左乳內不適。診六脈弦緊，舌暗紅苔白老。法應疏肝散結通竅。

【處方】 辛夷 10 克，防風 10 克，藁本 8 克，白芷 15 克，蒼耳子 10 克，公英 15 克，赤芍 10 克，紫蘇 10 克，桔梗 10 克，川芎 10 克，當歸 10 克，黃耆 10 克，柴胡 10 克，黃藥子 12 克，浙貝母 10 克，山萸肉 10 克，枳殼 10 克，甘草 5 克。5 劑水煎服。

1 月 5 日，藥後可以。乳痛未發作，鼻仍不通。診右脈弦數些，左脈弱些，舌暗紅苔白少，上方加鵝不食草 10 克，薄荷 5 克（後下）。5 劑水煎服。

1 月 11 日，藥後鼻通些，乳內痛減，又云闌尾部痛。診左右脈弱些。加紅藤 15 克。5 劑水煎服。

【按】 乳內不適，鼻竅不利，脈弦數，顯為肝鬱不暢，鼻不聞香臭，又不通利，脈有緊象為風寒搏結，鬱閉鼻絡，故以辛夷散加入舒肝通絡，調和肝脾之劑而獲癒。

2. 咽疾案

梁 X，男，17 歲，2007 年 3 月 20 日

自覺咽部有物支撐，不舒，從十四歲查患鼻竇炎引起，又有記憶力弱，身倦。

診左脈弱，右脈弦，舌嫩紅苔白少，處以補腎利咽散結之劑：

【處方】木蝴蝶 10 克，射干 10 克，桔梗 8 克，半夏 8 克，甘草 5 克，僵蠶 10 克，浙貝母 10 克，熟地 12 克，山萸肉 10 克，肉蓯蓉 10 克，製首烏 10 克，枸杞 10 克，益智仁 4 克，柯子 10 克，5 劑水煎服。

4 月 4 日，藥後有好轉，左脈仍弱，舌中後苔黃白，上方加黃柏 6 克，知母 10 克。5 劑水煎服。

4 月 13 日，藥後記憶力好些，咽部有物支感減輕，身疲減，診脈左脈弱減，右關弦，面部有小粟。今處以上方，加蒲公英 12 克，5 劑水煎服。

4 月 27 日，藥後諸症減輕，記憶力好些，近日舌左側痛。診左脈弱減，右脈弦數。上方去半夏，加梔子 10 克，遠志 5 克。5 劑水煎服。

【按】咽部有物支感顯為有高腫處。從鼻竇炎引起是火毒流竄到咽喉。日久火毒暗耗腎精，引起記憶力弱，身倦。右脈弦，肝火上鬱，以益腎元，解毒散結，清瀉肝膽消息之。二診其病有轉機，舌中後有黃白苔，加知母，黃柏清下焦之火，三診面部出現小粟，為火毒外出，加蒲公英以清解之，之後隨辨證稍作加減。後停二年見其人知此疾已癒。

3. 咽喉胃口不適案

李XX，女，43歲，2009年3月8日

病咽喉不適，時數年，去年冬天自覺咽塞、咽乾，胃口亦不適。診脈小弦數，舌暗紅苔白膩。

【處方】元參12克，麥冬12克，紫蘇10克，桔梗10克，公英15克，僵蠶10克，浙貝母10克，石上柏15克，牛蒡根15克，銀花10克，花粉10克，沙參10克，烏梅10克，馬勃7克，百合12克，丹參10克，烏藥7克，白花蛇舌草15克。5劑水煎服。

3月13日，藥後胃好多，咽喉較前痛，云近日服涼菜後覺疼重。診六脈弦緊數，舌暗紅苔黃白，今處以：

紫蘇10克，半夏10克，厚朴7克，茯苓10克，桔梗10克，射干10克，山豆根10克，白芷10克，膨大海10克，僵蠶10克，蚤休10克，白礬4克，白芍10克，甘草3克，白花蛇舌草15克，砂仁3克。5劑水煎服。

3月21日，藥後可以，咽乾，脈弦數減，舌暗紅苔白少。

【處方】元參10克，麥冬10克，甘草5克，桔梗10克，荷花蒂10克，浙貝母10克，沙參10克，玉竹10克，石斛10克，白芍10克，牛蒡根15克，地龍10克，百合10克，馬勃7克，板藍根10克，台參10克。5劑水煎服。

6月21日，藥後咽喉基本痊癒，近日咽飯時食道痛，背心痛，胸內不適。脈弦數，舌暗苔白老。今處以：

白芍 15 克，甘草 7 克，荷花蒂 10 克，浙貝母 10 克，鬱金 10 克，石上柏 15 克，沙參 10 克，白芨 10 克，乳香 5 克，百合 15 克，白蘞 10 克，公英 15 克，白花蛇舌草 15 克，僵蠶 10 克，仙人掌 10 克，石斛 10 克。5 劑水煎服。

6 月 27 日，藥後可以，脈弦些，上方加龍膽草 10 克，梔子 10 克，公英加為 20 克，石上柏 20 克。5 劑水煎服。

7 月 3 日，藥後痛減，脈弦亦減，繼服上方 5 劑。

8 月 28 日，藥後食道痛癒，近日又咽飯痛，云有內熱。脈弦些，舌暗紅苔白少。今處以：

梔子 10 克，龍膽草 10 克，黃芩 10 克，沙參 10 克，元參 10 克，鱉甲 10 克，白芍 10 克，柴胡 10 克，鬱金 10 克，甘草 5 克，荷花蒂 12 克，浙貝母 10 克，花粉 12 克，景天 10 克，公英 15 克，白花蛇舌草 15 克，白蘞 10 克，仙人掌 10 克，乳香 7 克。5 劑水煎服。

9 月 3 日，藥後有好轉，咽、背好多，云平時有直腸炎，小腹左側痛，脈弦減，上方加紅藤 15 克，5 劑水煎服。

12 月 15 日，近日感冒，輸液八日。現仍頭昏，頭痛，身疲無力，夜眠差。診脈弦緩數，舌暗紅苔白老。

【處方】公英 15 克，白花蛇舌草 15 克，防風 10 克，僵蠶 10 克，川芎 8 克，天竹黃 10 克，竹葉 8 克，黃芩 10 克，魚腥草 10 克，牛蒡根 10 克，板藍根 10 克，生地 10 克，大青葉 10 克，荷花蒂 10 克，一枝黃花 10 克，甘草 5 克，合歡皮 10 克。5 劑水煎服。

【按】咽喉痛數年，又有胃口不適，按現代醫學觀點說是有慢性炎症。脈小弦數是火邪內鬱，蘊結不暢，故有咽塞。咽乾為陰液虧乏，但有舌膩是雖陰液不足兼有濕濁蘊結。首診以清熱解毒散結，通絡滋陰化濁之法而見效。方中以銀花、石上柏、牛蒡根、馬勃清熱解毒，桔梗、浙貝母、花粉利咽散結。僵蠶既散結利咽亦有燥濕濁作用。沙參、麥冬、元參滋陰液。百合、丹參、烏藥、白花蛇舌草、蒲公英活血通絡清熱解毒，對胃咽兩有利，烏梅利咽散結，二診時患者說服涼菜有涼閉之疑，用辛溫通閉兼清熱解毒化濕之劑而起效。

三診時胃口已不痛，專用清熱解毒利咽滋陰通絡兼加台參扶正。咽喉胃口病基本好了。以後每隔一段時間臨時出現反覆稍加調理而平。

4. 喉水腫喉啞案

王XX，男，2008年2月12日

喉啞兩月，曾到忻州地區醫院檢查為喉水腫，咳嗽痰多，多次治療無效，診脈右脈緩弦數，左脈亦弦數，舌質絳紅，苔白少。此陰分不足，邪熱蘊結。

【治療】滋陰清熱解毒開閉。

【處方】元參12克，麥冬12克，甘草10克，桔梗10克，浙貝母10克，射干10克，山豆根10克，蚤休10克，沙參10克，夏枯草10克，蟾蜍10克，木蝴蝶10克，青果10克，紫蘇10克，僵蠶10克，梔子10克。5劑水煎服。

2月17日，藥後啞減多，仍有咳嗽。診脈弦些，舌

暗紅。上方加前胡 10 克，杏仁 10 克。5 劑水煎服。

2 月 22 日，藥後好轉，啞消，仍咳嗽。診左脈弦些，右脈浮數，舌淡紅苔白潤，上方加牛蒡子 10 克。5 劑水煎服。

【按】脈緩弦為風邪兼挾肝火，脈數舌紅苔少為火鬱傷及肺陰，咽喉鬱結，絡脈不暢，故發音嘶啞，首診即顯效，但咳嗽見效不大，2 診加前胡、杏仁又有進步。3 診加牛蒡子而痊癒。

5. 咽喉嘟吭聲案

王 X X，女，38 歲，2009 年 7 月 12 日

咽喉部有嘟吭聲，已十年。多方治療不效。云從生氣受風冷引起。診左脈弱，右脈浮弦，此肝腎不足，風氣搏結，法應標本同治。

【處方】生首烏 15 克，山萸肉 15 克，石楠葉 20 克，僵蠶 10 克，荷花蒂 10 克，紫蘇 10 克，山藥 12 克，防風 10 克，茯苓 10 克，白朮 10 克，烏梅 10 克，烏藥 7 克。5 劑水煎服。

7 月 17 日，藥後有好轉，舌暗紅苔少。仍處上方，加玉竹 10 克。5 劑水煎服。

【按】腎經脈之循行其中曰：從腎上貫肝膈入肺中，循咽喉挾舌本。肝經脈之循行其中曰：上貫膈布季肋，循咽喉之後上入頏顙，連目系上出額，與督脈會於巔。故咽喉之疾於此二經最為密切。此病十年，方書曰久病入腎，此肝腎脈弱，故可以扶肝腎，袪邪氣，暢咽喉治之。二診後其病遂癒。

6. 咽喉腫痛案

鄭 X X，男，41 歲，2009 年 8 月 18 日

咽喉腫痛，不能說話，不能吃飯，時一日，診脈弦數，舌暗紅苔白潤。此肺氣鬱阻，心肝火亢，壅而腫閉。

【**治療**】急治、清瀉之。

【**處方**】山豆根 12 克，牛蒡根 15 克，梔子 10 克，生地 10 克，龍膽草 10 克，黃芩 10 克，川黃連 4 克，公英 20 克，桔梗 10 克，花粉 15 克，柴胡 10 克，半夏 10 克，木蝴蝶 10 克，元參 10 克，浙貝母 10 克，一枝黃花 15 克，野菊花 15 克，紫花地丁 15 克，鬱金 10 克，甘草 4 克。2 劑水煎服。

【**按**】患者是勞動人，患病急劇，腫閉甚，脈弦數。弦為肝，數為熱為火，火為五臟之賊，可爍金，焚土，耗水，傷動陰津。今火邪亢旺，肺肝心最為緊要，咽喉又為關隘之要地，當急治之，方中以多量解表通鬱，清瀉火毒，預滋陰液之味。初服一煎則出現效果，服完後病即痊癒。

7. 慢性咽炎濾泡增生案

柴 X X，女，38 歲，2007 年 12 月 3 日

慢性咽炎，咽後壁有濾泡，有火則不適，有化膿點，從去年患之，身無其他不適，脈左弦些，右寸顯弱，舌淡紅苔薄白，此肺氣不足，邪火鬱結。

【**治療**】清熱解毒，散結少佐益肺之劑。

【**處方**】浙貝母 10 克，僵蠶 10 克，夏枯草 12 克，蚤休 10 克，連翹 10 克，梔子 10 克，元參 10 克，麥冬 10 克，桔梗 10 克，荷花蒂 10 克，山豆根 10 克，甘草 5 克，乾蟾皮 12 克，仙人掌 10 克，沙參 10 克，黃耆 10 克。4 劑水煎服。

12 月 8 日，藥後化膿點減多，咽喉清利，脈弱些，上方加台參 8 克，4 劑水煎服。

12 月 13 日，藥後好轉，右脈弦減，仍服上方 4 劑。

【按】內經曰「謹守病機，各司其屬，有者求之，無者求之，盛者責之，虛者責之，必先五勝，疏其血氣，令其條達，而致和平」，此病人咽後壁有濾泡化膿點為火毒搏結，左脈弦為木火上炎，故投以清肝火散結毒之劑。但右寸脈顯弱，肺金不足佐以益肺之黃耆，沙參，麥冬，首診效果明顯，但六脈虛弱，加台參以復脈固本，三診服後知病已癒。

8. 咳嗽氣短胸憋案

王 X X，男，64，2008 年 8 月 17 日

咳嗽氣短痰難咳上，胸憋。拍片有肺氣腫。診左脈弦虛大，右脈亦弦，舌淡紅苔白少些。

【治療】清痰火滋腎元。

【處方】熟地 15 克，山藥 10 克，遠志 5 克，天麥冬 10 克，百合 10 克，元參 10 克，川貝母 10 克，白芍 10 克，當歸 10 克，冬花 10 克，紫苑 10 克，穿山龍 15 克，沙參 10 克，黃芩 10 克，魚腥草 15 克，青黛 5 克（沖服），蛤粉 10 克，白英 15 克。5 劑水煎服。

8 月 25 日，藥兩劑後即有腹鳴，瀉肚，雖瀉不多，

但不適，云平時胃腸不好，今診右脈弦大，左脈亦弦，舌紅苔膩些，處以：

龜板 10 克，生地 10 克，百合 10 克，元參 10 克，炙草 5 克，麥冬 10 克，白芍 10 克，當歸 10 克，地龍 10 克，沙參 10 克，紅參 5 克，青黛 5 克，蛤粉 10 克，冬花 10 克，紫苑 10 克，山萸肉 10 克，遠志 5 克，菌靈脂 10 克，川貝母 10 克，白英 12 克，山藥 12 克，蘆根 15 克。5 劑水煎服。

9 月 3 日，藥後可以，云有冠心病，夜眠差。脈弦大減，舌淡中有裂紋，苔白。今處以上方，加桂圓肉 10 克（另睡前嚼服），淮小麥 15 克。5 劑水煎服。

9 月 16 日，藥後好些，脈弦大。上方去桂圓肉，加穿山龍 15 克，繼服 5 劑。

9 月 22 日，藥後平妥，仍氣短，咳嗽，嗜睡，脈大，舌淡苔白潤。今處以：

柏子仁 10 克，淮小麥 15 克，太子參 10 克，百合 10 克，生地 12 克，熟地 12 克，元參 10 克，川貝母 10 克，炙甘草 8 克，麥冬 10 克，白芍 12 克，當歸 10 克，遠志 5 克，穿山龍 15 克，魚腥草 15 克，冬花 10 克，紫苑 10 克，菌靈脂 10 克，柯子 10 克。5 劑水煎藥服。

10 月 1 日，藥後平妥，脈弦數些，舌紅苔白少。上方加沙參 10 克。繼服 5 劑。

10 月 23 日，藥後可以，停藥 10 多日仍可以。脈弦數些，繼服上方 5 劑。

11 月 1 日，藥後可以，云服藥大便次數多，日服半劑就便次少了。又兼服冬蟲夏草 1 克（自服）。脈弦些，舌淡苔白潤。上方加乾薑 2 克，繼服 5 劑。

11 月 13 日，云藥後不如服以前之方，近日又氣短胸憋。脈左關尺弱，右脈小弦，舌淡紅苔白老。

【處方】熟地 15 克，當歸 10 克，山萸肉 15 克，杜仲 10 克，懷牛膝 15 克，白果 10 克，冬花 10 克，紫苑 10 克，蘇子 10 克，柏子仁 10 克，酸棗仁 10 克，阿膠 10 克（另沖服），地龍 10 克，桃仁 8 克，杏仁 10 克，遠志 7 克，毛冬青 15 克，鹿銜草 15 克，麥冬 10 克。5 劑水煎服。

11 月 19 日，藥後氣短減，仍胸憋，脈左尺弱減，舌淡苔白潤。繼服上方 5 劑。

12 月 7 日，藥後可以，近日咽部不適。診右脈弦大數，左脈亦弦，舌淡紅。今處以：

黃芩 10 克，魚腥草 15 克，冬花 10 克，紫苑 10 克，射干 10 克，山豆根 10 克，甘草 8 克，僵蠶 10 克，浙貝母 10 克，百合 10 克，板藍根 12 克，熟地 15 克，當歸 10 克，蒲公英 15 克，地龍 10 克，穿山龍 10 克，牛蒡根 10 克，麥冬 10 克。5 劑水煎服。

12 月 14 日，藥後可以，云近幾日痰能出些。脈弦大減，舌淡苔白潤。斷服上方 5 劑。

12 月 20 日，藥後胸憋減輕，脈弦大減。上方加瓜蔞 15 克，繼服 5 劑。

12 月 27 日，藥後可以，脈弦些，舌一般，仍處上方 5 劑。

【按】左脈弦大咳嗽氣短，顯為肺腎陰虛，龍火犯肺，右脈亦弦，有中土不足，木邪犯脾之象。治療當以滋肺腎之陰，斂肝木之恣，兼清痰火通肺絡，抑肝木護中土。總旨定妥，在數次診治中略隨病症出現加以調換用藥，例如 3 診中加桂圓肉、淮小麥以護心。在 11 月 1 日方中加乾薑 2 克以溫中，患者竟覺不如以前之方，可見陰虛之體辛熱之藥不可入也。患者得病三年，自服完藥後病情穩定，胸憋氣短消除，冠心病亦未有發作。

9. 頑固性咳嗽氣短案

康 X X，男，2008 年 2 月 23 日

咳嗽氣短多年，去年臘月因肺心病住院治療後，好轉出院。今正月初九又住院，治療後好轉，腫消。唯氣短咳嗽，痰不甚多，又云時有手顫。診左脈沉遲弱，右脈弦滑，較左大有力。舌暗紅苔白潤。此肝腎不足，心陽不振，痰火蘊肺。處以標本同治之劑：

蘇子 10 克，陳皮 10 克，半夏 10 克，當歸 10 克，前胡 10 克，川朴 10 克，熟地 10 克，附子 3 克，枇杷葉 10 克，台參 10 克，萊菔子 10 克，魚腥草 15 克，黃芩 10 克，冬花 10 克，紫苑 10 克，地龍 10 克，桃仁 10 克，遠志 5 克。3 劑水煎服。

2 月 27 日，藥後有好轉，但氣仍短，時頭昏。脈緩弦滑數，舌膩。上方加天麻 8 克，葶藶子 10 克，川芎 10 克。3 劑水煎服。

3 月 2 日，藥後頭昏減多，氣短亦減。診脈弦滑數些。上方繼服 3 劑，水煎服。

3 月 6 日，藥後可以，聽肺部有哮鳴音。上方加穿山龍 15 克。3 劑水煎服。

3 月 10 日，藥後氣短減，脈轉弦大數滑。痰難咳出。今處以：上方去附子，加麥冬 12 克。3 劑水煎服。

3 月 14 日，藥後可以。聽診肺部有哮鳴音，觸診肝大。舌暗紅苔白膩，脈弦滑緊。今處以：

蘇子 10 克，半夏 10 克，當歸 10 克，前胡 10 克，川朴 10 克，陳皮 10 克，肉桂 2 克，葶藶子 10 克，冬花 12 克，紫苑 12 克，地龍 10 克，桃仁 10 克，杏仁 10 克，丹參 12 克，穿山龍 15 克，川芎 10 克，天麻 7 克，黃芩 12 克，魚腥草 15 克，柏子仁 8 克，澤瀉 10 克，台參 10 克，白朮 10 克，茯苓 10 克。5 劑水煎服。

3 月 19 日，藥後可以，舌膩減多，餘症亦好轉。脈弦數減多，仍服上方 5 劑。

3 月 25 日，藥後好轉，頭昏好多，氣短減，肺部仍有哮鳴音，舌膩。上方去天麻，川芎，加遠志 5 克，川貝母 10 克。5 劑水煎服。

3 月 30 日，藥後可以，頭未昏，觸診肝上葉大些。咳白痰，氣憋好多。聽診兩肺有痰鳴音。診左脈弦，右脈亦弦。今處以：

白果 10 克，冬花 10 克，半夏 10 克，桑白皮 10 克，蘇子 10 克，杏仁 10 克，黃芩 10 克，葶藶子 10 克，丹參 10 克，蛤粉 10 克，青黛 5 克，穿山龍 15 克，遠志 5 克，柏子仁 10 克，陳皮 10 克，白芥子 10 克，萊菔子 10 克，台參 10 克，白朮 10 克，茯苓 10 克，澤瀉 10 克，地龍 10 克，當歸 10 克，熟地 12 克。5 劑水煎服。

4 月 5 日，藥後可以，脈弦滑數，舌膩減。聽診肺部痰鳴音顯。仍處上方，加魚腥草 15 克。5 劑水煎服。

10 月 25 日，服完上藥後一直很好，能幹家務活。今亦可以，惟覺氣短，時心難受。診兩寸沉弱，餘脈小弦滑，舌暗紅苔白潤。今處以：

白果 10 克，冬花 10 克，紫苑 10 克，蘇子 10 克，杏仁 10 克，黃芩 10 克，地龍 15 克，陳皮 10 克，半夏 10 克，前胡 10 克，遠志 10 克，五味子 10 克，乾薑 3 克，細辛 2 克，毛冬青 15 克，附子 4 克，紅參 8 克，柏子仁 10 克。5 劑水煎服。

【按】咳嗽氣短多年，引起肺心病，兩次住院雖危象好轉，但仍時有發生之危險。病者尋求中醫治療。首診服 3 劑即有好轉，2 診時有頭昏，加天麻，川芎，又加葶藶子祛痰利水，對心臟亦有好處，服 3 劑後病逐好轉。4 診加穿山龍以利心肺。5 診時出現脈大痰難上，去附子，加麥冬亦有好轉。其後根據辨證調整方劑，但總不離清痰火調理肺脾腎之劑。

10. 咳嗽眩暈案

高 X X，女，72 歲，2007 年 12 月 19 日

有氣管炎多年，聽診肺部有哮鳴音，平時有頭昏，西醫診斷為美尼氏綜合徵，作電腦斷層掃描未見明顯病症。現症咳痰，頭昏，不能下地。診左脈弦滑數，右脈弦滑弱，舌淡紅苔白老。處以清痰利肺健脾息風之劑：

半夏 10 克，天南星 7 克，川芎 10 克，天麻 10 克，天竹黃 10 克，地龍 10 克，菌靈脂 5 克，僵蠶 10 克，白芥子 10 克，萊菔子 10 克，蘇子 10 克，生曬參 6 克，茯苓 10 克，冬花 10 克，紫苑 10 克，魚腥草 15 克，炙草 5

克，前胡 10 克，生薑三片，大棗三枚。2 劑水煎服。

12 月 21 日，藥後好轉，氣短減，繼服上方 2 劑。

12 月 23 日，藥後咳喘好多，仍時有頭昏，昏則噁心。診左脈弦滑數，右脈滑弱，舌暗紅苔白膩。今處以：

半夏 10 克，川芎 10 克，天麻 10 克，膽南星 10 克，川貝母 10 克，天竹黃 10 克，地龍 10 克，穿山龍 10 克，僵蠶 10 克，青黛 5 克，蛤粉 10 克，冬花 10 克，紫苑 10 克，黃芩 10 克，魚腥草 15 克，黃柏 10 克，竹茹 10 克，陳皮 10 克，蘇子 10 克，前胡 10 克，當歸 10 克，麥冬 10 克，沙參 10 克，台參 10 克。2 劑水煎服。

12 月 25 日，藥後頭昏氣短減多。繼服上方 2 劑。

12 月 27 日，藥後喘咳頭昏好多。脈弦數減，右脈顯弱，舌暗紅苔白老。仍處上方 4 劑。

12 月 31 日，藥後可以，氣短好轉，頭昏亦減。繼服上方 2 劑。

2008 年 1 月 4 日，藥後好轉，咳喘好多，仍時頭昏，手顫。診左脈弦滑緩，右脈緩弱，舌淡苔白老，此肺脾不足，肝風內動，法應益脾肺，平虛風。

【處方】沙參 10 克，玉竹 10 克，西洋參 8 克，天麻 10 克，地龍 10 克，山藥 15 克，冬花 10 克，龍骨 15 克，牡蠣 15 克，肉蓯蓉 10 克，山萸肉 10 克，鉤藤 10 克，僵蠶 10 克，鹿角片 3 克，麥冬 10 克，川貝母 10 克。4 劑水煎服。

1 月 8 日，藥後有好轉，仍處上方 4 劑。

1 月 11 日，藥後頭昏減，仍處上方 2 劑。

1 月 17 日，藥後可以，仍陣發性頭昏、耳鳴。診右脈弱，左脈弦些，舌淡紅苔白膩些。今處以補腎精祛風痰利肺氣之劑：

天麻 10 克，川芎 10 克，半夏 10 克，白朮 10 克，台參 10 克，黃耆 12 克，陳皮 10 克，乾薑 3 克，茯苓 10 克，澤瀉 10 克，防風 10 克，蒼朮 8 克，神麴 7 克，黃柏 8 克，地龍 10 克，當歸 10 克，熟地 12 克，穿山龍 15 克，冬花 10 克，紫苑 10 克。5 劑水煎服。

1 月 22 日，藥後頭昏減多，仍處上方 5 劑。

1 月 26 日，藥後好轉，診右脈弱，頭昏未發生，兩脈弦大些，舌淡紅苔白燥。今處以：

天麻 10 克，川芎 10 克，白朮 10 克，澤瀉 10 克，麥冬 10 克，紫苑 10 克，地龍 12 克，穿山龍 15 克，當歸 10 克，熟地 10 克，黃芩 10 克，魚腥草 15 克，膽南星 8 克，天竹黃 10 克，蘇子 10 克，杏仁 8 克，蛤粉 10 克，青黛 5 克，毛冬青 10 克。10 劑水煎服。

【按】年事已高，咳喘頭昏不能下地，平時有美尼氏綜合徵，雖未作化驗，據推測考慮合併腦缺氧。脈弦滑數，舌苔白老，明顯為痰火內蘊，腦絡不暢。經云「諸痿喘嘔皆屬於上，諸風掉眩皆屬於肝」，此與肺肝最為密切。首診以川芎、天麻、天竹黃，地龍平肝息風，清化痰熱，以解頭昏，以三子養親湯加冬花、紫苑、魚腥草、前胡以清熱潤肺，清化痰熱，用生曬參、茯苓因脾脈不足，以之健脾祛痰，且人參能顧護元氣。用菌靈脂為強壯藥，有益於心脾肺，用生薑增強其疏利作用，大棗健脾扶中，中土轉動不呆，氣機升降正常，有利群邪祛除，初起兩診處以 2 劑，因年事已高，病又重雜，恐病情變化，以利隨時調整。其後病入坦途，可以多開幾劑。最後開 10 劑，病已平穩，因回老家，但脈仍弦大些，肝肺並調而基本告癒，後遂訪二年病情平妥。

11. 子宮癌術後氣短案

馮 X X，女，56 歲，2009 年 3 月 31 日

子宮癌切除年餘，前五月覺氣短，服中藥 10 劑後好轉，今仍氣短，較前輕。診左脈弦數，右脈小弦，舌淡苔白潤，云夜間口苦。今處以：

白花蛇舌草 15 克，半枝蓮 12 克，龍膽草 10 克，虎杖 10 克，山海螺 12 克，石上柏 15 克，甘草 5 克，白芍 10 克，黃耆 10 克，茯苓 10 克，山藥 10 克，白朮 10 克，菌靈脂 10 克，台參 10 克，生首烏 10 克，香附 7 克，5 劑水煎服。

4 月 5 日，藥後可以，氣短減多。前五日便血一次，後未再便。診左脈弦些，右脈平，小腹少痛。上方加馬齒莧 15 克，槐米 10 克，玉竹 10 克。10 劑水煎服。

4 月 18 日，藥後諸症好轉，氣短消，腹部刀口處有小痛，有心煩，發脾氣，脈弦滑數，舌淡紅苔白老。處以養血潤肝，降逆，清熱解毒之劑：

白芍 10 克，赤芍 12 克，玉竹 10 克，石斛 10 克，酸棗仁 10 克，生珍珠母 15 克，甘草 5 克，麥冬 10 克，淮小麥 15 克，柏子仁 10 克，元參 10 克，龍骨 15 克，牡蠣 15 克，半枝蓮 10 克，白花蛇舌草 10 克，大棗三枚。5 劑水煎服。

【**按**】先前患子宮癌已切除，今又出現氣短，恐有癌種轉移，為防患於未然，據脈憑症，補脾肺以固本，清肝肺治標，兼加入抗癌解毒之白花蛇舌草、半枝蓮、山海螺、石上柏，又加菌靈脂以扶正氣，效果良好。二診患者說前五日便血一次，今已不再出現，加入馬齒莧、槐米以清熱解毒止血，以防再出現，加玉竹以潤燥養肝。三診氣短消，但又出現心煩，欲怒，腹部刀口痛，用養血潤肝降逆兼以活血止痛抗癌解毒之劑而平息。

12. 肝腎不足咯血案

康 X X，女，40 歲，2009 年 4 月 4 日

時有咳血，拍胸片有支氣管擴張，平時有痛經，前頭痛。曾輸液七日仍夜間咳嗽。云咽喉部不適，痰多，時有咳血。診左脈澀弱，右脈小弦，舌淡苔白潤。此心肝腎不足，邪熱入侵肺絡，

【處方】冬花 10 克，紫苑 10 克，蘆根 10 克，冬瓜子 10 克，柯子 10 克，薏苡仁 12 克，茯苓 10 克，半夏 10 克，熟地 10 克，遠志 4 克，製首烏 10 克，柏子仁 10 克，百合 10 克，白芨 10 克，石上柏 15 克，魚腥草 15 克，炒黃芩 10 克，藕節 10 克。5 劑水煎服。

5 月 13 日，藥後可以，未咳血，左脈弱些，舌淡苔白潤。處以上方，熟地為 15 克，加麥冬 10 克，山萸肉 10 克，5 劑水煎服

5 月 20 日，藥後平妥，未咳血。左脈弱些，云飲食少。上方加穀、麥芽各 8 克。5 劑水煎服。

5 月 25 日，藥後可以，脈平，舌淡苔白潤。今處以：

蘆根 12 克，麥冬 12 克，黃耆 10 克，桑白皮 10

克，川貝母 8 克，冬瓜子 10 克，薏苡仁 12 克，魚腥草 15 克，藕節 10 克，三七參 3 克（另沖服），石上柏 15 克，白英 12 克，白芨 10 克，側柏葉 10 克，瓜蔞 10 克，牛蒡子 10 克，甘草 3 克，冬花 10 克，紫苑 10 克。5 劑水煎服。

6 月 1 日，藥後有好轉，拍片較前好多。脈平，繼服上方 5 劑。

【按】本病以辨證合參，左三部脈不足，顯為心肝腎不足，精不斂陽，虛火犯肺，擾動血絡，故咳血。右脈小弦，咳嗽，喉部不適，肺有痰火鬱滯，故以固本治表起到明顯效果，未再咳血，最後心肝腎得補後六脈平和，以清肺，潤肺祛瘀止血而獲癒。

13. 吸氣不暢案

侯 X X，男，36 歲，2009 年 5 月 19 日

吸氣不暢，自覺右肺氣吸不多，聽診右肺呼吸音弱。平時睡眠不佳，易出汗，頭左側痛，時二年。診六脈緩弱，舌暗紅苔白潤。，此肺脾腎不足，肺之開合失常。

【處方】黃耆 15 克，台參 12 克，半夏 10 克，白朮 10 克，茯苓 10 克，山藥 12 克，陳皮 8 克，遠志 5 克，五味子 10 克，杏仁 10 克，桃仁 8 克，僵蠶 10 克，白芨 10 克，乾薑 5 克，冬花 10 克，甘草 4 克，山萸肉 10 克，製首烏 15 克，仙靈脾 10 克，柏子仁 10 克。5 劑水煎服。

5 月 25 日，藥後自覺肺擴張開，吸氣好多。診脈緩弱減，藥既見效，仍處上方 5 劑。

【按】肺主氣，司呼吸，雖病位在肺，但與脾腎亦有密切聯繫，脾土生肺金，腎主納氣，診脈又虛弱，可於治肺中加入脾腎之藥，固其根本。故首診大有好轉，二診又服 5 劑後病遂痊癒。

14. 芥麻油入氣管案

原ＸＸ，男，37 歲，2009 年 1 年 12 日

前十二日服芥麻油少許不慎入氣管肺內，引起咳嗽氣短，胸憋，至今不癒。診脈弦滑數。

【處方】黃芩 10 克，浙貝母 10 克，瓜蔞 10 克，僵蠶 12 克，半夏 10 克，白蘞 10 克，蛤粉 10 克，青黛 5 克（沖服），烏藥 10 克，白芷 10 克，威靈仙 10 克，3 劑水煎服。

【按】芥麻油大辛入肺系，致使黏膜受損，氣機失調。脈弦滑數為痰火內鬱，方中以清痰火調氣機，固黏膜之劑，服 3 劑後其症遂平。

15. 過敏性支氣管哮喘案

宮ＸＸ，男，36 歲，2009 年 9 月 3 日

患過敏性支氣管哮喘數年，過敏源為塵土、螨蟲，每戴口罩以防外邪入侵。近期服他人中藥 50 劑未效。今診左關脈弱，右脈平，舌暗苔白老。姑處以下方消息之：

山萸肉 15 克，烏梅 15 克，熟地 15 克，製首烏 10 克，桑椹子 10 克，射干 10 克，細辛 2 克，五味子 10 克，冬花 10 克，穿山龍 15 克，紫苑 10 克，乾薑 3 克，5 劑水煎服。

9月8日，藥後有好轉，喘息好多。診左關脈弱減，舌暗紅苔少，繼服上方5劑。

9月15日，藥後平妥，云每服治喘膠囊，日兩次。囑以後停服。今診右脈虛小弦，左脈亦然，舌淡苔白潤。

【處方】當歸10克，熟地15克，補骨脂12克，巴戟天10克，仙靈脾15克，鹿銜草15克，烏梅15克，山萸肉15克，射干10克，僵蠶10克，地龍10克，乾薑3克，細辛3克，五味子10克，冬花10克，紫苑10克，蘇子10克，半夏10克，白參10克，鳳凰衣10克，山藥10克，白朮10克，5劑水煎服。胎盤粉、蛤蚧粉各2克沖服。

9月20日，藥後可以，脈弱減，仍處上方5劑。

9月27日，藥後好轉，云服胎盤蛤蚧粉效明顯，脈弦浮，舌淡紅苔白老些，繼服上方5劑。

10月6日，藥後好多，云蛤胎粉效佳。今診右脈顯不足，舌淡苔白膩老些，上方白朮為15克。

10月14日，藥後效果明顯。診右脈弱，上方繼服5劑。

10月20日，藥後可以，兼服桂附地黃丸，繼服上方5劑。

10月26日，藥後可以，脈左關弱些，上方去白朮，5劑水煎服。

11月3日，藥後可以，兩關弱，舌暗紅苔少，云口乾，停服桂附地黃丸。今處以：

山萸肉15克，生首烏12克，山藥15克，白朮10克，玉竹10克，蓮子10克，烏梅10克，大黑豆12

克，太子參 10 克，冬花 10 克，紫苑 10 克，僵蠶 10 克，鳳凰衣 10 克，當歸 10 克，熟地 12 克，仙靈脾 15 克，5 劑水煎服。兼服蛤蚧粉，胎盤粉各 2 克。

【按】過敏性支氣管哮喘，西醫認為是氣道敏感反應性強，或為氣管黏膜受損，不任刺激，時可出現喘咳氣短，為難癒之疾，中醫多從溫陽益氣止咳平喘，祛風散邪治療。金匱要略用射干麻黃湯、小青龍湯、厚朴麻黃湯、茯苓桂枝五味甘草湯加減，多獲療效。本例以脈論之，左關脈弱為肝氣衰少，方書云：肝氣左升，肺氣右降，肺降肝升，肝升肺降，相互促使，如環無端，循環往復，肝氣不升，肺就不降，肺氣不降，肝氣不升，二臟協調，升降正常。今肝氣不足，升發力弱，肺氣清肅不力，故出現喘息。首診以補益肝腎，肅肺降氣，清痰利肺之劑而見效。在三診中應用胎盤蛤蚧研粉沖服，對於本例效果不錯。其後一直應用，此二味之作用方書俱有論述，不再贅述。在三診後隨其辨證調整藥味而收功。

（二）心血管方面疾患

16. 產後心悸案

侯 X X，女，28 歲，2010 年 3 月 21 日

患者產後已三月，自述以往胃口不好，因產期中食葷腥多，近日不思飲食，時有心悸、身疲，睡眠差，在本地檢查為心肌肥大，到省一院查為先天性心瓣膜稍有缺損。今診：右脈弱，左脈弦些，舌暗紅苔白老，中後苔膩。

【處方】炒山楂 8 克，穀麥芽 10 克，黃耆 10 克，白朮 10 克，玉竹 10 克，白人參 8 克，柏子仁 10 克，桂圓肉 10 克，沙參 10 克，丹參 10 克，百合 10 克，合歡皮 10 克，生首烏 10 克，酸棗仁 10 克，淮小麥 15 克，夜交藤 15 克，白花蛇舌草 15 克，元參 10 克，地骨皮 10 克，蓮子 10 克，竹茹 10 克，石斛 10 克。5 劑水煎服。

3 月 26 日，藥後諸症好轉，心悸消，睡眠亦好轉。繼服上方 5 劑。

3 月 31 日，藥後睡眠、心悸都好多，聽診心臟雜音減輕。脈左、右兩寸弱些，舌嫩紅苔白少，今處以益心肺和氣血之劑：

紅參 8 克，炒柏子仁 10 克，黃耆 10 克，玉竹 10 克，沙參 10 克，百合 10 克，白朮 10 克，茯神 10 克，川黃連 2 克，桂圓肉 10 克，淮小麥 15 克，合歡皮 12 克。5 劑水煎服。

【按】此病人以前未發現心悸病症，平時胃口不佳，因產後虛其氣血，油膩葷腥之物難以消化吸收，鬱阻於中，氣血不暢，心亦受累。診脈右脈弱為脾土不足，左脈弦為陰血虛，心肝欠滋養，舌膩為有宿食儲留，舌苔白老為有火氣，處在產後顯為陰津亦乏。首診以山楂、穀麥芽健脾消食。耆、朮、參、蓮子健脾土，玉竹、石斛、沙參益陰氣。柏子仁、桂圓肉、酸棗仁、夜交藤養心安神，促眠。百合益心解鬱。元參、地骨皮、竹茹降虛火。丹參暢心脈。中土鬱積恐有鬱熱，加白花蛇舌草以解毒熱。故初診服完藥後即有顯效，藥既見效，又服 5 劑病基本痊癒。病已入坦途，又服益氣養心之劑而獲癒。

17. 心悸胸憋案

居XX，女，35歲，2010年1月31日

平時睡眠差，小腿疲困。近時心悸胸憋。診脈有結脈出現，左脈沉小數，右脈弦些，舌暗紅苔白少，姑處以下藥消息之：

炙甘草10克，白人參10克，麥冬10克，生地15克，火麻仁10克，阿膠10克(另沖服)，酸棗仁15克，龜板10克，淮小麥30克，肉蓯蓉10克，瓜蔞12克，鬱金10克，川黃連3克，苦參10克，甘松8克，夜交藤15克，琥珀3克(研末沖服)，大棗5枚。3劑水煎服。

2月4日，藥後有好轉，心悸腿酸減輕，脈左寸顯弱，上方去川黃連、苦參、甘松，加柏子仁10克，附子4克，薤白10克，地錦草15克。3劑水煎服。

2月8日，藥後可以，脈結不顯，仍處上方3劑。

2月12日，藥後可以，脈結仍不顯。脈數細弦，舌暗紅苔白潤。今處以：

白人參8克，補骨脂10克，遠志4克，麥冬10克，酸棗仁10克，茯神10克，巴戟天10克，肉蓯蓉10克，地錦草12克，淮小麥15克，生地10克，薤白8克，桑寄生12克，炙草10克，火麻仁10克，炒柏子仁10克，菌靈脂10克。6劑水煎服。

2月20日，藥後可以，覺有火，口乾，又云平時手幹、口乾。脈左脈弦數，停動不顯，右脈小數。今處以：

龜板10克，百合12克，夜交藤15克，茯神10克，太子參10克，沙參10克，生地15克，柏子仁10

克，女貞子 15 克，旱蓮草 10 克，元參 12 克，菌靈脂 10 克，川黃連 2 克，玉竹 10 克，石斛 12 克，淮小麥 15 克，地錦草 15 克，合歡皮 15 克。5 劑 水煎服。

2 月 26 日，藥後未出現脈結，脈弦些，舌淡苔白潤，繼服上方 5 劑，其中改龜板為 6 克，生地 10 克，元參 7 克。

3 月 4 日，藥後平妥，覺身困，脈結未出現。診脈緩，舌暗紅苔白潤。今處以：

白人參 8 克，黃耆 10 克，白朮 10 克，炒柏子仁 10 克，巴戟天 10 克，桑寄生 12 克，桂圓肉 10 克，淮小麥 20 克，酸棗仁 10 克，防風 8 克，絡石藤 10 克，當歸 10 克，製首烏 12 克，菌靈脂 8 克，首烏藤 15 克。5 劑水煎服。

3 月 11 日，藥後平妥，脈結未出現，自覺眼澀，腰酸困，舌淡苔白潤，脈小弦數。今處以：

白人參 8 克，柏子仁 10 克，川斷 10 克，焦杜仲 10 克，桑寄生 15 克，三七粉 3 克（沖服），山藥 10 克，茯神 10 克，枸杞 10 克，菊花 8 克，女貞子 10 克，生首烏 10 克，合歡皮 12 克，淮小麥 20 克，酸棗仁 10 克，5 劑水煎服。

3 月 19 日，藥後可以，近日覺氣短，脈小緊，舌暗紅苔白少，今處以：

白參 10 克，薤白 12 克，黃耆 15 克，當歸 10 克，製首烏 12 克，合歡花 10 克，合歡皮 10 克，淮小麥 20 克，遠志 8 克，阿膠 10 克（研末沖服），巴戟天 10 克，山萸肉 12 克，熟地 15 克，麥冬 10 克，甘松 8 克，夜交藤 15 克。5 劑 水煎服。

3 月 27 日，藥後氣短消，脈平，繼服上方 5 劑（日半劑以鞏固之）。

【按】初診心悸胸憋，左脈沉小數，舌暗紅苔白少，顯為心氣不足，心陰亦弱，右脈弦舌暗是有鬱滯，處以炙甘草湯去桂枝以益心氣陰。如用桂枝恐傷心陰。用瓜蔞、鬱金、甘松、琥珀以解鬱通心絡。黃連入心是去心火之聖藥，以防心內鬱血。苦參清利濕熱，近代研究有調節心律之作用。睡眠不足加用酸棗仁、夜交藤，且有益心氣活血絡作用。腿酸脈數是腎元不足之象，故加龜板、肉蓯蓉，藥後即效果明顯。但診脈左寸脈顯弱，去川黃連、苦參、甘松恐傷心陽。加柏子仁、附子以益心。加薤白解胸結，地錦草和血脈，解熱毒，二三診後病情逐漸平穩，以後之劑在養心益腎和血絡之基礎上隨臨時症狀變動，藥亦有增損，共服藥 45 劑而癒。

18. 心悸脈結案

王 X X，男，70 歲，2009 年 1 月 31 日

自覺心悸自汗，有胃內燒，時數年。診脈有結象，弦滑些，舌淡紅苔白老，此心陰不足。

【處方】柏子仁 10 克，天冬 10 克，麥冬 10 克，生地 15 克，當歸 10 克，五味子 10 克，遠志 6 克，茯神 10 克，台參 10 克，淮小麥 15 克，酸棗仁 10 克，浮小麥 15 克，黃耆 10 克，茯苓 10 克。3 劑水煎服。

2 月 5 日，藥後脈結消，仍自汗，繼服上方 3 劑。

【按】心悸脈結舌苔白老脈弦為心陰不足，脈滑苔白

老是兼有痰象，自汗為心氣不足，胃內燒為胃陰不足。方中天冬、麥冬、生地養陰，柏子仁、酸棗仁養心寧神，當歸和血以防滋陰藥鬱阻。黨參、五味子、淮小麥益心氣，遠志寧心祛痰，浮小麥配合五味子，黃耆益氣止汗，茯苓、茯神相伍祛痰濕安心神。諸藥全用，一診即效果明顯。兩診即癒。

19. 胸悶痛案

劉 X X，女，41 歲，2007 年 11 月 6 日

胸正中悶痛半年，云因抱豆努傷引起，拍胸片未見病症。診脈弦滑，時有澀象，舌暗紅苔淡潤。此氣血不暢，鬱阻胸絡。法應疏利之。

【處方】鬱金 10 克，桔梗 10 克，桃仁 10 克，紅花 7 克，茯苓 12 克，瓜蔞 15 克，薏苡仁 12 克，枳實 10 克，厚朴 10 克，蘇木 10 克。3 劑水煎服。

11 月 9 日，藥後平妥，云仍轉疼，脈澀減。今處以：

鬱金 10 克，桔梗 10 克，桃仁 10 克，紅花 7 克，茯苓 12 克，枳殼 10 克，厚朴 10 克，蘇木 10 克，半邊蓮 10 克，赤芍 10 克，生地 10 克，川芎 10 克，當歸 10 克，柴胡 10 克，甘草 5 克。5 劑水煎服。

11 月 19 日，藥後好轉，仍咳嗽時痛，脈澀減。今處以：

桃仁 10 克，紅花 8 克，桔梗 10 克，杏仁 10 克，蘇木 10 克，半邊蓮 10 克，百部 10 克，冬花 10 克，紫苑 10 克，三七參 3 克（沖服），枳殼 10 克，丹參 10 克，地龍 10 克，乳香 8 克，當歸 10 克，薏苡仁 12 克，旋覆

花 10 克，茜草 10 克，台參 10 克。5 劑水煎服。

【按】此為努傷，胸絡不暢。法應以通絡活血之劑疏利之。佐以行氣祛濕寬胸以消息之。二診出現轉疼為病邪有鬆動之勢，去瓜蔞，薏苡仁之潤燥，加四物湯及柴胡，甘草，枳殼以取血腑逐瘀湯之通瘀活絡。三診祛瘀，理肺、宣肺、止咳 ，共溶一爐而獲癒。

20. 心悸氣短案

義 X（僧人），男，33 歲，2007 年 8 月 31 日

心悸氣短，聽診有舒長期二級雜音，關節不痛，五月份出家。以前心臟亦不好，有胯腰椎痛，遺精，夜尿三次。診脈左關尺浮弦大，寸脈有散象，右脈亦散顯小，舌淡紅苔白潤。此心肺氣弱，肝火亢旺。

【治療】清瀉心肝，益氣安神。

【處方】龍膽草 10 克，梔子 10 克，川黃連 5 克，青黛 5 克（沖服），茯神 10 克，台參 10 克，柏子仁 10 克，黃芩 10 克，龜板 10 克，沙參 10 克，百合 10 克，生地 10 克，元參 10 克，朱砂 1.5 克（沖服），乳香 5 克，珍珠母 15 克。5 劑水煎服。

9 月 6 日，藥後有好轉，心臟雜音基本消除，診左寸弱散些，餘脈轉小。今處以上方，青黛為 3 克，去珍珠母，加茯苓 10 克，遠志 8 克。5 劑水煎服。

【按】脈左關尺浮大，陰分不足，肝火自焚。兩寸顯弱心肺亦虛，舌淡苔白潤為有虛象，本方以龍膽草、梔子、川黃連、黃芩、青黛清瀉心肝之火，台參、柏子仁、沙參、百合、茯神益心肺，龜板、生地、元參、珍珠母滋

陰降火，朱砂、乳香、茯神護心安神，首診即見明顯效果。用聽診器聽心臟雜音基本消除。二診左寸脈弱散，去珍珠母，恐傷心氣，青黛亦減量，加茯苓、遠志以助心。二診後病即痊癒。

（三）心神方面疾患

21. 煩躁氣上逆案

任 X X，女，63 歲，2008 年 8 月 19 日

自述煩燥，氣上逆，甚則頭搖，顫動，口苦，時有悲哀感，眼亦馬虎，時數年。診脈左脈弦數，右脈弱弦，舌暗紅苔白老，此胃陰不足，肝虛火上逆。

【治療】滋胃益肝腎，降虛火。

【處方】百合 15 克，玉竹 12 克，沙參 12 克，龜板 12 克，生地 15 克，白芍 15 克，龍骨 15 克，牡蠣 15 克，石決明 12 克，山藥 10 克，柏子仁 10 克，梔子 10 克，八月札 10 克。5 劑水煎服。

8 月 24 日，藥後平妥，仍頭汗，頸熱，右脅不適 ，耳鳴且憋，診左脈弦些，右脈弱些，舌暗苔黃白。今處以上方，加鱉甲 10 克，赤芍 10 克，川楝子 10 克，柴胡 10 克，葛根 15 克。5 劑水煎服。

9 月 8 日，藥後有好轉，呃氣能通，仍上逆，噁心耳鳴。脈左脈小弦數，右脈弦數大些，舌淡紅苔白老，中後少黃。上方加竹茹 12 克，川黃連 3 克，朱砂 2 克（另研末沖服）。5 劑水煎服。

9 月 23 日，藥後可以，前幾日痔瘡發生，輸液一週好轉。今又不耐驚嚇，又云時有腹肌擰住感，睡眠好些，脈左關浮弦，餘脈小弦，今處以：

百合 15 克，龍齒 12 克，龍膽草 10 克，梔子 10 克，黃芩 10 克，川黃連 3 克，朱砂 2 克（另研沖服），天竹黃 10 克，淮小麥 15 克，龜板 12 克，沙參 10 克，酸棗仁 10 克，柏子仁 10 克，合歡花 10 克，生曬參 7 克，八月札 7 克。10 劑水煎服。

【洗痔方】祛毒湯 3 劑。

10 月 18 日，藥後有好轉，左耳仍鳴，項不利，睡眠亦佳。診左脈弦數，右脈亦弦，舌暗紅苔白老。今處以上方，加八月札 10 克，葛根 12 克，磁石 15 克，石菖蒲 6 克。6 劑水煎服。

11 月 7 日，藥後平妥。近時心情不佳，有氣鬱，覺憋躁，內熱，左脅、前胸憋，頭時冷麻，欲哭，耳仍鳴。診右脈沉小弦，左脈小弦，舌暗紅苔白老，云自服開胸丸好些。今處以理氣舒肝，通絡安神之劑：

香附 10 克，白朮 10 克，枳殼 10 克，陳皮 10 克，莪朮 10 克，八月札 10 克，白人參 7 克，合歡花 12 克，白薇 15 克，地骨皮 15 克，百合 20 克，淮小麥 20 克，茜草 15 克，旋覆花 10 克，六路通 10 克，石菖蒲 10 克，遠志 5 克，茯神 10 克，胡黃連 8 克，竹茹 5 克，赤芍 15 克，柴胡 5 克。10 劑水煎服。

藥後病逐減輕，後見其人，說此病基本好了。每遇心情不暢或天氣變動，不似以前那樣悲哭煩燥，可以自我調節好轉。

【按】此病是鬱症，由心情不暢引起，日久陰分受損，水不養木，木失所養，龍火上逆，心君受擾，故出現諸症。1 診方中龜板、生地滋腎陰，白芍滋肝陰斂肝木，龍、牡、石決明鎮肝安神，百合、玉竹、沙參益胃陰，柏子仁養心肝，梔子引肝火下行從小便出。八月札舒肝理氣，服藥後平穩。繼加鱉甲鎮肝熄風，搜邪，柴胡、川楝子、赤芍舒肝理氣，葛根治頸項滋陰液。3 診中出現右脈弦數大是因痔瘡發生，陽明有火，又有上逆噁心，故加竹茹、川黃連、朱砂清火寧心降逆。後幾次治療根據辨證隨時加減變動方劑，但總不離滋陰鎮肝，舒肝解鬱，養心安神。此病人家在太原，治療不方便，服藥欠連續，有時隔時日多，藥不壓邪，邪氣時起，效不理想。

【注】祛毒湯是醫宗金鑒痔瘡門方。余每用洗痔瘡，效果可以，既省錢又方便。

22. 不寐案

王 X X，女，38 歲，2008 年 10 月 5 日

失眠十年，每夜幾乎不能睡眠，每服安眠藥，後則不效。又云月經太少，身疲腰困。診左脈虛弱，右脈亦弱，舌淡苔白潤。此肝腎不足，脾亦虛弱。法應補肝腎，益脾氣。

【處方】熟地 15 克，山萸肉 10 克，巴戟天 10 克，茯神 10 克，遠志 5 克，酸棗仁 15 克，當歸 10 克，白朮 10 克，桂圓肉 12 克，合歡花 15 克，夜交藤 15 克，黃耆 12 克，紅參 10 克，淮小麥 15 克，柏子仁 10 克。5 劑水煎服。

10 月 12 日，藥後可以，能少睡些。診左脈弱。上方

加制首烏 12 克。5 劑水煎服。

【按】身疲腰困，左脈虛弱是肝腎不足，舌淡苔白潤，右脈亦弱，脾亦不足。脾為生血之源，肝腎為天癸之本。月經量少，與此三臟甚為密切。陽下交於陰，則寐，陽上出於陰則寤，陰陽相交，有賴中氣之運轉，肝腎精氣充足，陽下交於陰，故用補肝腎，助脾土，安神促眠之味而獲癒。

（四）胃腸疾患

23. 反流性食管炎案

賈 X X，男 72 歲，2008 年 11 月 22 日

病臍上痛，受涼常反酸。有火亦痛，時十餘年。曾在北京某醫院確診為反流性食道炎。診脈緩弦，舌淡紅苔白少。

此寒熱相兼，肝脾不和，法應兩調之。

【處方】良薑 6 克，香附 8 克，草寇 6 克，益智仁 6 克，吳萸肉 2 克，柴胡 10 克，防風 8 克，半夏 8 克，白朮 10 克，川黃連 3 克，浙貝母 10 克，海螵蛸 10 克，白花蛇舌草 10 克，降香 10 克。6 劑水煎服。

11 月 28 日，藥後好轉，未反酸，云胃有些憋，時頭痛，診脈弦減。上方加枳實 10 克，川芎 10 克。6 劑水煎服。

【按】此病寒熱挾雜，寒多熱少。脈緩弦為肝脾兩咎，故方中溫中清火，寒熱並調，又用祛肝邪扶中土之劑而獲效。2 診時出現腹憋頭痛，故加入枳實、川芎而獲癒。

24、腹涼氣上逆案

王XX，女，54歲，2008年3月26日

上腹涼，從胃上頂，壓下去好些，足亦畏涼。時多年，且飲食少，不欲食。診右脈虛弱，左脈小弦，舌淡苔白少，此脾命不足，胃氣亦弱，法應補脾胃，益命火。

【處方】台參10克，茯苓10克，白朮10克，白扁豆10克，山藥10克，炙甘草5克，蓮子10克，砂仁3克，薏苡仁10克，穀、麥芽各10克，附子3克，良薑6克，香附7克，益智仁6克，降香10克，丁香3克。5劑水煎服。

4月1日，藥後平妥。診右脈弱減，上方附子為5克，加吳萸肉2克，肉桂3克，5劑水煎服。

4月6日，藥後平妥。云胃口仍涼。上方加炮薑5克，5劑水煎服。

4月13日，藥後好轉，但胃仍涼。診脈沉小數，舌淡。今處以上方，附子為10克（先煎），吳萸肉為7克。再加川斷10克，杜仲10克。5劑水煎服。

4月18日，藥後平妥。涼減些。云飲食進少，腹中悸動上逆。診右脈弱，左脈小弦。今處以：

台參12克，桂枝12克，白朮10克，茯苓10克，炙草5克，旋覆花10克，代赭石15克，半夏10克，附子10克（先煎），補骨脂10克，穀、麥芽各10克，白扁豆10克，沉香7克，枳實10克，山藥10克。生薑三片，大棗三枚。5劑水煎服。

4月24日，藥後平妥，腹仍涼，脈仍弱。上方加吳萸肉 10 克，乾薑 10 克，附子 10 克（先煎），5 劑水煎服。

4 月 28 日，藥後腹中涼減，云右大拇指內側痛。脈起，上方加生白芍 12 克，5 劑水煎服。

【按】此病人右關弱為中土不足，右尺弱是命火虛弱，寒邪入內，故腹涼，氣上逆。初診以補脾命之劑少效，後加大吳萸肉、附子之量，效果明顯，但腹中悸動上逆，又以代赭旋覆湯加入補腎陽降逆益土之劑，效果明顯，六診又加大吳萸肉、附子之量，腹中涼減多，此病人共六診，多年之疾告癒。

從此案中悟到：藥雖對症量不及不能癒疾，起初吳萸肉、附子量小，不能制寒，後逐加大其量，腹涼始癒。

25. 萎縮性胃炎兼腸化生案

王ＸＸ，男，69 歲，2008 年 4 月 23 日

上腹不適有憋脹感，咽部不適，且氣憋盛，無咳嗽，飲食欠佳，時年餘。曾查為萎縮性胃炎兼腸化生。診左脈弦大些，右脈沉細弱，舌淡紅，苔白少，此肺脾不足，木邪亢旺。法應益脾胃，平肝木，清熱毒，通腑絡。

【處方】台參 10 克，白朮 10 克，山藥 10 克，炙草 5 克，炒白芍 10 克，丹參 10 克，百合 10 克，烏藥 10 克，仙人掌 10 克，蒲公英 15 克，白花蛇舌草 15 克，射干 10 克，僵蠶 10 克，浙貝母 10 克，海螵蛸 10 克，黃耆 10 克，薏苡仁 12 克，白扁豆 10 克，生薑三片，大棗三枚。5 劑水煎服。

4 月 28 日，藥後咽不適好了，氣憋亦減多，唯胃內難受。診右脈弱減，轉為弦浮，左脈弱弦，舌暗紅苔白

少。今處以：

百合 12 克，三七參 3 另（研末沖服），仙人掌 12 克，蒲公英 15 克，白花蛇舌草 15 克，山藥 12 克，白芍 10 克，浙貝母 10 克，白芨 10 克，玉竹 10 克，沙參 10 克，麥冬 10 克，白蘞 12 克，半枝蓮 15 克，鬼針草 10 克，甘草 4 克，煅珍珠母 15 克。5 劑水煎服。

5 月 10 日，藥後好轉，云空腹胃難受，診右脈有散象，左脈弦些，舌嫩紅，苔白少。上方加台參 10 克，海螵蛸 10 克。5 劑水煎服。

5 月有 15 日，藥後可以，診左脈弦大些，右脈弱。今處以上方去麥冬，加鐵樹葉 12 克，野百合 15 克。5 劑水煎服。

【按】此病人有胃疾，又有氣憋咳嗽。診左脈弦，右脈沉細弱為肝脾肺之咎。初診三臟俱調，病大有起色。二診肺疾不顯，唯胃內仍難受，又見脈弦，專理肝脾，藥專效良。後二診據脈變動，稍再加味，後其子來診病知其父之疾痊癒。

26. 肺氣不降呃逆案

康X，男，78 歲，2007 年 12 月 17 日

咳嗽氣短，打呃不斷，時數日，診左脈弦滑數，右脈亦滑數，舌暗紅苔白膩。此痰火蘊肺，肺氣不降，故而出現呃逆，年事已高，又有氣短，少佐益腎之味。

【處方】白果 10 克，冬花 10 克，蘇子 10 克，半夏 10 克，陳皮 10 克，杏仁 10 克，黃芩 10 克，枇杷葉 10 克，白芥子 10 克，炒萊菔子 10 克，魚腥草 15 克，豆豉

15 克，前胡 10 克，當歸 10 克，熟地 15 克，茯苓 10 克，製首烏 10 克，山萸肉 10 克，沉香 5 克。2 劑水煎服。

12 月 19 日，藥後好轉，打呃減。左尺弱消，寸關脈弦數，右脈弦滑。今仍處以上方沉香為 3 克，穿山龍 15 克，蘆根 10 克。2 劑水煎服。

12 月 21 日，藥後可以，仍處以上方。加台參 10 克。2 劑水煎服。

【按】經云：諸氣膹鬱皆屬於肺，咳嗽氣短，舌暗苔白膩，脈又弦滑數，為痰火蘊肺之症，呃逆不斷為肺氣不降火氣上逆。年事已高，又有氣短，左尺顯弱為腎氣不足，以蘇子降氣湯加入降逆，清痰火益腎氣之劑，2 劑即見效，二診時呃逆減多，減沉香之量，加入穿山龍活血散滯，蘆根通調氣道，三診加台參顧護元氣，共藥 6 劑其病即癒。

27. 肝氣上逆呃逆案

楊 X X，男，22 歲，2009 年 8 月 20 日

常呃逆，飲水食物即甚，有氣上逆至咽喉部，時三月。診六脈弦不足，舌暗紅苔白少，此脾胃氣陰不足，肝氣上逆，肝胃不和。法應調和之。

【處方】陳皮 10 克，竹茹 10 克，枇杷葉 12 克，紅參 8 克，甘草 4 克，白芍 10 克，降香 10 克，花粉 15 克，赤芍 15 克，柴胡 10 克，鬱金 10 克，山藥 10 克，玉竹 10 克。4 劑水煎服。

8 月 28 日，藥後呃逆減多，今日基本不呃。診右脈稍弱，左脈弦些，舌暗苔白老，仍處上方 4 劑。

【按】呃逆中醫亦叫噯氣，其病源多為中陽不足，濁邪鬱阻，氣機升降失常。西醫認為是膈肌神經失控，發生痙攣引起。本病脈弦不足為土中藏有木邪，舌象為氣陰不足之象，方中以參、玉竹、山藥、白芍益之，餘藥為舒肝理氣，暢和中焦之味，溶為一爐。二診後其病即癒。

28. 濕熱蘊滯型腹脹案

趙XX，女，73歲，2007年7月20日

超音波檢查為脂肪肝，膽囊炎，還患有B狀結腸炎。現症表現腹脹，大便時不通，已數年。診脈緩弱，舌暗紅，苔黃白，此濕熱蘊滯，氣機不暢，中土亦弱。

【治療】扶中祛邪。

【處方】柴胡10克，梔子10克，黃芩10克，枳殼10克，馬齒莧12克，赤芍10克，川芎8克，澤瀉10克，茯苓10克，防風7克，白朮10克，枳實10克，炒檳榔10克，厚朴10克，台參10克，生山楂10克，3劑水煎服。

7月24日，藥後有好轉，脈弦數些，上方加皂角子10克。3劑水煎服。

7月27日，藥後大便好多，腹內難受減，脈緩些，繼服上方3劑。

7月31日，藥後好轉，大便時腹中擰痛，有膿物，時噯氣，又云左側小肋骨頭痛。診左脈弦滑，右脈小弦滑，舌暗紅苔白老。今處以上方去梔子、茯苓、澤瀉，加枳實10克，秦皮10克，白頭翁10克，白花蛇舌草10克。3劑水煎服。

8月3日，藥後可以，較上次好，脈弦滑，舌暗紅苔薄白，仍處上方3劑。

8月8日，藥後有好轉，仍處上方3劑。

8月11日，藥後可以，昨日又憋。今日好轉，又云常太息，憋氣。診右關尺顯弱，今處以：枳實10克，川朴10克，炒麥芽10克，半夏10克，川黃連3克，莪朮10克，馬齒莧10克，白花蛇舌草15克，台參10克，白朮8克，柴胡10克，川斷10克，焦杜仲10克，皂角子10克，梔子10克，石見穿10克，虎杖10克。10劑水煎服。

8月25日，藥後好轉，自覺舒適。脈小弦，仍服上方10劑。

【按】年愈古稀，身患數症，時已數年，為難癒之疾。診脈緩弱，舌暗紅苔黃白，虛中挾實之候，補中兼行，祛除邪毒，最為可行之法。方中用生山楂、澤瀉結合現代診療法，可以脫脂。二診加入皂角子通利濕濁，疏通大便效果明顯。四診時大便有膿物又噯氣，據脈憑症去梔、苓、澤，恐其傷胃傷陰，加入枳實、秦皮、白頭翁、白花蛇舌草下行，瀉肝膽之濕熱。六診有太息憋氣，右關尺弱，以通利鬱滯，清瀉濕熱兼以扶脾腎，服10劑後病人感覺良好。又服10劑病情大好，今仍健在。

29. 胃涼胃酸案

王XX，男，59歲，2008年5月28日

現症胃涼，胃酸，不痛，已數年，服熱飯，刺激性物，不適。前月餘到忻州查為糜爛性胃炎。診脈左脈弦

數，右脈弱弦，舌暗紅苔白少，中有橫斜裂紋。此胃陰不足，邪熱蘊結，肝木亢旺，木邪犯中。法應扶中益胃，清解邪熱。

【處方】白花蛇舌草 15 克，公英 15 克，鬼針草 12 克，白蘞 12 克，銀花 12 克，梔子 10 克，龍膽草 10 克，白芍 12 克，附子 2 克，沙參 10 克，玉竹 10 克，仙人掌 10 克，川黃連 3 克，甘草 5 克，吳萸肉 2 克，台參 6 克。5 劑水煎服。

6 月 6 日，藥後平妥，仍胃酸，胃涼。脈弦數減，舌淡。上方繼服，附子增為 3 克，吳萸肉 3 克，川黃連 4 克，加煆珍珠母 15 克。5 劑水煎服。

6 月 12 日，藥後有好轉，脈弦減，舌暗紅。上方加百合 10 克。5 劑水煎服。

6 月 18 日，藥後好轉多，脈弦減，云仍時上逆，舌暗紅苔白老，上方加降香 10 克，5 劑水煎服。

6 月 24 日，藥後有好轉，脈弦大些，上方繼服 5 劑。

【按】此病有寒熱挾雜，虛實互見。治療中注意補虛不礙邪，祛邪不傷正。首診中附子僅用 2 克，吳萸肉 2 克，川黃連 3 克，台參 6 克，服藥 5 劑後見其平妥，附、萸、連稍加其量，又加煆珍珠母以起斂瘡作用，藥後可以，後三診隨症加味而獲癒。現已二年，病未再復發。

30. 賁門癌合併胃炎案

常 XX，男，59 歲，2007 年 11 月 30 日

在北京太原確診為賁門癌合併胃炎，現症咽稀飯能通利，硬食則不順，從陰曆五月始覺，七月加重。診左脈弦緊大，右脈小弦，關顯弱。舌淡紅苔薄白，中有裂紋。此肝木亢旺，鬱結成積，中土不足，不能制木，升降失司。法應扶中抑木，化癥。

【處方】石見穿 20 克，天龍 5 克，大蜈蚣 2 條，西洋參 8 克，沙參 10 克，白芍 12 克，甘草 5 克，枇杷葉 10 克，代赭石 20 克，半夏 10 克，仙人掌 15 克，山藥 12 克，山慈菇 10 克，夏枯草 12 克。3 劑水煎服。

12 月 4 日，藥後平妥，以前喝飯吐，今未吐。上方加白花蛇舌草 15 克，半枝蓮 15 克，菌靈芝 6 克。3 劑水煎服。

12 月 7 日，藥後有好轉，咽飯通些。診左脈弦大減多，繼服上方 6 劑。

12 月 13 日，藥後好轉，咽米飯、糕能通利，饅頭不利，未見嘔吐。左脈弦大減，舌淡紅苔白潤少，上方夏枯草為 20 克，石見穿為 30 克，仙人掌 30 克，代赭石 30 克。另研服硇砂 1.5 克，急性子 3 克為麵服，3 劑水煎服。

12 月 17 日，藥後有好轉，脈弦大減多，食物如前，舌嫩。繼服上方 3 劑，以急性子 3 克，硼砂 3 克，硇砂 1.5 克，共為麵，沖服。

12 月 20 日，藥後平妥，脈如前，繼服上方 3 劑，加蓮房 15 克。

12 月 24 日，藥後平妥，繼服上方 3 劑。蜈蚣為 3 條，麵藥停服。

12 月 27 日，藥後可以，近日感冒咳嗽，有白痰，輸液四日效乏。診右脈弦數，左脈亦弦些，舌淡苔白潤，舌下靜脈瘀滯。今處以治咳嗽藥：

銀花 10 克，連翹 10 克，黃芩 10 克，魚腥草 15 克，白英 20 克，杏仁 10 克，川貝母 10 克，鬱金 10 克，枇杷葉 10 克，百部 10 克，冬花 10 克，紫苑 10 克，半夏 10 克，陳皮 10 克，夏枯草 10 克，桑白皮 10 克，甘草 5 克。3 劑水煎服。

治主病藥：石見穿 30 克，天龍 6 克，蜈蚣 3 條，白芍 10 克，夏枯草 15 克，山慈菇 10 克，莪朮 10 克，三棱 10 克，代赭石 20 克，半夏 10 克，旋覆花 10 克，台參 12 克，白花蛇舌草 20 克，半枝蓮 15 克，三七參 3 克（研末沖服），菌靈脂 5 克，茯苓 10 克，山藥 10 克，白朮 10 克，八月札 10 克。6 劑水煎服。（先服咳嗽藥，後服主病藥）。

1 月 7 日，藥後平妥，云今日咽大米卡，吐一次，云服三七麵不如硇砂散頂用。診右脈弦數些，左脈不甚弦，舌淡紅。上方加土元 5 克，去三七，重用硇砂散服用。

1 月 28 日，藥後可以，診脈弦減多，仍呃逆，咽飯不暢。上方加枇杷葉 10 克，7 劑水煎服。

2 月 11 日，藥後可以，云前幾日服豬蹄引起嘔吐，食難下，後吐出胃內容物後好轉。餘症平妥，繼服上方 3 劑。

【按】此病人左脈弦，右關顯弱為肝木恣横，中土顯弱。咽飯不通利且有嘔吐為噎膈反胃重病，按現代醫學為癌腫阻隔。在辨證論治基礎上加入消腫散結抗癌之藥，效果可以，其診療中又數次服用　砂散抗癌散結，2 月 11 日最後診，服藥後不知病人情況，後停兩月其外甥來診病談及此事，云其舅服完最後一診藥後其病已癒，後未再來診。現仍健在。

31. 萎縮性胃炎腸化生案

孫XX，女，43歲，2009年3月28日

上腹難受，時數年，在太原檢查為萎縮性胃炎，腸化生，近時其父去世傷哭過度，病情加重。診右脈小弦弱，左似小弦，舌淡紅苔白少，法應健脾平肝，降逆。

【處方】白參10克，白朮10克，百合10克，玉竹10克，蓮子10克，黃耆10克，炒白芍10克，炙草5克，降香10克，竹茹10克，枳實8克，白芨10克，菌靈脂10克，穀、麥芽各10克，香附6克，黃精10克，山藥10克，雞內金10克，製首烏10克。5劑水煎服。

4月2日，藥後可以，脈弱減些，上方加仙人掌10克，柿蒂10克，白參為10克，枳實為10克，5劑水煎服。

4月9日，藥後平妥，觸臍上有滑動塊，診右脈弱，左脈弦些，舌淡紅苔白少。今處以：黃耆15克，白朮12克，陳皮5克，升麻5克，柴胡5克，白參8克，炙草5克，當歸10克，菌靈脂10克，枳實10克，莪朮10克，虎杖10克，山慈菇10克，浙貝母10克，仙人掌10克，穀、麥芽各10克。生薑三片，大棗三枚。5劑水煎服。

4月13日，藥後可以，診右脈弱減，左脈平，繼服上方5劑。

4月20日，藥後可以，脈弱減，觸診仍能觸到滑動塊，舌暗紅苔白潤，上方加煅瓦楞子8克，葵花杆瓤25克，5劑水煎服。

4 月 26 日，藥後可以，仍上逆，加代赭石 20 克，5 劑水煎服。

5 月 3 日，藥後可以，上逆減些，右脈顯弱，上方白朮為 15 克，白參為 10 克，去虎杖。5 劑水煎服。

【按】萎縮性胃炎、腸化生最易發展為胃癌，其病多年又加近時心情不暢，病遂加重。據脈憑症，顯為肝脾之咎，故首診以益中土，舒肝邪之劑獲效，以後觸診發現臍上腹內有滑動腫塊，顯為瘕聚之類，臨床脾胃患者腹內常可遇有此疾，每以消瘕積之莪朮、瓦楞子、山慈菇之類藥可逐漸消除。五診用葵花杆瓤治療以防治胃癌，臨床效果可以，此病人七診後病情逐漸好轉。至今一直可以。

32. 胃內懋脹案

馬 X X，男，40 歲，2009 年 12 月 19 日

胃內圪頂不適，云前 20 日服柿子引起，診右脈弱、緊，左脈小緊，舌淡苔白膩。姑處以溫中健脾消食之劑消息之：

白朮 10 克，蒼朮 10 克，炮薑 7 克，台參 10 克，砂仁 4 克，枳實 10 克，穀、麥芽各 10 克，莪朮 8 克，萊菔子 10 克，雞內金 10 克，3 劑水煎服。

12 月 21 日，藥後少效，右脈弱緊減，上方加附子 7 克，神麴 10 克。3 劑水煎服。

12 月 24 日，藥後好轉多，昨日吃肉又引起圪頂，上方加炒山楂 10 克，3 劑水煎服。

2010 年 1 月 7 日，藥後可以，右關少弱，云飲酒好些，上方繼服 3 劑，以白酒一盅送服。

【按】中陽不足，轉運不力，柿為冷潤之物，傷及脾胃，時 20 日，冷物不下留存胃中，標本同治為正法。方中以溫中健脾，消食理氣化積之劑少效。二診加入溫腎陽之附子，脾腎兩助，陽氣通達，又佐以神麴祛食積，大見其效。經云：「損其脾者調其飲食，適寒溫。」病人病初好轉，不注意調養，使病又發生，加炒山楂以化肉食，經四診後見其人，知病已癒。

33. 少腹抽痛案

席 X X，男，37 歲，2009 年 7 月 12 日

兩少腹抽痛，引睾丸及大腿內側亦不適，又云大便稀，日三次，便不盡，腰酸困，拍片腰椎有增生，時年餘。診左關尺弱弦，右脈弦滑，舌淡苔白膩些。此肝腎不足，濕熱入絡，肝經不利。法應標本同治。

【處方】製首烏 15 克，沙苑子 12 克，白蒺藜 10 克，補骨脂 12 克，骨碎補 10 克，滑石粉 15 克，赤芍 10 克，絲瓜絡 12 克，蜂房 10 克，山萸肉 12 克，吳萸肉 3 克，川楝子 10 克，元胡 8 克，荔核 12 克，鱉甲 10 克，山藥 10 克，蒼朮 10 克，白朮 10 克。5 劑水煎服。

7 月 18 日，藥後小腹抽痛減。診左關尺仍弱弦，右脈弦。上方加五靈脂 10 克。5 劑水煎服。

7 月 27 日，藥後可以，云不如一診方，小腿酸困，六脈緩弱，舌如前。今處以：

龜板 10 克，補骨脂 10 克，川斷 10 克，山萸肉 10 克，杜仲 10 克，沙苑子 10 克，石楠葉 12 克，製首烏 15 克，熟地 15 克，懷牛膝 12 克，桑寄生 12 克，當歸 10

克，川芎 10 克，蜂房 10 克，白朮 10 克，山藥 10 克，木瓜 10 克，甘草 4 克。5 劑水煎服。

【按】足厥陰肝經循行曰：循股陰入毛中，過陰器抵小腹。大腿內側、小腹是肝經循行之地。腎主腰，腎主骨，今骨質增生，腰酸困為腎之咎也，舌膩為下焦有濕熱藏於絡。首診方中以補肝腎搜絡邪，利濕熱之劑而獲效。二診加五靈脂加強入肝通絡止痛之效，但患者感覺小腿疲困，不如一診方，說明通之過急，有損於正。三診處以補肝腎和絡脈。服 5 劑後病遂大好，後調養數月而癒。

34. 瀉泄嘔吐案

張 X X，男，2.5 歲，2009 年 4 月 12 日

先前高燒輸液七日，燒退，引起瀉肚嘔吐，瀉物為稀水及不消化之食。診六脈弦緊，腹鳴。

【處方】紅參 6 克，蒼朮 5 克，白朮 7 克，白扁豆 7 克，車前子 7 克，蓮子 7 克，砂仁 2 克，薏苡仁 10 克，穀、麥芽各 6 克，半夏 5 克，茯苓 7 克，生薑三片，大棗三枚。2 劑水煎服。

4 月 16 日，藥後有好轉，但仍有消化不盡之食，繼服上方 2 劑。

【按】小兒用抗菌素多引起脾胃虛寒，既吐且瀉升降紊亂，故以溫中健胃降逆利濕之劑。兩診即告癒。

35. 脾胃陽虛型腹脹案

閆 X X，女，34 歲，2007 年 6 月 5 日

上腹脹難受，因產期服冷涼粉引起，時十年，云胃

畏涼，又有腰疼。觸診上腹有塊積。診六脈緩弱，舌暗紅有紅點，苔稍黃。此脾胃陽弱，滯氣不行。法應溫養理氣。

【處方】白朮 10 克，茯苓 10 克，乾薑 4 克，砂仁 3 克，川朴 10 克，大腹皮 8 克，穀、麥芽各 10 克，黨參 10 克，雞內金 10 克，良薑 6 克，香附 10 克，川斷 10 克，杜仲 10 克，百合 10 克，烏藥 8 克，丹參 10 克，降香 10 克，吳萸肉 2 克。5 劑水煎服。

6 月 11 日，藥後諸症好轉，脈緩弱減多，仍服上方 5 劑。

6 月 16 日，藥後有好轉，上腹塊積移下變小，診左脈弱，右脈弦，腹中仍不耐涼，舌中赤，邊白黃。上方加附子 3 克，製首烏 10 克。5 劑水煎服。

【按】懷胎生產五臟大動，氣血虛弱，服冷物引起腹脹，觸腹中有塊物。中陽受損陰寒搏結。六脈緩弱是脾土不足，斡旋力弱，舌暗紅，質有紅點，苔稍黃亦有邪毒內蘊，方中以溫陽健脾、理氣降逆旋轉大氣之法獲顯效。四診患者云腹中仍不耐涼，方中加附子以壯元陽，因舌中赤，量多恐傷陰，左脈弱加制首烏以益肝氣，肝氣旺則疏瀉活，四診後十年之疾獲癒。

36. 小腹痛案

張X，男，38 歲，2009 年 3 月 22 日

有 B 狀結腸炎數年，小腹左側痛，站立時間長，受涼則痛，又有咳嗽。診右脈弦數，左脈小弦，舌暗紅苔白潤。處以：清肺及腸腑之劑：

黃芩 10 克，桑白皮 10 克，杏仁 10 克，川黃連 3

克，馬齒莧 15 克，秦皮 10 克，魚腥草 15 克，公英 15 克，赤芍 10 克，白蘞 10 克，黃柏 10 克，5 劑水煎服。

4 月 4 日，藥後好多，近日右下腹痛，脈弦數，有尿則腹痛。

【處方】秦皮 10 克，川黃連 3 克，黃柏 10 克，白頭翁 10 克，白蘞 10 克，馬齒莧 15 克，公英 15 克，龍膽草 10 克，黃芩 10 克，赤芍 10 克，甘草 3 克，赤石脂 10 克，紅藤 15 克，5 劑水煎服。

4 月 12 日，藥後好轉，今又腹少痛。脈弦些，舌暗紅苔黃白，繼服上方 5 劑。

【按】小腹左側痛，又有咳嗽，右脈弦數顯為木火亢旺，上以犯肺，中以剋土，瀉火平肝可也。舌暗小腹痛為肝絡不暢。處以黃芩，桑白皮，杏仁，魚腥草，公英清肺。秦皮，川黃連，馬齒莧，黃柏，白蘞清理腸中邪熱。赤芍通絡止痛。首診用藥即見良效。二診在此基礎上加減，病又有好轉，後又服 5 劑痊癒。

37. 少腹不適案

郭 X X，男，38 歲，2008 年 12 月 19 日

病右少腹不適，下空，又有腰酸，云平時幹活重遂有此症，時數年，診左脈弦，右脈平，舌淡邊有齒印。法應補肝腎，理疝氣。處以：

山萸肉 15 克，澤瀉 10 克，川楝子 8 克，荔核 8 克，炒小茴 10 克，橘核 8 克，川斷 10 克，杜仲 10 克，補骨脂 10 克，元胡 8 克，吳萸肉 5 克，茯苓 10 克，赤芍 10 克，白朮 10 克，升麻 5 克，柴胡 5 克，黃耆 15

克。5 劑水煎服。

12 月 24 日，藥後顯效，脈弦減，舌暗紅。上方加白芍 12 克。5 劑水煎服。

【按】此病不治恐成疝氣。脈弦為肝，少腹不適且有空虛感，傷及肝腎，又疝氣與肝最為密切，肝病剋脾，故加入補脾升提之劑。全方以補肝腎，調理疝氣，益中氣之劑。兩診告癒。

38. 腸息肉手術後便血案

張 X X，男，61 歲，2008 年 2 月 28 日

腸息肉手術摘取三個月，時仍有便血，量少。近日咽喉啞，黃痰。診右脈弦緊數些，左脈平，舌嫩紅苔白少。處以滋陰清火之劑，治其喉，且加入少味治血之藥，以觀動靜。

木蝴蝶 10 克，射干 10 克，山豆根 12 克，元參 10 克，穿心蓮 15 克，白英 15 克，沙參 10 克，元參 10 克，浙貝母 10 克，僵蠶 10 克，黃芩 10 克，魚腥草 15 克，槐米 12 克，蚤休 10 克，公英 20 克。5 劑水煎服。

3 月 26 日，藥後咽啞咳痰消，現仍有便血，夾膿性，腹不痛，大便日三次。診右脈弱，左脈小弦，舌暗紅苔白少，後有膩苔。今處以：

台參 10 克，白朮 10 克，山藥 10 克，阿膠 8 克（沖服），熟地 12 克，黃芩 10 克，炙甘草 5 克，烏梅 12 克，赤石脂 15 克，僵蠶 10 克，大薊 12 克，蒲公英 15 克，馬齒莧 15 克，桂圓肉 10 克，黃耆 12 克，炒當歸 10 克，仙人掌 10 克，半枝蓮 12 克，白花蛇舌草 15 克，三

七參 3 克（研末沖服）。大棗三枚。5 劑水煎服。

4 月 1 日，藥後便血少多，膿亦減。右脈轉弦，左脈不弦，繼服上方，加白頭翁 10 克。5 劑水煎服。

4 月 8 日，藥後便膿血減多，診右脈弦些，繼服上方 5 劑，水煎服。

4 月 14 日，藥後好轉，近二日未便血，仍處上方 5 劑。

【按】腸息肉最易轉變成腸癌，今雖手術摘取，仍有復發的危險，絕不能輕視。今咽喉之疾雖消除，又出現脾虛遠血之症，且有大便夾膿性之物，是虛中挾實，以黃土湯與歸脾湯增損，其中仙人掌，白花蛇舌草，半枝蓮，蒲公英，馬齒莧清熱解毒，預清癌毒之成分，加入烏梅治息肉，且有治痢之功效。加三七參有止血，提高機體免疫功能。僵蠶，大薊為治腸風下血之要藥，故藥後效顯。三診出現右脈弦，為木邪犯脾之象，故加入白頭翁抑之，且有抗癌作用。其後又診兩次，病遂大好，以後每因勞甚出現少量便血，腸炎之症狀，根據辨證服上十幾劑藥即可癒，今已二年一直很好。

39. 臍下痛案

宋 X X，男，8 歲，2008 年 4 月 24 日

去年患腦炎，治癒後常有臍下兩寸許痛，一月一次。作超音波檢查為腸系膜淋巴結大，近日睡不好，煩躁困擾，腹痛，時欲哭，又云前 20 日扁桃腺發炎至今未癒。診左脈沉弱，右脈弦數，舌淡白，有剝苔。姑處以滋肝腎消邪火之劑：

黃芩 8 克，川黃連 2 克，銀花 10 克，連翹 10 克，木蝴蝶 8 克，熟地 10 克，肉桂 1 克，炒小茴香 3 克，烏梅 10 克，台參 8 克，白朮 8 克，竹茹 10 克。生薑三片，大棗三枚，3 劑水煎服。

4 月 27 日，藥後臍腹未痛，剝苔消，脈弦數些，上方繼服 3 劑。

5 月 1 日，藥後腹未痛，扁桃腺仍發炎，以前亦化過膿，現有一小白點。脈細數，右弱，舌淡苔膩些。處以：

元參 10 克，麥冬 10 克，玉竹 10 克，桔梗 5 克，蜂房 5 克，台參 8 克，甘草 3 克，山豆根 10 克，僵蠶 10 克，黃耆 10 克，皂刺 5 克，銀花 8 克，公英 12 克，野菊花 8 克，大棗三枚，生薑三片。3 劑水煎服。

5 月 4 日，藥後可以，咽痛減。脈弦數，上方加夏枯草 10 克，川貝母 6 克。3 劑水煎服。

【按】患過腦炎傷及腎元，臍下又為足少陽腎經管轄之地。今臍下痛，超音波診斷為腸系膜淋巴結大。右脈弦數，左脈不足為腎元不足，火毒蘊結不散，舌有剝苔為氣陰亦弱，近日咽喉痛為外邪入侵。首診以補腎元散結毒，益氣陰，清熱解毒之劑而獲效。藥既見效，二診仍服上方，三診脾胃脈弱，扁桃腺仍發炎，調整方劑以補脾益氣陰，散結解熱毒。服後病又有好轉，最後加入夏枯草、川貝母，服 3 劑後而告癒。

40. 便血案

周 X X，男，65 歲，2008 年 11 月 16 日

以前曾便血，服餘中藥痊癒。時隔二年，今又發

生，有時帶黑或紅赤，便發稀，又自感頭皮多且癢。診脈右脈虛弦，左脈弦些，舌淡紅，中有小細裂紋，苔少。此脾虛木旺兼有風邪。

【處方】阿膠 8 克（沖服），熟地 10 克，白朮 15 克，赤石脂 15 克，薏苡仁 15 克，馬齒莧 15 克，赤小豆 15 克，炒當歸 10 克，白蒺藜 10 克，防風 10 克，車前子 10 克，藁本 8 克，升麻 5 克，山藥 12 克，槐米 12 克，大薊 12 克。5 劑水煎服。

11 月 21 日，藥後第 5 劑時大便不帶血，頭皮癢亦減。左脈仍弦數。繼服上方加黃柏 10 克，龍膽草 10 克。5 劑水煎服。

【按】右脈虛弦為脾土不足，左脈弦又有頭皮多且癢顯為肝風肝火上擾。治療當以用補脾止血，疏風瀉火之劑。2 診左脈仍弦數，故又加龍膽草、黃柏以清肝膽。後知 2 診後病癒。

（五）肝膽疾患

41. 急性 B 肝案

姚 XX，男，2008 年 2 月 14 日

前一週發現身疲，後即出現面目黃。現症疲乏無力，肝區不適，小便黃，大便色白。化驗谷丙轉氨酶 1311 單位，B 肝五項中表面抗原、核心抗體為陽性。超音波膽壁厚。診左脈弦數大，右脈亦弦，舌暗紅苔白老。此肝膽火盛，濕熱蘊滯。法應：清肝膽，利濕熱，疏氣機。

【處方】龍膽草 10 克，梔子 10 克，黃芩 10 克，生

地 12 克，車前子 10 克，澤瀉 10 克，當歸 10 克，茵陳 10 克，鬱金 10 克，佩蘭 8 克，田基黃 12 克，雞骨草 12 克，白花蛇舌草 15 克，半枝蓮 15 克，虎杖 12 克，滑石粉 15 克，海金沙 10 克，甘草 5 克，赤芍 10 克，貫仲 10 克。5 劑水煎服。

2 月 18 日，四天服完 5 劑藥後，面目黃退多，大便亦不白了，今診左脈弦數大減多，舌暗紅，云肝區時有不適。上方加柴胡 8 克，敗醬草 10 克，去澤瀉。5 劑水煎服。

2 月 21 日，藥後可以，肝區痛消，餘症可以。脈仍弦大，舌暗紅苔白膩老。上方加川軍 6 克。5 劑水煎服。

2 月 25 日，藥後有好轉，仍處上方川軍為 8 克，5 劑水煎服。

3 月 1 日，藥後可以，身覺精神。化驗轉氨酶為 47 單位，B 肝表面抗原，表面抗體為陽性，其餘為陰性。診兩脈弦大數，今處以：

龍膽草 10 克，梔子 10 克，黃芩 10 克，生地 12 克，車前子 10 克，甘草 7 克，當歸 10 克，馬鞭草 12 克，虎杖 10 克，川軍 8 克，貫仲 10 克，柴胡 10 克，敗醬草 12 克，白花蛇舌草 15 克，茵陳 10 克，川黃連 3 克，板藍根 10 克，大青葉 10 克。5 劑水煎服。

3 月 6 日，藥後平妥，診左脈弦大，大便硬，上方加川軍 10 克，芒硝 5 克（沖服）。5 劑水煎服。

3 月 12 日，藥後可以，左脈弦大減多，大便日一次，繼服上方 5 劑。

3 月 18 日，藥後可以，大便已不硬，又云右脅時有不適。化驗轉氨酶 44 單位。B 肝表面抗原為陽性，其餘為陰性。診左脈弦大些，右脈小弦，舌淡質有紅點，苔白老。今處以：

虎杖 10 克，柴胡 10 克，山藥 12 克，板藍根 15 克，馬鞭草 15 克，敗醬草 15 克，綠萼梅 4 克，貫仲 10 克，茵陳 10 克，白花蛇舌草 15 克，鱉甲 10 克，菌靈脂 8 克，梔子 10 克，白芍 10 克，田基黃 12 克，白朮 8 克，青蒿 5 克。5 劑水煎服。

3 月 23 日，藥後平妥，繼服上方 5 劑。

3 月 28 日，藥後可以，左脈弦減，繼服上方 5 劑。

4 月 2 日，化驗 B 肝表面抗原陽性，其餘陰性，總膽紅素 20 單位。大便日 1—2 次，小便黃，診脈六脈弦些，舌白膩些。上方去鱉甲，加龍膽草 10 克，黃芩 10 克，山豆根 10 克，甘草 5 克，蠶沙 10 克。5 劑水煎服。

4 月 8 日，藥後平妥，診左脈弦，右脈小弦，舌暗紅苔白潤。總以平肝木解熱毒治之。

【處方】龍膽草 10 克，梔子 10 克，黃芩 10 克，夏枯草 10 克，生地 12 克，車前子 10 克，茵陳 10 克，水牛角 12 克，紫草 12 克，薏苡仁 15 克，甘草 5 克，白芍 10 克，敗醬草 12 克，白花蛇舌草 15 克，山藥 10 克，白朮 10 克，銀花 10 克，黃耆 10 克，貫仲 10 克，柴胡 10 克。5 劑水煎服。

【按】B 型肝炎轉氨酶 1311 單位，大便色白，身疲無力，肝區不適，病症較嚴重。首診以大劑量清利肝膽濕熱之味，病即大有轉機，後則隨病症出現，根據大法稍作調整，化驗指標逐漸好轉。6 月 17 日診治後，化驗 B 肝五項轉陰。轉陰後又間斷服中藥 40 劑，病遂痊癒。至今一直很好。

42. 肝陰不足脅痛案

張ＸＸ，男，40 歲，2008 年 11 月 8 日

右脅內痛數年，時有噁心，脾氣暴躁，曾作超音波為膽囊炎。診左脈弦數，右脈小弦，舌暗紅苔白少。此肝陰不足，火邪亢旺。法應滋陰清利肝膽。

【處方】柴胡 10 克，梔子 10 克，虎杖 12 克，薑黃 8 克，夏枯草 15 克，公英 15 克，赤芍 12 克，白芍 12 克，生地 15 克，連翹 10 克，枳殼 10 克，川楝子 10 克，元胡 8 克，沙參 10 克，浙貝母 10 克，鬱金 10 克，玫瑰花 5 克。5 劑水煎服。

11 月 13 日，藥後痛憋減，口乾亦好轉，診脈弦數減，舌暗紅苔白少。上方繼服，加玉竹 10 克。5 劑水煎服。

11 月 18 日，藥後可以，痛未作。診左脈稍弦，舌前赤減，仍處以上方 5 劑。

【按】脈弦舌暗為肝絡不暢，故脅部常痛，結合現代醫學作超音波，確定為膽囊炎，又有脈弦數為肝火盛，病有數年，又舌紅顯為陰分亦弱，故以清利肝膽，疏肝通絡，滋陰養肝之劑而獲癒。

43. 自免性肝炎案

謝ＸＸ，女 28 歲，2008 年 11 月 15 日

在北京查為自免性肝炎，先前睛黃，用西藥睛黃

退，轉氨酶仍高。現症消化不好，眼酸困，右脅不適。診右脈弱，左脈小弦，舌淡紅苔白少。法應健脾和肝。

【處方】山藥 15 克，台參 10 克，茯苓 10 克，白扁豆 10 克，穀、麥芽各 10 克，陳皮 10 克，蓮子 10 克，薏苡仁 10 克，砂仁 3 克，枸杞 10 克，菊花 10 克，白芍 10 克，赤芍 10 克，枳殼 10 克，玫瑰花 4 克。6 劑水煎服。

11 月 23 日，藥後有好轉，脈弱減，舌淡苔白潤。云口乾。上方加花粉 12 克，柴胡 8 克。6 劑水煎服。

11 月 29 日，藥後好轉，眼不困了。診右脈弱，左脈虛弦。患者云心窩部、背痛些。舌淡苔白潤。上方去柴胡。加白朮 7 克，田基黃 10 克。

12 月 6 日，藥後好多，云時有右脅痛，躺一會兒就好了。六脈小緊，舌淡苔白潤。仍處上方 6 劑，水煎服。

【按】自免性肝炎不多見，飲食偏少，眼酸困顯為肝脾不足，又加脈舌之象更為確切。但曾發生黃膽，診左脈小弦恐有邪滯，故加入柴胡、赤芍、玫瑰花、枳殼以散邪通肝絡。3 診出現右脈弱，左脈虛弦 ，心胃背部痛，躺一會兒就好了，說明肝脾仍不足，故去柴胡，以防劫肝之陰，加入白朮以健脾，田基黃能清肝，恢復轉氨酶，故亦用，4 診服完藥後得知病已癒。

44. 膽囊炎案

胡 X X，男，32 歲，2009 年 8 月 23 日

作超音波有膽囊炎，現症胃內燒，右側腰背痛。診右脈弦滑數，左脈弦顯不足，舌暗紅苔白老。此濕熱中蘊，肝膽不利，肝腎稍弱。

【處方】柴胡 10 克，赤芍 12 克，花粉 15 克，敗醬草 20 克，公英 20 克，梔子 10 克，金錢草 15 克，鬱金 10 克，浙貝母 10 克，枳殼 10 克，川芎 10 克，知母 12 克，馬鞭草 12 克，生首烏 10 克，川斷 10 克，龍膽草 10 克，甘草 3 克，百合 10 克。5 劑水煎服。

8 月 29 日，藥後諸症好轉，仍處上方 5 劑。

【按】此病治療宏觀與微觀相結合。宏觀抓主胃內燒，腰背痛。脈弦滑數苔白老為火毒，邪熱蘊滯，左脈顯弱實中兼有虛象，微觀結合現代科技手段，超音波顯示膽囊發炎，二者結合效果明顯，故二診病即告癒。

45. 膽囊息肉案

劉 X X，女，38 歲，2008 年 12 月 27 日

有膽囊息肉，慢性闌尾炎數年。不能服用西藥。時有右脅背痛，如人抓，今覺絞痛。診右脈弦弱，左關亦弦弱，餘脈弦。此中土不足，肝氣亦弱，枯木犯中，肝膽鬱滯。處以調肝胃，疏肝膽之劑：

柴胡 10 克，白芍 10 克，赤芍 10 克，甘草 5 克，香附 10 克，枳殼 10 克，川芎 10 克，白朮 10 克，烏梅 15 克，山萸肉 10 克，元胡 10 克，川楝子 10 克，木賊草 10 克，穀、麥芽各 10 克，山藥 10 克，莪朮 10 克，梔子 10 克。5 劑水煎服。

2009 年 1 月 1 日，藥後有好轉，脈弱減，仍弦些。繼服上方 5 劑。

1 月 7 日，藥後有好轉。診右脈弦，左脈弦些。上方加田基黃 12 克，生首烏 10 克。5 劑水煎服。

1 月 13 日，藥後可以。昨日又痛。診右脈弦，左脈小弱，舌嫩紅。今處以：

柴胡 10 克，鬱金 10 克，夏枯草 15 克，浙貝母 10 克，莪朮 10 克，烏梅 20 克，拔葜 20 克，香附 15 克，木賊草 15 克，薏苡仁 15 克，赤芍 12 克，白芍 12 克，百合 10 克，丹參 10 克，枳殼 10 克，元胡 10 克，川楝子 10 克，山慈菇 10 克，鱉甲 10 克，甘草 10 克，白花蛇舌草 15 克，公英 15 克。5 劑水煎服。

3 月 17 日，藥後緩和。昨日右脅部又痛甚。診左脈弦小數，右脈小弦，舌暗紅，苔白潤。

【處方】薑黃 10 克，陳皮 10 克，柴胡 10 克，元胡 10 克，川楝子 10 克，香附 10 克，枳殼 10 克，木賊草 10 克，烏梅 15 克，田基黃 15 克，虎杖 10 克，鱉甲 10 克，青蒿 10 克，白芍 15 克，川芎 10 克，浙貝母 10 克，鬱金 10 克，甘草 5 克，台參 10 克，莪朮 10 克，拔葜 10 克，白花蛇舌草 15 克，公英 15 克。5 劑水煎服。

3 月 28 日，藥後可以。脈仍弦數。繼服上方 5 劑。

6 月 11 日，藥後數月未痛，近幾日又痛。診左脈弦大，口苦。上方加梔子 10 克，川黃連 5 克。5 劑水煎服。

【按】膽囊息肉時久恐癌變，今痛甚。右脈弦弱，左關弦弱，為肝脾兩虛，枯木犯中。首診以益肝脾，平枯木，佐以理氣祛積活血止痛之劑而獲效。

4 診脈弱不顯，轉為弦，以疏肝柔肝行氣通絡清熱解毒祛除息肉之劑。效果良好，病情穩定。

5 診在是方大法下，加用青蒿引邪外出，又二次診療。今已近一年一直平穩。

46. B 肝小三陽案

孫 X X，男，37 歲，2009 年 10 月 19 日

患 B 肝小三陽，今查轉氨酶 168.7，總膽紅素 263。現症睛黃尿黃，兩脅不快，心胃憋，觸肝不大，診左脈弦數有力，右脈虛弦，舌淡苔白潤。

【處方】梔子 10 克，茵陳 12 克，黃柏 10 克，柴胡 10 克，龍膽草 10 克，黃芩 10 克，生地 10 克，車前子 10 克，赤芍 10 克，花粉 10 克，虎杖 10 克，竹茹 10 克，佩蘭 10 克，滑石粉 15 克，甘草 5 克，山藥 10 克，雞骨草 12 克，馬鞭草 15 克，田基黃 15 克，敗醬草 15 克，白花蛇舌草 15 克。7 劑水煎服。

10 月 25 日，藥後可以，黃減多，仍心胃憋脹，診左脈弦大，右脈弦緊，舌淡紅苔白潤，上方加八月札 10 克，鬱金 10 克，去花粉。7 劑水煎服。

10 月 30 日，藥後黃退，小便黃亦大減，云上腹仍憋脹，脈弦數些。上方加川朴 10 克，台參 5 克。7 劑水煎服。

11 月 6 日，藥後腹憋減，黃已退，小便仍黃，診右脈起，左脈弦大減，仍較右大，口乾，舌淡苔白潤。上方加貫仲 10 克。繼服 10 劑。

11 月 18 日，藥後有好轉，脈弦大些，舌淡苔白潤，又云飲食多則上腹憋。今處以：

茵陳 10 克，柴胡 10 克，茯苓 10 克，當歸 10 克，白芍 10 克，白朮 10 克，炒梔子 10 克，山藥 10 克，鬱

金 10 克，龍膽草 10 克，鱉甲 10 克，敗醬草 12 克，田基黃 12 克，馬鞭草 12 克，黃芩 10 克，虎杖 12 克，菌靈脂 10 克，丹參 10 克，台參 10 克，10 劑水煎服。

11 月 28 日，藥後可以，腹憋減，左脈弦大，右脈弦，舌淡苔白潤。上方加貫仲 10 克，板藍根 10 克，甘草 3 克。10 劑水煎服。

12 月 9 日，藥後好轉，腹憋消，脈弦減，仍處上方 10 劑。

12 月 20 日，藥後平妥，診左脈弦，右脈弦滑。仍服上方 10 劑。

2010 年 1 月 15 日，藥後可以，化驗TTT為 7 個單位。B 肝五項中 B 肝 e 抗體、核心抗體陽性。診六脈弦滑，舌淡苔白潤。今處以：

菌陳 10 克，梔子 10 克，龍膽草 10 克，黃芩 10 克，生地 10 克，車前子 10 克，石見穿 12 克，野百合 10 克，敗醬草 10 克，鬱金 10 克，虎杖 10 克，甘草 4 克，拔葜 15 克，丹參 10 克，貫仲 10 克，茯苓 10 克，白朮 10 克，薏苡仁 10 克，桑寄生 12 克。10 劑水煎服。

【按】此病人病情較重，當時查出是 B 型肝炎，大夫讓住院治療，患者家中離不開，找來服中藥治療。本病例初以清熱解毒，清肝利膽，祛除濕熱之劑獲效。

五診時患者食多則憋脹，用健脾疏肝清熱解毒扶正祛邪之劑，服藥 40 劑後化驗 B 肝轉陰，肝功稍異，據脈處以扶脾疏肝解毒調和之劑後化驗肝功，B 肝五項俱以正常。未再用藥。至今一直很好，照樣幹活。

47. 兒童膽結石案

康ＸＸ，男，12歲，2009年6月5日

臍上痛，觸診有滑動塊，時二十日，作超音波檢查有泥沙樣膽結石，但脅不痛。診左脈弦滑數，右關弦弱，舌暗紅苔白老。

【治療】清瀉肝膽，化積扶中之劑。

【處方】虎杖10克，莪朮8克，柴胡10克，鬱金10克，金錢草15克，赤芍10克，浙貝母10克，山慈菇8克，甘草4克，枳殼10克，草寇5克，雞內金10克，花粉10克，台參8克。6劑水煎服。

6月12日，藥後好轉多，前四日腹大痛，瀉肚，今痛消。作超音波結石消，俱正常。診左脈弦數些，右脈弱，舌暗苔白老。今處以上方去草蔻、枳殼，加蒲公英15克，白花蛇舌草15克，白芍10克，大棗二枚。6劑水煎服。

【按】腹中有滑動塊，中醫歸屬於瘕聚之類，作超音波有泥沙樣結石，兒童結石臨床很少見。

脈弦滑數為肝膽濕熱蘊結，觸診腹內有滑動塊，超音波有泥沙樣結石俱為積聚，以清利肝膽化石祛積之法可也，右關脈弦弱為中土不足，肝木所剋，方內加入甘草、台參以扶弱抑盛。二診去草蔻枳殼之辛溫，加蒲公英、白花蛇舌草苦寒清瀉熱邪，加白芍以抑木，大棗以助脾。藥後其疾已癒。

（六）腎、生殖方面疾患

48. 腎結石案

史XX，男，2008年2月12日

平時腰困，超音波發現有左腎有結石3～4粒，最大者0.3cm，有脂肪肝，化驗血脂高，時有頭痛，頭昏。診左脈沉滑弱，右脈沉小緊滑，舌淡紅苔白少。此肝腎不足，濕熱蘊滯。法應補肝腎，利濕熱，化石和肝。

【處方】石葦10克，滑石粉15克，雞內金12克，砂仁3克，金錢草15克，硝石10克，補骨脂10克，生山楂10克，海藻10克，澤瀉10克，車前子10克，杜仲10克，海金沙10克，山萸肉10克，茯苓10克，桑椹子10克，瞿麥10克，梔子10克，生首烏12克，僵蠶10克，天竹黃10克，黃柏10克，川芎10克。7劑水煎服。

3月6日，藥後作超音波，結石為結晶，身覺好些，云腹憋。診右脈弱，左脈弦滑，上方去僵蠶、天竹黃、川芎、山萸肉、桑椹子，加白朮10克，台參10克，川朴10克，半夏10克。7劑水煎服。

3月23日，藥後頭昏消，超音波顯示腎結石亦消。又云以前有列腺炎。現症前列腺部不適，小便次數多，尿黃，輕度脂肪肝。診左脈沉弦數，右脈弱些，舌暗紅苔白老，今處以：

懷牛膝15克，虎杖10克，瞿麥10克，扁蓄12克，荔枝草15克，黃柏10克，滑石粉12克，甘草5

克，琥珀 3 克（另沖服），全蠍 5 克，車前子 10 克，土茯苓 12 克，生山楂 12 克，生地 15 克，王不留行 12 克，鹿角片 5 克，皂刺 10 克，桃仁 10 克，白朮 10 克，肉蓯蓉 10 克，山藥 10 克。7 劑水煎服。

【按】此患者腎虛有腎結石，又有脂肪肝、血脂也高，病情錯綜複雜，須綜合治療。藥味多達 23 味，當須細細斟酌。服完 1 診 7 劑藥後結石由塊化為結晶。2 診據脈憑症，略有增損，結石已除。3 診主要治療前列腺炎，雖未盡癒，但亦有好的療效。

49. 腎萎縮案

沈ＸＸ，女，60 歲，2008 年 3 月 8 日

病上腹及兩脅憋脹且疼，小腹亦時痛，患過盆腔炎。化驗尿內有蛋白+，潛血+，超音波兩腎萎縮。診左脈弦滑數，右脈亦然，舌嫩紅苔白膩些。此濕熱蘊結，氣機不暢，波及肝腎。

【治療】清理濕熱，調理氣機。

【處方】鬼針草 12 克，梔子 10 克，龍膽草 10 克，黃芩 10 克，柴胡 10 克，赤芍 10 克，蒲公英 15 克，川芎 10 克，枳殼 10 克，枳實 10 克，銀花 10 克，連翹 10 克，白茅根 15 克，藕節 12 克，紅藤 15 克，白花蛇舌草 15 克，甘草 8 克，虎杖 10 克，滑石粉 15 克。6 劑水煎服。

3 月 29 日，藥後諸症好轉，脈弦滑數減多，舌深紅，苔白少。小腹時痛，上方加千金菝 15 克。6 劑水煎服。

4月7日，藥後可以，時有口舌瘡，近日又作，尿時小腹仍痛，飲食多，脅部痛。脈弦數些，上方去枳實，加地錦草12克，八月札10克，川黃連3克。6劑水煎服。

4月27日，藥後化驗蛋白+，潛血消，仍覺尿道痛些，腰不適，舌唇痛起疱，診右脈弦，左脈小弦，舌前紅苔少，舌後苔黃。

【處方】車前子10克，扁蓄12克，滑石粉15克，川軍7克，甘草5克，瞿麥12克，梔子10克，地錦草10克，連翹10克，銀花12克，白茅根15克，生地15克，沙參10克，元參10克，玉米鬚15克，赤芍10克，馬齒莧12克。6劑水煎服。

5月10日，藥後平妥，有腰痛，小便痛，口舌瘡，二日便一次，飲食則兩脅脹。診左脈小弦滑數，右脈弦滑數，舌絳紅，苔白少。處以滋陰清熱解毒之劑：

柴胡10克，赤芍10克，甘草5克，蒲公英15克，白花蛇舌草15克，鬼針草10克，白茅根15克，藕節12克，紅藤15克，滑石粉15克，生地15克，元參10克，金銀花12克，川黃連3克，玉竹10克，石斛10克，石葦10克，地錦草10克，仙人掌10克，八月札10克，大黑豆12克，益母草10克，野菊花10克，川斷10克。5劑水煎服。

5月17日，藥後腰好多，云飲食欠佳，進食難受。診右關弦數，左脈小弦。上方去元參，紅藤，加入蓮子10克，穀、麥芽各7克。5劑水煎服。

【按】以辨證論之處以清利濕熱之劑首診獲效，後隨症變動，總依清利濕熱，解毒通利之劑為主。五診調整藥味，加大其劑量，增入益腎之生地，石斛，川斷，大黑豆，效果更進一步，六診因胃納不佳，去元參，紅藤，加蓮子，穀、麥芽促其健脾消食。後其女告知，化驗小便已正常，其病遂癒，至今健在。

50. 前列腺肥大案

彭ＸＸ，男，39歲，2008年3月26日

恥骨聯合內隱隱憋，時半年，以前腰困，今仍有，在太原檢查為前列腺肥大。診脈左脈滑數，右脈亦然，舌淡苔白少。此濕熱下蘊，肝脾不利，腎亦不足。處以清利濕熱，疏通肝經，少佐養腎之味：

車前子10克，扁蓄10克，滑石粉15克，甘草10克，川軍8克，梔子10克，千金菝15克，五靈脂10克（醋炒），蒲黃8克，懷牛膝10克，鱉甲10克，川斷10克，杜仲10克，山萸肉10克，熟地15克，補骨脂10克，桃仁10克，冬葵子10克，肉蓯蓉10克，烏梅10克。5劑水煎服。

4月5日，藥後痛好轉，腰仍涼困，診右脈弦數，左脈亦弦，仍處上方，加蛇床子10克。5劑水煎服。

4月17日，藥後好轉多，脈平。繼服上方5劑。

【按】以往腰酸困，今仍有，知腎元不足，肝經循股經入毛中，過陰器，抵小腹，今恥骨聯合內隱隱憋為足厥陰肝經脈絡有阻。

脈滑為濕熱蘊結，以八正散增損，其中加入通經兼補腎之味，各中其得而獲效明顯，三診後遂告癒。

51. 前列腺增生案

張X，男，75歲，2008年4月26日

查為前列腺增生，包皮長，時尿濁物，臭甚，大腿根不適，時數年，外觀其人肥大體胖。診脈滑數，有澀象，舌暗紅苔白老。此濕熱蘊結，陰絡鬱滯。法應清利消散之。

【處方】石菖蒲 10 克，萆薢 12 克，益智仁 5 克，甘草 5 克，滑石粉 15 克，川牛膝 12 克，甲珠 3 克（沖服），瞿麥 12 克，扱蕺 20 克，土茯苓 12 克，射干 10 克，夏枯草 15 克，赤芍 15 克，烏藥 10 克，蒲公英 15 克，蜈蚣 1.5 條，黃柏 10 克，蚤休 10 克，熟地 10 克，龜板 10 克，王不留行 10 克，豬苓 10 克，白花蛇舌草 15 克，燈芯草 1 克，4 劑水煎服。

4 月 30 日，藥後可以，小便亦暢，小便未見白濁。診右脈弱數，左脈小弦，舌暗紅苔白潤。上方加石葦 15 克。4 劑水煎服。

5 月 5 日，藥後平妥，小便可以，只因包皮長，尿時困難，又有兩膝關節炎痛。診右脈弦大，左脈亦弦，舌暗紅苔白潤。上方繼服，加威靈仙 10 克，穿山龍 15 克。5 劑水煎服。

【按】此病人雖年愈古稀，據脈論症為實多虛少。首診以大劑蕩逐之。方內用龜板，熟地補腎且有祛積作用，藥後郊顯。

二診加入石葦以通淋瀉濁。三診其人又說以前膝關節痛，今仍痛，加入威靈仙，穿山龍，且此二藥對增大之

前列腺亦有消退作用。

藥後隔一年半知其疾大癒，未有發生。

52. 睾丸根部痛案

王XX，男，59歲，2007年10月4日

兩側睾丸根部痛，時月餘，輸液17日，又服用中藥10劑效乏。今診右脈弦大，左脈沉弦數，舌暗紅苔白膩，此濕熱火毒蘊結肝經。法應疏利。

【處方】川楝子10克，虎杖10克，蜈蚣1.5條，荔核10克，元胡8克，滑石粉15克，桃仁10克，生山楂8克，鱉甲10克，土茯苓12克，扁蓄12克，瞿麥12克，生地12克，炒梔子10克，地錦草12克，5劑水煎服。

10月9日，藥後好轉，脈仍弦數，舌暗紅。上方加全蠍3克，研末沖服，5劑水煎服。

10月14日，藥後又有好轉，云陰部涼，睾丸根軟些，睾丸有上吸感。診右脈弦大數，左亦弦數，飲水多，尿頻。舌淡紅苔白潤。今上方去滑石，加炒小茴8克，懷牛膝10克，巴戟天10克，烏藥5克。5劑水煎服。

【按】前陰為足厥陰肝經循行之地，脈弦睾丸根部痛是為肝木之咎，以蜈蚣，鱉甲入絡搜邪，舌苔白膩濕熱蘊滯以滑石粉，土茯苓，梔子，扁蓄，虎杖清利之，餘味俱為佐使，首診即有效果。

二診加大力度增入全蠍沖服。三診睾丸涼，且睾丸有上吸感，去滑石之走下，加入炒小茴，懷牛膝，巴戟天，烏藥，益腎調厥陰之氣機而獲癒。

53. 前列腺肥大小便難案

張XX，男，62歲，2009年8月26日

有慢性結腸炎，今已癒，作超音波有二度前列腺肥大，左腎有3.2x3.0囊腫，小便數，夜間甚，站立難以尿出，蹲則能排出。診脈左尺弱無力，餘脈平，舌淡苔白稍膩，此腎元不足，濕熱中蘊，氣血鬱阻，其絡不暢，鬱而成積。法應標本同治。

【處方】肉蓯蓉12克，製首烏10克，巴戟天10克，鹿銜草15克，蛇床子10克，枸杞10克，益智仁7克，烏藥10克，山藥15克，荔核10克，王不留行12克，紅景天12克，地錦草15克，官桂4克，冬葵子15克，茯苓10克，拔葜20克，蜂房10克，威靈仙10克，楮石子10克，莪朮10克，川牛膝15克，骨碎補12克。5劑水煎服。

9月4日，藥後可以，站立時能小便出，夜尿減為三次，診左尺弱減，仍處上方5劑。

9月22日，藥後可以，小便亦可以，緊尿時不能立刻尿出，脈弱減，處以上方，去巴戟天，枸杞，繼服5劑。

【按】經曰：「邪之所湊其氣必虛，正氣記憶體邪不可干。」腎臟囊腫、前列腺肥大為積聚，與肝腎至為密切。現診左尺虛弱為腎元不足，舌膩象為下焦濁邪。方中以眾多之藥味各盡其職，合而療之，大獲戰果，最後一診腎虛減多，故減去幾味補腎之藥。後遂訪半年來小便一直正常，雖未作超音波，但病症消除，療效是肯定的。

54. 睪丸之疾

趙X，男，47 歲，2009 年 2 月 20 日

云左側睪丸常發硬，一會兒又能變軟，小腹不適，且云與心情有關，時數月。診左脈弦數，右脈小弦，舌淡苔白潤。此下焦虛寒與肝氣相搏而成。

【處方】橘核 10 克，川楝子 10 克，烏藥 10 克，木香 10 克，小茴香 10 克，葫蘆巴 10 克，浙貝母 10 克，檳榔 10 克，山萸肉 12 克，川斷 10 克，杜仲 10 克，吳萸肉 4 克，荔核 10 克，澤瀉 10 克。5 劑水煎服。

【按】此左脈弦數顯為肝木之咎也，鬱而不暢，故睪丸時硬時軟，小腹不適。右脈小弦，下焦有寒，命火欠充，舌淡苔白潤為無熱象，是虛寒之象。方中以橘核、川楝子、荔核入肝經軟散通睪絡，烏藥、木香、檳榔理氣治疝，浙貝母解鬱散結，胡蘆巴、吳萸肉、小茴香溫養肝經，山萸肉、川斷、杜仲補肝腎助腎氣以充下元。澤瀉利水濕，有助於陽氣生發，諸藥合用，故一診成功。

55. 尿蛋白兼貧血案

李 X，女，38 歲，2007 年 2 月 5 日

平時頭昏眼馬虎，手足心燒。今化驗尿蛋白「++」，血色素 8 克，小便頻，尿黃，腰酸困。診脈沉弦滑，舌暗紅苔白少，此陰分不足，氣血衰少，腎元不固。處以滋陰清熱，清利濕濁，益腎固本之劑：

銀柴胡 10 克，胡黃連 5 克，秦艽 10 克，鱉甲 10 克，地骨皮 10 克，知母 10 克，生地 15 克，沙參 10

克，白茅根 15 克，玉米鬚 15 克，益母草 15 克，黃耆 10 克，當歸 10 克，元參 10 克，石葦 10 克，石觸 10 克，大黑豆 10 克，川斷 10 克。5 劑水煎服。

8 月 1 日，藥後可以，云小便多，診左脈弦數，右脈小弦，舌如前，上方加白花蛇舌草 15 克。5 劑水煎服。

8 月 11 日，藥後好多，化驗蛋白「一」，仍手足心燒些。脈弦數些，舌暗紅苔白少。上方繼服 5 劑。

【按】此症陰分不足，骨蒸勞熱，兼有腎炎，陰虛是其本，以清骨散減青蒿加入滋養陰分，清利濁邪，補血固腎之劑而獲效。二診加入白花蛇舌草以加大清熱解毒之力，諸症好多。三診服 5 劑而告癒。

56. 腎結石胰腺炎案

王 X X，女，47 歲，2009 年 3 月 26 日

身疲腰腿疲困，飲食亦欠佳，又云有腎結石、胰腺炎數年，時有心難受，去年冬天停經，仍未來。診脈左右兩脈細弱無力，舌淡紅苔白些。

【處方】台參 10 克，白朮 12 克，茯苓 10 克，薏苡仁 12 克，黃耆 12 克，枸杞 10 克，製首烏 15 克，沙苑子 10 克，仙靈脾 10 克，焦杜仲 10 克，川斷 10 克，赤芍 10 克，公英 15 克，羌活 10 克，鹿角片 5 克，雞內金 10 克，金錢草 15 克，八月札 10 克，柴胡 10 克，肉蓯蓉 10 克，補骨脂 10 克。5 劑水煎服。

4 月 7 日，藥後可以，診六脈仍弱，舌淡苔白潤，云經常口痛。上方去羌活。5 劑水煎服。

4 月 18 日，藥後可以，作超音波未見結石，胰腺炎

亦消。云背心困，腹內憋脹。診右脈弱，左脈平，處以：

厚朴 10 克，半夏 10 克，枳實 10 克，川軍 10 克，檳榔 10 克，穀麥芽 10 克，台參 10 克，黃耆 10 克，柴胡 10 克，赤芍 10 克，香附 10 克，八月札 10 克，生薑三片，大棗三枚，3 劑水煎服。

4 月 23 日，藥兩劑腹憋甚，服完後憋減多，今兩脅困，腹中痛些，又云手足冷。脈澀細，舌淡苔潤。今處以上方加附子 5 克，元胡 8 克，川楝子 8 克，3 劑水煎服。

【按】腰腿酸困脈細弱舌淡白顯為腎陽不足，結石的形成與腎氣不足有關。飲食欠佳，身疲無力，又有心胃難受，有慢性胰腺炎。

據脈舌之象中土亦有其咎，月經已停數月是氣血虧少，無以充盈。法應補益脾腎，壯其元氣，調理中下，化驅結石。二診方中去羌活，云經常口痛，恐羌活引邪火於上，故去之。服完 10 劑後，患者作超音波結石已去，胰腺炎已癒，甚為欣喜。又云背心困，腹內脹，右脈弱是脾氣不足，中土有壅之故，以扶正驅邪疏肝通下之劑，服 3 劑腹憋減多，但又出現手足涼，兩脅腹中少痛，脈澀細是腎陽不足，肝絡不暢之故，加附子、元胡、川楝子 3 劑而痊癒。

57. 腰酸面腫案

黃 X X，女，47 歲，2007 年 11 月 6 日

腰脊酸困，晨起面目腫，手亦腫。曾尿檢為尿蛋白+-，潛血+，云怕冷怕熱，夜時覺內熱，煩燥。又云時有腸炎，經行十二日，仍有。晨起小便濁。診脈右脈關尺弱，左脈亦弱。舌暗紅，苔薄白。此脾腎不足，濁熱內蘊。法應標本同治。

【**處方**】生地 15 克，山藥 15 克，萆薢 10 克，甘草 5 克，滑石粉 12 克，巴戟天 10 克，白茅根 15 克，鹿角片 4 克，龜板 10 克，白薇 12 克，地錦草 12 克，川斷 10 克，石葦 10 克，黃柏 10 克，馬齒莧 12 克，玉米鬚 15 克，仙鶴草 15 克。5 劑水煎服。

11 月 12 日，藥後好多，尿蛋白消，潛血消。脈弱減。繼服上方 5 劑。

11 月 16 日，藥後好多，仍有面目浮腫，近日鼻內有瘡，上方加黃耆 10 克，大腹皮 7 克，公英 15 克。5 劑水煎服。

11 月 24 日，藥後覺近日有火。脈弦數些，云小便今日濁，腹畏冷。今姑處以：

黃柏 10 克，附子 3 克，益母草 10 克，黃耆 10 克，巴戟天 10 克，滑石粉 12 克，甘草 5 克，玉米鬚 15 克，白茅根 15 克，公英 12 克，石葦 10 克，僵蠶 10 克，防風 10 克，茯苓 10 克，薑皮 5 克，白芷 10 克，蟬蛻 5 克。5 劑水煎服。

2008 年 1 月 30 日，藥後好轉，近日勞累，又有浮腫，腹憋，面手憋。脈緩弱小便少，舌暗。上方加澤瀉 10 克，大腹皮 10 克。5 劑水煎服。

2 月 4 日，藥後好轉，腹中時憋，腰亦憋，面手浮腫消多。診脈左脈緩弱，右脈弦緩，舌淡白無熱象。今處以：

熟地 10 克，山萸肉 10 克，巴戟天 10 克，白朮 8

克，茯苓 10 克，薑皮 8 克，澤瀉 10 克，大腹皮 10 克，厚朴 10 克，半夏 10 克，陳皮 10 克，威靈仙 8 克，蟬蛻 8 克，白茅根 15 克，益母草 12 克，玉米鬚 20 克，附子 4 克，薏苡仁 15 克，地錦草 12 克，僵蠶 10 克，黃耆 10 克，川牛膝 10 克。7 劑水煎服。

【按】此病情複雜，以辨證論之總為腎氣不足，脾土亦弱，小便濁又常有腸炎，為濕熱之邪內蘊。夜間內熱，濕濁久鬱，陰分受損，初診標本同治，扶正有利於驅邪。首診見效明顯。三診加大腹皮、黃耆理氣補虛，消除水腫，加薄公英治鼻瘡。四診覺有火，脈弦數些，面目仍浮腫，應重新組方以扶正壯陽平虛火，散風清熱祛濁邪，使病情大有轉機，時隔兩月，病又有萌發，復來診治，最後一診出現腹憋，以脈合症，以補腎益氣，健脾理氣，散風通絡，使大氣運轉，疾病痊癒，追訪兩年病情穩定。

58. 尿濁陰莖內縮案

席 X X，男，34 歲，2007 年 11 月 11 日

小便濁尿內有黃白物，尿道痛，時月餘，服西藥效乏，陽事弱，陰莖有內縮現象。診左脈緩弦弱，右脈弱，舌暗紅，中後苔黃燥。處以清瀉下焦濕熱，兼調脾腎之劑：

萆薢 10 克，石菖蒲 10 克，射干 10 克，瞿麥 10 克，梔子 10 克，龍膽草 10 克，地錦草 12 克，滑石粉 15 克，甘草 7 克，扁蓄 12 克，山藥 10 克，黃柏 10 克，生地 10 克，燈芯草 3 克，元參 12 克，巴戟天 10 克。5 劑水煎服。

11 月 16 日，藥後效可，陰莖縮減，尿道仍痛。診左脈小弦，右脈亦弦，今處以：

黃柏 12 克，紅藤 20 克，梔子 10 克，千里光 15 克，川牛膝 10 克，肉蓯蓉 10 克，扁蓄 10 克，附子 3 克，肉桂 1 克，山藥 15 克，萆薢 12 克，製首烏 10 克，荔枝草 15 克。3 劑水煎服。

11 月 19 日，藥後好轉，陰縮減，仍覺有火，又覺感冒。脈弦數，上方加銀花 15 克，竹葉 10 克，野菊花 10 克。3 劑水煎服。

11 月 22 日，藥後陰縮已癒，仍尿濁。脈弦些。舌後苔少黃白。今處以：

車前子 10 克，扁蓄 12 克，川軍 8 克，甘草 5 克，瞿麥 12 克，梔子 10 克，射干 10 克，蜂房 10 克，土茯苓 10 克，製首烏 10 克，滑石粉 15 克，荔枝草 15 克，紅藤 15 克，蒲公英 15 克，川牛膝 12 克，紫花地丁 15 克。3 劑水煎服。

【按】小便濁，尿內有黃白物，尿痛是濕熱毒邪蘊結下焦，陰縮是腎元不足，邪氣入絡，厥陰受制。左脈弦弱為實中挾虛，右脈弱為脾命不足，此病先以祛邪為主，少佐益腎之劑以消息之，藥後稍效，但尿道仍痛，脈弱不顯，轉為小弦數，仍以清熱解毒少佐以益腎陽之劑治陰縮，方中川牛膝，荔枝草入走尿道，對尿道炎有良效。

三診出現感冒，自覺有火，加入銀花、竹葉、野菊花清熱解毒，且對下焦熱毒有良效。

最後以八正散加減，以祛邪多於扶正之劑基本治癒。後遂訪幾年來一直很好。

（七）耳目之疾

59. 耳鳴耳聾案

段ＸＸ，男，2008 年 1 月 30 日

近數日發現左耳鳴，聾。云自服龍膽瀉肝丸好轉些。但仍不行，平時胃口畏涼，常有胃酸發生。今診脈左脈關弦，右脈亦弦，舌淡暗紅，苔白潤，此肝火挾痰上沖清竅。法應清痰火，通耳竅，兼以抑胃酸。

【處方】龍膽草 10 克，夏枯草 10 克，浙貝母 10 克，海螵蛸 10 克，天竹黃 10 克，絲瓜絡 10 克，川黃連 3 克，吳萸肉 2 克，石菖蒲 12 克，遠志 5 克，王不留行 10 克，僵蠶 10 克。3 劑水煎服。

【按】見脈弦耳鳴且聾，認定肝火引起，舌暗為有鬱阻之處，舌苔白潤有水濕之象，故以龍膽草、夏枯草清瀉肝火，石菖蒲、遠志、王不留行利痰通竅。僵蠶、天竹黃清痰火。絲瓜絡清火通絡。浙貝母、海螵蛸抑肝火且有制酸作用。川黃連、吳萸肉為左金丸之意制胃酸，諸藥合用故一診而癒。

60. 擠眼縮面案

任ＸＸ，男，9 歲，2008 年 11 月 7 日

家長云近三月覺擠眼縮面，面部不舒適，飲食欠佳。診左脈弦數，右脈亦弦，舌淡苔白潤，此脾氣不足，肝木亢旺。法應扶中抑肝。

【處方】白朮 8 克，山藥 8 克，茯苓 6 克，台參 7

克，鉤藤 10 克，桑葉 5 克，菊花 5 克，竹茹 10 克，夏枯草 10 克，梔子 8 克，人造牛黃 1 克（沖服），羊角絲 10 克，生地 10 克，珍珠母 10 克，白蒺藜 10 克，龍骨 10 克，牡蠣 10 克，白芍 10 克，甘草 5 克。5 劑水煎服。

2009 年 7 月 5 日，藥後有效果，後未服藥，今又來診。症如前，又有鼻常出血。診右脈弦數，左脈亦弦，舌暗紅苔白少，舌後稍黃膩。今處以：

龍骨 15 克，牡蠣 15 克，代赭石 15 克，天冬 10 克，元參 15 克，白芍 20 克，麥芽 10 克，生珍珠母 20 克，羊角絲 10 克，白蒺藜 10 克，人造牛黃 1 克（沖服），生地 15 克，龜板 10 克，穀芽 10 克，山藥 12 克，鉤藤 10 克，甘草 5 克。7 劑水煎服。

7 月 31 日，藥後有好轉，診脈弦減，云不如 1 診效佳。舌淡苔白潤，鼻出血一次。上方去代赭石，加白朮 10 克，炒梔子 10 克。10 劑水煎服。

【按】患者居住太原，來診不方便。1 診好轉後未連續服藥，時隔 8 個月。此症又萌發，且有鼻常出血。脈仍弦數，食慾不好，總為脾虛，木邪亢旺，腎陰不足，陰不斂陽。故以滋腎元平肝木，健中土之劑而獲癒。

61. 眨眼頻繁案

李 XX，男，9 歲，2007 年 9 月 8 日

家長云：身瘦不欲食，從小就忽眨眼。診左脈弦，右關弱，舌淡紅質有紅點，苔白潤。此脾土不足，木邪亢旺。

【治療】抑肝健脾。

【**處方**】台參 10 克，白朮 8 克，茯苓 8 克，炙草 5 克，白扁豆 10 克，穀、麥芽各 8 克，柴胡 8 克，白芍 10 克，龍膽草 8 克，黃芩 7 克，山藥 10 克，大棗三枚，3 劑水煎服。

9 月 11 日，藥後右關弱減，左脈弦大亦減，但兩脈仍弦。今處以：

龍膽草 10 克，梔子 10 克，鉤藤 10 克，僵蠶 10 克，山藥 10 克，玉竹 10 克，白扁豆 10 克，黃芩 10 克，穀、麥芽各 10 克，白蒺藜 10 克，羊角絲 10 克。2 劑水煎服。

9 月 13 日，藥後眨眼大減，飲食亦好轉些，脈仍弦些，繼服上方 2 劑。

10 月 10 日，藥後好了，近日又眨眼，咬牙，診脈弦數，舌淡暗紅，上方加生地 10 克，沙參 10 克，3 劑水煎服。

10 月 12 日，藥後好轉，診左脈弱，右脈弦，舌淡紅苔白少。

【**處方**】生地 10 克，當歸 10 克，鉤藤 10 克，白蒺藜 10 克，天麻 5 克，僵蠶 10 克，山藥 10 克，甘草 5 克，炒白芍 10 克，白扁豆 10 克，沙參 10 克，石決明 12 克，珍珠母 10 克，3 劑水煎服。

【**按**】經云「肝開竅於目」，又云肉之精為約束（即眼胞）。此病左脈弦，舌質有紅點為肝火內鬱 ，右關脈弱為脾土不足，眨眼頻繁與土虛木旺至關重要，故以調肝脾之劑而獲癒。

62. 眼痛案

張 X X，女，55 歲，2007 年 12 月 5 日

兩眼角膜炎，左眼痛甚，且馬虎，時數年。診左脈弦緊，右脈小弦，舌暗紅苔白潤，中苔少。此脾陰不足，肝火蘊滯。法應清肝滋陰。

【處方】夏枯草 10 克，野菊花 10 克，木賊草 10 克，白蒺藜 10 克，草決明 10 克，青葙子 10 克，生地 10 克，玉竹 10 克，充蔚子 10 克，僵蠶 10 克，蒲公英 15 克，川黃連 3 克，甘草 5 克。3 劑水煎服。

12 月 8 日，藥後好些，仍馬虎，上方加蜜蒙花 10 克，蟬蛻 5 克。3 劑水煎服。

12 月 12 日，藥後平妥，左眼角膜下有紅絲，上方加石膏 15 克，梔子 10 克。5 劑水煎服。

【按】肝開竅於目，肝主目，目病與肝至為重要，且又有脈弦，弦脈為肝脈，以清瀉肝膽，滋養陰液為正法。又見舌中有剝苔，知脾陰已損，加玉竹以滋之，二診加入蜜蒙花清肝明目，蟬蛻清涼使火邪外達，以防生翳。三診見紅血絲從下上延，加石膏清胃火，加梔子使火毒從小便出，服藥 5 劑後病遂痊癒。

63. 眼乾澀，牙齦萎縮案

侯 X X，女，47 歲，2009 年 11 月 4 日

左眼乾澀，左側牙齦萎縮，口涼似有風，又云心胃部上逆。診左右脈虛弱，舌暗紅苔白少，此肝脾不足，法應補益之。

【處方】白朮 10 克，山藥 10 克，白扁豆 10 克，枸杞 10 克，玉竹 10 克，生地 10 克，石斛 10 克，菟絲子 10 克，女貞子 10 克，旱蓮草 10 克，當歸 10 克，菊花 5 克，充蔚子 10 克，肉蓯蓉 10 克，沙參 10 克，太子參 10 克，山萸肉 10 克，5 劑水煎服。

11 月 9 日，藥後可以，口涼減，仍上逆。診兩脈仍弱，上方加降香 10 克。5 劑水煎服。

11 月 14 日，藥後平妥，云服藥身燒。診兩脈虛弱，舌暗紅苔白少，今處以：

當歸 10 克，川芎 10 克，熟地 10 克，台參 10 克，茯苓 10 克，炙草 3 克，巴戟天 10 克，菟絲子 10 克，韭菜子 10 克，充蔚子 10 克，穀精草 10 克，紅花 10 克，桃仁 10 克，黃耆 10 克，仙靈脾 10 克，鹿銜草 15 克，肉蓯蓉 10 克。5 劑水煎服。

11 月 19 日，藥後可以，但前額仍涼，診六脈仍弱，上方加附子 6 克，且用川草烏、馬錢子煎湯洗額以疏寒通絡。

11 月 28 日，藥後頭冷、眼俱好多，牙齦萎縮好轉，但仍上逆，診脈仍弱，舌暗紅苔少。繼服上方加降香 10 克。5 劑水煎服。

【按】肝開竅於目，眼目之疾與肝甚為密切，肝血不足，津氣虧乏，眼失所養，故有乾澀。

牙齒屬腎，牙齦屬陽明經，今齒齦萎縮，陽明經經血虛弱，不能充溢於齒齦，故而萎縮，口內覺冷風，為氣血虛弱，涼氣入侵，寒則鬱陰，虛冷相搏，阻滯更甚，形成牙齦萎縮。

首診以調補肝脾益氣血之劑而有效，其後據辨證加入降逆和血溫腎之劑，病遂痊癒。

64. 兩眼結膜增厚上泛案

張XX，男，15歲，2009年8月9日

兩眼結膜時厚，上泛，視物馬虎，時數年。診左脈弦數，右脈雖弦關顯弱，舌暗紅苔白老些。處以清瀉心肝，少佐益胃陰之劑：

夏枯草 10 克，梔子 10 克，黃芩 10 克，生地 15 克，車前子 10 克，穀精草 10 克，木賊草 10 克，元參 10 克，白蒺藜 10 克，草決明 10 克，蟬蛻 10 克，青葙子 10 克，玉竹 10 克，羊角絲 10 克，桑葉 10 克，密蒙花 10 克。5 劑水煎服。

8 月 15 日，藥後有好轉，云平時心悸，診左脈弦數，右寸弱，舌暗苔白潤。上方加黃耆 10 克，淮小麥 15 克。5 劑水煎服。

【**按**】眼科方書雖云：白睛屬肺，黑睛屬肝，瞳神屬腎，內眥屬心。內經又云：肝開竅於目，結膜時厚上泛為風氣不定，善行而數變，脈弦為肝火亢旺，又兼肝液不足。此症清瀉肝火，滋陰平逆，最為合拍，右關顯弱加玉竹益脾陰。

首診即有好轉，後又云平時心悸，加淮小麥養心，右寸弱加黃耆益氣，補脾，抑木，二診後其疾漸癒，至今未有發生。

（八）肢體疾患

65. 手麻頭暈案

康 XX，男，54 歲，2009 年 3 月 26 日

有糖尿病、高血脂且身肥胖，手關節痛，手麻，頭昏，時數年。診右脈緩弱散，左脈亦弱，舌淡苔白老。此脾命不足，痰、火、風內蘊，法應暢利補益之。

【處方】天麻 8 克，蒼朮 10 克，白朮 10 克，黃耆 12 克，山藥 15 克，巴戟天 10 克，茯苓 10 克，當歸 10 克，川芎 10 克，生山楂 10 克，澤瀉 10 克，防風 10 克，威靈仙 10 克，絲瓜絡 10 克，山萸肉 15 克，徐長卿 15 克，熟地 12 克，海風藤 12 克，忍冬藤 12 克，花粉 10 克，薏苡仁 15 克。5 劑水煎服。

4 月 7 日，藥後有好轉，繼服上方 5 劑。

4 月 18 日，藥後麻減，頭昏減多，脈如前，繼服上方 5 劑。

4 月 23 日，藥後可以，諸症減輕，惟手關節仍痛，上方加薑黃 10 克，松節 15 克。5 劑水煎服。

【按】其症有右脈緩散弱是脾命不足，兼有風寒濕之痹阻，其頭昏為痰濕上蒙，腦絡不暢之故，舌象亦為濕痰蘊滯之象。首劑以半夏天麻白朮湯增損加入補腎疏風通絡健脾燥濕散結之劑而獲效。服藥 15 劑後，四診時病人云諸症好多，惟手關節痛，又加入薑黃、松節以加強治療關節之力度。此病人藥後病基本痊癒，身肥亦減多，一年來一直很好。

66. 關節疼痛案

肖 X X，女，63 歲，2008 年 8 月 24 日

兩膝關節痛，不能下蹲，頸項不利，肩關節、手中指關節痛，時半年。膝關節拍片為骨質增生。診右脈緩弱，左關緩弦，舌淡紅苔白潤。法應補脾腎，疏風寒，活絡脈治之。

【處方】 獨活 10 克，桑寄生 10 克，秦艽 10 克，防風 10 克，細辛 3 克，川芎 10 克，當歸 10 克，生地 15 克，白芍 10 克，桂枝 10 克，茯苓 10 克，杜仲 10 克，川牛膝 15 克，台參 10 克，威靈仙 10 克，楮石子 12 克，白芷 15 克，海風藤 15 克，絡石藤 15 克，拔葜 15 克，生薑三片，大棗三枚。5 劑水煎服。

8 月 30 日，藥後好轉，痛減多，脈弦些，仍處上方 5 劑。

9 月 4 日，藥後好轉，膝痛減，蹲下仍起不來，脈左弦些，上方加青風藤 10 克，狗脊 10 克，骨碎補 12 克，炙甘草 5 克。5 劑水煎服。

9 月 11 日，藥後好轉，脈弦數，上方加知母 12 克。10 劑水煎服。

9 月 22 日，藥後好多，脈弦數減多，舌暗紅苔白潤，仍處上方 5 劑。

9 月 27 日，藥後有好轉，脈弦些，舌暗紅苔白潤，上方加松節 20 克。10 劑水煎服。

此病人治療後一直平穩，行動自如，諸症痊癒。

【按】 此病人曾多方治療效果不佳，屈伸不利，病在筋。因膝為筋之府，骨質增生病在骨，腎主骨，右脈緩弱為脾土不足，風邪入侵，右關緩弦為風邪犯肝。故初診以孫思邈之獨活寄生湯加味治療。方中以扶正驅邪，疏通絡脈，化積軟堅之法治療效卓。三診方中加入狗脊、骨碎補、青風藤、甘草以搜風寒，利筋骨，效亦可以。四診脈數加入知母以滋陰液，且防風藥傷陰，又有桂枝芍藥知母湯之意。最後一診加松節以護正氣，壯關節。

67. 腰痛脊歪案

崔 XX，男，74 歲，2007 年 6 月 6 日

病腰脊歪，行則俯僂，下肢麻，腰酸困，膝關節亦痛，時多年，診右脈緩弱，左脈亦然，舌淡苔白。此肝腎不足，風邪入絡，法應標本同治。

【處方】獨活 10 克，桑寄生 15 克，秦艽 10 克，防風 10 克，川芎 10 克，當歸 10 克，生地 12 克，白芍 10 克，杜仲 10 克，懷牛膝 10 克，台參 10 克，桂枝 10 克，茯苓 10 克，徐長卿 15 克，川斷 10 克，狗脊 10 克，松節 10 克，甘草 5 克，製首烏 10 克。3 劑水煎服。

6 月 20 日，藥後諸症好轉。脈弱減，仍處上方 3 劑。

【按】此病人患腰疾多年，慕名求治。經曰：「腰者，腎之府，轉搖不能，腎將備矣，膝者筋之府，屈伸不能，行則僂附，筋將備矣。」以辨證論之病在肝腎，風虛之疾以獨活寄生湯增入益肝腎壯腰脊之味。首診即見效明顯，醫云效不更方，二診又服 3 劑，幾個月後見其人行走不似以前，云自服完藥後病遂痊癒。

68. 腰脊痛案

李 X X，男，38 歲，2008 年 11 月 23 日

前 15 年腰閃挫過，一直未全癒。今年第五腰椎處痛。診右脈顯弱，左脈平。舌暗紅苔白膩。處以益脾命，通腰脊之劑：

木香 10 克，陳皮 10 克，甲珠 3 克（沖服），元胡 10 克，甘草 5 克，小茴香 10 克，牽牛子 5 克，狗脊 15 克，骨碎補 12 克，威靈仙 10 克，楮石子 15 克，鹿甲片 5 克。5 劑水煎服。 針腰陽關，腎俞，委中雙側。

11 月 27 日，藥後可以。近日覺感冒，鼻不利。診左脈弦數，右脈小弦滑。舌暗紅苔白老。今處以：

狗脊 15 克，骨碎補 12 克，元胡 10 克，甲珠 3 克（沖服），川斷 10 克，鹿角片 4 克，龍膽草 12 克，柴胡 10 克，白芷 10，野菊花 12 克，雞血藤 15，威靈仙 10 克。5 劑水煎服。

【按】腰閃挫 15 年，一直不癒，第五腰椎痛，顯為督脈瘀阻，絡脈不暢。診右關不足，脾虛生痰濕，痰瘀相伍，久而不散。以醫宗金鑒通氣散加味。並針刺。加強其輸通作用。故首診即見效。2 診有感冒症狀，且為有肝火之脈，又加減服 5 劑而獲癒。

69. 頸椎增生頭痛案（一）

郝 X X，女，55 歲，2008 年 4 月 3 日

頭痛，以前額兩顳部痛，項困年半，拍片為頸椎骨質增生，血壓 150mmHg/100mmHg。診左脈弦大些，右脈亦弦，舌淡苔白潤。

【治療】清瀉肝胃之劑。

【處方】鉤藤 12 克，龍膽草 10 克，夏枯草 10 克，黃芩 10 克，白芷 12 克，石膏 15 克，知母 10 克，白蒺藜 10 克，川芎 10 克，僵蠶 10 克，葛根 10 克，玉竹 10 克，珍珠母 15 克，菊花 8 克，桑葉 8 克，甘草 5 克，天竹黃 10 克，竹茹 10 克，梔子 10 克。5 劑水煎服。

4 月 9 日，藥後頭痛減，今診脈浮弦，舌淡苔白潤，邊有齒印。今處以上方，加元參 12 克，龜板 10 克。5 劑水煎服。

4 月 14 日，藥後頭痛減，血壓 118/90mmHg，云平時喉部癢，咳嗽則頭痛。診右寸關弱，左弦些，舌淡，邊齒印減。今處以：

白朮 10 克，茯苓 10 克，台參 10 克，草決明 10 克，龜板 10 克，白芍 10 克，山藥 10 克，羊角絲 10 克，鉤藤 10 克，川芎 10 克，夏枯草 10 克，珍珠母 15 克，射干 10 克，蚤休 10 克，蜂房 8 克，牛蒡子 10 克，桑葉 7 克，菊花 7 克，枸杞 10 克，葛根 15 克，僵蠶 10 克。5 劑水煎服。

【按】前額痛在足陽明胃經，兩顳部痛屬少陽經，頸困，拍片有頸椎增生，過在足少陰足太陽。首診以清肝瀉胃之火，祛痰通絡息風之劑而獲效。二診加入元參，龜板滋陰潛陽息風治其本，又有好轉。三診出現肺脾脈弱，在平肝息風、疏風通絡祛痰利咽劑量中增入健脾益肺之參、朮、苓、山藥而告癒。可見辨證變動藥亦應有調整。知常達變以不致誤。

70. 頸椎增生頭痛案（二）

李XX，女，36歲，2008年4月24日

有頸椎骨質增生，引頭痛，又有宮頸糜爛，小腹痛，云冬日膝涼，足根痛，又時有胃痛，時數年。診右關弦數明顯，餘脈小弦數，舌淡紅苔嫩白潤。

【治療】清瀉濕熱，和肝胃補益化骨刺。

【處方】丹參10克，百合12克，柴胡10克，僵蠶10克，白花蛇舌草15克，公英15克，紅藤15克，懷牛膝15克，川斷12克，龜板10克，鹿角片4克，葛根20克，骨碎補15克，補骨脂10克，狗脊12克，威靈仙12克，白蘞10克，白芷10克，仙人掌15克。8劑水煎服。

5月4日，藥後胃未痛，頸椎痛減輕，脈右弦些，左脈弦弱，云記憶力弱。上方加生首烏10克，辛夷10克，皂刺10克。8劑水煎服。

【按】此病病情複雜，虛實互見，患病多年，但明辨標本，即可為突破點。首診以大劑量多藥味對數個據病點觸及以觀動靜，藥後數病俱有好轉，二診據辨證又加製首烏以補肝腎，辛夷、皂刺加強疏利作用，服藥後病遂基本痊癒。

71. 腿酸腰困小腿浮腫

王XX，女，56歲，2008年5月18日

病腿酸腰困，小腿浮腫數年，又有左足心抽痛。診六脈弦滑數，舌淡苔白潤，化驗尿內蛋白+-，潛血+-，尿內亦有膿球。

【處方】 生地 15 克，巴戟天 10 克，淮山藥 12 克，茯苓 10 克，澤瀉 10 克，白茅根 15 克，益母草 10 克，懷牛膝 10 克，防已 10 克，車前草 15 克，瞿麥 10 克，龜板 10 克，玉米鬚 20 克，石葦 10 克，黃柏 10 克。5 劑水煎服。

5 月 24 日，藥後可以，云仍腿酸。脈弦數減，舌淡苔白潤。上方加大腹皮 8 克，魚腥草 15 克，桑白皮 10 克，滑石粉 15 克，甘草 5 克，扁蓄 10 克，去龜板。5 劑水煎服。

5 月 30 日，藥後可以，今化驗尿蛋白-，潛血+-。脈弦滑數，舌一般，小腿仍浮腫。

【處方】 車前草 12 克，扁蓄 10 克，滑石粉 15 克，川軍 7 克，甘草 5 克，瞿麥 10 克，梔子 10 克，通草 3 克，澤瀉 10 克，黃耆 12 克，防已 12 克，槐米 15 克，大薊 12 克，白茅根 15 克，益母草 15 克，懷牛膝 15 克，玉米鬚 15 克，巴戟天 10 克，川斷 10 克，杜仲 10 克，冬瓜皮 15 克。5 劑水煎服。

6 月 5 日，藥後腫消，腿酸亦減，脈平。繼服上方 5 劑。

【按】 以腿酸腰困為腎元不足，脈弦滑數小腿腫是濕熱濁邪蘊結。

首診以標本同治之劑稍效，二診見苔白潤，故減去龜板之陰膩藥，又加入清利濕熱濁邪之味，病有好轉。三診見尿內仍有潛血，在清利濕熱補益腎氣之方內加用槐米、大薊、白茅根以清熱止血。四診後知其病痊癒。

72. 四肢疲困案

杜XX，男，32歲，2008年5月26日

四肢疲困，又能脫髮，前頂脫去小半，有頭昏頭悶，耳亦不聰。診脈右脈弦數大些，左脈沉小弦，舌暗紅苔白老。此肝腎陰分不足，血分有熱。法應滋陰清熱。

【處方】鱉甲 10 克，地骨皮 12 克，知母 12 克，胡黃連 6 克，銀才胡 10 克，白薇 12 克，女貞子 15 克，旱蓮草 12 克，生地 15 克，元參 15 克，丹皮 10 克，龜板 10 克，生首烏 10 克，白芍 10 克，甘草 4 克。5 劑水煎服。

5 月 31 日，藥後諸症好轉，脈弦大減多，舌淨，繼服上方 5 劑。

【按】此病人辨證相附，一派肝腎不足，陰火上沖之象。首診以清骨散去秦艽、青蒿加滋陰降火之劑而見效，後又服 5 劑而告癒。

73. 腰骶痛案

何X，女，79歲，2008年5月29日

腰骶痛，時年餘。診右脈弦緊，左脈小弦，舌淡苔白潤。法應疏風散寒，補腎治之。

【處方】獨活 10 克，桑寄生 15 克，秦艽 10 克，防風 10 克，川芎 10 克，當歸 10 克，川斷 10 克，杜仲 10 克，狗脊 10 克，生地 10 克，補骨脂 10 克，徐長卿 15 克，茯苓 10 克，薏苡仁 10 克，骨碎補 10 克。3 劑水煎服。

6 月 1 日，藥後似有好轉，脈弦浮，舌淡。今處以：

生地 15 克，川斷 12 克，杜仲 10 克，狗脊 15 克，補骨脂 10 克，骨碎補 10 克，龜板 10 克，桑寄生 15 克，白芍 12 克，甘草 5 克，徐長卿 15 克。3 劑水煎服。

6 月 4 日，藥後有好轉，脈如前，繼服上方 3 劑。

【按】腰為腎之俯，腰骶部為足太陽膀胱經所絡之地。左脈小弦為腎氣不足，右脈弦緊為風寒搏結，年歲已大，腎元已虧，虛中挾實，益腎氣疏寒濕是對症之法。首診即見效，二診脈浮弦，方中參入生地、龜板、白芍以補腎潛陽，以防辛燥傷及腎陰。三診後腰痛之疾癒。

74. 半身涼手麻案

童 X，男，55 歲，2007 年 9 月 6 日

左半身涼，時五個月，近日左手稍麻。診左脈弦緊，右脈小弦，舌暗紅，苔白少膩。此風寒搏結，血氣不暢。法應疏利之：

桂枝 10 克，赤芍 10 克，附子 5 克，羌活 10 克，獨活 10 克，川芎 10 克，甘草 5 克，蔓菁子 10 克，防風 10 克，蒼朮 10 克，當歸 10 克，桃仁 10 克，紅花 10 克，徐長卿 10 克，絲瓜絡 10 克，天南星 8 克，僵蠶 10 克。3 劑水煎服。

9 月 10 日，藥後好轉，覺身較前靈便，又云服藥前亦有胸前正中悶，不適。診右脈小緊，左顯弱，上方加薤白 10 克，台參 10 克。3 劑水煎服。

9 月 18 日，藥後有好轉，脈緊減，胸亦好多，仍處上方 3 劑。

9 月 22 日，藥後可以，自覺左背至腿一股稍不適，右脈小弱，左脈弦緊，仍處上方，去薤白，加黃耆 10 克。3 劑水煎服。

【按】經云：「陰盛則陽病，陽盛則陰病，陽盛則熱，陰盛則寒。」此病人以辨證論是陰盛，是病在陰分，陽主氣，當以辛溫辛熱藥溫而散之，氣不行血亦不暢，佐以桃仁，紅花行瘀活血，故首診即見明顯效果。二診又加台參益氣，薤白通陽，效如桴鼓。最後一診，胸痛已消除，不必用薤白來耗氣，右脈仍弱，加黃耆益氣告癒。

75. 椎管內瘤復發案

李 X X，女，44 歲，2009 年 5 月 16 日

腰骶兩腿酸，少痛，已數年。曾在太原作核磁，確診為椎骨內瘤，已動過手術，今又復起，診左脈緩散弱，右脈亦然。舌淡苔白燥些。此肝腎不足，濕濁搏結。

【處方】當歸 10 克，川斷 10 克，川芎 10 克，懷牛膝 15 克，桑寄生 20 克，桂枝 10 克，熟地 30 克，生地 30 克，山萸肉 30 克，生首烏 20 克，枸杞 15 克，桑椹子 15 克，龜板 15 克，狗脊 15 克，鹿角片 5 克，骨碎補 15 克，補骨脂 10 克，仙靈脾 15 克，鹿銜草 15 克，白朮 10 克，山藥 10 克。5 劑水煎服。

5 月 23 日，藥後平妥，症如前。脈散弱減，繼服上方 5 劑。加拔葜 20 克，山慈菇 10 克。

5 月 31 日，藥後可以，云近日幹些活，兩股又酸。診右脈滑緩數。上方加生杜仲 10 克，土元 5 克。5 劑水煎服。

6 月 6 日，藥後平妥。脈弱減，上方土元為 7 克，繼服上方 5 劑。

6 月 12 日，藥後平妥。兩脈均滑溥弱，舌淡苔白潤。又云大便不暢，腸蠕動不靈，上方加酒軍 10 克，莪朮 10 克，黃耆 10 克。5 劑水煎服。

6 月 20 日，藥後腹好些，云覺感冒，身難受。今處以：

防風 10 克，一枝黃花 15 克，僵蠶 10 克，黃耆 10 克，白朮 10 克，豆豉 12 克，枳實 10 克，蒲公英 15 克，狗脊 15 克，川斷 10 克，拔葜 20 克，蜂房 10 克，土元 8 克，骨碎補 15 克，補骨脂 10 克，生首烏 15 克，鹿角片 6 克，龜板 12 克。5 劑水煎服。

6 月 26 日，藥後平妥，感冒癒，咳嗽打噴嚏，後腿仍酸痛，脈澀弱，今處以：

狗脊 20 克，川斷 15 克，杜仲 15 克，骨碎補 15 克，雞血藤 15 克，魚膘膠 10 克，鹿角片 6 克，龜板 12 克，土元 10 克，天龍 8 克，肉蓯蓉 12 克，熟地 15 克，山萸肉 15 克，蜂房 12 克。5 劑水煎服。

7 月 2 日，藥後有好轉，脈平仍處上方 5 劑。

7 月 9 日，藥後可以，云腿疲軟減。診左脈弱，上方加補骨脂 10 克，石楠葉 15 克。5 劑水煎服。

7 月 17 日，藥後平妥，近日陰雨連綿，腿又酸困，六脈緩散弱。處以：

狗脊 15 克，骨碎補 12 克，補骨脂 10 克，石楠葉 15 克，山萸肉 15 克，木瓜 10 克，川牛膝 12 克，懷牛膝 12 克，肉蓯蓉 10 克，鹿角片 5 克，熟地 15 克，山藥 15

克，白朮 15 克，黃耆 15 克，台參 10 克，製首烏 12 克，山慈菇 10 克，土元 7 克。5 劑水煎服。

【按】經云：「邪之所湊其氣必虛，正氣記憶體邪不可干。」肝腎脈不足，邪氣入侵，腰骶，腿酸痛是風氣濕濁搏結之明症，動完手術又復起，是病源未除。首診以扶正為主，之後各診隨症增入消腫散結祛毒之山慈菇、土元、莪朮、蜂房、拔葜、天龍其效明顯，可見臨症須結合現代科學，宏觀與微觀相結合，效果會好些，此病人最後診完遂訪近一年直很好，其症十去其七。

76. 腕臂肌腱痛案

殷 X X，女，23 歲，2007 年 3 月 21 日

病兩手腕前臂筋痛，時五年。診左脈緩散弱，右脈亦然，舌淡苔薄白，此肝筋不足，復受風寒，法應標本同治。

【處方】熟地 10 克，炒白芍 10 克，木瓜 10 克，酸棗仁 10 克，川芎 10 克，當歸 10 克，黃耆 10 克，伸筋草 10 克，防風 10 克，秦艽 10 克，杜仲 10 克，山萸肉 10 克，豨薟草 12 克，首烏藤 10 克，製首烏 10 克，天麻 10 克，甘草 6 克。5 劑水煎服。

3 月 26 日，藥後筋痛減，手涼減，又有指關節痛，脈弱減些，舌暗紅少苔。繼服上方加松節 10 克，5 劑水煎服。

3 月 31 日，藥後關節痛減，筋仍痛，脈緩弱，繼服上方，加徐長卿 15 克。5 劑水煎服。

4 月 5 日，藥後有好轉，云轉到膝下痛，上方加五加

皮 10 克。5 劑水煎服。

4 月 10 日，藥後痛消，云飲食少。診左脈緩弱，舌淡紅。

【處方】熟地 10 克，山萸肉 10 克，山藥 10 克，五加皮 10 克，杜仲 10 克，製首烏 10 克，當歸 10 克，川芎 8 克，松節 12 克，紅花 5 克，桃仁 8 克，穀、麥芽各 10 克，木瓜 10 克，絲瓜絡 10 克，徐長卿 10 克。5 劑水煎服。

【按】風寒濕三氣合而為痹，又有骨痹，筋痹，脈痹，肌痹之分，此皆內經之義，風氣通於肝，主筋。此病在筋，脈緩為風，又見左脈散弱顯為肝虛風邪入侵，久而不去，治療以補肝湯治其本，又加入補肝祛風之劑而見良效，後二診加松節，徐長卿增其效力。最後據及病情變化調換方藥而癒。

77. 產後手麻臂痛案

吳 X X，女，40 歲，2009 年 4 月 17 日

病產後 58 日，乳汁少，又有手麻，臂內側痛。診右脈緩弱，左脈平，舌淡白。處以益脾肺通乳汁之劑：

台參 10 克，白朮 10 克，茯苓 10 克，山藥 15 克，黃耆 12 克，王不留行 10 克，六路通 10 克，當歸 10 克，桑枝 15 克，白芷 15 克，僵蠶 10 克，沙參 10 克，熟地 12 克，黑芝麻 12 克，絲瓜絡 10 克，通草 3 克，威靈仙 10 克。生薑三片，大棗三枚，5 劑水煎服。

5 月 18 日，藥後麻大減，手臂仍痛，脈沉緩弱。

【處方】薑黃 10 克，白芷 15 克，桑枝 15 克，防風

10 克，桂枝 10 克，麻黃 8 克，附子 6 克，威靈仙 10 克，白芍 10 克，僵蠶 10 克，透骨草 10 克，仙靈脾 15 克，黃耆 10 克，白朮 12 克，甘草 7 克，知母 10 克。生薑三片，大棗三枚，5 劑水煎服。

5 月 23 日，藥後有好轉。繼服上方 5 劑。

【按】產後血弱氣虛，手麻臂痛。據脈憑症顯為氣血虛弱，風寒鬱閉，乳汁少亦為氣血衰少之故。初診補脾益氣，補血通乳之劑多，故手麻大減。二診祛風散寒，益氣壯陽之味為主，故三診病即告癒。

78. 全身畏寒案

魏 X X，女，44 歲，2007 年 12 月 8 日

病不耐冷，覺四肢、身冷風颼颼進，手膝關節亦不適，舌癢（由感冒引起），時年餘。診右脈關尺弱，左脈關尺稍顯弱，舌淡苔白邊有齒印，此脾土命火不足，肝木亦弱，法應補益疏風。

【處方】熟地 12 克，山萸肉 12 克，山藥 10 克，鹿角片 5 克，防風 10 克，桂枝 10 克，白朮 10 克，黃耆 10 克，附子 4 克，徐長卿 15 克，川山龍 15 克，當歸 10 克，川芎 10 克，製首烏 12 克，台參 10 克，吳萸肉 2 克，松節 15 克。5 劑水煎服。

12 月 26 日，藥後好轉，關節痛減，冷風進少。脈右弱些，舌淡邊有齒印。上方繼服 5 劑。

【按】經曰「凡陰陽之要，陽密乃固」，又曰「陰在內陽之守也，陽在外陰之使也」。命門為元氣之本，命火不足，脾土亦弱，脾土虛弱，營衛之氣不能正常充內固

外。此病人命火脾土不足，營衛之氣欠充，冷風入內出現諸症，首診以補命門益脾土散風寒之劑而中得，藥即見效，據脈憑症，又照原方服用5劑，後隨訪，其病遂癒。

79. 多發結節案

郝XX，女，28歲，2009年3月30日

現乳幼兒一年，乳房、頸、臂常起小塊多個，不痛，不散且硬，乳已少，云與氣有關。診六脈緩澀，舌淡苔白潤，法應舒肝理氣健中散結。

【處方】王不留行10克，花粉12克，漏蘆10克，僵蠶10克，青皮10克，當歸10克，赤芍10克，貓爪草10克，山慈菇10克，防風10克，黃耆10克，香附10克，山藥10克，白朮10克。5劑水煎服。

4月8日，藥後塊小些，脈澀減，上方加黃藥子10克，夏枯草10克，5劑水煎服。

5月1日，藥後可以，脈弦些，舌暗紅苔白少，云飲食少，小孩已斷乳。今處以：

夏枯草20克，赤芍12克，柴胡10克，黃藥子15克，山慈姑10克，青皮10克，台參10克，白芍10克，甘草5克，僵蠶10克，元參12克，生地15克，山藥12克，花粉15克，連翹12克，黃芩10克，鬱金10克。5劑水煎服。

5月11日，藥後有好轉，脈弦減，上方加天龍8克，黃耆12克。5劑水煎服。

【按】身起硬小塊，云因生氣引起，且又有脈緩澀，澀為氣血鬱阻，緩弱為脾土不足，兼有風邪，虛中挾實，

法應疏肝散結兼扶中土，以防轉變。中氣增強有利結滯疏通，故首診即有效果。

二診又加入散結之味，效亦可以。三診脈澀轉為弦，且有舌紅苔少，用疏肝理氣解鬱散結，清火增液之劑好多。四診又加入天龍、黃耆散結兼以補氣。以後在此基礎上服藥 10 劑即大好，後隔數月腫塊又增大，根據隨時出現症狀進退，服藥 35 劑未有發生。

80. 風濕結節案

劉ＸＸ，女，35 歲，2007 年 11 月 19 日

四肢起風濕結節多年，起不定時，膝關節痛，時數年，云有支氣管擴張，常反覆發生，氣短，咳嗽帶血，身畏寒，時數年。診右脈弱，左脈小弦數，舌暗紅苔白潤。此肺胃不足，命火亦弱，風邪搏結。法應補脾益氣，疏利風邪，固正肅肺治之：

百合 15 克，台參 10 克，黃耆 10 克，秦艽 10 克，地骨皮 10 克，桑枝 10 克，僵蠶 10 克，蟬蛻 8 克，松節 15 克，桂枝 7 克，白芍 10 克，知母 10 克，豨薟草 15 克，徐長卿 15 克，白芷 10 克，麥冬 10 克，藕節 12 克，白朮 10 克。5 劑水煎服。

11 月 24 日，藥後有好轉，診脈弱減，仍處上方 5 劑。（有一個較大的結節外敷馬錢子粉）

12 月 1 日，藥後好轉，結節消多。診左脈弱，右脈小弱，舌暗紅苔少。上方去蟬蛻、白朮、台參。加穿山龍 12 克，生首烏 12 克。5 劑水煎服。

【按】此病人右脈弱為脾腎氣虛，左脈小弦數為風寒搏結，兼有火邪內萌，故經常出現咳嗽，痰中帶血。治療時補脾益氣，疏風散寒，肅肺寧絡，在用藥上權衡利弊，辛溫太過恐對肺疾不利，陰柔太過又對風濕結節關節不利，在選藥用量上多加斟酌。

首診效可以，二診時患者云有一個風濕結節仍腫，以馬錢子粉研末後用凡士林調敷，能使藥力直接到病所，此法可取。三診以脈象辨別五臟虛實，加減藥味。後遂訪得知病人服完藥後一直很好。

（九）皮膚方面疾患

81. 日光性皮炎案

楊X，男，27歲，2007年8月3日

日光性皮炎，日照處起小硬結，癢，抓破出黃白水，時三年，脈緊不數，舌淡苔白潤。此內有寒濕，營衛不通。法應散寒濕通營衛。

【處方】蠶沙 12 克，僵蠶 10 克，皂刺 10 克，蒼朮 10 克，羌活 10 克，白芷 10 克，獨活 10 克，桂枝 10 克，當歸 10 克，川芎 10 克，蛇床子 10 克，白蒺藜 10 克，荊芥 8 克，甘草 5 克，蒼耳子 10 克，5 劑水煎服。

8 月 10 日，藥後有好轉，診右脈關弱尺弦。上方加白朮 10 克，滑石粉 10 克。5 劑水煎服。

【按】此患者是工地工人，在野外幹活，內有寒濕，復受日照，內寒外熱，凝結成結，癢則為風，抓破出黃水為濕濁，脈舌與症相附，故一診效，二診癒，後見其人知之。

82. 多年性兒童癢疹案

梁XX，女，11歲 2009年1月1

一歲時身起疹癢，至今未癒，近日甚，入夜尤甚，抓則起大小不等疙瘩。診左關弱，右寸關亦弱，舌暗紅苔白少，此肝陰不足，肺脾亦弱，風邪干之。

【治療】補肝血益肺祛風止癢治之。

【處方】生首烏 10 克，白蒺藜 10 克，女貞子 10 克，旱蓮草 12 克，當歸 10 克，川芎 7 克，生地 12 克，黃耆 10 克，烏梅 12 克，防風 5 克，浮萍草 10 克，山藥 10 克，僵蠶 10 克，蟬蛻 6 克，山萸肉 10 克。生薑三片，大棗三枚。5 劑水煎服。

1 月 22 日，藥後有好轉，脈弱減些，舌暗紅苔白少，上方加玉竹 10 克，海桐皮 8 克，10 劑水煎服。

【按】肝血虛易招風，肺脾不足衛氣弱，風氣常可入侵，以補肝體，益肺脾治其源，祛風邪治其標，標本同治，故一診即見效。2 診加玉竹益胃陰，且能祛虛風，加海桐皮祛風氣以皮治皮，故二診告癒。

83. 風濕搏結型扁平疣案

趙XX，男，22歲，2007年8月10日

面部、手起扁平疣數月，少癢。診左脈濡滑，右脈緩濡，舌淡苔白潤。此風濕搏結，疣毒孳生。

【治療】祛風濕，消疣毒。

【處方】防風 10 克，蒼耳子 10 克，白鮮皮 12 克，香附 10 克，蒼朮 10 克，薏苡仁 15 克，苦參 12 克，板

藍根 15 克，地膚子 12 克，土茯苓 20 克，忍冬藤 15 克，木賊草 10 克，甘草 5 克，5 劑水煎服。

8 月 15 日，藥後有好轉，繼服上方 5 劑，加敗醬草 12 克。

【按】現代醫學認為扁平疣為皮膚良性贅生物，由人類乳頭瘤病毒引起，由外界直接或間接感染。中醫認為外受風邪濕毒結於皮膚引起。本病人脈濡滑為濕邪，緩為有風邪，風濕相搏結於皮膚而成。方中以祛除風濕，殺滅瘤毒共熔一爐而治癒。

84. 風邪化熱型蕁麻疹案

張ＸＸ，男，39 歲，2009 年 8 月 9 日

身起蕁麻疹七日，癢甚，服西藥撲爾敏則癢減，但只能止五個小時，要求服中藥治療。診左脈弦緊數，右脈寸關緩弱，舌嫩。此脾肺不足，風邪干之，已而化熱。

【處方】防風 10 克，蟬蛻 10 克，黃耆 10 克，白朮 10 克，浮萍草 12 克，桂枝 7 克，白蒺藜 10 克，益母草 15 克，麻黃 10 克，石膏 20 克，甘草 5 克，石楠葉 12 克，蠶沙 10 克，地膚子 10 克。5 劑水煎服。

【按】蕁麻疹為現代西醫病名，屬機體免疫性疾病，中醫稱風疹塊，風癮疹，初起易治，遷延不癒，成為慢性治療較難。本病初起多因外受風邪，身起癢粟癢塊欲抓，抓則舒適。時有化熱者，年久可波及五臟，治療需辨證論治。本例以辨證論治黃耆、白朮、益肺脾之氣，防風、桂枝、麻黃、石楠葉疏風散寒，蟬蛻、浮萍草、白蒺藜、地膚子祛風止癢，石膏清熱兼有透熱於外之功效，蠶沙氣

清，升清燥濕降濁，益母草疏風活血，對本症效果可以，甘草調和諸藥，兼益肺脾，服藥 5 劑後病則告癒。

85. 面部紅粟，四肢赤道案

賈 X X，女，17 歲，2008 年 9 月 15 日

頭昏頭痛十日，面部有紅粟多數，已數月。兩月前曾服多種西藥引起臉胖，大腿內側及左臂內側起粉紅血道，腿上之血道多，現已停藥一個月。診脈左脈弦數有緩象，右脈亦然，舌淡紅苔白潤，此風火毒濕氣搏結擾及血絡。法應祛除之。

【處方】薏苡仁 12 克，滑石粉 15 克，通草 3 克，防風 7 克，僵蠶 8 克，川芎 7 克，旱蓮草 10 克，水牛角 10 克，丹皮 10 克，梔子 10 克，大青葉 10 克，茯苓 10 克，蒼朮 10 克，地榆 10 克，大薊 10 克，白蒺藜 10 克，銀花 10 克，紫草 8 克。5 劑水煎服。

9 月 21 日，藥後頭昏頭痛好多，腿部仍有赤道，面部紅粟好些，診左脈小弦，右脈弱，舌紅苔潤，今處以：

黃耆 10 克，當歸 10 克，台參 10 克，銀花 10 克，連翹 8 克，千里光 12 克，白朮 10 克，旱蓮草 10 克，川軍 5 克（酒浸），紫草 10 克，升麻 5 克，赤小豆 12 克，生地 15 克，川芎 8 克，白芷 12 克。大棗 5 枚。5 劑水煎服。

9 月 30 日，藥後可以，面部痤瘡頂出，血道色淡，兩脈緩弱，舌淡紅苔潤，上方加製首烏 10 克，千里光 15 克，白蒺藜 10 克，丹皮 10 克，去川芎。5 劑水煎服。

9 月 5 日，藥後有好轉，脈緩弦，舌淡苔水滑，今處以上方，繼服 5 劑。

【按】脈弦有緩象，弦為肝，臂內側、大腿內側有赤道為厥陰經受累也，脈緩為風。右脈不如左脈有力，知脾稍弱，又有面胖，頭昏頭痛，舌象是濕氣蘊結，不得疏利也。面部有紅粟是血行不暢鬱結而成，故初診以清熱利濕，和血寧絡解毒，祛風健脾之法而獲效。2 診據脈憑症，以健脾托毒，清熱和血之劑，病又好轉。3 診加製首烏扶正祛邪，加丹皮去川芎以清血熱，寧血絡。白蒺藜祛肝風，千里光清熱解毒。藥症相投，諸症進一步好轉，最後按 4 診方又服 5 劑而癒。此病複雜，用藥須絲絲入扣，遇複雜之症當細細審辨。

86. 腿內紅斑案

張 X，男，11 歲，2008 年 5 月 26 日

兩大腿內及大腿面起紅斑，稍高皮膚癢，時兩週，曾服中藥 7 劑效乏。今診右脈弦大數，左脈亦弦數，舌暗紅苔白老，此肝火及胃，火毒內蘊，擾及血絡，兼有陰液虧虛，陰不斂陽，法應清瀉肝胃及血絡，兼以滋陰分。

【處方】青黛 5 克，梔子 10 克，連翹 10 克，水牛角 10 克，知母 10 克，丹皮 10 克，白蒺藜 10 克，大青葉 10 克，石膏 15 克，紫草 10 克，旱蓮草 12 克，羊角絲 10 克，槐米 12 克，生地 15 克，白芍 12 克，紫草 10 克。3 劑水煎服。

5 月 23 日，藥後好轉，斑始萎縮。脈弦大減些，繼服上方 3 劑。

【按】右脈弦大數為肝火及胃，舌暗為血絡瘀滯，苔

白老為熱灼津少。故首診以大隊清熱解毒益陰寧絡之獲明顯效果。後又服 3 劑而癒。

87. 雙手起皮案

李 XX，女，14 歲，2008 年 5 月 25 日

兩手起皮，時癢，數年，近日面部起紅粟，亦癢。診左脈弦數，右脈小弦，舌一般。法應清利肝膽鬱火。

【處方】生地 12 克，龍膽草 10 克，梔子 10 克，白鮮皮 10 克，旱蓮草 12 克，白蒺藜 10 克，僵蠶 10 克，地骨皮 10 克，浮萍草 10 克，連翹 10 克，水牛角 10 克，紫草 10 克。5 劑水煎服。

【按】此病人以面起紅粟、癢，脈弦為厥陰肝經火盛，挾風火毒邪，從本論治以清瀉火毒，消風散熱之劑調治厥陰而癒，後年餘其母引來診治面部痤瘡，說自服完上年之 5 劑藥後，不僅治癒了手和面部，連多年尿床症亦治癒了。

（十）紫　癜

88. 小兒紫癜案

趙 XX，女，8 歲，2007 年 12 月 5 日

兩小腿內側有散在性暗紅出血點，壓之不退色，此紫癜也，時已一週。診左脈弦數，右脈亦然，舌嫩紅苔白少黃，此風邪入侵肝腎，化熱動絡。

【治療】滋陰清熱疏邪寧絡。

【處方】生地 12 克，丹皮 8 克，紫草 10 克，旱蓮草

10 克，秦艽 5 克，蟬蛻 7 克，白芍 10 克，赤芍 10 克，槐米 10 克，元參 10 克，藕節 10 克，黃柏 6 克，青黛 4 克，水牛角 8 克，5 劑水煎服。

12 月 20 日，藥後疹退多，未新起。診右脈弦些，左脈弱些，舌淡紅質有紅點，上方加龜板 7 克，5 劑水煎服。

【按】疹出現在小腿內側，部位屬陰經之位，色黑屬腎，脈弦屬肝。方書云：風為百病之長，此病時日不久，風氣仍在。方書又云：火者疹之根，疹者火之苗，內有火邪，沸擾血絡，故有疹現。首診以清熱毒，滋陰液，透風邪之劑效顯，二診左脈弱加龜板滋陰息風，服 5 劑後病者一直未再來診，其後數月得知痊癒。

89. 痰火內蘊紫癜案

馮 X X，男，18 歲，2007 年 12 月 28 日

兩小腿起紫癜，時二日，腿不痛。診六脈弦數，舌淡苔黃白，云平時有火則咳嗽咳痰。此陰分不足，痰火內蘊。法應疏邪寧絡。

【處方】龍膽草 10 克，紫草 10 克，杏仁 10 克，川貝母 10 克，魚腥草 15 克，黃芩 10 克，黃柏 10 克，蟬蛻 7 克，丹皮 10 克，地骨皮 10 克，槐米 12 克，元參 12 克，旱蓮草 15 克，女貞子 12 克，大薊 12 克。3 劑水煎服。

12 月 31 日，藥後好轉，脈仍弦數，舌暗紅苔白。上方加水牛角 12 克，大青葉 10 克。3 劑水煎服。

2008 年 1 月 3 日，藥後平妥。腿上又起幾個紅疹，脈弦數，舌嫩紅苔黃白。處以：清肝火寧絡消疹，佐以滋

陰之劑：

生地 15 克，元參 15 克，丹皮 10 克，紫草 15 克，生地榆 15 克，旱蓮草 12 克，水牛角 12 克，大青葉 10 克，白芍 10 克，藕節 15 克，槐米 12 克，梔子 10 克，黃芩 10 克，川黃連 3 克。3 劑水煎服。

1 月 6 日，藥後好轉，兩脈仍弦大數，舌暗紅苔白潤。上方繼服，加青黛 5 克，側柏葉 15 克。3 劑水煎服。

1 月 9 日，藥後好轉，脈仍弦數，舌暗紅，未發現出血點。仍處上方 3 劑。

1 月 12 日，藥後出血點消，脈弦舌紅好轉。繼方 3 劑。

1 月 15 日，藥後又出疹，在小腿踝部，診六脈弦，舌暗質有紅點。今處以養陰平肝息風之劑：水牛角 10 克，生地 15 克，白芍 15 克，丹皮 10 克，鱉甲 10 克，知母 10 克，胡黃連 3 克，紫草 12 克，槐米 12 克，元參 10 克，牡蠣 15 克，女貞子 10 克，旱蓮草 10 克，懷牛膝 10 克，龜板 10 克，秦艽 5 克。3 劑水煎服。

1 月 18 日，藥後好轉，出血點減少。脈弦大減，舌淡紅。上方加白朮 8 克，山藥 10 克，繼服 3 劑。

1 月 22 日，藥後好轉，脈弦大減些，出血點消除，仍處上方 3 劑。

1 月 25 日，藥後未起，脈弦大減多，仍弦些，化驗血小板亦正常。上方繼服 5 劑。

【按】此病人陰分不足，兼有痰火，火邪入侵血絡，血則不寧。首診方中用杏仁、川貝母、黃芩、魚腥草清化痰熱，使痰去熱孤。脈弦數用清瀉肝火之龍膽草黃芩。陰分伏熱用丹皮、地骨皮、黃柏、紫草，用女貞子、元參、旱蓮草益陰氣，陰充邪火易退。用大薊則清解熱毒，用蟬蛻引火毒外出。首診則有好轉，其後隨辨證加減更換方劑，大法仍不離清瀉熱毒，滋陰平肝，涼血活血。最後幾診脈弦大減多，恐有寒涼之味傷及中土，以白朮山藥預治之。後遂訪其病完全康復。數年來一直很好。現已進入大學讀書。

90. 陰虛性紫癜案

劉XX，男，18歲，2008年4月8日

兩小腿起多片紅丘疹，化驗為過敏性紫癜，時四日。診脈左關浮弦，右脈亦弦數，舌暗紅苔白潤。此陰分不足，風邪入內，擾及血絡。

【治療】清熱解毒，疏風佐以益陰之劑。

【處方】生地10克，白芍10克，丹皮8克，女貞子10克，旱蓮草10克，懷牛膝10克，龜板10克，槐米15克，水牛角12克，藕節10克，銀花10克，紫草10克，竹葉8克，青黛4克，板藍根10克，大青葉10克。3劑水煎服。

4月11日，藥後好轉，昨日已退。今日又起。脈弦些，舌嫩紅苔白少。上方加炒梔子10克，羊角絲10克。3劑水煎服。

4月16日，藥後可以。繼服上方3劑。

4月19日，藥後出血點大多有散開之勢。但診脈仍弦數，左甚，舌嫩紅苔黃白。上方加仙鶴草15克，地骨皮12克。5劑水煎服。

5 月 7 日，藥後可以，未出疹，出血點不消。脈弦數，舌暗紅苔白潤。今處以：

丹皮 10 克，生地 15 克，仙鶴草 15 克，白芍 12 克，當歸 10 克，水牛角 10 克，紫草 10 克，女貞子 10 克，旱蓮草 10 克，荷葉 10 克，梔子 10 克，槐米 12 克，白茅根 15 克。3 劑水煎服。

5 月 10 日，藥後平妥，仍處上方 3 劑。

5 月 14 日，藥後平妥，云前二日腿又起幾個。診脈弦滑數。今處以 5 月 7 日方去荷葉，加青黛 10 克，龜板 15 克，元參 10 克，羊角絲 10 克，紫草為 20 克。3 劑水煎服。

【按】此病人時值四月份為少陰君火之位，脈弦數舌暗紅顯為陰分不足，木火亢旺 擾及血絡，故有疹毒出現。首診清熱解毒，清涼疏風，透邪外瀉而獲效明顯。二診脈仍弦，加入梔子，羊角絲清肝膽。四診火勢不退，又加地骨皮涼血，仙鶴草止血托毒外出，效果不錯。病已步入坦途。五診仍宗上法，重組藥味總不離前法。最後又加入滋陰平肝清熱解毒之劑而痊癒。

（十一）乳腺方面疾患

91. 男性左乳肥大發硬案

馬 X X，男，30 歲，2008 年 12 月 15 日

左乳腺肥大發硬兩個月，服太原中藥 28 劑。現乳房亦不大痛，觸診仍大硬。診脈左脈弦數，右脈亦弦，舌暗紅苔白老。此肝火鬱結，肝氣不舒，郁而成疾。

【治療】清火氣，散結通絡。

【處方】柴胡 10 克，鬱金 10 克，枳殼 10 克，浙貝母 10 克，花粉 15 克，王不留行 10 克，僵蠶 10 克，瓜蔞 12 克，天龍 5 克，莪朮 10 克，龍膽草 10 克，牡蠣 15 克，青皮 10 克，生地 15 克，白芍 15 克，甘草 15 克，荔核 10 克。5 劑水煎服。

12 月 22 日，藥後可以，觸診乳房變軟。診右脈弦，左脈弦減。舌暗紅苔白老。上方加黃藥子 12 克，拔葜 15 克。5 劑水煎服。

12 月 27 日，藥後好些。脈弦數。上方加虎杖 10 克，梔子 10 克。5 劑水煎服。

2009 年 1 月 3 日，藥後好多。脈弦些，繼服上方 6 劑。

【按】乳房肥大發硬，脈又弦數，顯為肝氣鬱結，血脈不暢，兼亦化火，方以舒肝解鬱，祛積通絡，平肝清火之劑而見效。2 診加大散結通絡之力度。3 診脈弦數，又加清肝火之味而獲效。服完 4 診方病即告癒。

92. 乳內片狀物案

張 X X，女，35 歲，2008 年 12 月 30 日

兩乳內痛，每月經來時甚，自摸左乳內有片狀物，時六年。診右脈緩弦，左脈弦有弱象，舌質不緊，苔白潤，又云有口乾。法應疏肝理氣散結，少佐益肝之劑：

當歸 10 克，白芍 10 克，赤芍 10 克，川芎 10 克，防風 8 克，紫蘇 12 克，枳殼 12 克，烏藥 10 克，生地 15 克，女貞子 10 克，桑椹子 12 克，花粉 15 克，黃藥子 12

克，柴胡 10 克，王不留行 10 克，僵蠶 10 克，拔葜 15 克。5 劑水煎服。

2009 年 1 月 5 日，藥後乳痛消，又云唇常乾。診脈弱減。上方加玉竹 12 克。5 劑水煎服。

1 月 11 日，藥後好多，唇乾消。繼服 5 劑。

【按】乳內有片狀物，每月經來時疼痛，現代醫學為乳腺增生。左脈弦而有弱象顯為肝鬱兼虛，須舒中兼補。2 診肝脈虛減，肝體得補，有口唇乾，加玉竹後唇乾亦消除。3 診後病即告癒。

（十二）婦科方面疾患

93. 心脾不足子宮出血案

高 X X，女，31 歲，2008 年 1 月 18 日

以前有子宮出血史，外觀面色無華，近半月出血不止，腹不痛，身疲乏力，心乏。診右脈弱，左脈弦弱些，舌淡苔白潤。此心脾不足，法應補心脾，固衝任。

【處方】白朮 12 克，茯苓 10 克，台參 10 克，黃耆 10 克，茯神 10 克，遠志 3 克，酸棗仁 10 克，桂圓肉 10 克，龍骨 15 克，牡蠣 15 克，海螵蛸 10 克，五倍子 5 克，茜草 10 克，山藥 10 克，棕炭 10 克，柏子仁 10 克，槐米 10 克，側柏葉 12 克，5 劑水煎服。

1 月 23 日，藥後出血大減，時有少量血，今日未出。診脈弱減，舌淡白潤，云有噁心感。上方加半夏 8 克，竹茹 10 克，5 劑水煎服。

1 月 30 日，藥後未出血，身亦精神，云常腰困。診右脈弱，左脈小數，舌淡苔白潤。上方去棕炭，側柏葉，加蓮子 10 克，川斷 10 克，杜仲 10 克。5 劑水煎服。

【按】子宮出血，左脈弦為衝任不固，右脈弱為脾虛不統血，且面色少華，心乏為心血不足。以張錫純固衝湯合歸脾湯增損，首診即大見效。二診有噁心感，加入半夏、竹茹以通暢降逆，三診宮血已止，出現腰酸困，舌淡苔白潤，去棕炭，側柏葉之收斂，加川斷，焦杜仲補腎固衝。遂告癒。

94. 脾腎不足白帶案

崔 X X，女，31 歲，2007 年 12 月 15 日

有豆腐渣樣白帶，腰骶痛，以往亦有此疾，近一週加重。曾於三年前動卵巢囊腫手術。診右脈小弦弱，左脈弦些，舌淡苔白潤，此脾腎俱不足，濕熱下注。

【治療】扶正祛邪。

【處方】白朮 10 克，蒼朮 10 克，白芍 10 克，台參 10 克，柴胡 10 克，車前子 10 克，陳皮 10 克，炙草 5 克，芡實 10 克，馬齒莧 12 克，川斷 10 克，杜仲 10 克，蓮子 10 克，地錦草 10 克，山藥 10 克，椿根皮 10 克，土茯苓 10 克，萆薢 10 克，3 劑水煎服。

12 月 18 日，藥後可以，脈弱減，云小腹內涼，上方加炒小茴香 8 克，3 劑水煎服。

12 月 21 日，藥後可以，今正值經期。脈弱減，上方加薏苡仁 15 克。3 劑水煎服。

【按】此病以傅山完帶湯去芥穗加補腎祛邪毒之劑而成，經云：八脈隸屬於腎，今帶脈有病，又有腰骶痛，於

腎至關重要，故以杜仲、芡實、川斷補養固斂，馬齒莧、土茯苓、萆薢清熱解毒利濁，用蓮子健脾固澀，椿根皮燥濕清熱，對於濕熱之帶症有良效。二診出現小腹涼加炒小茴以溫陽益腎。三診加入薏苡仁補脾利濕，藥後其症遂癒。

95. 黑帶案

李XX，女，39歲，2008年4月24日

病婦科炎症，治療一年未癒。現症黑帶，眼皮時腫，月經後期十日，昨日腰挫傷痛，有時心悸。診脈兩尺弱些，餘脈弦滑數，舌淡苔白潤。

【處方】川斷10克，杜仲10克，車前子10克，梔子10克，射干10克，地錦草15克，當歸10克，熟地20克，川軍7克，白芍10克，丹皮10克，紅藤15克，山藥15克，劉季奴10克，龜板10克，紫花地丁10克，赤小豆10克，鹿衔草10克，5劑水煎服。

4月29日，藥後黑帶消，轉為白帶，腰仍痛，曾查有宮頸糜爛。診左脈弱，右小弦，舌淡苔白膩些。今處以：

熟地10克，製首烏10克，川斷10克，杜仲10克，龜板10克，煅珍珠母15克，椿根皮10克，大黑豆12克，鹿衔草10克，威靈仙10克，巴戟天10克，丹皮10克，紅藤15克，山藥10克，白芷10克，白朮10克，羌活6克，半邊蓮14克，蘇木10克。5劑水煎服。

5月4日，藥後帶症減，云頭昏腰困。診左脈弱，右脈小弦，上方去羌活，蘇木，威靈仙，加補骨脂10克，

菟絲子 10 克，5 劑水煎服。

【按】眼皮時腫，月經後期，時有心悸，脈兩尺虛弱顯為腎元不足，有婦科炎症，脈滑數為濕熱蘊滯，又有腰挫傷，內有瘀滯。傅山婦科稱黑帶為火熱之極。此病人虛、火俱有，可標本同治。首診以補腎元利濕熱，通瘀滯之劑而獲功。黑帶轉為白帶，病已由內出外是佳象。二診左脈弱為肝腎不足，右脈弦腰痛為有瘀滯不通，以補腎元止白帶化瘀滯之方效果可以。三診出現頭昏腰困，去羌活，蘇木，威靈仙之疏散通利之劑，加入補腎之味而獲癒。

96. 黃帶案

李 X X，女，55 歲，2008 年 8 月 25 日

患者云陰道出黃水，用甲硝唑洗引起陰內不適，出黃水更多，身無其他症狀，時半月。診右脈緩弱，左脈平，舌暗紅苔白老。此脾虛濕熱下注。

【治療】清利之。

【處方】山藥 12 克，芡實 12 克，黃柏 10 克，車前子 10 克，椿根皮 10 克，地錦草 12 克，白芷 12 克，薏苡仁 10 克，蒼朮 10 克，玉竹 10 克。5 劑水煎服。

8 月 31 日，藥後有好轉，脈弱減，舌淡紅。繼服上方，加白朮 10 克。5 劑水煎服。

9 月 6 日，藥後可以，前兩日又發生。診脈左脈弦數，右脈小弦，舌淡紅苔稍白，今處以：

黃柏 10 克，龍膽草 10 克，梔子 10 克，地錦草 10 克，黃芩 10 克，川黃連 3 克，土茯苓 10 克，生地 15

克，白芷 10 克，白花蛇舌草 15 克，半枝蓮 15 克，甘草 5 克，龍骨 15 克，牡蠣 15 克，車前子 10 克，當歸 10 克，山藥 12 克。5 劑水煎服。

【按】陰道出黃水病例不多，方書云黃帶多為脾虛濕熱下注，帶脈受損。診脈右脈緩弱，是脾虛濕氣下注，方中以傅山先生之易黃湯增損而成。方中用玉竹是因舌苔燥老，恐有脾陰受損。用地錦草治療婦科炎症效亦不錯，蒼朮、薏苡仁健脾燥濕，椿根皮清利濕熱，兼以固澀。一診藥服後，即有好轉，舌燥減，又加白朮以健脾燥濕。三診時出現脈弦數，症又發生，以清熱解毒滋陰瀉火固澀之劑而獲功。

97. 卵巢囊腫

張 X X，女，2008 年 2 月 20 日

去年 9 月份切除右側卵巢，12 月份小產。今小腹左側痛，經常起火。作超音波左側卵巢有 2.4X1.8cm囊腫。診脈弦數，舌暗紅苔白老。此陰分不足，邪熱蘊結。

【治療】滋陰清熱，通絡祛積治之。

【處方】生地 15 克，白芍 10 克，當歸 10 克，川芎 10 克，丹皮 10 克，龜板 10 克，海螵蛸 12 克，川楝子 10 克，元胡 10 克，地骨皮 10 克，知母 10 克，公英 15 克，荔核 10 克。紅藤 15 克，地錦草 10 克，山楂 10 克，沙參 10 克，台參 10 克。5 劑水煎服。

2 月 25 日，藥後痛減，脈弦數亦減。上方繼服 5 劑。

3 月 3 日，藥後痛減多，舌淡紅苔白，邊有齒印。上方加桂枝 10 克，莪朮 10 克。5 劑水煎服。

3 月 9 日，藥後平妥，云近日咽痛。今作超音波囊腫為 2.5X1.5cm。診右脈弦數。左小弦。舌淡白。今處以：

赤芍 10 克，丹皮 10 克，龜板 10 克，拔葜 20 克，熟地 10 克，荔核 10 克，莪朮 10 克，公英 15 克，元胡 8 克，當歸 10 克，射干 10 克，山豆根 10 克，浙貝母 10 克，夏枯草 10 克，烏梅 10 克，紅藤 10 克，台參 10 克，茯苓 10 克，薏苡仁 15 克。5 劑水煎服。

3 月 15 日，藥後腹痛消。脈小弦。上方去山豆根，龜板，夏枯草。加鱉甲 10 克，青皮 10 克。5 劑水煎服

3 月 20 日，藥後平妥。脈緩和。舌淡苔白潤。上方加白朮 10 克，澤瀉 10 克。5 劑水煎服。

3 月 25 日，藥後作超音波囊腫消除。覺感冒，咽部不適，腰困。今處以：

銀花 10 克，連翹 10 克，桑葉 6 克，菟絲子 10 克，補骨脂 10 克，川斷 10 克，枸杞 10 克，車前子 10 克，台參 10 克，覆盆子 10 克，女貞子 10 克，肉蓯蓉 10 克，山萸肉 10 克，沙苑子 10 克，當歸 10 克，烏梅 10 克。5 劑水煎服。

【按】患者正當青春，已切除一側卵巢，另一側又起囊腫，且還未生育，很是著急，想服用中藥消除。診脈弦數，舌暗紅，腹左側痛，顯為陰分不足，且有火毒蘊結，故首診即效。在穩定大局的基礎上藥味隨時調整。或加桂枝，莪朮，或加鱉甲，青皮，對於消除其積都有較強的作用。囊腫消除後又用補肝腎促生育之劑以鞏固，後懷胎生育一健康嬰兒。

98. 排卵期出血經期延長案

李 X X，女，30 歲，2007 年 10 月 24 日

自訴有排卵期出血，又云即月經後七日仍斷續出血，一直到下次經來，身無其他不適，時年餘。診左脈沉小弦，右脈小弱，舌淡苔白潤，此脾氣不足，肝經鬱熱，法應益脾清肝。

【處方】白朮 10 克，黨參 10 克，黃耆 10 克，當歸 8 克，甘草 5 克，酸棗仁 10 克，桂圓肉 10 克，丹皮 10 克，梔子 10 克，白芍 10 克，仙鶴草 15 克，生地榆 10 克，地骨皮 10 克，生地 10 克，龍骨 15 克，牡蠣 15 克。5 劑水煎服。

10 月 30 日，藥後好轉，診右脈弱減，舌暗紅苔白老，繼服上方 5 劑。

12 月 2 日，藥後好多，近日又少量出血。診左脈弦些，右脈弱些，舌暗紅苔白老。上方繼服 5 劑。

【按】右脈弱為肺脾氣弱，氣不攝血，左脈沉小弦為肝血不足，木火內沸。以白朮、黨參、黃耆、桂圓肉、甘草補益脾肺，當歸、白芍、生地調養肝血，丹皮、梔子、地骨皮涼血清肝，龍牡降逆鎮攝，仙鶴草、生地榆為止血佳品。三診後其疾即癒。

99. 陰內刺痛案

邵 X X，女，36 歲，2009 年 8 月 10 日

腰酸困，有婦科炎症，陰道如針刺痛，同床想解小手。平時尿頻數，兩手中指至小指時麻，已年餘。診左右

脈俱沉澀弱，舌淡白燥些。此肝腎不足，氣血亦弱，血澀不利。今處以補益行澀之劑：

山萸肉 15 克，熟地 15 克，懷牛膝 15 克，丹皮 10 克，芡實 12 克，川斷 10 克，杜仲 10 克，補骨脂 10 克，仙靈脾 15 克，桃仁 8 克，乳香 7 克，紅花 8 克，肉蓯蓉 10 克，製首烏 10 克，赤芍 10 克，當歸 10 克，川芎 10 克，天麻 10 克，絲瓜絡 12 克，木槿皮 12 克，僵蠶 10 克，防風 5 克。5 劑水煎服。

8 月 28 日，藥後諸症好轉，今手麻轉到拇食指，原先指不麻了，陰痛減多。又云以往有痔瘡，今又痛，脈仍弱，仍處上方 5 劑。並以祛毒湯洗痔瘡。

9 月 6 日，藥後諸症好轉多，痔瘡不痛，餘症亦減多。脈澀弱減，上方繼服 5 劑。

【按】陰中痛，醫宗金鑒名曰：「小戶嫁痛，痛極手足不能舒，內有鬱熱傷損肝脾，濕熱下注所致，宜內服逍遙散加丹皮梔子，外以四物湯料合乳香搗餅納陰中其痛即定。」此病人病種多樣，病情複雜，虛實互見，以扶正祛邪之劑蕩調之。首診即見大效，中醫有云效不更方，此以辨證論之無須加減，繼服 10 劑後其病痊癒。

（十三）雜　症

100. 貧血案

魏 XX，女，42 歲，2008 年 3 月 15 日

病貧血五年，血色素 9 克，胃口飲食欠佳，腰酸困，頭昏。診左脈虛弦，右脈細弱，舌淡苔白少，此肝腎不足，脾土亦弱，枯木犯中。法應補肝腎，益脾胃，和肝脾。

【處方】杜仲 10 克，川斷 10 克，當歸 10 克，川芎 10 克，枸杞 10 克，桑椹子 10 克，玉竹 10 克，炒白芍 10 克，白朮 10 克，台參 10 克，茯苓 10 克，黃耆 10 克，蓮子 10 克，穀、麥芽各 10 克。山藥 10 克。5 劑水煎服。

3 月 21 日，藥後可以，診左脈弦，右脈弱減，舌暗紅苔白少，上方加石斛 10 克，狗脊 10 克。5 劑水煎服。

3 月 27 日，藥後可以，頭昏腰脊痛困消，飲食欠佳。診左脈弦大些，口苦口乾。今處以：

梔子 10 克，柴胡 10 克，黃芩 10 克，公英 15 克，白花蛇舌草 15 克，百合 10 克，川黃連 3 克，蓮子 10 克，白芍 15 克，甘草 5 克，仙人掌 10 克。5 劑水煎服。

【按】臨症察色切脈，以定陰陽臟腑，心中有數。此病人貧血數年，且雜有胃腰之疾，辨證斷定脾肝腎之咎。二診後其病大好，三診出現木火亢旺，以清肝平肝柔肝益胃之劑獲癒。

101. 膽結石術後胸憋胸緊案

張 X X，女，34 歲，2009 年 10 月 23 日

先前患有膽結石，已做了膽囊切除手術，現仍是心胃難受，胸憋胸部肉緊，身常畏寒。診右脈虛弱，右尺模糊，左脈弦弱些，舌淡苔白潤。此脾命不足，肝鬱不暢，法應益脾腎，疏肝木。

【處方】鬱金 10 克，烏藥 10 克，附子 3 克，白朮

10克，茯苓10克，香附8克，川朴8克，杏仁8克，山藥10克，巴戟天10克，丹參10克，砂仁3克，台參10克，薤白10克。5劑水煎服。

10月31日，藥後有好轉，診脈弱減，未難受。云常起火，口唇痛，現又少發生，今寅戌時服藥以免起火。繼服上方5劑。

11月5日，藥後可以，左右兩脈弱，病未發生，按時服藥後未起火，舌淡紅。今處以上方，加百合10克，制首烏10克，5劑水煎服。

11月13日，藥後平妥，診左脈弱些，右脈弦，舌淡紅苔白潤。繼服上方5劑。

11月19日，藥後可以，辨證如前，繼服上方5劑。

【**按**】此病特殊，自覺胸部肌肉緊，臨床少遇。本病脈弱為虛，脈弦為木鬱，以補虛解鬱理氣和肝養胃之劑見效。因方中溫性藥多，出現口唇痛。試以在火局中之寅戌二時服藥，溫與火相容不相反搏，容熱藥入，服後未起火，口唇未痛，但經驗不多，還須繼續實踐。三診時患者脈弱，加入製首烏以補肝，百合治心胃痛且有潤養作用。在多年診療中發現膽囊切除後之患者，左關脈十有九虛，患者總會有這樣那樣的不適，可見切除膽囊對人體是一個大的損害。五診後患者諸症基本痊癒，數月來未有再發生。

102. 口唇起乾皮案

趙XX，女，35歲，2009年4月7日

下唇起乾皮，色暗，不痛，數月，診左脈浮弱，左脈亦弱，舌淡苔白潤，處以滋脾陰活血潤肝之劑：

沙參 10 克，玉竹 10 克，石斛 10 克，僵蠶 10 克，當歸 10 克，知母 10 克，白芷 10 克，仙人掌 10 克，馬齒莧 15 克，枸杞 10 克，女貞子 10 克，旱蓮草 10 克。5 劑水煎服。

4 月 11 日，藥後平妥，脈弱減，云時有便秘，痔瘡。上方加川軍（酒製），白芷為 15 克，5 劑水煎服。另外搽：皂刺、川軍、僵蠶、孩兒茶、血竭為面調敷口唇。

4 月 18 日，藥後可以，乾皮減多，搽藥唇少有刺痛。上方繼服 5 劑。

4 月 23 日，藥後好多，脈平，繼服上方 5 劑。

4 月 28 日，藥後好多 ，脈平，繼服上方 5 劑。

5 月 4 日，藥後好多，唇白消，稍發暗，繼服上方 5 劑，加桃仁 10 克。外搽如上。

【按】經云「脾之合肉也，其榮唇也。」今唇病是脾咎也，但肝與脾的關係至為密切，土得木而達，今唇暗起皮，血絡不暢，津液不達，據脈憑症益肝以疏利血氣，且加入通絡活血之劑，效更顯著。又加入益脾陰增液之劑，唇得以潤，乾皮自消。二診時患者云平時便秘有痔瘡，加入酒軍，可上可下，通瘀導滯，兼以外搽祛瘀生新之劑，五診即痊癒。

103. 手指肚凹陷案

趙 X X，男，12 歲，2009 年 7 月 10 日

手粗糙，水浸後手指頭白，指頭肚凹陷，飲食欠佳。診右弦數，左脈亦然，舌淡苔白潤。此厥陰陽明之過。

【處方】柴胡 10 克，黃芩 10 克，白芍 10 克，龍膽草 10 克，梔子 10 克，生地 10 克，甘草 3 克，穀、麥芽各 10 克，山藥 10 克，旱蓮草 12 克，女貞子 10 克，沙參 10 克，桃仁 10 克，夏枯草 10 克，蓮子 10 克，當歸 10 克。5 劑水煎服。

7 月 17 日，藥後有好轉。脈弦數減，舌淡苔白膩些。上方加薏苡仁 10 克。5 劑水煎服。

7 月 25 日，藥後好多。又云平時陰囊鬆馳，脈轉為小細數。今處以：

山萸肉 10 克，生地 10 克，梔子 8 克，旱蓮草 10 克，女貞子 10 克，沙參 10 克，龍膽草 10 克，白芍 10 克，甘草 3 克，蓮子 10 克，白朮 10 克，夏枯草 8 克，柴胡 10 克，黃芩 10 克。5 劑水煎服。

8 月 3 日，藥後可以，睾下墜減。診右關弦，左脈平。先停藥觀察。

104. 痔瘡術後肛痛案

劉 X X，男，42 歲，2009 年 4 月 26 日

前半年動痔瘡手術，今肛門仍痛，有水濕感，大便次數多，飯後即便，日四次，腹中鳴。診六脈濡緩弱，舌淡苔白潤。

【處方】蒼朮 10 克，薏苡仁 10 克，白朮 10 克，茯苓 10 克，炒車前子克 10，補骨脂 10 克，赤石脂 15 克，白蘞 15 克，台參 10 克，白扁豆 10 克，山藥 10 克，蓮子 12 克，砂仁 3 克，升麻 10 克，槐角 12 克，仙人掌 12

克，川黃連 3 克，大棗三枚。5 劑水煎服。

外洗祛毒湯 3 劑。

5 月 1 日，藥後好轉，洗劑洗後肛舒適，脈弦些。上方加白芍 12 克，炙草 4 克。5 劑水煎服。

5 月 8 日，藥後有好轉，脈弦減，右脈弱，今處以：台參 10 克，茯苓 10 克，白朮 10 克，白扁豆 10 克，山藥 10 克，炙草 4 克，蓮子 10 克，砂仁 3 克，薏苡仁 15 克，附子 3 克，槐花 10 克，陳皮 10 克，黃耆 15 克，升麻 5 克，柴胡 5 克，僵蠶 10 克。5 劑水煎服。

5 月 14 日，藥後有好轉，脈弱減，肛仍有癢痛。舌暗紅。上方加乳香 6 克，5 劑水煎服。洗劑仍用。

6 月 3 日，藥後有好轉，大便日兩次，便時少痛，脈弦數些。

【處方】槐角 12 克，枳殼 10 克，馬齒莧 15 克，蒼朮 10 克，防風 10 克，黃柏 10 克，蓮子 10 克，地榆 10 克，陳皮 10 克，川黃連 3 克，僵蠶 10 克，蘇木 10 克，連翹 10 克，仙人掌 10 克。5 劑水煎服。

6 月 10 日，藥後可以。左脈弦緊。云昨日冷地坐後肛內不適，上方加艾葉 8 克，白頭翁 10 克。5 劑水煎服。

【按】動完手術肛內痛且有腹中鳴，便次多，脈又濡緩弱顯為虛、寒、濕瘀結。首診以補脾燥濕，解毒，固澀之劑而獲效。又加以洗痔方祛毒湯，洗後舒適。三診出現脾虛症狀，以參苓白朮散補中益氣湯加入治痔方藥效卓。其後方中加入蘇木以行刀傷之瘀血而獲癒。

第十五章
用藥心得感言

用藥心得感言序

夫天地間包羅萬象，高山、平川、河流、海洋、動物、植物，無不以陰陽的形式存在。人為天地間一靈種，主宰整個地球。由於陰陽時序諸多原因，苛疾時起。從有人類起人們便與疾病進行鬥爭，我們的祖先摸索出對付疾病之整套方法，以諸物生成之屬性針對病症屬性，作用於人體，使疾病向癒。

《神農本草經》之藥物是我們中華民族與疾病鬥爭的前鋒軍，效果傳載千百代，以其切實的效果影響著一代代的醫家。各代名醫醫家及廣大人民群眾對於此書不斷引深充實其內容，人們為了自身的健康以之應用於疾病中，得到了豐富的經驗，使之轉危為安。

如何應用藥物，使疾病趨於平復，是又一大法門，多少人一代代為之努力，形成中國醫學整套理論體系。有藥無醫，有醫無藥，與病不能合拍，辦不了事，或使病情走向反面。人們摸索著尋求著最佳方案，在漫長的歷史長河中中國醫學逐步的形成了有自身特色的體系，以切實可靠的效果影響著全人類造福於全人類。

臨症認病難，認藥也難，如熟知病情，而對藥不能應用自如，把藥投入到風馬牛不相及的地方，可想病人會得到一種什麼樣的效果。

所以，在臨床中不但要有切實認病的功夫，對藥物的熟練應用，也要如認人，用人，熟悉其有何特長，有何弊端，既用其長處，也要防其短處，如何解決也是醫生不可忽視且要熟練掌握的一種技能。

余臨症 40 多年來與眾多病魔鬥爭著，磨練著，對認病識藥用藥病情之變化，一直思索琢磨著，有了一點體會，投入到中醫學浩瀚的海洋中，或有益於人們的健康，對維護發展中醫學盡一份力量。

B（ㄅ）

白朮

本經謂，味苦、溫。主風寒濕痹，死肌，痙，疸，止汗，除熱，消食，作煎餌，久服，輕身延年，不饑，一名山薊，生山谷。

白朮野生者少，現代多為人工種植，以浙江產者個大，厚實者良，本品為脾胃經之藥，苦能勝濕，經曰：脾惡濕急食苦以燥之。溫勝寒，故凡脾胃虛寒之症用之有良效。余常用於：

1. 脾虛氣弱脈弱無力。
2 脾虛濕勝，腫脹之類。
3. 痹症挾濕者用之。
4. 脾胃不足常感冒之類病症。
5. 腰脊疼痛用之，加入辨證方中。
6 妊娠之疾常與黃芩同用。

白芍

本經謂味苦平，目前認為味苦酸，性微寒，入肝脾經。本經主治邪氣腹痛，除血痹，破堅積寒熱，疝瘕、止痛利小便，益氣。余臨床用之：

1. 平肝木，肝陰不足，枯木犯中，腹中疼痛，脈弦者用之。
2. 營血不足，太陽中風頭項強痛自汗之症。
3. 血虛內有虛熱，躁煩脈虛弦之症。
4. 婦科病小腹疼痛。
5. 陰不斂陽，虛陽上亢，頭昏頭痛舌紅脈弦。
6. 慢性風濕病，筋骨疼痛，陰液已損之症。

總之白芍藥以養肝血，抑肝木，助脾為主，凡肝脾不和之疾可用。赤芍與白芍性味相近，臨床應用亦須有別，以補為主者用白芍，以通行為主者用赤芍。

巴戟天

本經謂味辛、微溫，主大風邪氣，陽痿不起，強筋骨，安五臟，補中，增志，益氣。生山谷。

本品味辛，去大風，有散風邪作用。強筋骨，陽痿不起，有補腎之作用。余臨床用於：

1. 腎元不足，陰陽俱虛之症，腎虛浮腫者，下肢壓之有陷凹者效可以。
2. 腎虛中風，頭昏耳鳴，甚者肢痿語音不利者加入辨證方中。
3. 腎元不足陽痿早洩者用之。

總之巴戟天為腎虛之要藥，不虛者不用為好。

白　英

又名白毛藤，蜀羊泉，本經謂味甘寒。主寒熱，八疸消渴，補中益氣。久服輕身延年。一名榖菜，生山谷。

本品以清熱解毒為主兼有扶正作用，近代肺癌、喉癌、呼吸道炎症用之有一定療效。肝膽系統炎症常用之，此外皮膚病婦科炎症用之，以其能清熱解毒利濕。

白　芨

苦甘涼，以根莖肥厚堅實明亮者佳。此物搗碎過篩，以水調和，黏性極大，乾後堅硬如石。本經謂主癰腫惡瘡敗疽，傷陰死肌，胃中邪氣賊風，痱緩不收。余用於：

1. 肺胃出血疾病。
2. 潰瘍類病久不癒合。
3. 破損性疾病，如乳頭皸裂，肛裂，舌面深裂紋。
4. 矽肺加入辨證方劑中也有效果。

鱉　甲

《本草從新》謂咸寒入陰，色青入肝，治勞瘦，骨蒸，往來寒熱，溫瘧，瘧母，腰痛，脅堅，血瘕，痔核，經阻，產難。余臨床用於：

1. 慢性肝炎肝大，肝硬化，肝實質改變常與三七參，牡蠣，石見穿並用常可起到較為理想之效果。
2. 骨蒸勞熱，手足心熱，午後內熱常與生地，銀才胡，地骨皮合用。

3. 搜肝邪，如邪氣入肝經，常配入鱉甲搜引之。例如：兩大腿內側筋痛，遇有紫癜小腿內側出血點多，可加入相應方劑中。
4. 腹中有梗狀，觸之明顯，或壓痛，可與三棱，莪朮同用，效亦可以。

貝 母

本經謂味辛平，主傷寒煩熱，淋瀝，邪氣，疝瘕，喉痹，乳難，金創風痙，一名空草。

貝母品種繁多，浙貝母包括象貝，寶貝，珠貝。川貝母包括紫貝，青貝，爐貝，其作用大同小異。余謂浙貝瀉邪散結力大。川貝母清潤補虛力優。此藥應用廣泛，上中下三焦俱可用之。余常用於：

1. 上焦痰熱咳嗽。
2. 咽喉腫痛結氣不散。
3. 外科瘰癧結核，中焦結氣胃疾。
4. 下焦疝氣小腹有形之梗物。
5. 尿道炎淋澀。
6. 婦科炎症小腹疼痛。用後其效可以。

白茅根

本經謂，味甘、寒。主勞傷虛，補中益氣，除瘀血，血閉寒熱，利小便。

本品清利濕熱，常用之。利濕不傷陰。急慢性腎炎肝炎常用之引熱外出。勞傷虛羸，補中益氣。醫家不引起注意。但究其味甘有補益作用，羸弱之人多有虛熱，俗云肥人多痰，瘦人多火。瘦人經絡不張，多有閉塞現象，此物通瘀閉，絡脈暢和，火熱自除。故本經對藥味之論述至精至微至珍，用之多準，只是臨床理解不深，不能得心應手。本品用量須多，15 克—100 克或更多，視病情而定。此物鮮者勝於乾品，以秋冬採者最好。

白蒺藜

本經謂蒺藜子，味苦溫，主惡血，破癥結積聚，喉痹乳難，久服長肌肉，明目輕身。

余謂此品尖銳有刺入肝以散肝邪，消鬱結。諸如受風搔癢，皮膚病，目疾風火之邪為患，用之療效可以。用於補肝不可，可用沙苑子。

敗醬草

當地俗名苦苣菜，生於田間地頭甚廣，野外隨處可得。神農本草謂味苦平，主暴熱，火創，赤氣，疥，搔，疽，痔，馬鞍熱氣，一名鹿腸，生川谷。

臨床用於癰疽，瘡毒各期，因其有解毒排膿生肌之作用。吾常用於近代之闌尾炎，肝膽炎症，胰腺炎，婦科各種炎症，與其他清熱解毒之藥為伍有事半功倍之效。

白　蘞

《本草從新》謂苦能泄，辛能散，甘能緩中，寒能除熱，殺火毒，散結氣，生肌止痛，治癰疽瘡腫，面上泡瘡。

余抓住其散結氣，生肌止痛，治癰疽之作用，在辨證的基礎上臨床用於各類胃疾，與蒲公英白花蛇舌草相伍效果良好。

百　合

《神農本草》謂味甘平，主邪氣，腹脹心痛，利大小便，補中益氣，生川谷。

余臨床用於胃口不適，以其有補中祛邪之作用，百合湯中與烏藥相伍治療心胃痛脹，是臨床醫師常用之劑。百合色白甘平，多汁，有潤養作用。

臨床用於咳嗽痰血或乾咳少痰，在肺疾中陰液不足之症，余常用之療效可靠。

白　薇

本經謂味苦平，主暴中風，身熱，肢滿，忽忽不知人，狂惑，邪氣，寒熱身痛，溫症洗洗，發作有時，生川谷。

白薇本經用後，首見於仲景婦科乳中，虛，出現煩亂嘔逆，用竹皮大丸，方內用白薇退熱，其後世醫家多用之。余常用於：

1. 退虛熱，虛人感冒後內熱經久不退或寒熱間作。
2. 中風症出現內熱生風，神志昏亂，有熱象者加入辨證方中。
3. 產後中風身熱，小兒中風發熱，辨證方中變可加入。

萆　薢

本經謂味苦平。主腰背痛，強骨節，風寒濕周痹，惡瘡不瘳，熱氣，生山谷。

味苦能清火，能燥濕，且味淡能滲能利，故清熱利濕常用之。余常用於：

1. 風濕性腰胯疼痛，濕熱者亦可用之。有祛邪扶正作用，增強關節之抗病能力。
2. 小便淋濁，泌尿系疾病。
3. 婦科炎症類黃白帶者都可應用。

柏子仁

《神家本草經》謂味甘平，主驚悸，安五臟，益氣，除濕痹。久服令人悅澤美色，耳目聰明，不饑不老，輕身延年，生山谷。

養心湯內用之益心氣，婦科柏子仁丸內用之補血通經。此藥油性大，濕熱者忌用，恐為滯邪，心肝不足之症加入辨證方劑中其效可以。

百　部

《本草從新》謂甘苦微濕，能潤肺溫肺，治寒嗽暴嗽久嗽，殺蛔蟯蠅虱，一切樹木蛀蟲（觸煙即死）療骨蒸傳屍，疳積疥癬。余常用於：

1. 肺結核加入辨證方中。
2. 肺部急慢性咳嗽。
3. 外洗疥癬。

4. 煎洗陰虱用之。

5. 酒渣鼻亦外用之。

C（ㄘ）

柴 胡

本經謂味苦平，主心腹，去腸胃中結氣，飲食積聚，寒熱邪氣，推陳致新。久服輕身明目益精。

柴胡為臨床常用之藥，其主要作用於肝膽脾胃。自《傷寒論》出世小柴胡湯，大柴胡湯，柴胡桂枝乾薑湯等方劑後成為臨症常用之方。柴胡統領諸藥應用得法，其效可佳。後世又有逍遙散，龍膽瀉肝湯，柴胡舒肝散，補中益氣湯等名方都有柴胡。心腹、腸胃、寒熱在五臟病變中可以說是半個世界。可見柴胡在臨症中應用之廣泛。

但臨症中柴胡不可濫用，一定要有柴胡之症者應用，無則不用。何為柴胡症，除傷寒論小柴胡湯症狀外，余以為涉及到肝膽脾胃病者又有脈弦，氣機不暢者，可用之。若陰虛脈弦數又有血症者不用。肝陽上亢者不用。不應用者用之會生變症。

川 芎

本經為芎藭，謂味辛溫，主中風入腦，頭痛寒痹，筋攣緩急，金創，婦人血閉，無子，生川谷。

本藥為血中氣藥，入手足厥陰足少陽膽經藥，此藥辛溫，善追風邪。余常用於：

1. 風寒入內之疼痛症，如頭痛身痛諸症。

2. 肝病之兩脅疼痛。

3. 太陽中風之肩背痛。

4. 頭昏頭痛屬風痰者，與天麻相伍共效可以。

如有陰虛陽亢者不用，出血症不用為好，呃逆者不用。諸症上逆者不用。

穿山龍

乾燥根莖呈圓柱形，每隔數釐米有圪節突起，以根莖堅粗，土黃色者良，臨床加工成片入藥。苦甘溫。其作用活血舒筋，消食利水，祛痰截瘧。余臨床用於：

1. 風寒濕痹。

2 骨節疼痛病症。

3. 肺部疾患咳喘之疾。

4. 炎症性疾患，加入辨證方中其效可以。

常用量為 15—30 克。

楮實子

桑科植物構樹果實，以色紅飽滿者為佳，有油性，味甘寒，無毒，有補養肝腎軟堅散結作用。化鐵丹以之與威靈仙同用治骨鯁。

余常用此二味治療有形之腫塊。加入對應方劑中亦有效果。楊氏還少丹中有此物，用以補養肝腎，余以為此物潤養肝腎，陰不足者最為適宜。

D（ㄉ）

當　歸

本經云：味甘，主咳逆上氣，溫瘧寒熱，洗洗在皮膚中，婦人漏下，絕子，諸惡瘡瘍，金瘡，煮飲之，一名乾歸 ，生川谷。

當歸是臨床方中最常用之藥，味香辛潤，入肝脾心經，補血而不膩，行血而不燥，為氣中血藥，補行兼備，寒熱痹症，血少液枯，氣血不和，諸名方中俱用之。

余臨床常用於：

1. 氣血虛少。
2. 咳逆上氣。
3. 風寒濕痹，筋骨疼痛。
4. 婦科諸症加入辨證方中。
5. 補血活血。
6. 腸滑多便者不用，出血病人炒焦為宜。

大 棗

本經云：味甘平。主心腹邪氣，安中養脾，助十二經，平胃氣，通九竅，補少氣，少津液，身中不足，大驚，四肢重，和百藥。久服輕身長年。

余臨床用於：

1. 脾肺氣虛用之。
2. 太陽中風，桂枝湯方中用之。
3. 心脾不足，心神不定，心悸失血，神志不安者用之。
4. 緩和藥毒。例如十棗湯，葶藶大棗瀉肺湯中俱有甘草。
5. 火邪濕熱蘊滯者不用。

杜 仲

本經謂味辛平。主腰脊痛，補中益精氣，堅筋骨，強志，除陰下癢濕，小便餘瀝。久服輕身耐老。一名思仙，生山谷。

杜仲為杜仲樹木之皮，去粗皮用，皮折之有絲連不斷，臨床應用大多以炒焦為用。余臨床應用有虛寒之象者炒焦用，不見虛寒象者或少有熱象者生用。本品以補肝腎見長。余臨床應用：

1. 腎虛腰痛筋骨不健者用之。
2. 腎虛兼受風寒者。
3. 婦人胎元不固者，俱可用之且藥性平和。

ㄈ（ㄈ）

茯 苓

本經謂味甘平，主胸脅逆氣，憂恚，驚邪，恐悸，心下結痛，寒熱煩滿，咳逆，口焦舌乾，利小便，久服安魂養神，不饑，延年，一名茯菟。生山谷。

本品生於松樹根下，得松之靈氣，產雲南者良，故方中常書雲茯苓，其色白質堅者良。

余常用於：

1. 健脾，舌淡白者用之，舌紅少苔者不用。
2. 有水濕者用之。
3. 陽虛水腫者用之。
4. 情志精神方面疾病，加入辨證方中。

G（ㄍ）

乾地黃

本經云：味甘寒主折跌絕筋，傷中，逐血痹，填骨髓，長肌肉，作湯，除寒熱，積聚，除痹，生者尤良久服輕身不老。一名地髓，生川澤。

本品為補腎要藥，眾多名方中多用之補腎元，補陰血。余常用於：

1. 腎元不足。
2. 涼血止血。
3. 肺腎陰虛。
4. 腸燥便秘。
5. 多年痹症。
6. 婦人陰血不足內煩。

臨床所用生地、熟地。生地為地黃切片曬乾而成，熟地為生地黃數次蒸曬而成，熟地性溫生地性涼，俱有補益作用。臨床可據辨證選用。此藥終為滋膩之藥，脾虛腸滑，濕邪內蘊者不用為好。

甘　草

味至甘，入土最深，其皮赤棕，其中色黃，為脾土之正味，肺脾之疾多用之。本經言其味甘平，主五臟六腑寒熱邪氣，堅筋骨，長肌肉倍力，金創腫解毒，外服輕身延年，生川谷。余臨床應用：

1. 補中土益肺金，炙用。
2. 瀉火解毒，生用。

3. 調和諸藥生用。
4. 緩急解痙，如葛根湯、芍藥甘草湯等名方俱有甘草。

此藥肝腎虛者不用。濕熱蘊滯者不用或少用，濕熱蘊滯中滿者不用。

骨碎補

又名申薑，猴薑，其外形呈圓柱形，其體每隔一段有圪節，質堅。其味苦溫，入肝腎經。主要作用為補腎活血止血。筋骨部有瘀滯，兼腎虛者用之最為適合。

余臨床用於：

1. 腰脊病變。
2. 跌打損傷，傷筋動骨者。
3. 腎虛耳鳴耳聾。
4. 牙齒痛。在辨證方中加入其效可以。

龜 板

本經言味咸平，主漏下赤白，破癥瘕，痎瘧，五痔，陰濁，濕痹，四肢重弱，少兒囟不合。久服輕身不饑，一名神屋，生池澤。余在臨床中常用於：

1. 腎陰不足，肝陽上亢，頭昏耳鳴，肝風內動諸症。
2. 腎精不足腰腿酸軟，常與懷牛膝並用。
3. 久病之類風濕性關節炎，手指變形常與透骨草，補骨脂，骨碎補並用。
4. 女子卵巢子宮之囊腫、肌瘤、癥瘕積聚方面之病常與木饅頭、拔葜、莪朮並用，常可起到明顯效果。

貫 仲

《本草從新》謂味苦微寒，能解邪熱之毒，治崩淋帶下，破癥瘕，發斑痘，化骨哽，殺諸蟲，有毒而能解毒。神農本草經言主腹中邪氣諸毒，殺三蟲。

余常用於流行病發生，加入相應劑中，可增強治療及預防作用。用於 B 型肝炎各期與辨證方中同用，效果可以。

鬼針草

味苦平，無毒，清熱解毒，有散瘀消腫作用。余常用於胃脘痛，於辨證方加入療效可以。有一腦血栓病人常年服鬼針草，服數年後病逐漸好轉。對於急慢性肝炎，腎炎有熱象者可加入，亦有效驗。

H（ㄏ）

黃 耆

本經云味甘微溫，主癰疽久敗創，排膿止痛，大風，癩疾，五痔，鼠瘺，補虛，小兒百病。一名戴糝，生山谷。

余常用於右寸關脈弱，肺脾氣虛之疾最為有效。因其味甘色黃白，根入土最深，且喜長在沙土混合之地，得土金之氣獨厚，歸肺脾經最多。

1. 風病四肢游走性疼痛，屬氣虛者。
2. 血虛與當歸同用量大於當歸。
3. 經常感冒衛氣不固，右脈虛弱者可與白朮防風同用，防風量小於耆朮。

4. 慢性腎炎陽氣不足者。

5. 肝病氣虛陰不虛者。

黃　芩

本經謂味苦平，主諸熱，黃疸，腸澼，泄利，逐水，下血閉，惡瘡，疽蝕，大瘍，一名腐腸，生川谷。

黃芩其色黃，入脾胃經，其味苦入心經，為瀉火燥濕之藥，古方中多用之。余臨床用於：

1. 肺火咽痛咳嗽。

2. 中焦濕熱，心腹疼痛瀉痢。

3. 濕熱黃疸。

4. 肝火亢旺。

5. 瀉火安胎。

方書又云瀉肺火用枯芩（即中空者），瀉胃腸火用子芩。臨床所用之黃芩，子芩與枯芩加工在一起，很難區分，共用之具有效驗。

黃　柏

本經謂味苦寒，主五臟腸胃中結熱，黃疸腸痔，止泄痢赤白陰傷蝕創。黃柏為黃柏樹之樹皮，以無粗皮色黃味苦者良。本品為腸道以下之清熱解毒藥，在胃及上焦者不用。余常用於：

1. 急慢性腸炎屬火毒者。

2. 濕熱黃疸者。

3. 男婦科泌尿生殖系統炎症。

4. 陰火上沖咽喉口舌病症，脈虛大兩尺尤甚者可用之。

方書謂黃柏腎膀胱經藥，以祛邪見長，邪去火不耗水，漸可陰復。

黃　連

《本草從新》謂：大苦大寒，入心瀉火，鎮肝，涼血，燥濕，開鬱，解渴，除煩，消心瘀，止盜汗，瀉熱毒，諸痢，痞滿嘈雜，吞酸吐酸，腹痛心痛，伏梁，眼痛眥傷……

根據臨床經驗常用於：

1. 嘔吐酸水或胃酸，用黃連 3 克，吳萸肉 1 至 2 克可有明顯效果。
2. 急慢性腸炎可與白頭翁、秦皮伍用，效果不錯。
3. 肝膽火盛可用，因木生火，實則瀉其子。
4. 心臟方面疾患，可伍用對症方藥中，因其能去心竅之惡血，普通用 3 克為宜，特殊者另論。

滑　石

本經云：味甘寒，主身熱，泄澼，女子乳難，癃閉，利小便，蕩胃中積聚寒熱，益精氣。久服輕身耐肌，長年生山谷。余常用於：

1. 濕熱蘊滯小便不利，尿道炎，膀胱炎，腎炎。
2. 濕熱初起，濕多熱少之症。
3. 肝病黃疸，濕熱內蘊之症。
4. 婦科炎症濕熱搏結之症。

5. 外科滲出之濕熱症。

此藥總以利水濕，蕩邪熱之要藥。凡脾虛泄瀉，滑精，懷胎者勿用。

黃藥子

苦平，涼血，清熱，解毒，治療喉痹，癭氣，瘰癧。

余用於有形之腫塊如喉內有結節濾泡，乳內增生之腫塊，身起多發性痰核，加入辨證方劑中多能起效。

ㄐ（ㄐ）

菊　花

《本草從新》謂：甘苦微寒，備受四氣，飽經霜露，得金水之精，能益肺腎二臟，以制心火，而平肝木，木平則風息，火降則熱除，故能養目血，去翳膜，治目淚頭眩，散濕痹游風。余臨床用之：

1. 風熱性頭昏頭痛。

2. 風溫初起之熱性病常與桑葉同用。

3. 目疾，如熱性目疾，肝腎陰虛之目視不明等症。

金銀花

《本草從新》謂其甘平除熱，解毒補虛，療風養血止咳，除痢寬膨，治癰疽疥癬，楊梅惡瘡，腸澼血痢，五種屍疰。

此藥為清熱解毒常用之藥，藥性平和，臨床廣為用之。余常用於：

1. 風熱濕毒類外感病。

2. 熱毒性皮膚病。
3. 過敏性血小板減少性紫癜俱可用之。凡紫癜者血分皆有熱毒，銀花既可清熱解毒，亦有引邪達外。
4. 胃腸道炎症有熱象者可用之。
5. 婦科炎症有熱者亦可用之。

景 天

《神農本草經》謂味苦平。主大熱，火瘡，煩邪惡氣，花主婦人漏下赤白，輕身明目，一名戒火，一名慎火，生川谷。

此藥為寒涼藥，能涼血解毒，皮膚病屬熱毒熾甚者，諸如熱性蕁麻疹，紫癜，丹毒之類用之效果可以，夏季蚊蟲叮咬癢腫，取院內種植之景天鮮葉擦其患處可起立竿見影之效。

僵 蠶

味咸辛平，以條直斷面堅實者良。蠶食桑葉以養，僵而不腐，得清化之氣。桑葉為桑樹之葉。吳鞠通曰，桑得箕星之精，箕好風，風氣通於肝。故僵蠶入肝經，搜風邪平肝熄風最為緊要。中風皮膚搔癢與蟬蛻相伍，中風頭痛可與川芎、防風、荊芥等相伍。亦有軟堅散結作用，因其蟲類藥有搜絡作用。還可用於平肝息風，咽喉痹症等，總之僵蠶應用範圍很廣，是一味常用的良藥。

決明子

本經曰：味咸平，主青盲，目淫，膚赤，白膜眼赤痛淚出。久服益精氣，輕身。生川澤。余臨床用於：

1. 目疾，如視物不明風熱赤眼，眼卒生翳膜。
2. 津液不足引起慢性便秘。
3. 肝腎不足引起頭昏目暗，於辨證方中其效可以。

卷　柏

《神農本草經》謂味辛溫，生山谷，主五臟邪氣，女子陰中寒，熱痛，癥瘕，血閉絕子，久服輕身，和顏色，一名萬歲，生山谷石澗。

此藥治婦科炎症，積聚，為常用之物，又治經閉，輸卵管閉塞之不孕。男子前列腺增生肥大，加入辨證方中可加速療效。用之平和。

K（ㄎ）

款冬花

本經謂味辛、溫，主咳逆上氣，善喘，喉痹，諸驚癇，寒熱邪氣。此物生於陰寒水濕之地，其花生於冬花之根部，秋末冬初結苞開放。色粉紅，乾燥後少帶黑。得天地陰寒之氣，稟金水之性，其主治為肺腎引起之喘咳氣短，用之既平和亦有效。凡咳嗽喘息有寒有熱之象者，俱可用之。

《名醫別錄》謂其主消渴。與其生地稟性相關也。

苦　參

大苦大寒，瀉火解毒，治療諸多疾患，臨床用於：

1. 治皮膚病最好，如濕疹，牛皮癬，頑癢，頑癬之類加入相應之劑中可提高療效。

2. 下焦濕熱，小便淋秘。

3. 婦科濕熱下注，陰部炎症。本品苦寒太重，加少量甘草緩和其性。

L（ㄌ）

連 翹

本經謂，味苦平。主寒熱，鼠瘺瘰癧，癰腫，惡瘡，癭瘤。連翹味苦，其形象心，以入心經為主。經云諸熱癢瘡皆屬於心，本藥能入心解腫毒散結氣。海藻玉壺湯治癭瘤，其方中有連翹，以其消散之。余臨床用於：

1. 瘡癰腫毒。
2. 風熱上感，火熱明顯者。
3. 頸部癭瘤結核。
4. 身起斑疹，血分熱毒之疾。

總之連翹以清熱解毒散邪見長。

龍膽草

本經謂味苦，寒，主骨間寒熱，驚癇邪氣，續絕傷，定五臟，殺蛊毒。久服益智不忘，輕身，耐老。

龍膽草其主要作為清瀉肝膽火邪。肝膽之火為五臟之賊，五臟之火常與肝膽之火有關，如見脈弦口苦之類病症用龍膽草多可見效。余常用於：

1. 急慢性肝炎，加入辨證方中。
2. 胃病有口苦脈弦者用之。
3. 頭痛目疾，屬於肝火者。

4. 男婦下焦濕熱病變多用之。

靈芝草

本經記載：芝有紫芝、赤芝、青芝、黃芝、白芝、黑芝六種，臨床用紫芝、赤芝，其他芝少見。現已種植，野生者少，為菌科植物。

本經言：赤芝味苦平，主胸中結、益心氣、補中、增慧智，不忘。久食輕身不老，延年神仙，一名丹芝，余常用於慢性虛損性疾病，虛多實少之症，如心肺不足，慢性多年B肝，萎縮性胃炎等。其效可以。

蓮　子

本經云：味甘補中養神，益氣力，除百疾。久服輕身耐老，不饑，延年，一名水芝丹，生池澤。

余臨床用於：

1. 健脾胃止泄瀉。如參苓白朮散有之。
2. 固精止瀉。因其有澀性，用於遺精滑精早洩。
3. 交通心腎，使腎水心火相媾，安靜上下君相火邪，心神得寧，寐寤合規。
4. 大便秘結者不用。
5. 有實火者不用。

龍　骨

本經云味甘平，主心腹鬼疰，精物老魅，咳逆，泄痢膿血，女子漏下，癥瘕堅結，小兒熱氣尺驚癇。齒主小兒大人驚癇，癲疾狂走，心下結氣，喘息，諸痙，殺精物。久服輕身，通神明，延年，生山谷。

龍骨為古代哺乳類動物，象類，犀類，三趾馬，牛類，鹿類等多種大動物的骨化石。質重有黏性，舐之黏舌者良。余臨床用於：

1. 安魂定志神志方面病變。

2. 用於固澀，如吐衄血崩，白帶，滑精，自汗。

3. 肝膽上亢，頭昏耳鳴脈弦。

4. 十劑曰澀可去脫，常與牡蠣為伍，增強療效。

蘆　根

甘寒中空，生於河澤之地，或荒坡黃土層厚之地方，得陰氣土氣重，有養胃陰降火之作用，使火邪從小便出。因其中空為管狀形，對於肺疾因於熱邪者用之有利無害，千金葦莖湯與冬瓜仁、桃仁、薏苡仁同用治療肺癰吐膿痰之疾成為千古良方。與上意相合。

荔枝草

辛涼、涼血利水，解毒殺蟲，咳血吐血，咽喉腫痛，痔疾，崩漏，白濁，腹水。

此藥用之平和，以清熱解毒散腫見長，常用量為15—30 克，余常用於男科尿道炎，前列腺炎，婦科附件炎、盆腔炎及各種痔疾，其效可以。

荔　核

甘溫有澀性，入肝腎經，溫中理氣止痛，常用量 10 克左右。以乾燥粒大飽滿者為佳。余常作於：

1. 各類疝氣痛。
2. 胸脅痛。
3. 乳腺炎腫痛。
4. 胃痛。

總之本藥以治肝經病見長，上類病脈弦者用之效佳。

絡石藤

本經謂，味苦溫，主死肌，癰傷，口乾舌燥，癰腫不消，喉舌腫，水漿不下。久服，輕身明目，潤澤，好顏色，不老延年，一名鯪石，生山谷。《別錄》謂之養腎，主腰胯痛，堅筋利關節。

余謂此藥偏涼性，主肝腎經受風邪鬱而成毒，經絡不通，且有補虛作用，對腰胯筋骨痛者效果可以。

凌霄花

又名紫葳，神農本草經謂味酸微寒，主婦人產乳餘疾，崩中癥瘕，血閉，寒熱，羸瘦，養胎，生川谷。

此藥以涼血活血散瘀為長。醫聖張仲景之鱉甲煎丸內有之，取其行瘀消癥之作用。在慢性肝炎脅痛有瘀者用之，可勝於他藥。在婦科病中有瘀滯者用之，血熱有風之皮膚搔癢，蕁痳疹用之。如懷胎用之以養不可為也，養胎之養恐為墮之誤。用之可有墮胎作用。

鹿　角

為雄鹿之角，其初生二三寸者為鹿茸，長大者為角，神農本草經謂：鹿茸味甘溫，主漏下惡血，寒熱驚癇，益氣強志，生齒不老。角主惡創癰腫，逐邪惡氣，留血在陰中。

余謂：二者俱有滋補腎陽作用。以鹿茸補力大，鹿角補力小，散邪強。余常用於腎精腎陽不足諸症，例如腎陽腎精不足之頭昏耳鳴，腰膝酸軟用茸。腰脊之症可用角以通督脈。

M（ㄇ）

牡丹皮

本經謂味辛寒，主寒熱，中風瘛瘲，痙，驚癇，邪氣，除癥堅，瘀血，留舍腸胃，安五臟，療癰創。

本品為牡丹花之根皮，花赤，根皮稍呈粉紅色，為血分之藥，其性寒，故能清熱涼血。入少陰厥陰經。

余常用於：

1. 血分邪熱相火亢旺，脈弦數，舌紅苔少，如血症，骨蒸癆熱。
2. 行瘀活血，消癥散結，《醫方集解》治血瘕良方牡丹皮散，《金匱要略》之桂枝茯苓丸，均有牡丹皮。

牡 蠣

本經云味咸平，主傷寒寒熱，溫瘧灑灑，驚恚怒氣，除拘緩，鼠瘺，女子帶下赤白，久服強骨節，殺邪氣，延年，一名蠣蛤，生池澤。余常用於：

1. 肝陽上亢，高血壓，頭昏，頭疼，耳鳴。
2. 慢性肝炎肝硬變。
3. 收斂固澀，以煅為好，如崩漏遺精，滑脫帶下。

4. 結核瘰癧。

5. 神志方面病，肝風內動症。

龍骨牡蠣如專取其收斂可煅用，若用以既想收斂，又想開通者生用，若作丸散亦可煅用，煅後質軟與中土相宜，因火生土。

馬齒莧

酸寒無毒，其葉綠，莖綠中有赤，莖葉嫩含水量多，再生力強，生於菜地中，田農曰此草無臉皮，鋤不滅，曬不死，用乾品須沸水中少煎煮撈出曬乾可入藥。以入鮮者佳，用量多達數百克。常用於膿血痢，腸炎尿道炎，萎縮性胃炎以其再生力強可恢復胃黏膜。馬芷莧與地錦草相伍，治療腸炎，婦科炎症，尿道炎效佳。

馬鞭草

味苦涼，入肝脾經主要功用為：清熱解毒活血散瘀，利水消腫，臨床常用於腫毒炎症類疾病。如濕熱黃疸、喉痹、瘡毒、婦科、外科腫毒類病。余臨床常用於：

1. 急慢性肝炎。

2. 男婦生殖器方面炎症。

3. 面部痤瘡，火毒盛者用之。

4. 腹水可加入辨證方中。

5. 如有脾胃虛弱之症以不用為好。

木饅頭

甘平，《中藥大辭典》謂通乳、利濕、活血、消腫。

治乳汁不下、淋濁、久痢、癰腫、疔瘡。

本品以個大質堅成熟者為佳。外形如小梨形。本品為扶正驅邪之物，能散腫物，如囊腫、肌瘤、癌毒之類亦可用之，協同它藥用之平和。

木槿皮

為落葉喬木，木錦的樹皮或根皮，甘苦寒，功用主治：《中藥大辭典》謂清熱利濕解毒止癢。治腸風瀉血、痢疾、脫肛、白帶、疥癬、痔瘡。

余常用之治療皮膚類疾病，以皮治皮其效可以。也用於婦科白帶，炎症之類疾病，因其有解毒止癢作用。

木蝴蝶

苦寒，入肺脾胃經。以乾燥色白個大完整者為佳。中藥大辭典謂潤肺舒肝和胃生肌。治咳嗽喉痹音啞肝胃氣痛，瘡口不收。

余常用於咽喉之慢性炎症，其效可以。亦可用於胃口疼痛，以其色白入肺經，有補益作用，肺金得補，木邪收斂，脾土自會平安。

木賊草

因其有節，又名節節草，色綠中空。味甘微苦，無毒為足厥陰肝經，足少陽膽經藥。治肝木橫恣，肝之實邪諸病。例如目翳，目病，喉痹，喉內有濾泡，疣，息肉之類。以其有磨堅作用，余常用之，但辨證為肝實之病，肝虛者不可用。顧名思義「木賊」，即制木之意。

馬　勃

《本草從新》謂辛平，輕虛，清肺解熱，散血止嗽，治喉痹咽痛，鼻衄，失音，外用敷諸瘡良。

李東垣之普濟消毒飲用之治大頭瘟以其散解熱毒。余用之治療急慢性咽喉病，其效可以。

N（ㄋ）

女貞子

甘苦平，其色黑，或青黑色，其形橢圓或如腎形，因品種之故，故又名冬青子。作用以補養肝腎見長。腰膝酸軟鬚髮早白，可用之，作用平和。近代婦科之內分泌失調如性情急躁，月經漸少，診脈肝腎之脈虛弱可用之。

Q（ㄑ）

千里光

苦寒清熱解毒明目，治療各種炎症性疾病。如風火赤眼，咽喉腫痛，癰腫火毒，乾濕癬疱，濕疹等皮膚病。婦科各類炎症，對流行性感冒也有作用。

余臨床用於各類皮膚病用量 15 ～ 20 克左右，其效可以。各種炎症性疾病時可加入辨證方藥中能起平穩治療作用。

千斤拔

甘辛溫，祛風利濕消瘀解毒，炎症性腫起，婦科小腹疼痛。余常用於婦科炎症，牙痛牙齦腫痛，加入辨證方藥中效果可以。

秦　皮

本經謂味苦微寒。主風寒濕痹，洗洗寒氣，除熱，目中青翳，白膜。久服頭不白，輕身。生川谷。

秦皮為白蠟樹樹皮，其外皮青黑，內黃帶青，為入肝腎脾之藥，以苦寒清熱燥濕，對於肝火亢旺者良。其治痹症說明有入腎經作用。《河北中藥手冊》治麥粒腫。眼胞屬脾，說明兼入脾經。

臨床用於急慢性熱毒性腸炎，如白頭翁湯內有秦皮。臨床對於婦科炎症性疾病脈弦滑數者用之有效驗。亦可用於熱毒性皮膚病，療效可以。治療痹症經驗不多，以待以後驗證。

ㄖ（日）

人　參

今臨床應用人工種植者多，野生者少。臨床常用生曬參、紅參、白糖參，時有用黨參代替者，但效差不及人參。本草從新謂：甘溫微苦，大補肺中元氣。瀉火除煩生津止渴，開心益智，聰耳明目，安精神，定魂魄止驚悸，通血脈，破堅積，消痰水，氣壯胃自開，氣和而食自化，治虛勞內傷，發熱自汗，虛咳喘促，心腹疼痛，傷寒溫疫，嘔噦反胃，痎瘧瀉痢，淋瀝脹滿，多夢紛紜，離魂異疾，妊娠吐水，胎產諸虛，小兒慢驚，痘科險症，外科陰毒，因虛失血。

人參雖治疾眾多，但其性溫，元氣虛弱者用之，有扶正祛邪之功用，觀仲景之方，用參者俱為陽氣虛者用，陰虛肝腎不足者不用為好。

肉蓯蓉

本經云味甘微溫，主五勞七傷，補中除莖中寒熱疼，養五臟強陰，益精氣，多子，女人癥瘕，久服輕身，生山谷。

臨床多用於補腎精，左尺脈虛弱無力，不應手用之最好。

1. 凡腎虛引起之腰膝酸困，頭昏耳鳴，小腹虛痛都可應用。
2. 婦科有積聚之症，加之有扶正去積之作用。
3. 腎元不足之便秘，可與生首烏伍用，以增其補液潤腸作用。

S（ㄕ）

山　藥

亦稱薯蕷，方書謂味甘溫或甘平。今細究河南產之懷山藥甘中帶酸澀味，其他產地無酸澀味。以酸澀味者佳。神農本草經謂主傷中補虛除寒熱邪氣，補中益氣力，長肌肉。久服耳目聰明。

余謂其色白入肺經味甘入脾經，有酸味入肝經，此肺脾肝三經之藥以補虛見長。張仲景薯蕷丸治風氣百疾之虛癆病。山藥為主藥雜入多味方藥中，成為百世經方。

余臨床用於：

1. 脾胃虛弱之症，如形羸食少瀉泄，白帶。

2. 經常感冒，身存風邪之症。
3. 肝腎不足引起之腰酸腿困頭昏耳鳴崩漏等症，加入辨證方劑中既平和又有效。

沙　參

本經謂味苦微寒，主血積驚氣，除寒熱，補中，益肺氣。久服利人，一名知母，生川谷。

細品沙參味甘多於苦，色白黃，質輕，為肺脾經之藥，以補益肺脾為主，其性寒，用陰以和陽治療虛熱，肺虛咳嗽，脾虛舌紅少苔，唇口乾燥者用之都有效驗。一貫煎為治療肝病陰虛良方，方中之沙參益肺脾之陰，制木氣之亢而致和平。

余臨床用於：

1. 慢性肺疾，陰分虧損者。
2. 脾胃陰虛舌紅少苔，口唇乾燥者。
3. 慢性肝病脈弦陰虛者。
4. 溫病低熱久不癒者亦可加入。

酸棗仁

本經謂主心腹寒熱，邪結氣聚，四肢疼痛，濕痹，久服安五臟，輕身延年。本品為酸棗核之仁，味微酸，以仁補心，酸入肝。為心肝經之藥。

余臨床用於：

1. 心肝不足失眠症。
2. 肝虛筋弱，目視不明者以之補肝，有肝火者不用。
3. 自汗盜汗精不固者加入辨證方中。

山茱萸

本經謂，味酸平。主心下邪氣，寒熱，溫中，逐寒濕痹，去三蟲。久服輕身，一名蜀棗。

味酸為肝之正味，酸能收澀，元氣欲脫喘息汗出用之，精氣不固早洩滑精用之具有效驗。治寒濕痹，痹則不通，以之推論有宣通作用。有的方書謂有利九竅作用，此利竅為補泄雙向調節。自仲景地黃丸出世，山茱萸為補腎之必須品，後世醫家多用之。余臨床用之治療：

1. 腎虛頭昏耳鳴，腰痛等疾患。
2. 肝腎不足氣喘咳逆。
3. 衝任不固，子宮出血。
4. 慢性腎炎，肝腎不足之血尿蛋白尿。

山慈姑

甘微辛而寒，清熱毒，散鬱結，消腫塊，常用於肝炎，肝脾腫大，黃疸積聚，也可用於喉痹，咽喉濾泡，身起多發性痰核，有熱象者。

以上諸症余常用之，效果可以。

石龍子

又名晰蜴，守宮，天龍，名稱種類不同，但為同科動物石龍子。外形相似，作用大同小異。本經謂味鹹，寒。主五臟邪結氣，破石淋，下血，利小便水道。生川谷。

余常用於治療多種腫塊，瘰癧，其味咸寒有破血逐瘀散結消癥之功效。曾治療早期賁門癌病人用之入辨證方中而癒。又用之治療全身多發性腫塊，乳腺腫塊，服之亦見效明顯。

石 斛

本經謂味甘平，除痹，下氣，補五臟虛勞，羸瘦，強陰。久陰厚腸胃，輕身延年，一名林蘭，生山谷。

余常用於：

1. 舌紅唇乾脾胃陰分不足之症。
2. 痹症日久肝腎陰分不足之症有扶正祛邪作用。
3. 石斛夜光丸治神光散大，昏如霧露，眼前黑花，視一為二等症。

余受其啟發，眼目之疾，陰分不足，舌紅脈細數者用石斛，亦有效果。

石楠葉

味辛苦，平，其葉質較他樹之葉堅，其色綠黑，入腎經，逐風邪，利筋骨皮毛，有補養腎氣作用，凡久病之痹症，及新病因腎虛受風者俱可用之，且平和，無其他副作用。本品祛除寒邪之作用勝於補腎作用。用於補腎仍從它藥求之。

T（ㄊ）

天 麻

天麻又名赤箭，本經認為味辛溫，現代認為辛平，本品入走肝經，肝經之風氣，頭昏頭痛，癇症之抽搐。肝主筋，筋病可用，有補肝壯筋之作用。

臨床用於頭昏頭痛，屬痰濕性者與健脾化痰劑相伍，療效可靠，中風手足麻木，筋骨疼痛與疏風散寒和血通絡之味相伍亦有效驗。

天花粉

本經謂栝樓根，味苦寒，主消渴，身熱，煩滿，大熱，補虛安中，續傷健絕，一名地樓，生川谷及山陰。

《本草從新》謂酸能生津，甘不傷胃，微苦微寒。

余臨床用於：

1. 津液不足引起口渴，舌燥。
2. 乳房炎症類病，乳房屬足陽明經，乳頭屬足厥陰肝經，花粉之甘入胃，酸入肝。為乳疾常用之藥。
3. 火毒性腫塊結核。
4. 跌打損傷之腫痛。胸脅痛，用復元活血湯不可缺花粉。

菟絲子

本經謂味辛平，主續絕傷，補不足，益氣力，肥健，汁去面䵟，久服明目，輕身延年。一名菟蘆，生川澤。

菟絲子多脂，炒則味香，其味辛，有油性則滑。續絕傷，則入肝，故本品為腎肝脾經之藥，補而不膩，因其味辛有行走作用。余臨床用於：

1. 腎精不足者用之，加入補腎藥中其效平和可靠。
2. 肝氣不足，筋弱無力，不耐疲勞，目視不明者可用。

3. 面部黧黑斑者加入辨證方中亦有效驗。

4. 胎元不固者加之其效可以。

5. 虛性便秘者亦可用之。

W（ㄨ）

烏 梅

本經謂味酸平。主下氣，除熱煩滿，安心，肢體痛，偏枯不仁，死肌，去青黑痣，惡疾，生川谷。

烏梅為梅樹之果實，其色黑，味極酸，為肝膽經藥，酸以補肝，酸可通宣祛邪。

余臨床用於：

1. 消渴症肝虛者用之。

2. 肝膽病虛實挾雜者用之，因其有雙象調節作用。

3. 內臟有息肉者，如膽囊息肉，宮頸息肉，腸息肉。

4. 用於蛔蟲病，方內加以烏梅以安之。

5. 咽喉之慢性炎症。用之消炎去結。

烏賊骨

又稱海螵蛸，本經謂味鹹，微溫，主女子漏下赤白，經汁血閉，陰蝕腫痛，寒熱癥瘕，無子，生池澤。

本品為足厥陰足少陰藥，余臨床常用於：

1. 吐衄腸風崩漏。

2. 胃潰瘍，胃酸過多。

3. 小腹疼痛，兼有帶下清稀，無濕熱者用之。

4. 癭瘤用之以其咸溫有軟堅散結之作用。

5. 血枯經閉症。

威靈仙

味辛溫，其外色黑，質較緊實，宣通五臟，通行十二經絡。余常用於：

1. 治療風寒濕痹，肢體疼麻，與羌活獨活桂枝同用加強其效力。
2. 膽結石，膽囊炎有疏通結滯利膽消炎作用。
3. 骨質增生骨刺，隨其部位增入對應之藥能加速療效。
4. 遇有魚刺卡喉，威靈仙水煎加白酒白糖為引慢慢咽下，亦有效驗。

ㄒ（ㄒ）

徐長卿

神農本草謂：味辛溫，主鬼物，百精，疫疾邪惡氣，溫瘧。久服強悍輕身，一名鬼督郵，生山谷。

本人常用於治療慢性風濕性各種關節炎，急慢性蕁麻疹，因其有追風活血提高肌體免疫功能。

細　辛

本經謂味辛溫，主咳逆頭痛，腦動，百節拘攣，風濕痹痛，死肌。久服明目，利九竅，輕身長年。一名小辛，生山谷。

細辛氣味辛烈，為足少陰腎經藥，以散寒通絡止痛見長。余常用於：

1. 肺部開合不利，咳嗽氣短者。

2. 風寒在腦頭痛。
3. 慢性風寒濕痹。
4. 風寒入少陰者，以之引邪外出。
5. 牙齒疼痛者時可加入。

夏枯草

本經謂味苦辛寒。主寒熱瘰癧鼠瘺頭瘡，破癥，散癭結氣，腳腫濕痹，輕身。

本品春生夏枯。初春稟少陽之氣而生，自盛夏則枯。故名夏枯草，本品苦寒，有辛味，陽結之病成瘰癧，癭瘤，熱毒瘡腫病用之。特別是肝膽經鬱結明顯者用之，其效可以。余臨床用於：

1. 癭瘤結核。
2. 肝膽火鬱眼目，咽喉之疾。
3. 肝火亢旺，頭昏血壓高者用之。

辛　夷

本經謂味辛溫。主五臟身體寒風，頭腦痛，面皯。久服下氣輕身，明目，增年耐老。

此物質輕，身被細毛，其樹梢高出眾樹，可升發清陽之氣，入走上絡，有外感風寒頭痛，鼻竅不通者可用。急慢性鼻炎，鼻息肉加入辨證方中內服其效可以。經中提到面皯，明目增年還未有經驗。須待以後實踐。

仙人掌

藥用其根及莖，此植物耐乾旱，生命力極強。苦寒，其作用為清熱，解毒，行氣，活血。

余常用於胃腸道炎症，痞塊，腹痛，其症療效可以。對於胃腸潰瘍性疾病能加速其癒合作用，對於其他陽性炎症，用之效可以。對於乳腺炎，腮腺炎或其他地方之炎症塊，用鮮仙人掌去刺搗爛如泥外敷，效果可以。

旋覆花

本經謂味鹹，溫。主結氣脅下滿，驚悸，除水，去五臟間寒熱，補中，下氣。一名金沸草，一名盛椹，生山川。

旋覆花是金沸草之花，金沸草為莖葉，二者為一身兩物，主治有異。金沸草除有化痰飲之作用外還有散風寒之效。

旋覆花主下氣降逆，如《傷寒論》代赭旋覆湯主治心下痞，噫氣不除。還可消痰行水，如胸脅不舒，痰氣蘊結之症，又有行瘀活血通絡止疼作用。如《金匱要略》之旋覆花湯。二症余常用之加入辨證方中。

Y（ㄧ丶ㄩ）

薏苡仁

本經謂味甘微寒，主筋急，拘攣可屈伸。風濕痺，下氣。久服輕身益氣。

本品為脾胃經藥，能健脾勝濕，千金葦莖湯用之治肺癰，取其清利濕熱，補脾益肺。近代研究試驗對癌症患者有治療作用，皮膚科之扁平疣亦用之。余臨床用於：

1. 脾虛濕勝，大便不調。

2. 肺炎咳吐膿痰。

3. 闌尾炎右少腹疼痛。

4. 扁平疣患者。

5. 癌症病人亦可加入辨證方中，量可大些。

羊角絲

本品為山羊或綿羊之角，近代多加工成細條薄片，以白潔有光澤者佳。《神農本草經》謂：味苦溫，明目，殺疥蟲，止寒熱，辟惡鬼虎狼，止驚悸，久服安心益氣，輕身，生川谷。

余謂味淡涼，常用於肝經之病，清肝明目，鎮驚息風，清熱解毒，辟惡避瘟。如有羚羊角代羊角絲效更佳。

元　參

本經謂味苦，微寒。主腹中寒熱積聚，女子產乳餘疾，補腎氣令人目明。一名垂台，生川谷。

本品味微苦微鹹，足少陰腎經藥。為滋腎陰降虛火之藥。《藥性歌賦》云元參治熱結毒癰，清利咽膈。

余臨床用於：

1. 熱病陰虛火毒之症。

2. 咽喉腫痛或咽喉慢性炎症。

3. 骨蒸癆熱，時有虛火出現。

4. 大腸燥熱，習慣性便秘。

5. 產後血少有燥熱者用之。

6. 脾虛大便稀者不用為好。

遠 志

本經謂味苦，溫，主咳逆，傷中，補不足，除邪氣，利九竅，益智慧，耳目聰明，不忘，強志倍力。久服輕身不老，葉名小草。

余細品嘗遠志有苦、辛、澀、酸、麻味，泛惡欲嘔，本經治咳逆，可見其有豁痰通竅作用。張錫純謂味微酸微辛，性平，有開合肺功能作用。

余臨床用於：

1. 慢性氣管炎，肺氣腫，肺心病。
2. 神志方面病，如：心悸、心神不安、心虛健忘不寐。
3. 陽痿早洩加入辨證方中。

一枝黃花

味辛苦涼，疏風清熱，消腫解毒，治上呼吸道諸炎症。用之平和。余近年讀朱良春先輩用藥心得受其啟發於以上諸症常用之，其效不錯。

茵 陳

《神農本草經》謂味苦平，主風濕寒熱，邪氣熱結黃疸，久服輕身，益氣耐老，生丘陵阪岸上。余夏天晨到野外散步，觀察眾草露水滿身，惟獨茵陳不沾露水。以之可知茵陳之作用為祛濕第一功用。

余常用於治療濕多之黃疸性肝炎類病，如遇陰液不足之症，不可用之重祛其陰液。

玉　竹

本經謂女萎，味甘平，主中風暴熱，不能動搖，跌筋結肉，諸不足，久服，去面黑皯，好顏色，潤澤，輕身不老，生山谷。

余常用之：

1. 養脾胃之陰，因其多汁，臨床有口唇乾燥，或有裂紋者用之。
2. 慢性中風症有陰液不足者亦用。
3. 風熱感冒陰分不足亦為常用之品。

ㄗ（ㄗ丶ㄓ）

梔　子

本經謂味苦，寒。主五內邪氣，胃中熱氣，面赤，酒疱渣鼻，白癩，赤癩，創瘍，一名木丹，生川谷。

梔子體輕中空像肺，其外形又似心，色赤味苦，故又與心有關，為心肺二臟之藥。

余常用於：

1. 邪火盛，心煩內熱。
2. 火熱頭昏頭痛或鼻衄最宜。
3. 濕熱黃疸，配入方中。
4. 咽乾口苦。
5. 酒渣鼻用之內服。
6. 肝火盛者用之，經曰實則瀉其子。瀉心火肝火亦衰。
7. 脾胃虛寒者方中不用。

紫草

本經謂味苦寒，主心腹邪氣，五疸，補中益氣，利九竅，通水道。一名紫丹，一名紫芙，生山谷。

紫草為血分藥，味苦性寒，為清熱涼血解毒之要藥，臨床多用之。余臨床用於：

1. 邪熱入血分，身熱，斑疹毒邪。
2. 肝病有肝火亢旺者用之，若現黃疸者用之效更佳。
3. 熱毒性皮膚病，此物用根，層層有皮，以皮治皮之意。

朱砂

亦名丹砂，辰砂。本經云味甘、微寒，主身體五臟百病，養精神，安魂魄，益氣明目，殺精魅邪惡鬼，久服通神明不老。

朱砂色赤為陽，入心，其性寒屬陰，能清心經之邪熱。臨床常用於：

1. 癲狂之疾。
2. 神志不定，哭笑無常。
3. 怔忡不寧，寐寤失常。
4 視物昏花。
5. 熱毒內蘊。

本品為含汞劑，常用量 1 ～ 3 分，多則恐中毒，為細末沖服，不入煎劑。

第十六章 醫學感言

醫學感言序

中醫學之歷史源遠流長，博大精深，觀察自然景象，天人結合用樸素的唯物辨證法產生了中醫的根本理論，陰陽五行，迄今為止在全球的醫學中獨樹一幟，未有那國醫學能如此精深。當代一些先進的國家正在關注著中醫，從中吸取豐富博大精深的內涵，應用於臨床治療學中其效可觀。

《皇帝內經》一書是中醫學之鼻祖，是我們的祖先與疾病鬥爭的理論實踐，約成書於戰國時期，東漢末年醫聖張仲景在與疾病鬥爭中感往昔之淪桑，傷橫夭之莫救，乃勤求古訓，博採眾方，撰用《素問》九卷八十一難，陰陽大論，《胎臚藥錄》並憑脈辨證作出一部醫學巨著。《傷寒雜病論》此書理法方藥俱全，應用於臨床確實可行。以前對疾病的分類治療未有如此詳細，故後世稱仲景為醫聖。《傷寒雜病論》為精典。其後歷代醫家以其精闢的條文應用於臨床，造福於人民，且俱有各自的發揮。其醫籍相傳有精華，有糟粕，我們要結合臨床吸取其精華去其糟粕，結合現代科技現代醫學，古今結合，使中醫學進一步發展提升，為全人類作出新的貢獻。

醫學感言是臨症中對疾病有深刻的體會，理法方藥應用的效驗，千錘百煉發自內心的直接感受方可言之。有理論，無實踐，或有實踐無理論，感悟不會真實，或者會有錯誤，對臨床無指導意義或走向反面。

余臨床四十多年來治療無數病例，反覆理論實踐，其中有成功之處，也有失敗之處，成者多敗者少。平時多參閱歷代名家經驗，與自己對照，提出自己的見解，以資後人參考，或有不適之處留待同道實踐切磋。

補瀉之感悟

俗語云虛不受補，猶信也，驗之臨床，比比皆是。補不得法變症叢起，或為憋脹，或為疼重，或為口苦咽乾，或為頭昏目蒙，症狀之多難以盡述，是補不得法也，診查不明藥量不宜也。

法應察色按脈是何臟虛，虛到什麼程度，再詳審病情有無內外之邪，有無臟腑之生剋乘伍，有邪者兼以祛之，有五臟不平者盛者抑之虛者益之。根據辨證即可選藥，在選藥上藥味藥量要適宜，不可過量，不可不及，要之在於臨症之多，經驗之充，庶可無誤。

治病以現症為主

前賢云：診病以現症為主，誠可信也。在臨床中病人訴說吾病是因何而引起，或曰因生氣，或曰因勞累，或曰損傷等諸多原因。原因固然重要，但是經過多少時日，又會變生多種症狀，病情轉化無窮，由氣轉血，由血轉氣，由實成虛，由虛成實，或又受外邪入侵。稟賦之不同，陰陽寒熱各異。

兼症出現，須根據現症，病邪之屬性予以治療，如病症固定不變又無兼症，即可按原病治療。

俗云有是病用是藥，無是病不用是藥，叫藥病相投，驗之臨床如藥病相投，有的病效如浮鼓，有的平穩，慢慢起效。如無是病用是藥雜入一二味，病人即會出現不適，變症迭出。

治療主病也要顧及兼病

治療主病也要顧及兼病，在臨床中有的病情單純，但有的病情複雜，特別是疑難雜症中，病人不光是一處難受，是多處不適，病人的心理是想把所有難受的地方都說出來，都讓醫生給以解決。

例如，臨症中病人有高血壓糖尿病，高血脂或又有風濕病，冠心病，脂肪肝，又兼有外邪侵入，症狀百出。在眾多症狀中無所適存，但要分辨出主症次症，察色按脈，心有定見，處方立法，以主症為主兼症不能不顧。例如解結，在紛亂中尋找鬆動的地方，各個頭緒都須診查，有時兼症的清除有利於主症有好轉，兼症加重會波及主症加重，互為牽動，互有影響，所以二者都應兼顧。

疼痛症的感言

常云按之疼劇者為實，痛減為虛，喜按者為虛，不喜按者為實，是指常情，然結合於臨床不可盡信。時有虛中挾實，實中兼虛，須四診合參，以虛實之多寡，病邪之屬性，選方用藥以期為平。

疏其血氣令其調達而致和平的感言

經云疏其血氣令其調達而致和平，其範圍大矣，廣矣，不光指行氣活血，不調達之因有七情六因內傷外傷的形成，成為癥結或經絡半通不通，氣血壅滞，行不流利，須詳審，綜合全局，針對病因病狀，兼以疏理。

熱則生風的認識

前賢云熱則生風，也可引深為熱極生風，平常之熱不一定出現風症，只有大熱高熱才可出現風症。何為風症，例如：高燒驚厥強直抽搐、搐動之類為風症。治療此類風症有虛實之不同，當參以辨證，實症以安宮牛黃丸，紫雪丹、至寶丹為主，虛者三甲、復脈湯選用，但臨床中不可按原方，須據脈憑症加減應用。

緊脈弦脈感言

緊脈弦脈臨床常可遇到，二者難以分辨。方書雲緊脈左右彈，指下有轉動之感覺，弦脈端直而長，如按琴弦，二者須細細體會。又云緊脈主寒，出現在何部，何部有寒。寒氣內鬱，氣血澀滞出現疼痛。如外受寒邪出現感冒症狀，方書云左脈緊為傷寒，右緊為傷食，其實際傷寒時有左右脈俱緊之時，不必擬定左緊為傷寒，右緊為傷食。弦脈之範圍大矣，涉病之廣矣。

臨床中常可遇到，病變中脈常由弦到不弦，或不弦到弦。因弦脈應肝膽經，肝為木，木生火，木生風，火亦生風，水虧亦生風，氣鬱不暢也會生火，肝涉及到水火，水火者陰陽之徵兆也，辨病須查色按脈先辨陰陽，又云肝為五臟之賊，臨床所見肝木剋脾土，木火刑金，肝火旺，火旺水虧，子盜母氣，心陰受損，肝氣鬱結，古有癥瘕積聚，現代醫學稱癌症腫瘤，都與肝有關，都可頗及到弦脈，故為大矣，廣矣。

標本兼顧中西並用

虛弱之體，臨床出現諸多病症，治療當以補虛為主，但時有舊病未復，復感外邪，新病叢起，結合現代醫學可為眾多炎症病名，或其他病名，治療當以標本兼顧，或中西並用，取長補短，利於康復。

胃氣脈之感言

方書云有胃則生無胃則死，意思是說脈以有胃氣為佳，無胃氣則不佳，何為胃氣，脈經論述最詳謂：不大不小，不長不短，不滑不澀，不浮不沉，不疾不徐，應手中和，悠悠揚揚，難以名狀者此為有胃氣之脈也，是指六部脈，不光指右關脈。驗之臨床，患者經過治療由病脈出現有胃氣之脈病情會好轉的，是向癒的佳兆。

塞因塞用的感悟

塞因塞用是內經治法中的名言，意思用補養的辦法，達到通利暢達。仲景傷寒論又曰：發汗後腹脹滿者，厚朴生薑半夏甘草人參湯主之。

一是發汗後中氣虛弱引起脹滿，是通補並用的標本兼治的方劑。二說於臨床中俱可採納應用。

心病之感悟

「平脈」云：少陰脈不至，腎氣微少精血奔氣促迫上入胸隔。少陰指先天元陰元陽，指腎精也，先天生後天，腎元虛損脾胃亦無生化之源，必然使中土受損，轉化不靈，升清降濁之功能減弱，濁陰填塞，心陽不振，出現心悸氣短，胸膈憋脹，脈搏結代動數，即包括現代醫學冠心病。在臨床治療冠心病中，心腎同調，補腎元，益心陽，通鬱閉，心陽振，濁陰消，病可癒。平時保養亦要注重腎元，是治療冠心病的一大法門。

瀉肝火時可兼滋腎陰

肝火亢旺日久子盜母氣，傷及腎陰，在清肝火時可酌再一二味滋肝腎之藥味固其本。

補虛中加引邪外出之味

方書云：癆病午前發熱為陽虛陰盛，午後發熱為陰虛陽盛。夜間發熱為陰虛陽盛，在虛中常有邪氣內蘊，可在調虛之中酌加引邪外出之藥，使其外出。

用藥如用兵之感悟

方書云：用藥如用兵，選藥如選將，治外感如將，治內傷如相。醫者以病為敵，以藥為兵為將，己為相。又云知己知彼，百戰不殆。醫者必須深知藥性熟知病情，選適量的藥味對付疾病，選速決戰，還是持久戰，先奪取城市還是先發展農村力量，再包圍城市直搗敵人中堅戰而勝之，先後次續不對就不能取勝。

治病也一樣，治療急病宜急攻，中堅可一舉而下，治療慢性病不能徒求急效，猶如治理國家，須一步一步選用全宜的政策慢慢來，經過較為一段長的時間才可能令暴徒平息，邊陲安定，國泰民安。慢性病經過一個時期調理也會好轉的。

感冒久久不癒之治療

感冒咳嗽久久不癒延至數月或逾年，當察其辨證或肺氣不足，邪氣內居，或脾病及子，或木火刑金，或陰分不足，無力使邪外出，當審辨證或以扶正為主，或以驅邪為主，當恒量孰多孰少，投入相應之藥味庶可無誤。

骨蒸勞熱手足心燒之感悟

陰虛火旺骨蒸勞熱手足心熱是水虧虛火內灼，如無它邪可徑投入補水配陽之劑，但時雖有上症，而兼有濕熱，久居下焦，舌有膩象，脈細數中有濡滑現象，在治療中須配入清利濕熱之味。

陰陽在臨床中的應用

內經曰：陰陽者天地之道也，萬物之綱紀變化之父母，生殺之木也，神明之府也，治病必求於本。又曰：積陽為天，積陰為地，陰生陽長，陽殺陰藏，陽化氣陰成形。又天地者萬物之上下也，陰陽者血氣之男女也，陽中有陰，陰中有陽，四時之變寒暑之勝，重陽必陰，重陰必陽，故陰主寒，陽主熱，故寒甚則熱，熱甚則寒，但應用於臨床，使人很難掌握，張景岳先生指出了具體的應用法，茲摘錄以供學者思辨：

他說：「凡診病施治必須先審陰陽，乃為醫道之綱領，陰陽無謬，治焉有差，醫道雖煩可以一言以蔽之，曰陰陽而已。故證有陰陽，脈有陰陽，以症而言，則表為陽，裏為陰，熱為陽，寒為陰，上為陽下為陰，氣為陽血為陰，動為陽靜為陰，多言為陽，無聲為陰，喜明者為陽，欲暗者為陰。陽微者不能呼，陰微者不能吸，陽病者不能俯，陰病者不能仰。以脈而言，浮大滑數之類皆為陽也，沉微細澀之類皆為陰也。以藥而言，升散者為陽，斂降者為陰，辛熱者為陽，苦寒者為陰，行氣分者為陽，行血分者為陰，性動為走者為陽，性靜為守者為陰，此皆醫中之大法。至於陰中復有陽，陽中復有陰，疑似之間，辨須的確 ，此而不識極易差訛，是又最為緊要，然總不離乎前之數者，但兩氣相兼，則此少彼多，其中便有變化，一皆以理測之，自有顯然可見者。若陽有餘更施陽治，則陽愈熾陰愈消，陰不足更用陰方，則陰愈盛而陽無矣，設能證明陰陽，則醫理雖玄，思過半矣。」

在臨床中，症狀紛紜，病症疊出，錯綜複雜，純陰者有，純陽者有，但陰陽相雜者更多，陰多幾何，陽多幾何，在用藥時，選用陰陽之藥孰輕孰重，針對病情多加斟酌，庶可無誤。

診療中找突破點

人患病紛紜雜亂，至隱至微，有時又有假象，處於擬似之間，經曰：有者求之，無者求之，盛者責之，虛者責之。從紛雜中審症求因，虛中挾實，實中挾虛，當以望聞問切尋找突破點，或以祛邪為主，或以扶正為主，心中有數，選用合適的方藥庶可無誤。

用藥之宜忌

臨症用藥有當用者，有不當用者，須詳審。例如舌膩脈滑者忌用滋膩之藥，脈細數者陰虛之體忌用用辛燥藥，小便清長舌紅苔少者忌用茯苓之類，腹滿者慎用甘草，大便次數多者忌用歸、地、元參下滑之類藥，肝陽上亢者忌用辛散上浮之藥，都須斟酌病情，以免失誤。

見肝之病當先實脾之感悟

仲景曰：見肝之病當先實脾，又曰肝虛用此法，實則不在用之。臨床常見枯木犯中之症，如心胃難受，脅部不適，四肢倦怠，頭昏目不好使等，又有脈弦，或弦弱，舌苔不膩或弦在兩關，正是肝虛枯木犯中之候，可用仲景見肝之病當先實脾之法，實脾當用甘緩之味，如黨參、玉竹、大棗、石斛、沙參、甘草、蓮子、白朮、山藥、黃耆、穀芽、白扁豆等選用，又云實則不在用之，如見肝火旺盛，一派實火之象，就不用補脾之味了，當用龍膽瀉肝湯，瀉青丸之方隨症增損。

補脾補腎之感言

方書云補腎不如補脾，又云補脾不如補腎，我驗之於臨床，要在察明是脾虛，是腎虛，或二者兼虛，或脾虛多，或腎虛多，必謹候辨證以定補脾補腎，或二者兼補之定數。當用藥數劑之後即會有轉機。

如先前脾虛，用眾多補脾之藥後又會出現腎虛，或先前腎虛，補腎之後又會出現脾虛，有時症狀表現不明顯，但診脈即可感覺到。當此之時再可重新組方，調補脾補腎之藥量及藥味。在臨床中時有不可純補者，在虛中必有兼挾之邪，在扶正中祛之。

臨症中心中要有底數

臨症中心中要有底數，在望聞問切中，紛雜症狀中，找出突破點，中醫診療以臟腑辨正，六經辨證，八綱辨證，衛氣營血辨證，三焦辨證。當病狀出現在你面前時，應用以上診法，使之歸屬於確切之範圍內，在此中找出針對性方子，但成方難以應對紛亂病症，必須取捨，在成方之中去掉不適合之味，加入適當的藥味。

如果臨床中心中茫然，雖開處方，心無定見，效必寡也，甚者病情發展加重。

子母之感悟

歌曰：世上只有媽媽好，我曰媽媽最親是子女，擴展到中醫五行，子母相連，母病及子，子病及母，子盛母盛，子衰母衰，子盛護母，母盛護子。例如：脾土衰弱，會引起肺金不足，少氣無力，時有外邪入侵，曰母衰子衰。肺病久咳，肺陰不足，日久會引腎陰虛少，曰子病及母。肝火亢旺，會引起心火，如口舌生瘡，心煩神昏，曰母病及子。中土虛弱，木邪亢旺，當此時益肺金可平肝木，曰子盛護母。肺氣虛弱常會有感冒之類病出現，調補中土可生肺金，抵抗力增強，少感冒少生肺火，曰母盛護子。

這是五行生剋之大法，博大精深貫穿到整個中國文化中、中醫學說中，前人早有論述，這是吾在臨症中的一點粗淺體會。

處方應隨時調整

治病不可死板於一方一法，大千世界萬事萬物無時不在變化，天有風雨陰晴，月有圓缺明晦，人亦應之。病邪在藥物作用下，時序之推進中常會有轉變，當此之時應隨之用藥，作出相應的調整。

在治療慢性疑難雜症中服藥時間久了，病邪也會對付藥物，用原方藥效果會逐漸減弱，在處方中稍作調整，使病邪難以應對藥物，病況每能向癒進展。聯繫到當今西藥，如用抗菌素久了會出現抗藥性，必須更換，或加大用藥劑量。

療效問題

藥之效與不效，有的好確定，有的不好確定，是病家醫家二者相結合之事。醫者有高下，病者有明昧。病有緩急，症有簡雜，患有久暫，初病急病藥入即可分曉，慢病雜病服藥後有的即時起效，有的無甚感覺，有的會有這樣那樣的不適，後覺平安。有的服藥後病人很難受，是藥物作用下正氣與邪氣作鬥爭。

例如傷寒論太陽篇中有：太陽病脈浮緊，無汗發熱，身疼痛，八九日不解，表症仍在，此當發其汗，服藥已微除，其人發煩目瞑，劇者必衄，衄乃解，所以然者陽充重故也，麻黃湯主之。條文中病人發煩，目瞑、鼻衄，皆是病人之難受症狀，是在服麻黃湯後正邪作鬥爭之結果。可再服麻黃湯驅邪外出，若認症不清，認為發煩目瞑鼻衄是藥不對症，會南轅北轍的。在臨症中病人服藥後，舊疾減輕、消退，新症出現，如病家認為醫生不行，數更醫，病必難癒。

仲景用小青龍湯醫案就是一個明顯的例子。今摘錄如下：咳逆倚息，不得臥，小青龍湯主之。青龍湯下已多唾口燥，寸脈沉，尺脈微手足厥逆，氣從少腹上沖胸咽，手足痹，其面翕然，如醉狀，因復下流陰股，小便難時復冒者，與茯苓桂枝五味甘草湯治其沖氣。

藥後沖氣即低，而反更咳胸滿者，用桂苓五味甘草湯去桂加乾薑、細辛以治其咳滿。

藥後咳滿即止，而更復渴，沖氣復發者，以細辛乾薑為熱藥服之當遂渴，而渴反止者為支飲也，支飲者法當冒，冒者必嘔，嘔者復內半夏以去其水。

藥後水去嘔止，其人形腫者，加杏仁主之，其症應內麻黃，以其人遂痹故不內之。若逆而內之者必厥，所以然者，以其血虛，麻黃發其陽故也。

藥後若面熱如醉者，此為胃熱上沖其面，加大黃以利之。

以上六次診療更換方劑，舊病方息，新症復起，隨時增損藥味，直至病癒。醫聖仲師尚且如此，況乎平人豈能達到新症不起乎？

臨症中要在見病知源，在疾病症狀的轉換中，作出相應的調整，以期而平，仲景在傷寒論中有觀其辨證，知犯何逆，隨症治之，對我們很有啟發。有的病人能細心體會病情，服藥後有何感受，見效不見效，自會分曉，醫者亦不如病人知曉，藥後病人能把感受準確的、無誇張無縮小的向醫生彙報，使醫生心中有數，對於下一步診治很有幫助，所以內經有言，病者為本，醫者為標。吾信也。

國家圖書館出版品預行編目資料

張文瑞老中醫四十年臨床辨症精選 / 張文瑞著。
——初版，——臺北市，大展，2013 [民 102.08]
面；21公分—（中醫保健站；48）
ISBN 978-957-468-963-7（平裝）
1.中醫 2.病例
413.8 102011177

張文瑞老中醫四十年臨床辨症精選

作　　者 / 張 文 瑞
責任編輯 / 趙 志 春
發 行 人 / 蔡 森 明
出 版 者 / 大展出版社有限公司
社　　址 / 臺北市北投區（石牌）致遠一路 2 段 12 巷 1 號
電　　話 /（02）28236031，28236033，28233123
傳　　真 /（02）28272069
郵政劃撥 / 01669551
網　　址 / www.dah-jaan.com.tw
E-mail / service@dah-jann.com.tw
登 記 證 / 局版臺業字第 2171 號
承 印 者 / 傳興印刷有限公司
裝　　訂 / 承安裝訂有限公司
排 版 者 / 菩薩蠻數位文化有限公司
授 權 者 / 山西科學技術出版社
初版 1 刷 / 2013 年（民 102 年）8 月　　定價 / 500元

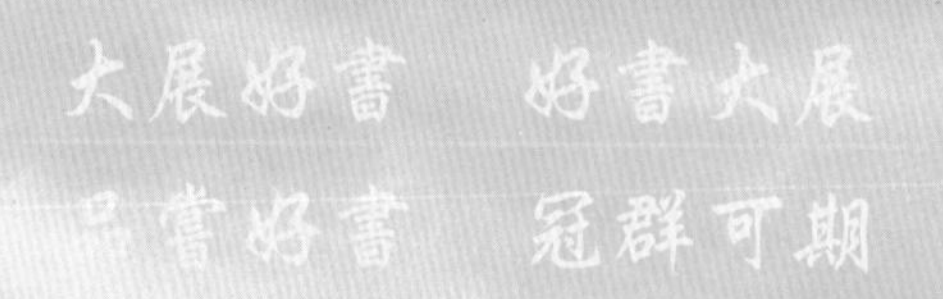
大展好書　好書大展
品嘗好書　冠群可期

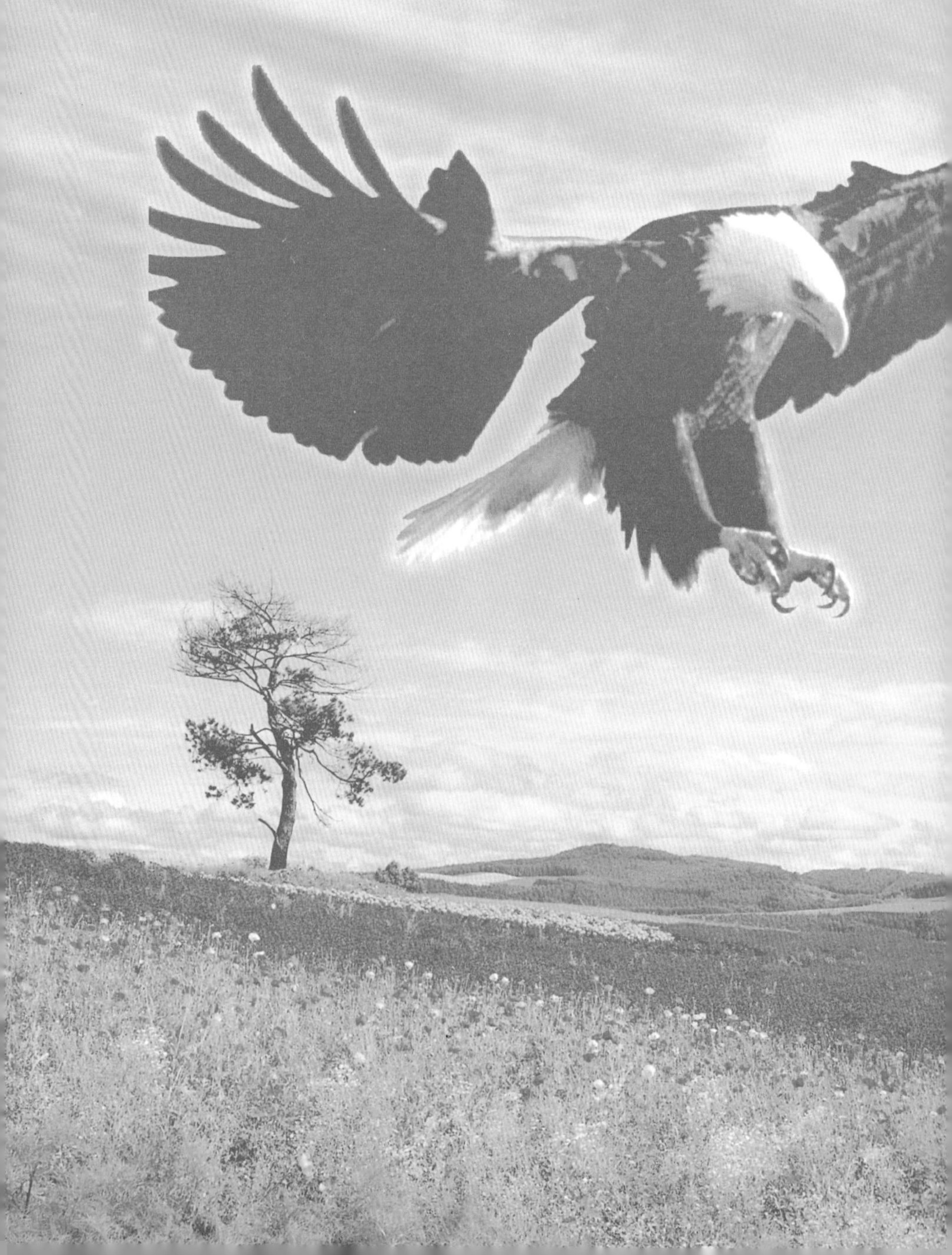